国家出版基金项目
NATIONAL PUBLICATION FOUNDATION

何氏二十八世

医著新编

何时希医著三种校评

何时希 著

何新慧 孔祥亮 校评

徐满成 英洪友 参校

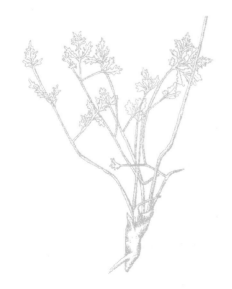

全国百佳图书出版单位

中国中医药出版社

·北京·

图书在版编目（CIP）数据

何时希医著三种校评 / 何时希著；何新慧，孔祥亮
校评；徐满成，英洪友参校 . —北京：中国中医药出
版社，2023.4

（何氏二十八世医著新编）

ISBN 978-7-5132-7658-0

Ⅰ . ①何… Ⅱ . ①何… ②何… ③孔… ④徐… ⑤英…
Ⅲ . ①中医临床—经验—中国—现代 Ⅳ . ① R249.7

中国版本图书馆 CIP 数据核字（2022）第 100760 号

中国中医药出版社出版

北京经济技术开发区科创十三街 31 号院二区 8 号楼
邮政编码　100176
传真　010-64405721
山东临沂新华印刷物流集团有限责任公司印刷
各地新华书店经销

开本 710×1000　1/16　印张 41.5　彩插 0.75　字数 641 千字
2023 年 4 月第 1 版　2023 年 4 月第 1 次印刷
书号　ISBN 978 - 7 - 5132 - 7658 - 0

定价　198.00 元
网址　www.cptcm.com

服 务 热 线　010-64405510
购 书 热 线　010-89535836
维 权 打 假　010-64405753

微信服务号　**zgzyycbs**
微商城网址　**https://kdt.im/LIdUGr**
官 方 微 博　**http://e.weibo.com/cptcm**
天猫旗舰店网址　**https://zgzyycbs.tmall.com**

总序

何氏中医是吾祖辈世代传承的家业，自南宋至今已有 870 余年，历三十代，曾医生群出，事业辉煌，成就显赫，令人自豪。传到吾八世祖元长公已二十二世，定居青浦重固，一脉相承，名医辈出，记忆中二十三世有书田公、小山公等，二十四世有鸿舫公、端叔公等，二十六世有乃赓公等。小山公是我七世祖，一生济世为民，鞠躬尽瘁，死而后已，他不仅医术精湛，且诗赋甚好，著有《七榆草堂诗稿》，手边这份今已泛黄的诗稿乃三叔维俭手抄。在诗稿末页，三叔讲述了抄写经过：诗词原稿由父亲补榆（承耀）公赠之，收藏箧中。时隔 22 年，在 1963 年春节，维勤（按：我的父亲）哥到访说时希（按：其六世祖是书田公）弟在编辑何氏医药丛书，需要我们弟兄收藏的有关何氏医书药方、文物照片等。对此，我们应大力支持。于是维勤哥献出先祖乃赓（端叔之孙）公照片，维馨（按：我的二叔）哥献出鸿舫公药方 32 张，维俭则献出此诗稿。翌日即送到时希府上，同观，并抄录保存。三叔还感慨道："祖先的伟大成就世传不绝，至今第二十八代，代代有名医，活人无算。但目今来说，何氏的医生太少了，二十七世何承志一人，二十八世何时希一人，只二人。希何氏子弟应竭尽智能，发掘何氏医学宝库，把医学发扬光大，为民服务，能有更多的传人为广大人民康健幸福而努力贡献。"

我作为何氏二十九代，一生从事生物学，研究动物、植物，成为这方面的权威专家，虽与医学有点关联，但终不能为医救人。所幸的是吾四叔维雄之女新慧，1977 年考入上海中医学院（今上海中医药大学）中医系，成为中医师而继承祖业，二十九世有传人了。她自幼聪慧，勤奋好学，努力奋斗，晋得教授、博导；2014 年"竿山何氏中医文化"入选上海市非物质文化遗产名录，她是代表性传承人。更令人兴奋喜悦的是，新慧倾其智能，殚精竭虑，废寝忘食，历时五载，主编了《何氏二十八世医著新编》，洋洋数百万字，分列 11 册，有中药、方剂、外感病、内伤病、妇科、医案等专著；以及医家专著，如十九世何炫、二十二世何元长、二十三世何书田、二十四世何鸿舫、二十八世何时希等。收录的医著较全，现存的何氏医著基本无缺，并对这些医著做整理校注以及评析，不仅使诸多抄本、影印本得以清晰明了，更释疑解难，使读者读之易懂易学，尤其是《何氏内妇科临证指要》一册，集何氏医学之大成，是传承发扬何氏医学的典范，能对临证指点迷津。至此，前辈的心愿得以实现，即如新慧所说："此套著作既告慰先辈，又启示后学，何氏医学代代相传，永葆辉煌。"

故乐以为序！

何新慧

二〇二二年十月

前言

何氏中医自南宋至今，已历 870 余年，绵延不断，世袭传承三十代，涌现了 350 余名医生，悬壶济世，医家足迹遍布吴、越、燕、豫、关、陇等地，服务病人无数，甚有辛劳过度，以身殉职的医生，如二十三世何其章；著述立说，积淀了深厚的中医文化、医学理论，以及丰富的实践经验。治疗病种遍及内科、妇科，抑或有儿科、五官科等，主要病种有外感温热病、咳喘、肺痨、痞积、鼓胀、中风、消渴、虚劳、痿痹，妇人月经不调及胎前、产后诸疾等。

何氏中医祖居河南，《镇江谱》所记始祖为何公务，是宋太医院使。世系传承主要有 5 支：镇江、松江、奉贤、青浦北竿山和重固。《青浦谱》中不少传序均称"何楠始为医"，《松江谱》说光启之四子何彦猷"为镇江始祖"。何楠与何彦猷是兄弟，均为何光启之子，何光启是何公务之四世孙，亦为医。《中国人名大辞典》说何彦猷："绍兴中，为大理丞。时秦桧诬岳飞下狱，彦猷言飞无罪，万俟卨劾其挠法。罢黜。"据考定当为 1141 年，由此而推为镇江支起始。而何公务至光启的四世部分，是为何氏一世以上的医家，可见何氏在南渡以前，在开封已有为医者。松江支源于四世何侃，他是何沧的曾孙，约在 1230 年。何沧与何彦猷是堂兄弟，《松江府志·卷六十二·寓贤传》："从弟沧扈跸南渡居黄浦南之余何潭……爱青龙镇风土遂卜居。"当时青龙镇的商业和海上贸易已相当发达，更有良好的文化生态，人文荟萃，何侃亦迁居于青龙镇，悬壶济世，成为上海中医的始祖。奉贤支源于十六世何应宰，约在 17 世纪初叶。《何氏世乘》《奉贤谱》说何应宰："从政长子。字台甫，号益江。徙居庄行镇，医道盛行。品行卓绝，乐善不倦。"何应宰之父何从政，为太医院医士。青浦北竿山支源于二十世何王模，字铁山，号萍香，约在 18 世纪 30 年代。《青浦谱》谓其："为竿山始祖。世居奉贤庄行镇……习岐黄术，名噪江浙间。性好吟咏，信口成篇，不加点窜。"重固支源于二十二世何世仁，字元长，何王模之孙，他于嘉庆八年（1803）迁到青浦重固，是重固一支的始祖。何元长旧居临靠重固镇河通波塘，当年登门求医的病人排成长队，求医者的船只停满河港。自何元长而下，一脉相传30余位医生，其中二十三世何其伟（号书田）、何其章（号小山），二十四世何鸿舫，均为一代名医。

何氏医学代代相传，在这漫长的岁月中能累世不绝，除了医术、医技外，还有文化因素，即医学与文化相互渗透，相互支撑，共同前行。何氏家族在元代已有"世儒医"的称呼，如七世何天锡，字均善，有钱塘钱全徵所撰《赠世儒医均善何先生序》中说："处博济之心，行独善之事者，其惟何君乎。"世医与儒医合流，宋元以降是较常见的，如刘完素、张元素、李时珍、喻昌等。因此，何氏医家始终将理论功底置于首位，在行医的生涯中，不断提高医学素养，且心存仁义，医德高尚，故能达到较高境界。何氏众多医家的医名、事迹被载入史册，如《中国医学人名志》《中国医学大辞典》《中国人名大辞典》以及地方谱志中，或被历代医家、学者所重视并记载，如陆以湉《冷庐医话》、魏之琇《续名医类案》、姚椿《晚学轩文集》、石韫玉《独学庐诗文集》等。一些著作被收录于《全国中医图书联合目录》。范行准、陈邦贤等学者均对何氏世医做出高度评价，认为是国际医学史上少见的奇迹。

何氏世医共有49位医生任太医院医官，更有众多医家拯救生灵，名盛于世，并留下了精深专著，据考有120余种，近千卷，现存50余种，包括医论、本草、方剂、医案等。如明六世何渊著有《伤寒海底眼》，是何氏现存最早的医著，且开启了何氏伤寒温病专著的先河，如十七世何汝阈著《伤寒纂要》、二十二世何元长著《伤寒辨类》、二十四世何平子著《温热暑疫节要》等均受其影响，既有继承，又有发展。又十三世何应时、十四世何镇父子二人专注于本草与方剂，著有《何氏类纂集效方》《何氏附方济生论必读》《本草纲目类纂必读》等书，其中收有不少何氏效方以及用药体会和经验，实难能可贵。还有十三世何应璧著《医方捷径》，书中所述妇人病和胎前产后病的诊治思路和方法，为后辈医家在妇科病辨治方面奠定了基础。十九世何炫著《何氏虚劳心传》《何嗣宗医案》，其对疾病的认识以及提出的理论思想、治疗法则、养生却病等精粹，是何氏世医诊治内科病的典范，有承前启后的作用。此外还有诸多医案专著,如《何元长医案》《何书田医案》《春煦室医案》《何鸿舫医案》《壶春丹房医案》《何端叔医案》《何承志医案》《医效选录》等,从中可见世医学术思想的传承和发展,亦反映了医家善于辨证论治、用药精细、轻清灵动、讲究炮制等医术、医技。

这些医著蕴含了丰富的医学理论、学术思想、临床经验,这不仅是何氏中医的灵魂,亦是传承发扬何氏医学的根基和保障,更是中医学史上难能可贵的资料。由于年代久远,文献散佚甚多,在20世纪80年代,二十八世何时希曾对一些文献进行收集整理、抄录影印,计有42种,分为35册出版(上海学林出版社),多为单行本,其中23册为抄本,这对保存何氏医学文献起了很大作用。转眼到了2013年,"竿山何氏中医文化"被列入上海市非物质文化遗产名录,并认定二十九世何新慧为代表性传承人,保护发扬光大何氏医学的工作迫在眉睫,责无旁贷。自2014年起,余着手整理现存何氏二十八世文献,分四个步骤:首先对现存何氏文献做进一步的收集整理,在原来42种基础上去芜存菁,主要剔除重复内容,纠正张冠李戴者,留取37种,新增5种,计42种;接着按书种分档归类,计有伤寒温病、本草、方剂、妇科、医案、以医家命名专著等6类,前5类每类合刊为1册书,以医家命名专著有5册,即何嗣宗医著二种、何元长医著二种、何书田医著八种、何鸿舫医案及墨迹、何时希医著三种,这些医家的著作有的已归入前5类专著中,剩余的合刊为个人专著;然后逐一对收入的每种书籍进行校注和评析;最后通过对上述42种医书做分析研究,将何氏医学理论思想、临床诊治的璀璨精华加以挖掘展示,书名《何氏内妇科临证指要》。历经五载,洋洋数百万字而成本套丛书《何氏二十八世医著新编》,共11册,以飨读者,便于现代临床研究学习与借鉴,并能更好地继承、发扬、光大。

本套丛书在编撰过程中,对各书中有关医家传略等内容有所增删梳理,以较完整地反映作者的生平事迹,个别史料较少的医家,如十三世何应时、何应豫未出传略。原各书的"本书提要"均做了删增,或重写,以突出主要内容和特色。对于错字、异体字、古今字、通假字、繁体字等一并纠正,不出校注。

药名据《中医大辞典》予以统一。原书中双排小字及书的上栏眉注均用括弧标出。新增书种版本出处，以及有些目录与内容不合之处等改动，在各书中另行说明之。鉴于水平有限，未尽之精粹，或有舛误之处，望高明者以及后学之士指正与挖掘。

何新慧

二〇二二年十月

何时希生平传略

何时希（1915—1997），名维杰，字时希，号雪斋，以字行，上海市人。他是何氏自南宋以来第二十八世医，著名中医临床家、医史文献学家、京剧艺术家、文物收藏家。曾历任中国中医研究院（现中国中医科学院，后同）特约研究员、教授，上海中医学院（现上海中医药大学）学术委员会委员、上海中医文献研究所学术顾问、上海市人民政府参事等职；并曾兼任上海第一医科大学附属华山医院、上海第二医科大学附属瑞金医院、第二军医大学附属长海医院等医院的中医顾问。

何时希继承家学，7 岁即从祖父学医，15 岁考入私立上海中医学院（现上海中医药大学）学习。他自幼好学，不仅读医书，还兼读诸多唐宋元明清的文学笔记丛书，他认为医生的"养料"绝非全在医书，否则知识不广，且读书要由杂而博，由博而约，由约而专，由专而深。因此，他医学功底深钜，国学造诣优赡，品行端庄和善，继承了良好的家庭基因。

自 1938 年起何时希执教于母校，历 10 余年之久。他讲授《金匮要略》，采用的教学方法是授课与读书并举，教学相长。19 岁时，拜沪上名医程门雪为师，跟随 20 年，并在沪悬壶应诊。他对程师的学术经验知晓颇多，领悟较深，程师的医稿存留于何时希处最多，曾倾力将其整理出版，约有 12 种，200 余万字。程师对何时希亦爱护有加，赠诗甚多，称他是"少年奇气称才华"，可谓名副其实。

何时希 40 岁时奉调北京，在中国中医研究院工作 10 年。当时的中医研究院图书馆图书精且多，他废寝忘食，勤做笔记，《何氏历代医学丛书》《中国历代医家传录》《历代无名医家验案》等书的著成，均于此打下基础。每当回忆这段历程，他总感慨是"得天独厚，享尽清福"的好日子，并颇为自得地称之为"补读的 10 年"。在中国中医研究院老大夫中，何时希年纪最轻，举目尽是三山五岳、五湖四海的高才，能者为师，他再次获得博采众家的极好机会。他积极参与课题研究，历练多多，硕果累累，他的体会是沉湎到百余种文献里去钻研，再到临床数万诊次中去实践，最后还要向西医学习，取长补短，拾遗补阙，以达到融会出新。

何时希从事医务工作65年，积累了丰富的经验和有效方剂，这其中既融合了祖上世医的精华，又有其他中医名家的经验，更有他自己独到的认识和方法。他对哮喘、冠心病、病毒性心肌炎、高血压病、萎缩性胃炎、慢性肝炎等常见病、多发病均有专门研究，有法有方。如治疗咳喘的"安金膏"、治疗高血压病的"三龙三甲汤""四桑饮"、治疗萎缩性胃炎的"胃痛象乌蜜"方、治冠心病分四阶段等。他在妇科病的诊疗方面以其优渥的家传，又深得名人指点，加上自己丰富的临床经验，成就尤显，编著了数种妇科专著，如《女科一知集》《妊娠识要》《女科三书评按》《六合汤类方释义》等，并以其独到的脉法、自创的效方和用药，在治疗痛经、盆腔炎、不孕症、崩漏、妊娠中毒症、更年期综合征等疾病中，屡起沉疴，影响极大。

何时希多才多艺，酷爱书法，写得一手苍劲秀丽的毛笔字。又善诗文、篆刻、戏剧、曲艺，尤对京剧小生表演艺术、京剧史研究有较深造诣，曾兼任北京市戏曲研究所特约研究员。1989年3月，他将戏剧文物2600件捐献给天津戏剧博物馆，奖金亦捐该馆，作为奖励和发展基金。

何时希著述丰厚，到晚年仍笔耕不辍。他编著的《何氏历代医学丛书》，获1985年上海市卫生局科技奖一等奖；1988年完稿的，经30年辑集的《中国历代医家传录》，集录医家2万余人，近2万条目，计350万字，献给国家中医药管理局，获荣誉证书。其晚年在病榻上编著完成的《近代医林轶事》，是他在读数百种方志时发现医林人物记传甚少，故欲裨补阙漏而作。此书除依据以往的读书笔记外，还融入了不少他自己的经历和记忆。

他热爱中医，大公无私，自1984年起，即将其收藏的祖传文献、文物数百件先后捐献给中国中医研究院、上海市档案馆、上海中医药大学博物馆、上海市青浦区博物馆等国家机构，并将获得的奖金捐献成立研究生奖励基金，以冀发扬光大中医事业。

——何新慧编写

何时希 著

医效选录

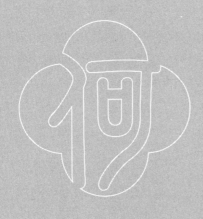

本书提要

何维杰（1915—1997），字时希，号雪斋，以字行，是何氏自南宋以来第二十八世医。他 17 岁开始临床，诊病无数。本书系何时希 60 余年来自己认为尚有疗效的一部分病例记录，共载医案 105 例，按病证分为 36 类，涉及病证 40 余种，以内、妇科为主，亦有少数眼科、皮肤科病例。医案后有按语，多为阐述本案例的诊治要点和心得体会等。有些病证后附有辨治综述，展示了作者对病证的认识、治疗思路与方法，或创新性的治法和方药，或辨治规律总结等。本书按节分门，对医案内容做校评，便于读者学习、领会。

何时希中医理论深厚，著述颇多，另有四种著作归入本套丛书《何氏妇科专著与校评》中，这七种著作虽未包括他的全部，但这些是为主要，反映了他的学术思想和观点，以及临床经验和特色。

校评说明

《医效选录》所依据的版本是由上海科学技术出版社 1994 年 6 月出版的，由于存在一些缺陷和舛误，如案例病证未做归类而显零乱，或案例病名不够妥帖，或案中症状叙述凌乱，主诉不突出等，本次校评均做了修正，主要有以下几点：

1. 医案按病证归类

原医案目录罗列有 105 个案例，现按病证归类分为 36 类，如将原"一～六"医案归为"外感"类，其下罗列各医案，对于相同病证名者，目录仅出现一个，正文医案则在病证名下依次排列（下同）；将原"七～一一"医案归为"哮、喘、咳"类，"一六、肺大疱"案亦归入此门；将原"一七～三八"医案归为"心脑血管病证"类等。

2. 案例病证名的修正

如将原"晚期癌症止痛"病名，改为"晚期癌证疼痛"；将原"冶铜中毒"病名，改为"冶铜中毒后遗症"；将原"煤气中毒"病名，改为"煤气中毒后遗症"等。

3. 综述标题在目录中的罗列

原书在一些案例后列有综述，但在目录中未列出，现以附文形式列出，对于无病名的综述则改为某病的辨治综述，如"冠心病辨治综述""病毒性心肌炎后遗症辨治综述""慢性结肠炎辨治综述""梅核气辨治综述""手足汗证辨治综述""恶阻辨治综述""蓐热辨治综述"等。将原"一三、开音丸方，一四、开音简方"，改作附文列出。原子烦案例后的综述，据文意改作"关于子烦、子痫病机的讨论"，类此修改的还有"荸荠考""引经药综述"等。有些医案后无按语，但有综述，而此综述又与案例关系密切，则改成按语列于后，如"胎前洪肿"张某案、"妊娠腹泻"案、"脏躁"丁某案及巴某案等。

4.医案中症状、病史等叙述次序的修改

有些医案中初诊，或首述症状、病史与本病证关系不密切，或属于既往史者，则将内容移后，以突出主诉与现病史。如外感门中"高热、低热迭发"案，原初诊与此病无关，故删去，改二诊为初诊，而将原初诊内容作为既往史列入；又如"冠心病"张女案，原案首的病史实为既往史，故移后。有些医案症状叙述中夹议其他理论，或其他说明事项，则将这些内容归入按语中，如"夜半牛饮"案、"撞红痛经重症"案、"子烦（先兆子痫）"案等。

5.字词修改

对于错别字、通假字、异体字，或不规范书写，改正不出校注，如灀→涩、眎→视、迻→移、黑旱莲→墨旱莲、脏府→脏腑等。

目录

何时希医著三种校评

序

《礼记·曲礼下》有云:"医不三世,不服其药。"在本草、方书等还没有出现的周代而有此说,说明中医临床经验积累之可贵;从马克思主义、毛泽东思想的哲学观点来看:实践是检验真理的标准,正是古今不易的理论。

在12世纪中期——南宋绍兴年间,坚决果敢地支持民族英雄岳飞,伸张正义,誓死反对千古罪人秦桧等的何柟、何彦猷诸先烈,弃官为民,去为良医济世,这就是何氏第一代医家。从此何氏医学代有传人,均有书传可稽,载入何时希大夫所撰《何氏八百年医学》一书中者,竟达350余位之多,并且出现了许多位杰出的中医名家,既留下丰富的理论专著,又有大量治病活人的医案。如果说,中医药学数千年来为中华民族亿万人民的健康发展,做出了巨大贡献,厥功可湛的话,其中仅何氏一门绵历宋、元、明、清,包括绍承何氏28代医学的时希大夫在内,就呈现了850年的辛勤劳瘁、聪明才智,这在中外医学史上尚未见到类似的前例。

时希大夫在中医理论与实践的宽广领域内,着力钻研,反复深化,已有半个世纪以上的努力过程了,他有深厚的家学渊源和文学根柢,毕业于上海中医学院,从师于海上名医程门雪先生,多方询道,兼收并蓄,精于内、妇两科,他是有条件来从事于发扬光大中医学事业的。古语有云:"河海不择细流,故能成其大;泰山不捐土壤,故能成其高。"岂不信然。

时希大夫20世纪40年代曾在上海各中医院校任教,50～60年代受聘北京中医研究院,在教学、科研、医疗等方面,贡献了自己的卓越才能。尽管寂历坎坷,条件诸多不便,他也白发盈颠,年届古稀,却依然排难而进,"不坠青云之志",孜孜兀兀,夜以继日地致力于著述工作,已刊出者有《何氏八百年医学》《珍本女科医书辑佚》《历代无名医家验案》《雪斋读医小记》《读金匮札记》《女科一知集》《女科三书评按》《妊娠识要》《六合汤类方释义》等,发行数量从数千至数万册,有些还行销到国外,并被藏于国外图书馆,影响甚大。近几年来，他又全力撰写《中国历代医家传录》，引书数千种，辑入上古以来医家2万余人，这部数百万字的煌煌巨著，已为人民卫生出版社选中约稿（按：此书已于1991年出版了），这样旷日持久、倾家输财（部分著作系自费出版）、非常艰巨的工程，诚非有坚强毅力者何能为也？

时希大夫极其关心人民健康，衷心为人民服务。10余年来，我们看见他在百忙之中，还利用星期日或著述之间隙，不懈地义务门诊，不分男女老少，不论地位高低，均予热情接待，并坚持实行"三不"，即不收费、不受礼、不吃请。据不完全的统计，经他这些年诊治的病员已达1万人次以上，都有很高的疗效，其中就有我们的很多朋友，医绩医德传诵于各省，时希大夫为人民健康鞠躬尽瘁的精神，于此可见矣。

时希大夫在中医学的造诣上是高水平的，他秉承了先代医家的遗范，是位气度闲雅的儒医。但他的智力不局限于医学一道，诗赋弦歌（包括昆曲、京剧、古琴）无不深入研究，即就京剧小生一门，他就刊出了掌故、理论、曲谱、身段谱等数十种，现任北京市戏曲研究所研究员，公瑾当年，粉墨氍毹[1]，曾轰动于京、津、沪票界。所以我们认为他是多才多艺、才气过人、才华横溢的学者。

他的为人，诚恳爽直，古朴实在，善恶分明，表里如一，循礼待人，毫无虚假；老而不息，兢兢业业地在医学、戏剧和其他一些领域里（他常抽暇为人题诗作书，虽频而不厌）辛勤耕耘着，是一位德才兼备的老黄牛，从我们来说，是直谅可信的益友。

最近（1984年9月），时希大夫把他历经劫难、世守勿失"传家之宝"——何氏历代名医的遗著、文献、文物数百件、册，献给他昔年供职的北京中医研究院，并把卫生部颁发的奖金，捐作中医研究生之优秀者的奖学基金，以资鼓励；并资助铸造中国历朝突出的、代表性的医家塑像十躯，以树楷模。这种高风亮节，硕德伟行，尤足令人钦仰的一件大事，也是中国医学史上可以大书一笔的美事。

我们与时希大夫相处有一二十年之久，亲切融洽，常得大夫之助益。我们怂恿他应当把50年来手诊10余万人次的医疗经验，整理选编出来，以其心得公之于世。我们尤愿借此机会，叙说我们对大夫的认识和感受，情长纸短，聊作介绍而已。

公元 1984 年，岁在甲子初冬，王枚、张鏖谨志于上海

● 【校注】

［1］爨（cuàn）弄：演戏。

序例

下走年十七而临床，今马齿七十有八，新中国成立前诊病不少而记录缺如，盖往时中医习惯，惟务其速，不暇留底。新中国成立后参加医院、研究院工作，则病历悉留单位。此乃我近 20 年义务门诊的记录为多，毕生诊病何止 10 万，今选得百余例，自律尚严，取舍从谨，当此视听尚佳、脑力未退之时，亟为整理成书，为争韶光，难免仓卒，贤者谅之。

病员工作单位、工种职位等，凡对病情关系不大者概从省略；有些由于叙述病因，不可避免地涉及某地区发病条件，治疗当否及家庭生活情况，此为翔实计，似乎医与病间之了解，较见亲切，或亦必需？

苏东坡诗："清景一失浑难追。"原始病历是主要的，追忆其缅缕的口诉，复杂的病证变化，属已往症但亦可为参考，环境、生活的特点，过去治疗的过程（许多有经过多省名医院而诊断不一者），虽非向壁虚构，然回思追录，不能无遗笔也。

在拙著《雪斋读医小记》中，尝自记早年诊病，每以左手诊脉，右手执笔，同时耳口闻问，这样，时间是争取了，疏忽在所难免。以后在北京中医研究院，当时入选者全国名医 29 人，各有一套诊断法，特别是一位同僚，他的诊脉法是左取其右，右取其左，必以食指定寸位，所以医与病人常须互易坐位，这是一种。我又收集了一些脉书而研究之，悟出"上下左右推寻""左右手同取"等法，这才自觉过去诊法的缺点。所以我目前的诊法是"四诊"以切脉为先，记病历在后，同时思索其"三步疗法"，这样，"切诊"方面至少可以不犯汉·张仲景所斥的"按脉动息，不及五十""持寸不及尺""相对斯须，便处方药"的那些坏习惯。

"理法方药"的构思，我主观上安排了"进、守、退"三步法，也即"急则治标，平则调理，缓则治本"三种治则，"治标"是对症期，"调理"是缓解期，"治本"是补法，是巩固和康复期。初为外埠病员复杂痼疾而设想的，逐渐施用于轻重、急慢各病证，也觉合适，得失如何，未敢自信，老来事冗，也不深入研究了，愿听同道们指正。

此书恻颜面世，一是自己临床的报告，二是奉教于旧雨新知，以谂我忘驽老之已至，犹继晷而焚膏，穷年兀兀，惟日孜孜；春蚕吐丝，野蜂酿蜜；老翁簪花，浑忘其丑；苟小裨于医学，将何畏夫殷劳；惭樗栎之微材，求斧斤于大匠云尔。

1984 年 10 月 1 日何时希序于浦东大楼

后 8 年书成，复记于皆春楼

一、外感

（一）三阳经腑同病

张某，男，72岁，部队干部。

初诊：1985年3月20日。

发热已逾2周，每热必不高，素体如此。大便难，近秘结五六日，努责不下；小便甚艰困，每溺久久不得出，出亦涓滴刺痛，每溺半小时，亦时时欲溺，折腾甚苦。二便如此，镇日为之焦躁不安，坐立不定，茶饭无心。腹中胀满，垂垂如抱五石瓠。

已住院检查2周，但云前列腺发炎，尚未治疗，遂自出院回家，其夫人亦医务工作者，强责其复住院，病者已有"不作生望，大不了罹癌而死"之言，是病痛而兼情绪了。甚疲思卧，但卧亦心系于二便，先以畏增腑实而减食，渐则纳食无味，见食生厌；畏多溺而饮水少，则溺更浓而刺痛，左右两难，彷徨慌乱。

诊其脉两尺实，是下焦二腑之实；余部俱虚，迟其本脉，今发热则不迟，亦不甚数（身热仅37.3～37.7℃）；而舌质淡紫（亦本来舌色），苔厚腻灰黄，根厚垢。

软柴胡6g，酒炒黄芩9g，制半夏9g，制川朴6g，枳实炭9g，白蔻仁6g（后下），白杏仁15g（打），炙桑皮12g，生苡仁30g，瓜蒌皮、仁各12g（切、打），车前子12g（包煎），焦六曲12g，麻仁丸12g（吞），滋肾通关丸12g（包煎）。3剂。

服2剂后来告：热退净，小便畅行，由黄臊而至清淡，现日行次数知常，略无阻涩；大便2日次量极多，似宿积已空，腹垂垂者已平软，知饥思食且香。苔化净。

嘱去麻仁丸；原方再服2剂。

按： 此例症情复杂，其势若甚猛，危急在目前者，由其夫妇相互诟责，扰人思路。实则病因亦甚明简：一则微邪失表（素体阴阳两虚，力不能托邪），逗留于少阳经腑；外有形寒，则太阳之邪未罢；口黏苦不渴饮，则三焦湿热亦阻。二则肠有积滞，失于通下。三则前列腺炎症因溺潴而并发。由太阳经腑、少阳经腑、阳明腑俱病，湿热积滞痞阻于中下二焦，又饮水少，则湿热无下达之机，遂成三阳经腑同病，又伴前列腺炎症，头绪确甚纷乱。尿潴留已多，住院时病员不肯接受导尿，与肠中积滞同阻于下，故抱腹如瓮，行坐起卧俱苦了。

我处方极平常，仅用小柴胡、小承气、三仁及麻仁丸，滋肾通关丸等，又加入清肃肺气药，使肺能行其清肃之令。一能通调水道，下输膀胱，与滋肾通关协同利小便，通气化；二则肺与大肠相表里，肺气下行，可助麻仁丸之润肠泻腑实。又少阳枢机不和，外标为形寒身热不高，小柴胡足以解之。而湿热内痞于三焦，其气不通，亦不利于二便，故用三仁法，化中湿，开上焦，利下窍。一方之中，表、里、半表里，三阳经，上、中、下三焦，俱得兼顾。药虽平淡而不奇，效则迅捷而可喜。

仅 2 剂而起标症严重复杂、困苦半月之病。病员盛夸中医之奇妙，其夫人亦不能不心服，谁谓中医不能治急症哉？

（二）伤寒两感转疟

范某，男，43 岁，司机。

初诊：1983 年 7 月 23 日。

发热住院已历两月。病由 5 月 23 日游太湖受寒（先一夕房劳），高烧住院，检心、肺、肝、脾、胆、胰均（–）；血象：红细胞 375 万 /mL，血色素 103g/L，白细胞由 8000/mL → 4000/mL。作伤寒治，用红、氯霉素。转为寒热有休有作如疟状，先寒后热，寒必先从足部起，继则毫毛毕直，约 2 小时而热，热仅 1 小时，得畅汗乃解。如汗不透则一日两发，热高有至 40.3℃，寒多热少。无头痛、呕恶、胸闷等状。脉虚数，苔腻厚，质淡。

软柴胡 6g，川桂枝 9g，北细辛 6g，制半夏 9g，炒黄芩 9g，青蒿梗 15g，炒常山 6g，煨草果 12g，肥知母 9g，制川朴 6g，炙鳖甲 15g，甘露消毒丹 12g（包煎）。4 剂。

复诊：同年 7 月 27 日。

服药第 3 天寒热已停，36.6～37.3℃。至下午疟发之时仍有浑身不适感觉，但下肢酸痛及足部先冷之状已止。口苦甜，不思饮；大便软，溲赤。虽能食而味不佳，嘱须慎食，以防反复（如转入阳明，则三阳同病为难治）。脉仍虚数；苔前半化净，中、后薄黄腻。

软柴胡 9g，川桂枝 9g，制半夏 9g，炒黄芩 9g，煨草果 12g，制茅术 9g，制川朴 6g，肥知母 9g，炒常山 6g，藿、佩梗各 12g，白蔻仁 6g，香青蒿 15g，益元散 15g（包煎）。7 剂。

三诊：同年 8 月 2 日。

身热已退，都在 36.5℃左右，但病房住 7 人，下午探病者多，又无风扇，斯时则躁烦不安，可至 37.3℃，服西药抗生素类，则感恶泛。胸不闷，亦不渴，口甜无味；小便黄，大便日二行。

舌苔边尖已净，而根灰腻黑（此乃香烟不戒之苔）；上焦之湿已化，故不胸闷；而中、下二焦之湿未尽，故腻在根，当予湿热以出路。

软柴胡 6g，制半夏 9g，炒黄芩 9g，煨草果 12g，制茅术 9g，炒黄柏 9g，白蔻仁 6g，炒苡仁 30g，益元散 30g（包煎），炒枳壳 6g，梗通草 3g，荷叶一角，荷梗一枝，炒泽泻 9g。7 剂。

随访：介绍者来告，已能饭，观之似吃得很香，回家后比住院时清静得多，我所注意之下午躁热，也全无感觉了。但停止两个月的脚湿气却又有了，告以这是湿有出路的好现象。

按：此例行房之翌日受寒，少阴虚与外感是两事，非伤寒直中少阴可比；惟肾精先夺，故转疟寒从足部起，又先寒后热，热少而寒多也。此热高又与瘅疟之纯热不同，与牝疟之但寒不热亦异；其疟发"先起于毫毛毕直"，虽不"寒栗鼓颔"，已与少阴正疟之象相符。

以其非寒邪直中少阴，故不用麻黄附子细辛汤，但首方仍用鳖甲、知母、细辛以清透少阴。及其寒先从足部起之症除，即撤[1]鳖甲、细辛，而但治少阳、太阳；迨太阳之症（肢节酸楚）罢，即去桂枝，改柴桂各半汤为小柴胡法。及其热退，于是专力于三焦之湿热（口甜、不渴、苔腻、溲黄、大便多），是当理解为"湿胜则濡泄"之故，与溲黄同为湿热之出路，用小柴胡、达原饮、平胃散、三仁汤等法，佐以清化暑气之品（天热、室小、人多、空气污浊，探病者带来的暑热），使无酿暑之条件，而暑湿热皆得出路，脚湿气之复见即是一征。

同时，医院对防暑降温、通风设备一般都做得不够，此例如7人一室，可有14人探病，这带进的暑热以至传染病菌，也不可轻视，尤其是流感盛行的时候。

（三）毒血病高热

吴某，男，35岁，职员。

初诊：1980年5月16日。

血小板减少症、毒血病，住院近二月，血小板有减无增，近一二日由1200降至800，故请会诊。病员初住内科病房，经治疗检验，病不在脊髓，可施脾切除手术，乃转入外科病房，经观察数日，血小板即递降至800，亦不符手术指征了。

察其面唇及周身肤色均深红如杨梅色，目白赤，中有深红点；高热至40℃左右，肤干无汗。但能食，一日可尽一鳖，黑鱼浓汤亦能饮一碗。渴不引饮，小便黄少，大便能行。神智清，但时时照镜，意志消沉，家属神色均极淡漠，似亦不寄中医之厚望也。

脉疾数鼓指，舌边光红绛，舌面光红无苔，舌下有紫筋，两边有橘黄色网纹（热而有郁血之象）。

鲜生地120g（捣汁挤出，渣则入煎），鲜茅根60g（先打碎，抽去心，捣烂取汁，渣入煎）（二汁分温两服，或两分之，入药汁同服），水牛角30g，茜草炭30g，大、小蓟炭各30g，板蓝根15g，大青叶15g，蒲公英30g，墨旱莲30g，贯众炭15g，淡黄芩15g，金银花30g，甘中黄9g。7剂。

二诊：同年5月23日。

身热降至38℃左右，肤色见淡，肌肤潮润，血小板升至40,000，中西医皆有喜色，病员家属皆有笑容不冷漠了。按脉已不弹硬鼓指，见细数；舌质红绛紫均淡，舌下紫筋仍存，舌面光如镜者亦减。前方既合，不必更张。

去大青叶、金银花；加赤芍炭 15g，丹皮炭 15g。7 剂。

三诊：同年 5 月 30 日。

身热降至 37℃左右，血小板升至 80,000。闻外科有切脾手术之准备，病员则谓服中药能升血小板，见效且捷，服药 14 剂，由死亡点而升至安全点（一般血小板 40,000 已为安全点），即不手术亦有希望。但既住外科病房，我以会诊身份不容置其可否。以舌下紫筋大减，郁血既已清解，将助其凝血之力。

病者面红已退，见㿠白无华，舌之红绛均淡，且有薄白之苔，毒血情况缓解。

鲜沙参 60g，鲜生地 60g，鲜茅根 60g（三味同捣，取汁，药渣入煎，服法同前），水牛角 15g，茜草炭 15g，大、小蓟炭各 15g，陈阿胶 9g（炖烊分和入药汁中服），墨旱莲 30g，赤芍 12g，丹皮炭 12g，淡黄芩 9g，鲜藕 250g（捣汁，温服），甘中黄 6g。7 剂。

四诊：同年 6 月 13 日。

脾切除术后 10 天。初切除时，血小板升至 16 万，渐降至 68,000，病人争取出院，仍来求诊。足软无力，时有虚汗。脉与舌皆露气血两虚之象，从此取法。

太子参 30g，西洋参 3g（另煎代茶），南沙参 30g，细生地 30g，阿胶 6g（烊化），茜草炭 15g，水牛角 15g，淮小麦 30g，炒枣仁 15g，墨旱莲 15g，碧桃干 12g，糯稻根须 60g（煎汤代水），煅龙骨 30g（先煎）。7 剂。

五诊：同年 6 月 20 日。

血小板在 8 万、12 万、10 万间徘徊。虚汗减少，尚疲乏足软，但已能坐而看电视。嘱省力，节劳动，如此大病之后，出死入生，尚非锻炼之时。

去龙骨；加生黄芪 15g，白人参须 3g（煎汤代茶）。14 剂。

按：此例初诊即从犀角地黄汤凉血解毒入手，略见效机，因病势急变已入危途，但能挽回一步，即有转机，故守法而不变。以后主法不动，仅在解毒、清营二法中进退，迨血小板升至 8 万，则渐入稳途矣。及至手术后能够骤升至 16 万，亦是可喜事，迨复降，则病人起怨言，谓白白牺牲一只脾，则我不能赞一辞。

我疑此血小板减少症，病因在于毒血，故凉血解毒（以犀角地黄汤为主方）能治之，血清毒解，故能回升至安全点。惜我后离该院，未能随访，若得补气血方而稳步无波折，亦可为类此之病得一法则，增一参考资料。

尝思伤寒阳毒病有"目赤如鸠眼"一症状，读书不求甚解，以为不过如猫有金银眼、鸽有朱砂眼一样，是指瞳人之色。当20岁初向程门雪师行礼后坐谈，师言近治一温病目赤，目白中无数小红点，眼中有眼，如斑鸠状，乃悟仲景阳毒症"目赤如鸠眼"一句非泛泛之言，斑鸠眼是与众不同者。师殁已20年，余亦未见此病，今乃能于行医58年时，始一遇此"斑鸠眼"，于西医所称之"毒血病"，而悟眼白中无数小眼，乃由于目白中毛细血管之破裂。病名中医称为"阳毒"，大家用一毒字，古今中西岂无相同之处？

（四）伏暑发热

陈某，男，40岁，干部。

初诊：1990年9月10日。

高烧至40℃左右，已历3月余，初起1个月仍每日能开会，饮食且胜于平时，但日见憔悴。乃历皖、浙、苏三省诸大医院而后至上海，亦已历治数医院，检验无异常，诊为"发热待查"，而热终不能退。面容瘦黑，但语声有力，自云不感疲乏，还可以上班开会；饮食多而口黏苦无味，喜饮亦觉水淡不解渴；眠少，情绪焦急；目有红丝，多眵[2]；小便黄赤，大便间行。苔灰垢腻厚，脉弦滑而数。

软柴胡9g，青蒿梗15g，制半夏9g，炒黄芩9g，制川朴6g，白蔻仁6g（后下），白杏仁15g，生苡仁30g，块滑石30g（包），蒸茅术6g，枳实炭9g，瓜蒌皮、仁各12g，甘露消毒丹15g（包）。7剂。

二诊：同年9月17日。

高烧减至38℃左右，日晡微恶寒；食较知味，大便顺行，小便淡黄。苔大化，薄灰腻；脉亦缓而力弱。夜眠见好而易醒，自云反有疲劳感，余谓前所不感疲，高热兴奋所致，待热退当更疲乏，但无妨，可补养以恢复之，此周或可热退了。

清水豆卷 15g，软柴胡 9g，青蒿梗 15g，嫩白薇 9g，制川朴 6g，制半夏 9g，炒黄芩 9g，白蔻仁 6g，白杏仁 15g，生苡仁 30g，块滑石 30g（包），炙枳壳 6g，藿、佩梗各 9g，荷叶一角，荷梗一尺（去刺）。7 剂。

三诊：身热得汗，虽不多而通体俱有，以其人干瘦，虽渴而饮水不多之故。热退至 36.5～36.8℃，不复上升，日晡恶寒亦止。面色垢黑已变清脱，胸闷开，时欲呼气及口腻苦等症状亦除。纳已知味但量则减至平时一样。苔腻垢已化净，上有薄灰色，则烟客之苔，不足为病，质略偏红不甚；脉象濡静。

藿香梗 9g，省头草 12g，川朴花 6g，生白术 12g，辰赤苓 15g，炙远志 3g，夜交藤 15g，白蔻仁 6g（后下），白杏仁 15g，益元散 30g（包），生苡仁 30g，荷叶一角，荷梗一尺（去刺）。7 剂。

按：此症实是暑湿热交阻，因积劳不汗，致不透发（一般开会工作均在风扇或空调环境中，故玄府闭塞而邪不从汗解），过去诸治疗只在抗生素及补液上着想，诸邪闭遏，但亦遏其鸱张之势，故未入昏蒙之境，而体力亦得以维持于不败。邪始终逗留在少阳、阳明经腑之间，在气分而未入营，虽有烦躁少眠之象，可理解为经治数月，热高不退，独居客地，未免情绪不安之故；且大便不燥结，阳明腑气不实，无积浊上升之患，因此，虽热而不冲心昏迷。

治疗以小柴胡汤为主方，佐以平胃散、三仁汤，使少阳经邪外解，燥湿使不能与热胶结，渗热使不能与湿相合，此叶天士"开湿于热上，渗热于湿下"的法则，湿性黏重，热性炎上，热透湿降，这样使暑、湿、热三邪各个击破，暑外解，湿下渗，热清解，免于纠结之大患。

从其渴不多饮，知其因热而渴，因有湿而饮不多；从其日晡形寒一症状，知其邪尚近表，可以从汗而解散之，故次诊加入清水豆卷以发表，藿、佩、荷叶梗等芳香清暑化浊之品，使近 4 个月的高热得 3 周而解退。初拟汗时邪从玄府久郁而出，可见白痦，今略见于颈间，或是干瘦而肌肤间缺乏水分之故。痦是邪透之征，究竟脉静热退是第一义，不在布痦之多少也。又尝设想或有战汗之虞，而曾嘱咐护士不必惊慌失措，如血压不骤降，但略予水喝，此乃热退之先兆。但亦未战汗，则此人热高时因胃热而消谷，谷气实及补液，均使其有

"正能胜邪"的条件。

费某，男，70岁，高知。

通信论病，1991年11月。

病者系50年前老同学，30年前的老同事，书信中断数月，忽接来信，言以盛夏从北地去炎方为亲戚治病，又冒暑而回，即发高烧至40℃，渐退至38～39℃，历3个月而不能退。治之者皆当地名医院、名老中医，对同道竭尽心力，无不推诚相待，但检验结果终是"无原因高烧待查"，自己也是名医，自然往最坏处设想，故信中悲观失望，有"坐以待毙"之念。

阅其所抄诸处方，不外补气血、安心脏、健脾和胃之类（以其曾患心、肺诸病，且有一次心肌梗死的发病），皆治本之法。但我细思似非退热之剂，其发热病理，既不能得于检验，当推之于"六气"中求之；既补虚之药不能效，曷不改求于治实？于是豁然开朗，处方用青蒿、藿、佩、荷叶梗以祛暑（此时已入冬，北方且开暖气，"祛暑"二字岂不令人发笑？然其病得之虚人冒暑，实邪不去，补则邪痼愈深，祛暑实是"治病必求其本"之常法，人人知之，总因诸名医是病者老友，深知其素虚之体，故跳不出"补虚"的成见）；小柴胡法以退热，二陈汤、三仁汤以清利湿热。试服7剂后，热已退尽，舌苔亦化，胃纳见开，郁结之过虑亦解。但食后及稍行动则热升半度左右，余曰：实邪渐解而未尽，此热升则有体虚作热之征。以软柴胡改银柴胡，加入鳖甲、白薇、淮小麦、白芍以顾虚热。待虚热再稳定，则沙参、麦冬、生脉散等与二陈、三仁同用；再进则求之前诸补方，就可以了。

这位同学一年内通信无间，社会活动均能参加，可征体力已恢复得不错。

按：我治高热用祛暑法，实出于《内经》及温热诸书，属于伏暑晚发之范畴。又某笔记（忘其书名）有冬日暑毒症，遍体疱疮，恶水淋漓，痛苦万状，缘夏日骄阳下所曝之被褥，冬日盖用，则热毒散入肌肤所致，用香薷、浮萍各一两，煎汤浴之，得汗即起，扑以滑石粉，一夕而愈，诸外科医为之瞠目。相传叶天士母患温病，束手难决，但喃喃自语"若是他人母，定用白虎汤"不止；悬榜招医，有无名之医问其仆，叶先生如何说？仆告之，此人即应征，治以白虎汤而愈。盖愈亲熟者每有所蔽，不能客观观察也。

（五）高热、低热迭发

徐某，女，52岁，职员。

初诊：1975年2月22日。

发烧9天，高至39.1℃，现退至37.1℃，低热存在，平时则36.5℃。唇咽极干，头痛。脉细带数；舌红中剥，碎裂。

患者约1个月前（1月19日）曾就诊，述左肺曾4次手术，今已压缩；有胃下垂、肾下垂、慢性肠炎史，更年期综合征。近不发病，嘱常服白人参、西洋参、银耳。

霜桑叶9g，炒杭菊6g，金银花15g，连翘壳15g，生甘草6g，苦桔梗6g，京元参12g，蔓荆子6g，银柴胡9g，嫩钩钩12g，茅根15g（去心），芦根15g（去节），嫩射干6g。5剂。

二诊：同年4月18日。

一月发烧3次，高烧间以低烧，总不退净。咽干而致痒咳。此时在低烧期。脉细数无力；舌红，中及边俱剥。

南沙参15g，生甘草6g，炙桑皮12g，嫩射干6g，嫩白薇9g，香青蒿9g，银柴胡6g，象贝母9g，冬瓜子12g，地骨皮12g，野百合12g，淮小麦30g。7剂（可自服西洋参，日3g）。

三诊：同年9月5日。

云4月18日方服后，低热即退，近四4个月甚平稳，能上全班。近有低热36.9～37.4℃，较疲乏，尚能食，惟眠易醒，心悸不安。脉虚细；舌前红有刺，剥见减，后半有腻苔，有红星。

①南沙参15g，大麦冬12g，野百合12g，淮小麦30g，大白芍9g，鹿衔草15g，煅龙骨30g，左牡蛎30g，炙鳖甲15g（3药先煎），玉屏风散15g（包煎）。10剂（可连服）。

②白蔻仁6g，陈广皮6g，藿、佩梗各9g，生苡仁30g（煎汤代茶，用去暑湿）。

四诊：同年 11 月 23 日。

近来甚好，能支持全班，精神佳，并无低热虚汗，眠亦安稳。纳平大知饥。脉细弱而迟，50 次 / 分；舌裂剥红。要求入冬进补。

炒党参 9g，大麦冬 12g，大生地 12g，炒当归 12g，炒白芍 9g，南沙参 12g，北沙参 12g，野百合 12g，功劳叶 15g，鹿衔草 15g，炙甘草 6g，生黄芪 12g，生白术 12g，炙升麻 6g，二至丸 15g（包煎），甘杞子 12g，川石斛 12g。30 剂。

随访：越年春节来信道谢云：高烧不发，见抵抗力增强，低烧虚汗俱无，前恙尽好。

按：此病肺部 4 次手术，肺已压缩，仗右肺功能以支持，况又胃与肾下垂，其虚弱一般只能卧养了。其咽痛口干舌剥，一则体质阴亏，二则张口呼吸，代偿功能不足，亦耗其口腔津液。《内经》云甘温能除大热[3]，其连续数年之高烧接低烧，既由肺虚而表卫不固，邪得以凑之；又因营阴不足，阴虚则生内热，实为营卫之不和。故用玉屏风散以固卫；青蒿白薇饮、青蒿鳖甲煎、秦艽扶羸汤等抑其营热；而最后则以补中益气汤收功，此方一则取甘温退热法，一则提其胃、肾之下坠，希望能一法而两得之意。

● 【校注】

[1] 撤：原作"撒"。疑误。

[2] 多眵：原作"多眦"。疑误。

[3] 甘温能除大热：语出《素问·至真要大论》："热化于天，寒反胜之，治以甘温，佐以苦酸辛。"

● 【评析】

本节案例均以发热为主症，多为外邪所致，且病程迁延，少则 2 周，多则数月不止，故临证较易误作内伤诊治。何时希辨证明确，有属太阳、少阳、阳明同病；有属少阳、阳明同病而夹有少阴之证；有属热入营血分；有属暑热夹湿稽留气分；有属体虚，外邪易凑所致，有是证用是药，故效如桴鼓。从中亦可见何时希辨治之独到与老到，如三阳经腑同病案，治以少阳清解为主，兼以阳明通腑，更用清肃肺气法，此既兼顾太阳，又利水道、通腑气，寓治表、癃淋、通便于一法，有利于解决病痛之关键。又寒热如疟案的步步为营法，由柴桂各半汤兼清透少阴，到单用柴胡桂枝汤，最后为小柴胡法。高热、低热迭发案虽有体虚发热之因，然初诊患者有外邪所干，此乃正不存内，邪易凑之，治当先疏风散热祛外邪，次以益阴清热巩固，最后以补中益气汤收功。

二、哮、喘、咳

（一）哮喘

郭某，男，30 岁，职员。

初诊：1957 年冬。

病史 20 余年，已呈鸡胸兼龟背现象。如北京一些哮喘重症病例一样，于国庆节前住院，时时进行输氧急救，至劳动节后才趋平稳而出院，甚至夏日偶凉也要发病。发时呼吸困难，胸部憋塞，吐痰不出，面白汗出，甚则发绀，口唇青紫。一年间能上班者不过 5 个月耳。

脉虚带数（一般哮喘病人凡多服麻黄素者，均有数脉出现），苔薄腻。

炙麻黄 6g，白杏仁 12g，炙甘草 6g，北细辛 6g，五味子 6g，炙紫菀 9g，炙百部 9g，制半夏 6g，化橘红 6g，生黄芪 12g，制茅术 6g，炒防风 6g，淮小麦 30g。7 剂。

二诊：后 7 日。

咳喘大减，平时因喷嚏而发哮者，此周未见。咳痰较爽，夜能平卧，夜半时欲起坐，迨胸口稍松而再卧，寐中亦无虚汗。过去临睡脱衣时必大喘，今亦减轻，边脱衣边喘，入被后稍坐即能平卧。

原方去紫菀；加炙白芥子 12g（包煎）。7 剂。

另洋金花 30g（备用，可装入烟斗中燃吸，不入煎。临睡前，或夜半，或晨醒欲发喘时，燃吸，第一口有辣味，必须喷去，再吸 2～3 口，即能气平）。

三诊：又7天。

咳喘又减，临卧及夜半燃吸洋金花，能得预防及平喘效用，进食增加。自觉盎然有生气，不复消极，冬令如此现象，为过去所未有，一改冷漠迟木态度而露笑容。

安金膏（方见本节附1）0.5kg（分7天服，每早、夜各冲服1次），洋金花30g（备燃吸用）。

四诊：后14天。

云已骑自行车上半班，尚能胜任。嘱若遇风雪暴冷天气，宜自己掌握，若能不发或小发，安然过冬为幸。

处方同上，倍其量，可服两2周。

按：中医研究院初设9个研究组，向全国开放，后以离附属医院较远，外地病员必须住院，乃专收本市病员，我主持之哮喘组亦初定100例而减为60例，皆自有医院可住者。门诊采预约制，均能遵约而7日一就诊。曾有疗效报告，忆此郭例比较典型。此例能顺序取效，在已成鸡胸龟背之体，肺活量受限制，年逾发育时期，欲求将来断根，恐不可能。病员曾言：历年急症住院之中直医院，曾来随访数次，以此岁病人未急症住院，为20余年所未有，闻已能上半班，则诧为异事，乃见病员精神面貌，始信其真。

杨某，女，17岁，学生。

初诊：1964年冬。

哮喘与生俱来，年以加重，初以冬发，继则初秋至越年初夏，皆须住院，即自国庆节前与明年"五一"劳动节后，皆在医院中度过；或在日间能嘻笑活动如常，入夜则病发而输氧。北京中央直属医院有优良措施，如此种常病号，必留与床位，随时可入院，如不往则来随访。故读书仅有上学期之后数月，及下学期之前数月，尚能入学，余时则为病房生活矣。其母亦甚苦，遍访北京名医，扶持而就诊，据云十几年来凡诊30余医矣。即在中医研究院亦已诊18医，今有某前辈忽忆我1956年时曾研此专题，乃介绍来诊。

其喘可突然而发，一声喷嚏，喘不可止，呷哮动肩而息，夜则隐几而卧，不能着枕，头汗涔涔，频咳，仅有些少痰牵缠不能吐出，略有鸡胸。每月经时喘更甚。脉虚细而数，右寸略浮；舌质稍红，有薄苔。

生黄芪 12g，炒防风 6g，蒸茅术 6g，淮小麦 30g，煅龙骨 30g（先煎），炙麻黄 6g，白杏仁 15g，生甘草 6g，炙紫菀 9g，炙款冬 9g，炙百部 9g，炙苏子 12g（包煎），北细辛 6g，五味子 6g。7 剂。

二诊：后 7 日。

云喘汗已全止，喉间亦不觉有痰，日夜活动如常人，纳香且佳。常时来院门诊，必由其母陪之，今日母不至，护士皆诧而问之，母能放心否？则手舞足蹈而作势，以示夸其体力，孩子之气盎然。

生黄芪 12g，南沙参 15g，野百合 15g，炙麻黄 6g，北细辛 6g，五味子 9g，炙百部 9g，淮小麦 30g，炒防风 6g，蒸茅术 6g，炙甘草 6g，薄橘红 6g，白杏仁 12g。7 剂。

三诊：又 7 日。

喘汗稳定不作。

脉右寸浮已平，虚细数均平；薄苔亦退。

原方不更。并付"安金膏"方，嘱配制长服，此我喘息组当年协定方，曾在诸同事中讨论通过，为喘症稳定时常服之方。

按：此例前医有用河车大造丸、人参蛤蚧散等温补之品甚多，我则以小青龙汤合玉屏风散取效。

王某，男，48 岁，工厂干部。

初诊：1972 年 9 月 7 日。

1959 年驻军在海岛，因受寒数次而成吼喘，每年国庆节前必住院。曾有一次呼吸道绿脓杆菌感染，高烧 20 余天，用外药而愈，致有小便蛋白及颗粒状，愈后未发。1964 年后坚持不住院，但喘甚也很难忍受，常咯血。检验：肺气肿、心脏（+）、支气管扩张。

现症：行路气喘痰多，上楼心跳，纳平梦多。脉细弱，律齐；舌质淡。

大麦冬 12g，南沙参 15g，生、炙甘草各 6g，紫苏子 12g（包煎），白杏仁 12g，五味子 6g，炙紫菀 9g，炙百部 12g，炙桑皮 12g，制半夏 9g，补骨脂 12g，胡桃肉 4 枚（连紫衣），玉屏风散 12g（包煎）。7 剂。

二诊：同年 9 月 14 日。

初服 4 剂，擤出鼻涕多，甚觉通畅，不喘，半夜后稍有憋气，嘱入秋为一般喘病好发季节，务须保暖。

原方加太子参 15g，燃吸洋金花；去杏仁。7 剂。

三诊：同年 10 月 11 日。

燃吸洋金花后，夜半憋气大好，但晨间略咳几声，不喘。原有心悸汗出、肛门下坠感、梦多诸象均止或减轻。纳食增至 7 两／日。

鹅管石 12g，煅龙骨 30g（二药先煎），红参须 6g（另煎代茶），淮小麦 30g，炒枣仁 12g，五味子 6g，北细辛 6g，炙远志 6g，制半夏 9g，补骨脂 12g，川贝粉 6g，生梨 1 个（去心，纳入川贝粉同蒸食），河车粉 3g（吞服）。7 剂。

四诊：同年 10 月 26 日。

霜降节又气候转寒，稍有咳喘，吸洋金花能控制而安卧，过去则必大发且咯血。纳食不减，无汗。

原方去鹅管石、半夏、淮小麦、细辛；加天、麦冬各 12g，南沙参 15g，鹿衔草 15g，仙灵脾 15g，野百合 15g。

五诊：同年 11 月 30 日。

同室人多患流感，亦感染数天即止，仅痰沫多而未喘。自觉抵抗力增强不少。

红人参 3g（另煎代茶），玉屏风散 15g（包煎），南沙参 12g，北沙参 12g，天、麦冬各 12g，野百合 15g，五味子 6g，补骨脂 12g，川贝粉 6g（吞服），炙甘草 6g，河车大造丸 12g（包煎）。7 剂。

六诊：同年 12 月 21 日。

冷空气至 −7℃，仅痰多些，无畏寒感觉，吸洋金花亦能使痰减少。

河车大造丸不易配到，改全鹿丸 9g（包煎）；加大熟地 12g，炙龟板 15g（先煎）。7 剂。

七诊：1973 年 1 月 11 日。

无症状，眠好。上全班能胜任，仅挤车后稍有气急。舌尖略红，脉细较旺。

守方，10 倍剂量，加生黄芪 240g，五味子加至 90g，冰糖 500g，陈阿胶 90g（熔化收膏）；去玉屏风散。

八诊：1975 年 8 月 3 日。

云：自服膏滋药 2 年，中间偶有小发，则寻我旧方服之，平稳无事。喘未再发，仅气候变化时，胸中憋气，夜卧有痰，但吸洋金花即感松快，平时可不吸，夏季完全不吸。今年特点是不长痱子，不是怕热汗多，亦无夜汗。大便每日二行，成形，因纳食增多了。云气候严寒，而室内较温时，偶于痰中见血丝，一二见即止。脉沉按仍细弱；苔净。处方备用：

太子参 15g，南沙参 12g，北参 12g，天、麦冬各 12g，野百合 15g，白及片 6g，仙鹤草 20g，鹿衔草 15g，旱莲草 15g，桑白皮 12g，冬瓜子 12g，生蛤壳 30g（打碎），云茯苓 12g，大生地 12g。7 剂。

按：此例初喘在于海岛，或有咸味而作哮的诱因，故首几诊用甘较多，甘能胜咸也。以后喘止而调复之方，则较费踌躇，欲固表卫而用芪、术，则有上逆之忌；哮喘之标在肺，而其根在肾，尤其年逾五十者，尤须顾其肾阳，而其人又支扩而有咯血；治喘不难，治本则多掣肘，若金水同用调阴之品，则大便有时见多，又恐伤及脾阳。所以治经三载，全鹿、河车、细辛（细辛所以助其肺用，五味子则敛其肺体）诸药，均在审慎进退中使用之。

（二）喘咳

楼某，男，52 岁，部队干部。

初诊：1973 年 1 月 15 日。

病史：1949 年起，因严重咳喘，发现左肺自发性气胸，后渐加重。1969 年起发现左肺下侧大气泡（4cm×4cm），慢支，肺气肿。来沪后诊为双侧肺纹理增深，左下深度透明肺气肿；慢性咽喉炎、鼻中隔左偏。血压正常。

近症：喘咳甚，下车两人扶进坐下，喘息良久始能语言。左胁痛，汗出偏右头面；纳呆甚，又荔枝、苹果、鲜竹笋等温凉杂进，遂杳不思食。痰艰吐。脉细弱，右关较大；舌淡，裂纹；右拇指三黑纹。嘱戒香烟，忌腥发及时鲜食物。

炙紫菀 9g，炙款冬 9g，炙百部 9g，嫩白前 9g，南沙参 12g，炙苏子 12g，白杏仁 12g，川贝母 6g，冬瓜子 12g，云茯苓 12g，生甘草 6g，广郁金 9g，洋金花（用少量纳入烟斗内，燃吸。首二三口须吐去，因味辣刺咽，但吸入二三口即可止喘）。7 剂。

复诊：同年 1 月 23 日。

咳喘大减，仅夜间 4～5 时欲咳，但吸洋金花即可缓解，复卧甚酣，痰已易吐，一咯即出。纳渐香，日晡足肿。

炙紫菀 9g，炙百部 9g，嫩白前 9g，炙苏子 12g，白杏仁 12g，五味子 3g，北细辛 3g，云茯苓带皮 15g，冬瓜子、皮各 12g，大麦冬 12g，炙甘草 6g，川贝母 6g，玉屏风散 12g（包煎），洋金花（备用）。7 剂。

三诊：同年 1 月 30 日。

脚肿有时可至膝部，今已大减，痰润喘减，纳增有味，眠好。

原方去细辛、五味子（因药难买）；加北沙参 12g，太子参 15g，天门冬 12g。7 剂。

四诊：同年 2 月 8 日。

云曾回义乌家乡探母，须步行 7 华里，居然不喘。因其母亦患喘，不能平卧已久，因以所携 1 月 30 日药煮服，当夜即能平卧，然病员竟不服药，住数日，又步行 7 华里而返沪，喘平不发，极快慰。脚仍微肿，按之隐指不深，亦无鞋紧感。胃纳大增。脉右关有力；苔中黄腻（仍未戒烟）。

红参须 3g（另煎服），天、麦冬各 12g，南沙参 12g，北沙参 12g，炙百部 9g，炙苏子 12g，嫩白前 9g，白杏仁 12g，薄橘红 6g，甘杞子 12g，山萸肉 6g，仙灵脾 12g，七味都气丸 12g（包煎），陈葫芦瓢 30g。

因须回西安去，服药剂数随需要。

随访：1973 年底来，云赴福建彰州军分区任，因来辞行。此次西行而回，咳喘不发，自觉出于意外，见疗效之巩固，今莅南方，气候更与病有利。

1974 年 3 月、10 月两来信感谢，云一切均告稳定，但开会多，常至通宵，香烟戒不了，以违我谆嘱为歉。

1975 年 10 月 5 日来信：未发病，稳定如前。已戒烟，纳食增，体重亦加，由瘦长而变肥大，相见恐不相识云云。去信嘱其戒烟须坚持下去，勉励其有决心。

按：此例用药并无特出，且本用五味子敛肺体，细辛助肺用，相辅为药对，以增其张翕、开合之功能，因药难配而不用，甚为可惜。乃以参、芪、二冬等润肺补气为主；后则转入补肾纳下，子母相生，此则治本巩固之道也。

（三）剧咳、直肠下坠

张某，男，50 岁，干部。

初诊：1982 年 11 月 11 日。

有支气管炎（1963—1966 年）、肠炎史。据述 X 线片：两下肺纹增多，心脏呈横位，左心缘稍向左凸出；肺内（-），右膈影光正，左肋膈角稍钝。1963 年咳久不愈，有医给补中气，用党参数两治愈，久不发。

今年 9 月 28 日起感冒发烧，38.5℃，咳喘吼呻，而痰不出，用力久之得痰乃喘定。服西药则碍肠胃。脉细弱而数，右甚，88 次 / 分；苔薄黄腻。

血检：白细胞 12,100/mm^3（11 月 5 日）。大便稀，有黏液，有红、白细胞，肠腔痉挛，肠黏膜糜烂（近期报告）。

炙麻黄 6g，白杏仁 15g，熟石膏 30g，生甘草 6g，炙苏子 12g（包煎），制半夏 6g，桑白皮 12g，炙紫菀 9g，广郁金 9g，冬瓜子 12g，煅蛤壳 30g（打碎），淡竹沥 2 支，川贝粉 9g（后两药分吞服）。3 剂。

二诊：同年 11 月 14 日。

咳喘大减，痰亦易出，几乎不喘不吼，上次就诊时喘气逆上，语断续不成声。纳未香，发热晨夜仅 36.5℃，唯下午 37.5℃。但肠炎又作，日三行（此必然之事，清肺、肃肺、润肺之药必波及大肠。表病急于里病，此时若欲上下兼顾而用药，未尝不能，但恐肺之炎症加剧致变了），我早已说明：此时治咳喘，肠炎暂时不能顾也。脉左细右浮（肺热犹未净）；苔化净。

炙麻黄 9g，活芦根 60g（去节），生甘草 6g，炙桑皮 12g，嫩射干 6g，嫩白前 9g，银柴胡 6g，竹沥半夏 9g，炒黄芩 9g，炙远志 6g，川贝粉 9g（分吞），生蛤壳 30g（打碎）。3 剂。

三诊：同年 11 月 17 日。

咳喘大减，仅卧前睡起有阵咳，余则日间仅咳一二声耳，痰易吐（按：如麻杏石甘汤及苏杏二陈汤之苏子、杏仁、石膏及竹沥等能再坚持三剂，则咳喘痰俱平矣）。疲乏无力，大便今转一行（此亦吾之过于谨慎处：清肺即所以清肠，如仅撤润下药，而清肺不减，与病人言明，清肠药于便有利而无害，岂有不可），不痛亦无脓液，不感负担。晡热已退净。脉左弱，苔根腻。

炙紫菀 9g，炙百部 6g，北细辛 6g，五味子 6g，嫩射干 6g，炙桑皮 12g，薄橘红 6g，竹沥半夏 6g，白蔻壳 6g，煨木香 6g，广郁金 9g，白莱菔子 6g，生蛤壳 30g。14 剂。

四诊：同年 11 月 29 日。

咳喘已止，上下楼、卧前后均不咳，偶有痰亦一略即出。大病近两月，病退竟如风之速，大出意外之喜。大便已实，且成形（可见石膏、芦根与润肺药清肠之兼功，更征肺与大肠相关之密切）。知饥知味，纳旺于未病时，尤以大便无紧迫感，情绪见松，择食亦放松，故精神体力均大振。脉仍细弱，左手略振；苔化净。

玉屏风散 15g（包煎），太子参 15g，沙参 15g，大麦冬 12g，野百合 12g，五味子 6g，北细辛 6g，炙远志 6g，竹沥半夏 9g，炒陈皮 6g，生白术 12g，炙甘草 6g，川贝粉 6g（备用）。14 剂。

五诊：同年 12 月 30 日。

咳喘止，痰亦极少。上楼及临卧均不喘，南方严寒发病之期，大病两旬而改观，不易也。纳 8 两 / 日而能消化，大便日一行，成形。脉右较振，苔净。

生黄芪 12g，党参 9g，沙参 9g，大麦冬 12g，野百合 15g，大生地 9g，十大功劳叶 12g，甘杞子 12g，黑料豆 30g，焦白术 12g，扁豆衣 12g，煨木香 6g，炙甘草 6g，鸡内金 9g。14 剂。

六诊：1983 年 1 月 12 日。

咳喘、大便俱已如无病然。唯一症过去未告：小便频，饮入即思尿，比较畏风，每开会常找无风处。过去坐久立久则直肠下坠，时有黏液漏出（非大便），行路及站立皆不能一小时。大便严重时，曾日至7次者。今因须回北京，故一并求治。

脉右较振，左仍细（宜从补肾着手）；苔净。

大熟地12g（炒松），砂仁6g（后下），甘杞子12g，肉豆蔻12g，补骨脂12g，桑螵蛸12g，仙灵脾15g，菟丝子12g，党参12g，沙参12g，大麦冬12g，焦白术12g，五味子12g，补中益气丸12g，金匮肾气丸12g（丸药二种包煎）。30剂。

1983年4月9日来信感谢，云精神体力上班后均能胜任。前药服完，肛门下坠、出黏液、小便频急均有改善，惟心理作用常未能忘怀，再要求巩固。

炙黄芪12g，炙升麻6g，焦白术12g，煨木香6g，煨肉果12g，煨益智12g，公丁香3g，五味子12g，大麦冬12g，炙甘草6g，补骨脂12g[1]，仙灵脾15g，桑螵蛸12g，菟丝子12g。30剂。

1984年2月14日来信致谢，谓诸病若失，惟出差时则心中不免内怯，恐水土饮食致复发，要求丸方备用：①补中益气丸12g，香砂六君丸12g（二种晨服，能接受则吞服，否则开水闷泡而饮药汁，下同）。②归脾丸15g，四神丸9g（二种临睡前一小时服之）。30剂。

按：此例咳喘与二便病非一因，首诊治其上病之急，而置其下病之缓，若畏首畏尾，而思两全，肺炎将甚矣。次诊以芦根代石膏，清上之力大弱，又去一些润降之药，此我照顾病人，而不能坚持原则。至于小便乃前列腺肥大故，姑以补肾升提治之，乃竟两效。然涩汤之石类、消前列腺肥大之利气药皆未及用，以通信论方宜以稳妥为是。

（四）肺大疱[2]

徐某，男，64岁，职员。

初诊：1975年3月29日。

去年秋在汉口患右上肺阻塞性肺炎，后因显著虚弱，诊为肺结核，经注射链霉素 180 针，血沉由 110 → 16，痰检始终（−）。以后衰弱逐步好转，但摄片，病灶一度增大，经抗痨、消炎治疗后，已见病灶渐小。曾经上海三家医院，五位老专家读片，说法不一：①肺野无一钙化点（肺癌的发生必在钙化点的基础上）；②淋巴结阴性；③气管向右移弯曲状（如果是癌的膨胀，应向左弯曲）；④右臂能够上举（病灶超过 5cm，如果是癌，右臂不可能上举）；⑤气管下分支倒 Y 形正常人为锐角，癌则钝角，今锐角。以上五种观察，对癌均表怀疑性、可能性，无一确诊。仍主张从阻塞性肺炎后遗症（肺大疱[2]？）治疗。但除链霉素外尚无好药，转求中医治疗。有球溃出血史、低血压史。

音哑已数月。脉右细弱，左浮数（曾有较长时期低热，卧床甚久）；苔白腻，舌下两边均有郁血点，且有紫筋，边沿呈深橘红色网形紫筋；右拇指甲黑纹、楞起。

因久住亲戚家，煎药不便，要求膏滋方：

生甘草 60g，苦桔梗 60g，诃子肉 60g，凤凰衣 50g，玉蝴蝶 50g，嫩射干 60g，桑皮 120g，瓜蒌皮 120g，冬瓜子 120g，丝瓜子 60g，丝瓜络 60g，桃仁泥 120g，白杏仁 120g，旋覆梗 60g，广郁金 90g，橘叶 60g，橘络 60g，生蛤壳 300g（打碎），薄荷叶 30g，白冰糖 500g（熔化收膏）。

二诊：同年 4 月 7 日。

膏滋日服二匙已数天。舌下及边沿紫红郁血点网仍甚；脉虚数见减，右寸浮动。

仍服膏滋。

三诊：同年 4 月 15 日。

音哑略好，食笋而大便日行三次。舌边及舌下紫筋及深橘色网状郁血点，均见小、见淡。

同时加服黄连素、苦胆草片、鱼腥草片。

另浓煎：生白术 120g，云茯苓 120g，怀山药 120g，扁豆衣 120g（和入膏滋内，再予浓收）。

又摄胸片，专家意见：①病延 6 个月，肺癌可排除，仍以结核为可能；②投影边缘由模糊而渐清晰，炎症渐见吸收；③由侧胸片看出，系多数大小不等之结核形成正面之大影（3cm×4cm[3]），如为肺癌，正面边缘应圆整，不应如此不齐；④可仍按前法：清炎解毒、抗癌抗痨[4]，治疗6个月。现为吸收稳定好转期。

四诊：同年4月29日。

脉象右大左小，仍有虚数；舌两边紫斑橘红点均转淡，郁血点仅存数点，舌下色仍较深。

南沙参120g，北沙参120g，天冬120g，麦冬120g，大生地120g，野百合150g，功劳叶150g，仙鹤草150g，鹿衔草150g，白及片60g，瓜蒌皮120g，象贝母120g，广郁金90g，冬瓜子120g，生蛤壳300g（打碎），诃子肉120g，凤凰衣60g，玉蝴蝶120g，嫩射干60g，生甘草60g，桑白皮120g，白杏仁150g，薄荷叶30g，白冰糖500g（收膏）。

五诊：同年6月10日。

时因多食生番茄及水果，致大便2～4行，上损及中是禁忌，嘱毋食生冷不消化之物，须注意勿伤及脾胃。舌下及舌边紫郁血点，大大见减，原舌边舌下紫质亦转浅红色，几如常人。

六诊：同年7月2日。

音哑已清润恢复；阳道近常能兴起如病前情况。前天摄片：报告为吸收期。血沉16→10。脉仍濡弱未振，浮数已平；舌下郁血点大减，两边紫筋见淡，全舌色如淡猪肝，未转红，苔后半有腻。

余无症状，将回汉口，求长方：

生党参9g，生黄芪12g，南沙参12g，北沙参12g，天冬12g，麦冬12g，野百合15g，仙鹤草15g，鹿衔草15g，生白术12g，炙甘草6g，大生地12g，赤芍9g，白芍9g，广郁金9g，橘叶6g，橘皮6g，炙桑皮12g，炒丹皮9g，象贝母9g，白杏仁12g。30剂。

按：病员于1984年还给我通信，说在写作，发表了不少乡邦（宜兴）文献。又单位为他在长江边背山临水之处筑了几间房子，菜畦禽舍，小小劳动，家蔬鲜鱼，空气、生活都享受了农村之趣。但以后又迁回汉口就养了，虽有弄饴之乐，却乏清闲之趣，到1985年夏后，就断了书信，算来这样大的肺结核多生存了10年，假使是肺癌恐不可能。

● 【校注】

　　[1] 补骨脂 12g：原无剂量，按本书中补骨脂惯用剂量补。

　　[2] 肺大疱：原为"肺大包"。疑误。

　　[3] 3cm×4cm：原为"3×4"。疑误。

　　[4] 痨：原为"劳"。疑误。

● 【评析】

　　本节3例哮证，其中郭、杨两案患者年轻无基础疾病，故发作期治疗重在散寒、宣肺、平喘，以治标为主，用小青龙汤合玉屏风散，加淮小麦、紫菀、百部等药；缓解期则用安金膏，以益气润肺固本为主，兼以利肺化痰。王案患者哮喘兼有肺气肿、支气管扩张、心脏功能减退等病，故以标本兼治为宜，尤需顾其肾阳而加入补骨脂、胡桃肉等药。喘咳证的治疗亦有发作期和缓解期之分，有基础疾病者亦当兼顾。

　　附1：安金膏三方

　　安金膏第一方：系经当时中医研究院专题研究的9个小组组长讨论决定，药凡14味。

　　生黄芪240g，炒防风90g，南沙参120g，北沙参120g，大麦冬120g，淮小麦150g，野百合120g，炙甘草120g，炙乌梅90g，北细辛60g，五味子60g[1]，清半夏90g，广陈皮90g，白杏仁90g。

　　煎3次，取浓汁，滤净去渣，加白蜜适量收膏，以滴水成珠为度。每早、晚分冲50g～100g。合川贝末6g同冲更佳。

　　适应证：慢性支气管炎，咳嗽喘息，咯痰不爽；并可增强肺部抵抗力。

　　禁忌证：急性炎症、消化不良或泄泻（北方地气高爽少湿，故患感冒高烧时，常能饮食如常，而大便都干燥，因安金膏系常服成药，方中有杏仁、白蜜之润肠，故以泄泻为禁忌）。

安金膏第二方：仍以玉屏风散、生脉饮、小青龙汤（加石膏）三方配合。乌梅作为防过敏药，且助甘草、五味子以"甘酸化阴"；肺者开合之脏，呼则合，吸则开，一开一合谓之呼吸，仲景治咳用细辛、五味为"药对"，即是助其开合之用也；又以干姜、甘草二味配合作"药对"，取其辛能补肺，甘能入脾，杜其生痰之源也。北方冬季，家家有炉火或暖气，室内外温差可达20℃，其为病也，易成外寒内热，故第二方于小青龙汤中舍干姜而加石膏者，所以顾其内热；又玉屏风散不用白术，因白术能动喘上气，为喘家所禁，故见薄苔则改用茅术，苔厚者则改用苍术。或谓白术是分肉之引经药，舍之则黄芪恐减固密之力，则有防风在，又有沙参、麦冬、百合诸药补肺以合皮毛，功效亦可相抵。本方仍以哮喘缓解期略存咳嗽症状者设立。药凡18味：

生黄芪240g，炒防风90g，淮小麦300g，炒党参120g，天冬120g，麦冬120g，南沙参240g，北沙参120g，野百合180g，炙麻黄30g，白杏仁180g，生石膏240g，生甘草120g，炙乌梅90g，五味子90g，北细辛60g，清半夏90g，化橘红90g。

用白蜜收膏，如加入川贝末6g冲服更佳。

安金膏第三方：系就第二方有所增进。白果助乌梅以抗过敏；紫菀、百部助麻黄以治咳；因川贝入冬为紧张药，故改蛤壳以清化痰热；加河车者，读近人瞿绍衡老友所著《妇产科学》引日本学说，谓胎儿娩出之前，肺缩不张而不起呼吸作用，所持呼吸者端赖脐带、胎盘结联母体之助，及离母体，则肺司呼吸了。所以胎盘、脐带可视为胎儿之呼吸代用器官，换言之，即具有补肺之功用者。

原方加生蛤壳300g，炙紫菀90g，炙百部90g，生白果（去壳）120g。

仍用白蜜适量收膏。如加河车粉3g同冲更佳。

自1958年定型配制后，一般病员服用之，均能小喘可解，平时体力日渐增强，有助于抵抗力。

关于洋金花，在上海河南路一些广东药铺发售，喘发时吸之能使喘缓解，临卧时或有所动作前吸之，能起预防作用。我嘱中医研究院药剂部采购之，后知即是曼陀罗花的俗名。记得电影《李时珍》中有一段为了要采曼陀罗花，李时珍偕徒宿于山寺，后不慎而跌坠于山洼中，得之则狂喜。但在所著《本草纲目》中则记述甚简："名风茄儿、山茄子；生北土，人家亦栽之；八月开白花，六瓣，如牵牛花而大，春生夏长，八月采花，九月采实。""气味辛温，有毒；主治诸风及寒湿脚气，煎汤洗之。又主惊痫及脱肛（未言使用方法）；并入麻药，与火麻子花等分为末，热酒调服三钱，少顷，昏昏如醉，割疮灸火，宜先服之，则不觉苦也。"1974 年，在《中草药》大学教材中，则明言"平定气喘，作用比较显著。本品切丝约一分（0.3g），作为烟卷或放烟斗中燃吸，但不可多用，适宜于中老年人哮喘无痰之症，儿童忌用。"我 20 世纪 30 年代在上海曾试用有效，50 年代研究哮喘 60 例，则大半用之。经我解释此花形态，许多病员庭院正有种此者，于是以籽分赠同病，几乎许多病员都是自种的。他们的发明，不仅在脱衣欲卧时先吸两口，夜半气憋及晨起穿衣吸之，作为定喘之治疗，在出门挤车时及气候有变化时，也先吸两口作为预防，起到理想的作用。更有一个优点，洋金花虽为有毒的麻醉药，但少量吸之无不良副作用。春夏不发时，可以断然不吸，可见也无其他麻醉药足以成瘾之害，因此，我才放心推广使用的。

附 2：专题研究哮喘综述

我在中医研究院专题研究哮喘约 2 年（1956—1957），选病例之较顽固者100 例，后汰去有肺结核、支气管扩张及外地病人，得 60 例，尝写了 20 例的小结，发表于《中医药杂志》。当时筛选得 60 余方，以"八纲"为分类，总结成效达 92%，今略述一些选方的论据。

于偏寒之实证，多以麻黄附子细辛汤、麻黄汤、小青龙汤、温肺汤温肺散寒，其虚寒者多以金匮肾气丸、黑锡丹、河车大造丸、人参鹿茸丸、全鹿丸、参蛤散、人参胡桃肉汤、钟乳丸、鹅梨饮（夹肺阴虚）等肺肾同治。夹热的实证，则用越婢汤、小青龙加石膏汤、射干麻黄汤、大青龙汤，或配合千金苇茎汤、泻白散、黛蛤散等同用。

从临床证明，定喘不为难事，平咳化痰亦尚易，而难在杜其复发，巩固疗效，非假以岁月不可。试想秋分、寒露之后，霜降以迄冬至，沉沉数九，漫漫寒宵，正是喘息好发之期，水鸡呷吼之声，倚息难平之气，看胸高之起伏，苦隐几而不眠，对此恻然，须谋良法。《丹溪心法》有云："凡久喘之症，未发宜扶正为主，已发用攻邪为主。"余补充之曰："哮喘初发属实，久发则本元必虚。初发宜祛邪为先，稍缓即须攻补兼施，喘定急须全力进补。尤当认识进补要抢时间随时插入，此是根治之法，而不当视为善后之缓图，一失时机，则愈发愈虚，愈虚愈频了。"所谓抢时间，实是与气候赛跑，寒露以后，气候节节变冷，节节与喘家不利，北方尤为明显敏感，感冒咳喘，一波未平，一波又起，虽炉火燃热，厚衣重衾，终难敌季节寒变之侵袭。一般小节气 3 天，大节气（如秋分、立冬、冬至等前 3 后 4）须 7 天，过节及节前即须乘隙而进补，不可懈怠，保存或补进一分元气，即是增加一分抵抗力。

"脾为生痰之源，肺为贮痰之器"，健脾方如四君、六君中之白术，宜改苍术或茅术、於术，以免动逆上气之副作用。补肺方如补肺阿胶汤、麦门冬汤、清燥救肺汤、生脉饮之类。而我尤爱玉屏风散，其说为肺气能温分肉而固表卫，黄芪补肺固皮毛，白术（改苍、茅、於术）健脾肥肌肉，芪、术同用则密腠理而防表邪、止虚汗；配合防风，引芪、术以走表，作为引经药，又可以祛微邪，3 味药虚实兼顾，而相得相彰（黄芪桂枝五物汤同此意义），此其主义。

肺司呼吸，为开合之官，《素问·经脉别论》："脉气流经，经气归于肺；肺朝百脉，输精于皮毛。毛脉合精，行气于府。"[2] 此说明肺与皮毛相互之关系，即输送营养于皮毛，又吸收氧气，以有助于血液之净化。又曰："脾气散精，上归于肺，通调水道，下输膀胱。水精四布，五经并行。"《灵枢·决气》曰："上焦开发，宣五谷味，熏肤充身泽毛，若雾露之溉，是谓气。"皆说明肺脏有洁净府以通水道，布水精以养五脏，坚玄府以实腠理，加上近代氧化血液的功能。结合到哮喘病，咳喘频作则呼吸贲急，肺气泡无以适应而受伤破坏，肺纹理增生，都减弱了参加呼吸工作的能力。渐致肺气肿，由肺之下部而向上延伸，其肿增则气更短促，青、幼年胸背发育未全者，则发展为桶形胸或鸡胸龟背。设想首要是增其治节之令，复其肃降之权，用药应当具有助其开合、肃降两方面的作用。

咳家必是肺张叶举，所以慢性咳可体会为慢性的上逆；又肺体久咳而受伤，也减弱其肃降的本能；更因张口喘气，耗其上焦之津液，而循环为咽吻失润的毛梗作喘。所以安金膏第三方用党参、黄芪以补其肺气；沙参、麦冬、百合、功劳叶以润其肺体；川贝、杏仁、橘红、半夏、蛤壳以化其贮肺之痰。仲景小青龙汤予人启发尤大：芍药、五味子之酸以敛其肺体；桂枝、干姜（这二药我在北方喘症也不常用，因为炉火可以生其内热）、细辛以强其肺用；肺的吸入、收缩功能是其"体"，肺之呼出、开张功能是其"用"，体与用是统一的，不可偏废的。此亦宗于《素问·脏气法时论》："肺欲收，急食酸以收之，用酸补之，辛泻之。"《素问·五脏生成》也说辛泻之[3]，肺气既虚，何以又用泻法？这个"泻"字，我体会它是与"补"字作对待词，辛以助其肺用，一方面可以祛其肺邪（祛邪正是"泻"义）；酸与辛合用，则肺叶之张举、肺气之耗散者能收；肺功能的开张，使邪无逗留之余地，这真是奇妙的配合。

由小青龙方法而触类旁通，则白果、胡桃肉、诃子、乌梅的酸涩；防风、紫菀、百部的辛通，均可备用。更有一个重要法则是"甘以润之"，张口喘气，咽喉毛痒，非甘润何以复其上焦之津液，从甘草以推广之，则沙参、麦冬、白蜜、冰糖、梨膏、荸荠等品甚多。但我通过临床筛汰，桔梗之开提肺气，可助其上逆；蛤壳之咸味能加其呷吼，皆不入选（还有白芥子，均于后文解释之）。

咳与喘虽出于肺，而根在肾，因肾为纳气之本也，古人所谓"肺司呼出，肾司吸入"，合之临床，正是此理。肾气弱于下者，则吸气不能至肾，至膈中而还，故吸气短，短则频频换气，而息喘促。所以哮喘的诱因，房劳、遗泄、月经失常者，皆可引起发作。而哮喘缓解后的补法，必待肾气足而后能巩固，所以成药如六味地黄丸、麦味地黄丸、八味肾气丸、人参鹿茸丸、参茸卫生丸、河车全鹿丸、左归丸、右归丸等，以及黑锡丹、紫石英、钟乳石、河车、坎炁、补骨脂、五味子等，凡具滋肾、温阳、重镇、摄纳之能者，皆可采取。

但我在安金膏中，却没有收补肾之法，因为当时对研究对象，有 30 年病史的哮喘，但不收老年慢性气喘病例。在中年以下者，补肾则可，温阳就不必了。另外，谈谈我割弃 3 张名方的体会：

1. 三子养亲汤：《韩氏医通》："三士人求治其亲高年咳嗽，气逆痰痞甚切。

精思一方，三子出自老圃，其性度和平芬畅，善佐饮食奉养。"此汤用白芥子、紫苏子、莱菔子，流传确有好评。但白芥子利气除痰，去瘀止痛，为胸胁络痹、顽痰艰吐之要药，也为肥人痛经之主药；但因其入血而性克伐，血虚人服之常致失眠，是当慎用。莱菔子亦是克伐药，能对消人参之补力，消痰下气而化腻肥，在喘症中暂用则可，多用就耗气了。

2. 黛蛤散：见之《医说》引《类编》，大意谓："太医院御医李绶带治某妃嗽不愈，宋徽宗怒，限明日必愈。李归，彷徨无计，适有卖药人叫云：'咳嗽药一文一帖，吃了今夜得睡。'姑买三帖，分两服以进，是夕嗽止，比晓，面肿亦消。徽宗喜，大赏之。李绶带呼卖药人酬以多钱，购得其方，乃是青黛和蛤粉二药。"我从病员的反应，用蛤壳 30g，反增其喘；又谓沿海地区吸受潮咸空气亦增喘；况与忌食海腥过咸过甜之医嘱自相矛盾，因摒而不用。

3. 紫金丹：治寒哮有大效，其中豆豉一药既具解表之能，又用以解砒毒，意义甚佳。后来访问了其他哮喘专题研究的同道，听到两种说法：一是仅起救急作用，而治本作用是没有的；二是白砒多少为极量，或是累积至多少能中毒，小便中能排出多少，都没有摸清楚。又访问某地卫生局，说正有用紫金丹累积中毒的医疗事故。考紫金丹出于《普济本事方》：豆豉二钱，白砒五分，是五与一之比量；制法是丸如麻子大，每服 5～10 丸，二钱五分制多少丸？也含糊不清。《本事方》描写得很神奇："宋代有一妇人患哮喘十年，遍求医者皆不效。忽有一道人货紫金丹，漫购一服，是夜减半，数服顿愈。遂多金丐得此方子，屡用以救人，特为神异。"疗效是神奇的，但我有 3 位同学都因用此而造成不大不小的事故，又且我在研究此病时，正遇到几个营养性及久疟者的肝脾肿大，所以宁从割弃而未用。

● 【校注】

［1］五味子 60g：原作"五味子 6g"，据前后文改。

［2］府：原为"肺"。据《素问·经脉别论》改。

［3］《素问·五脏生成》也说辛泻之：当为《素问·至真要大论》，有云：

"阳明之客，以酸补之，以辛泻之，以苦泄之。"

● 【评析】

何时希曾对哮喘做专题研究，包括哮喘的病因、病机、治则治法以及选方用药，本节尤在治疗方面论述颇详。如治疗原则：初发宜祛邪为先，稍缓即须攻补兼施，喘定急须全力进补。他提出扶正乃是根治之法，能抓紧补益，即是增加一分抵抗力，可减少或杜绝复发，否则就愈发愈虚，愈虚愈频了。他还认为，哮喘主病在肺，治疗重点是要增其治节之令，复其肃降之权，用药应当具有助其开合、肃降两方面的作用，照顾到肺之体与用的结合与统一。他十分赞赏药对的应用，如芍药、五味子、乌梅之酸以敛其肺体；麻黄、细辛、桂枝以辛散强其肺用，肺的吸入、收缩功能是其"体"，肺之呼出、开张功能是其"用"，药对的两两配合，正是开与合、宣与肃的体用统一，从而有利于肺功能的健全。安金膏的创立，正是基于这些思想，并在临床取得良好的疗效。

三、慢性咽喉炎

梁某，男，40余岁，干部。

初诊：1957年。

病员原在山东泰山地区为小学教师，发音总感嘶哑，且咽间总觉有物梗阻，须时时作"嗯嗯"声以通之，故在任何会议中，不论人数多少，梁某已到未到，以"嗯嗯"为辨识，人烟（香烟）愈多，则梁之"嗯嗯"也愈频。体格魁梧，体质结实，但偶有大便艰难，无其他不适。另一症状为阳举不强，事须缓图，先治其咽。

南沙参12g，北沙参12g，天冬12g，麦冬12g，大生地12g，京元参12g，生甘草6g，苦桔梗6g，嫩射干6g，诃子肉12g，黛蛤散12g（包煎），黑山栀9g，炒黄芩6g，净蝉衣3g，川贝母6g（水煎成汁，以白蜜30g分冲，缓缓呷服，不可通口一服而尽）。14 剂。

二诊：半月后。

"嗯嗯"之声渐稀，自觉咽梗少则不需哼，此旁人均有感觉而诧问者，可见药尚有效。仍宗原意。

改方：去黛蛤散、黑山栀；加炙龟板 15g（先煎），陈阿胶 9g（熔化冲服）（上海原有阿胶珠，系用碎粒阿胶，入蛤壳粉同炒，则发泡而成颗粒状，可以入煎而不须另熔。且熔时须加黄酒，隔水炖熔，北方觅黄酒不易，服者甚为厌烦）。14 剂。

三诊：又半月后。

病者欣喜之状溢于言表，谓会场中因不闻"嗯嗯"之声，认为梁主任迟到，四处唤之，而梁则端坐不则声（"则"字与做、作同义，"不则声"为元曲中常用语）以戏之。以一月之药而愈此一二十年之疾，引以为中医学的光荣。咽疾既除，则亟亟以壮阳为求，我谓上下可以兼顾，肾水可以润肺，肺充亦可生水。

大生地 12g，熟地 12g，甘杞子 12g，山萸肉 6g，天冬 12g，麦冬 12g，南沙参 12g，北沙参 12g，金樱子 12g，巴戟天 12g，淡苁蓉 12g，锁阳 12g，家韭子 12g，炒杜仲 12g，炙龟板 15g（先煎），覆盆子 12g，陈阿胶 9g（如前法熔化冲服）。14 剂。

四诊：又半月后。

阳道能起兴，但不持久。须积渐成功，岂能一蹴而既者，总须有恒心耐心方可。

原方制大十倍之量，煎 3 次，取浓汁，滤净去渣，用阿胶、白冰糖 500g 以收膏，早晚开水冲服 2 次。

五诊：又 1 个月后。

咽部仍佳，"梁嗯嗯"之标识已为人淡忘了。阳道亦大有起色。原方有效，仍服膏滋如上；每日加服参茸卫生丸半粒。

按：当时中医研究院总院下设 9 组门诊研究，课题如高血压、胃肠病、哮喘、矽肺、肝炎、小儿麻痹、宫颈癌、痛经等，皆世界医药上认为攻不破的堡垒者。我主持哮喘、矽肺及协助痛经组。另有高干门诊，由王易门、冉雪峰主持，冉常出会诊或人大开会期，我又兼冉老的任务，以年力正强，诊病不厌多也。曾治愈多例慢性盆腔炎、重度神经衰弱及性神经衰弱，王易老常誉我此中老手，其时我年龄弱于王、冉二老约 20 余岁，何当"老手"二字。

我对梁某病例，始终以"金水相生"为主要治则，滋肺开咽之后，以补肾为善后，惟既有阳事不振，则补肾不宜全用阴药，阴充则阳愈衰，故须阴阳并补，方能使阴阳两得平衡而收其功。又此症若从梅核气治，而用四磨、四七、厚朴七物之类，则上焦更燥，所谓"咽中如有炙脔"[1]，如何能效？

附：开音丸方、开音简方

姜某，男，50 余岁，演员。

初诊：约 40 年代。

要求开音丸储备，偶有嗓音不佳时用之。

京元参 30g，大麦冬 30g，生甘草 20g，川贝母 20g（去心），苦桔梗 20g，嫩射干 15g，诃子肉 9g，薄荷叶 9g，冰硼散 9g，飞青黛 9g。

前 8 味药研极细末，过罗（"罗"俗称"筛"，"过罗"即筛过再研，再筛，使极细如粉），然后将后 2 味同研极匀，清蜜和丸如桂圆肉大，噙化（即口含化成液体，慢慢咽下），晨夜各 1 丸；或遇音哑，可连噙二三丸。

按：太平噙化丸、消音丸、发声散等方，常觉药多而杂，使润咽开音之力减弱。今仿其意，用元参、麦冬、清蜜以润肺；甘草、桔梗、诃子以开音；青黛、硼砂以降肺热，清咽喉；冰片（太平丸用麝香，太温窜）用以开窍，咽关乃上口之大窍；薄荷清香开发上焦，清利咽喉，引诸药逗留于上，助其噙化之作用。

此方大得姜老演员之欣赏，以为晚上有重头唱工戏，则含此丸药二三丸，演出必能满意。大约至 70 余岁还在服用，称为"保嗓之宝"云。我亦配服之，并以赠人。

袁某，男，30余岁，演员。

初诊：约50年代（1950年）。

一夕暴哑，嗓干且有嘶音，无原因，无他症状。上一天生活无异常，仅稍有欢笑事，饮食如平时。脉、舌无病因可寻，姑用简易方法治之：

胖大海12g，净蝉衣3g，嫩射干6g，生甘草6g，苦桔梗6g，薄荷叶3g。

药6味，开水泡闷，饮尽；再泡1次，冲鸡子清再饮，静卧勿语言。1剂。

按：明日听其演唱，嗓音比平日颇加清润。袁某告我：一夕而嗓子复原，而且自觉嘎嘎然有脆音，要什么音有什么音，且不吃力。药方将保藏之，以惠同行而救急云云。

● 【校注】

［1］咽中如有炙脔：语出《金匮要略·妇人杂病脉证并治》："妇人咽中如有炙脔，半夏厚朴汤主之。"

● 【评析】

咽炎反复，声嘶音哑，多因风火痰郁而致咽喉不利，何时希常用桔梗、生甘草、射干、蝉衣、薄荷、贝母等药以疏风清热，化痰开郁；日久伤正，则当滋肺补肾，药如沙参、麦冬、生地、元参等。所创开音简方以祛邪治标为主；开音丸方则兼以扶正，标本兼顾。

四、胸膜间皮瘤

许某，女，50岁，干部。

初诊：1982年11月21日。

原有慢支、肺气肿、慢肝、胆囊炎、胃病史。今年4月，体检发现肺有问题，省医院未能确诊，住入上海某大医院，经开胸检查：属炎症。又穿刺检查：为纤维结缔组织，蘑菇状，右3～4肋间4个，左4～5肋间2个，均2cm×2cm。诊断：绝对不在肺内，病灶在胸膜。

近症：右背部有牵扯痛，胸部闷胀，坐位更甚，低热37.1～37.3℃，不稳定；纳食呆少，来沪近半年，体重下降约10kg；形容焦黄，举动语言无气力，精神委顿。脉两手虚弱，左甚；苔满腻而干。

甜葶苈子6g，炙桑皮15g，旋覆梗6g（包），当归须6g，路路通12g，广郁金12g，薤白头6g，瓜蒌皮12g，象贝母9g，淡昆布30g，海藻30g，橘叶6g，橘络6g，生苡仁30g。7剂。

嘱日啖鲜荸荠约500g，海蜇皮或头不拘多少，须坚持每日用。

二诊：同年11月29日。

胸部闷胀已减其半，背部牵扯痛本须日服去痛片，今已不需；口渴减，纳知饥知味，能每餐3～4两；大便间行，已非栗子状；低热退。脉仍虚弱；苔化，根腻，全舌已润。

原方去路路通；加桃仁泥12g，冬瓜子15g。7剂。

三诊：同年12月8日。

背痛大减，胸痛闷胀全止，虽气候变冷亦无感觉；大便每日顺行；纳好，每日将近500g。精神振作，能坐数小时。脉右手略滑；苔根腻，舌质原有起泡碎裂状，今已全好，亦见润。

摄胸片：未见明显改善，但在5～11月间摄片，则每次变大，至少目前为稳定状况。

生白术12g，云茯苓12g，炒泽泻12g，汉防己12g，甜葶苈6g，炙桑皮12g，冬瓜子15g，桃仁泥12g，当归须9g，淡昆、藻各30g，瓜蒌皮12g，象贝母9g，青橘叶12g，福橘络6g。7剂。

四诊：同年12月13日。

胸背痛俱止，但大冷又外出过累，前胸稍胀，即除。自3月份起全无食欲，但吃些水果，今纳食日增，2周间体重增加7kg。脉右稍振；舌苔大化。

原方去桑皮；加生黄芪12g，鱼腥草片（服法照瓶贴说明）。7剂。

五诊：同年12月21日。

过去 7 次摄片，每次转坏，此次无变化，医生引为诧异，问服何种外国良药？

胸背均无牵掣胀痛，两上肢活动一切如常。未病时体重 64kg，今已增至 63kg。脉两手稍振；苔化。

原方象贝改川贝母 6g。14 剂，仍服鱼腥草片。

六诊：1983 年 1 月 9 日。

无症状，体力大增，能行 5 公里。

原方不改。

七诊：同年 1 月 19 日。

分层摄片：因位置与过去不同，未能对比，但没有新的发现。

精神大振，大便日润行，气候变化时胸背均无反应。守方不变，仍在服鱼腥草片、荸荠、海蜇。14 剂。

八诊：同年 1 月 31 日。

无症状，日夜外出作客（离暖气）能 12 小时精神旺盛，不懈不疲，次日亦无反应。近两天气温升降差 10 余度，亦无感觉。脉仍细弱；舌有齿痕。允其可回哈尔滨。

断层摄片与上次对比，瘤子确是小了，机械师谓决不骗人，嘱她安心。

生黄芪 12g，生白术 12g，汉防己 12g，左牡蛎 30g（先煎），南沙参 15g，炒泽泻 12g，炙桑皮 12g，桃仁泥 12g，冬瓜子 12g，淡昆布 30g，海藻 30g，生蛤壳 30g（打碎），广郁金 12g，象贝母 12g。14 剂，可连服。

九诊：同年 3 月 25 日。

来信谓：经 40 多小时旅途，该地气温在 -28℃，亦未发病，眠纳均正常。

在哈尔滨医大二院摄片，与去年旧片对比：胸腔内积液全部消失。

要求处方：原方去牡蛎、象贝；加天冬 12g，麦冬 12g，十大功劳叶 12g，炙枳壳 6g。30 剂。

十诊：同年 5 月 8 日。

来信谓：体力体重均日增，但纳多则有些胃胀。嘱原有胃病者，纳食不宜过饱，可中间加小食。哈大认为是奇迹，是了不起的效果。要求处方：

原方去桃仁；加野百合 15g。30 剂。

十一诊：同年 12 月 10 日。

来信谓：哈大二院摄片报告：左侧结节已明显消失（原为两个 2cm×2cm）。诊断：双侧多发性胸膜结节，以间皮瘤可能性多，较前有好转。要求处方：

天、麦冬各 12g，南沙参 12g，北沙参 12g，生黄芪 12g，汉防己 12g，野百合 15g，功劳叶 15g，炙桑皮 12g，桃、杏仁各 12g，广郁金 9g，淡昆、藻各 30g，生蛤壳 30g（打），川贝母 9g，瓜蒌皮 12g，橘叶 6g，橘红 6g。30 剂。

十二诊：1984 年 4 月 30 日。

来沪住中山医院复查：左侧原有 2 个，已消失 1 个，另 1 个也仅可看到，右侧未改变。诊断：胸膜间皮瘤已明显变化（好转）。

无症状，面胖，精神好。1983 年 7 月起上全班，10 个月来，平时不感疲劳，但过节、客多时有些烦厌。嘱：可太极拳锻炼，以节力为第一，如此大症，仅治疗、休息 1 年半，能上全班已不易，家务事就不能再管。

守方不变。30 剂。

云当地多蛤蚧，可用蛤蚧、冬虫夏草共研细末，每日早晚各吞服 1g，开水过，试 1 个月。

1985 年 3 月 2 日来信云：哈大二院主治此例的医生，拿过去病历对比，认为："中药治疗使胸腔内的积液消失，体重增加；以后疼痛减轻，直至无症状可见。所有这些就是很了不起的进展，建议继续中药治疗。"

同年 5 月 14 日来信："CT 检查很理想，比历次断层摄片既清楚，又准确，一是结节厚度薄了，过去一直是 2cm×2cm，现在的厚度是 1.2cm×1.2cm；二是经华东医院肯定了：是良性。是中医中药起了决定性的作用。"

同年 12 月 3 日来信："11 月 2 日哈大检查报告：'左侧肿物明显消失'。回去半年，一直服中药未停，并无其他治疗，又雪羹（荸荠、海蜇）也仍在吃。"

按：病员于 1987 年以全勤的成绩光荣离休，这是 1982 年恶化情况及以后治疗阶段中所不能想象的结果。包块部分消失，健康一如常人，毫无症状，这是良好的明证，但要求他包块全部消失也许有这个可能，因为能软化消失其几个，就是一个希望。然而客观上观察，她离休后不是休养，而是比上班更累，操办家务，照顾孩子，而不是住院全休，在条件方面就并不具备了。

我治疗此病的经验：一是葶苈泻肺、泻白散逐水的和平有效。二是根据最初的虚弱情况，峻猛之剂必不能受，只能在软坚一法上着想，而且成药如芋苈丸、内消瘰疬丸（中有大黄、元明粉，用在丸药包煎中，则量小而可常服）等均已缺售，只能在雪羹汤、泻白散、海藻玉壶汤、娄贝养营汤中盘旋选择；而后在补气养血方中，不撤昆、藻、雪羹等大补小消，虚实兼顾，而取得这样的成绩。三是由于健康情况的好转，包块减和小了，病员精神面貌完全振作起来，这一点很重要，他就有上全班、出全勤的勇气和力量，要取得这种能够坚强起来的可能，完全建立在令人信服的疗效上。

● 【评析】

胸膜间皮瘤虽属良性，但对患者伤害不小，尤其是精神打击，何时希采用理气化痰、软坚消积的治法，配合荸荠、海蜇等食疗法，使病情向好，病人精神面貌改善而有利于疾病的控制，其法可参。

五、心脑血管病证

（一）冠心病

张某，女，44岁，医师。

初诊：1976年11月5日。

今年7月低热不退，发现心痛彻背，胸有紧束感，历时1分钟，已发2次，无自汗。心电图加运动试验，确诊冠心病。

近症：心区钝痛，多发在疲忙后（为产科主任，常重症接生），胸闷不止；晨醒时有早搏，梦多。月经周期28天，今有2个月，或40天，渐少，近经绝期迹象。脉细弱，未见结代；舌淡紫，舌下有紫筋。

既往史：14 岁始经，二产，二人流。1960 年产后高血压 160/100mmHg，有家族史。1968 年甲亢史。1974 年胃窦炎、球溃，经手术，胃肠倾倒症未愈。

川桂枝 6g，瓜蒌皮 6g，薤白头 6g，炙枳壳 6g，广郁金 9g，茴香、木香各 6g（后下），檀香、降香各 6g（后下），炒当归 12g，紫丹参 12g，失笑散 15g（包煎），石菖蒲 12g，炙甘草 6g，炒枣仁 12g。7 剂。

二诊：1977 年 10 月 24 日。

云服上方 10 余剂后，早搏停，心律齐，绞痛不发，精神大好。当初确诊"冠心"后，即拟提前退休，慌张如判刑。及经我诊疗，并安慰此系轻症，可以治愈，果然病已脱体，胃肠倾倒症亦瘥。又以此方给同事及亲戚服，已同样愈 2 人。因原方寄与同病之汉口亲戚，故来感谢，并要求重抄原方备用云。

按：此案用《金匮》胸痹三方[2]，但无成见，盖有南方不喜薤白者，或有枳实与瓜蒌同用而致便泄者，或有舌红不适桂枝者，不拘泥也。又如冠心病抗凝血且恐不及，我常不用阿胶，有病人自服阿胶而痛发者可证。

此人术后胃肠倾倒未愈，吾用炙甘草以安胃养心，檀、降、木、茴四香以降逆止痛，而其中木、茴二香亦兼以和胃，故得以见效。四香合失笑散以止痛，效果自佳。我对"冠心"发病后心肌受损，常以五灵脂、血竭、龙骨等助其生肌，以资康复，则是借用外科的方法。

考虑中有象皮粉浸入蜜糖中，生肌之能必大，设想对心肌缺损及绞痛后的康复，或有奇效，但不敢妄试，如致心肌肥厚则如何？然象皮蜜对慢性胃炎，试之凉润舒适，胃镜见到洼陷者消失，浮肿者消退，是有显效的。曾制象乌蜜治萎缩性胃炎等病已有成效，但因象皮为进口药，不易推广。

郝某，男，48 岁，部队干部。

初诊：1974 年 3 月 17 日。

1968 年起，经常有胸骨后缘针刺样疼痛，发作与体力活动有关，夜间有时痛醒。经上海三大医院专家确诊为"进展型冠心病梗死前期"。

今初出院，症状：心绞痛或数日一发，或日发二三次，可不服硝酸片而自行缓解。每发历时 10 分钟，有时则汗出；胸痞吁气，入夜尤甚，纳佳，便润。

脉带数，沉按无力而浮按则大，50～70至而一代；舌质淡紫。

吸食烟酒均已戒除。自言此次坚决出院，因同室4人，互助甚融洽，而一日之间，2人俱亡，故2人惧而离院，求治于中医。

炒当归12g，紫丹参12g，大生地12g，炙甘草6g，广郁金9g，薤白头9g，瓜蒌皮12g，茺蔚子12g，大麦冬12g，炙远志6g，淮小麦30g，炙乳香6g（包煎），五灵脂15g（包煎）。7剂。

二诊：同年3月24日。

服第5剂起，胸痞开，隐痛未发，已无所痛苦，睡眠亦好。但脉代增多，春分大节在近，嘱须注意。

原方去远志、淮小麦、薤白头；加炒党参9g，炙枳壳6g，三七粉2g（临睡及晨起分吞）。14剂。

三诊：同年4月7日。

头晕如醉状，胸不疼，以气候已多雨，正是发病季节，慎之。相应须稍减补药，以其纳食见减也。

太子参12g，炒当归12g，大生地12g（酒洗），大麦冬12g，炙甘草3g，紫丹参12g，广郁金12g，炙枳壳6g，焦山楂15g，珍珠母15g，煅龙骨15g，广木香6g，三七粉2g（晨夜分吞）。14剂。

四诊：同年4月21日。

前两周服药，症状大好。偶放晴，因去游园，归感疲乏，家人怨责，自亦后悔。但仅见心区往左肩掣痛一下即止，停硝酸片已2月矣。纳、眠均好。心电图无改变。

炒党参9g，炒当归12g，炒丹参12g，藏红花6g，大麦冬12g，炙甘草6g，淮小麦30g，广郁金9g，炙枳壳6g，五灵脂15g（包煎），炙乳香6g（包煎），茺蔚子12g，三七粉2g（分吞）。7剂。

病者云：近50天来，心绞痛基本未发，能步上5楼而不喘，想再服7剂后停药观察，且有回皖上班之准备。

五诊：同年5月5日。

绞痛、胸痞均不作，眠、纳俱佳。求一代茶方：

淮小麦30g，大麦冬12g，太子参15g，紫丹参12g，焦山楂15g，炙枳壳 6g。

嘱三七粉须续服 3 个月，活动量宜逐步增加，不宜一下子即上全班，要有一试探过程，太急而剧发，则前功尽弃了。

再诊：1975 年 1 月 25 日。

主诉：去年 5 月回皖即上全班（系部队领导职务），至 7 月份，代茶药也停了。上班前能散步 1 小时多。此半年余，仅在情绪恶劣时有小绞痛，得休息即痛止，不须服药片。仍处方与之：

炒党参 9g，炒当归 12g，大生地 12g，大麦冬 12g，淮小麦 30g，紫丹参 15g，茺蔚子 12g，桃仁泥 12g，广郁金 9g，炙枳壳 6g，五灵脂 15g，炙乳香 6g（二味包煎），三七粉 2g（分吞）。20 剂。

嘱：硝酸片必须刻不离身，以备急用。中药有修复心肌之意义，增加本身抵抗力，解胸闷、止绞痛等标本、缓急诸功能，在雨季前不宜停服，可间隔短时而再服。要求在雨季中常服治胸闷及小绞痛之方。

制川朴 6g，制苍术 6g，白蔻仁 6g（后下），炙枳壳 6g，白杏仁 12g，炒陈皮 6g，制香附 9g，路路通 9g，延胡索 12g，生苡仁 30g，云茯苓 12g，淮小麦 30g，大麦冬 12g，三七粉 2g（分吞）。14 剂。

再诊：同年 12 月 2 日。

此来检查：心电图仍为陈旧性。

偶有心痛，非放射性，仅服冠心苏合丸可解。眠好，而多考虑问题则头晕，血压偏低。两手脉缓而有力，并无弦代之象。耳垂沟左（++），右（+）。

嘱不必专于素食，究竟上班思维用脑之人，不可不补充蛋白质，因病者自恃日进已近一斤粮，有热能足够之想。

炒党参 9g，炒当归 12g，大生地 12g，炙甘草 6g，淮小麦 30g，大麦冬 12g，紫丹参 12g，广郁金 9g，白蒺藜 12g，煨天麻 6g，生黄芪 12g，生白术 12g，血竭 3g（分吞），五灵脂 15g（包煎）。14 剂。

按：此次病员来沪检查，有一事言之津津，甚有自慰之意，乃为同住病区之 10 余冠心病员，仅彼与陈某尚健在，余者已去世了。医院亦安慰之，云：已梗死部分是不能改变的，但能有此成绩，上了全班，就算好了。于此可见，医之与病，要宽慰，有感情，其于病人有益岂小哉。又，病员操之过急，未见正常心电图而上全班，停中药，又未服人参，改素食，加活动，对能量之补充与消耗有不平衡处。匆匆而去，沾沾于小喜，并补肾之药亦不及施用，不能谓巩固也。

夏某，女，49岁，工人。

初诊：1974年4月1日。

胸闷气急，左颈部拘紧感已二月余。近胸部绞痛上掣，持续可10余分钟，须捶胸及饮滚热开水五六杯始缓解；夜发则须起坐，甚则开窗坐于窗下；眠少，梦多惊惕不安。14岁始，经期不准而量多，六七天而净，此月甚少。脉濡无力，左手代2次/80分；苔薄质胖。

心电图示T波倒置，心肌缺血，运动试验（+）。抗"O"833单位。诊断为冠心病、风湿性活动性关节炎。

炒当归12g，大生地12g，炒党参9g，炙甘草6g，大麦冬12g，炒枣仁12g，广郁金9g，瓜蒌皮12g，炙枳壳9g，焦楂炭15g，紫丹参9g，灵磁石30g，煅龙骨30g（二药先煎），炙乳香6g（包煎），炙没药6g（包煎）。14剂。

复诊：同年4月21日。

夜眠好转，因胸痞痛而夜起六七次者，今不需起了；胸绞痛须捶者，今亦未发。脉细濡弱，无代象；稍有口苦，苔腻。

检：红血球340万，血压99/60mmHg。

原方去磁石、麦冬、甘草；加炒丹皮9g，焦山栀9g，桃仁泥12g。14剂。

另：三七片2瓶（备绞痛时用）。

三诊：同年6月21日。

曾因情绪不快致小发作，日前精力旺盛者又转疲乏消瘦；口苦口气，胸痞攻撑，得矢气乃舒（此夹肝气为患）。

原方去桃仁、生地、瓜蒌皮；加橘叶6g，橘皮6g，制香附9g，路路通9g，佛手柑6g。14剂。

四诊：同年11月26日。

云第三诊方一直服用，近检心电图诊为正常。诸症状已无，病员及家属皆甚欣快，自云纳增力加，有康复之象云。予方巩固之。

白人参 3g（另煎服），炒当归 12g，大生地 12g，大麦冬 12g，山萸肉 6g，甘杞子 12g，炒枣仁 12g，淮小麦 30g，炙远志 6g，广郁金 9g，地鳖虫 12g，制香附 9g。14 剂。

另：三七片 2 瓶（备用）。

按：此例年届七七经绝之期，与妇女内分泌紊乱期易发冠心病之说正是符合。从经验论，冠心病绝不是完全实证，已详他案。

陈某，男，56 岁，部队干部。

初诊：1974 年 8 月 25 日。

本年 6 月确诊冠心病。曾用高压氧气舱一疗程（18 天），因气上作咳，未完成。多发性二三联律，服安替斯定，日 8 片，偶脱时 30 分钟即发。

近症：胸闷甚，睡得 6 小时以上，然常被憋醒而须起坐，梦多惊恶。长吁气已有二三年史，习惯在海拔高的地区生活，故在平地而闷憋，为之紧张不安。脉细数，100 次 / 分，早搏 1～2 次 / 分，有时至数模糊，强弱不一，右较强。舌尖红，苔腻薄。

有慢支、肺结核钙化、肺气肿、支气管扩张、低血压、心动过缓等病史。曾在海拔 4300m 地区工作多年，能适应。

炒党参 12g，炙甘草 6g，炒当归 12g，大生地 12g，大川芎 6g，炒枣仁 12g，紫丹参 9g，广郁金 9g，炒延胡 9g，煅龙骨 30g，灵磁石 30g（二药先煎），三七粉 3g（分 2 次吞）。7 剂。

二诊：同年 9 月 1 日。

夜眠及午休可得七八小时，胸闷减，夜间不需起坐，安稳无恶梦，日间长吁亦减。脉舌如上。

原方去川芎、延胡；加朱茯苓、茯神各 12g，广木香 6g。7 剂。

三诊：同年 9 月 8 日。

安替斯定日服由 8 片递减至 2 片。日行 3 华里，登楼 64 级 ×6 次。嘱活动量须掌握逐步增加，勿躁进。胸痞止，纳食已不胀。

原方去木香；加生黄芪 12g，大麦冬 12g。7 剂。

四诊：同年 9 月 15 日。

散步能日行 3 公里，已倍于上周；眠食均好；偶登楼急而有长吁，则服冠心苏合丸 1 粒。脉代止，苔根腻（因食增，有口疮，嘱多食水果）。

生黄芪 12g，炒党参 9g，南沙参 12g，北沙参 12g，天冬 12g，麦冬 12g，炙甘草 6g，广郁金 12g，大生地 12g，小生地 12g，炒枣仁 12g，紫丹参 12g，朱茯苓 15g，焦山楂 15g，三七粉 3g（分 2 次吞服）。7 剂。

五诊：同年 9 月 22 日。

诸象均好，体重增 2kg；略感痰多，气候转变，须防感冒。夜间小便大减，4 → 2 次。

原方去黄芪、党参、麦冬；加川贝母 6g，炙桑皮 12g，杏仁 12g，桃仁 12g。

平时夜嚼核桃肉 6 枚，嘱暂止。

六诊：同年 9 月 29 日

来客多，谈话多，口干咽痒，但比高压舱吸氧时为轻；血压有时偏高 150/100mmHg，客去平静片时即降。

原方加桑叶 9g，白蒺藜 12g。7 剂。

七诊：同年 10 月 6 日。

节日应酬多些，气候又骤降 8℃，以习居西双版纳之人尚无任何发病。惟苔白腻，边有红碎，此食多、语多之故。

去党参；加生晒人参 3g（另煎服），制首乌 12g。7 剂。

八诊：同年 10 月 13 日。

寒露节，早搏增多 5 ～ 6 次 / 分，渐又止；纳眠好，精神体力无变化。季节气候之反应，心脏感觉较少而气管较多。脉无结代，仍见细弱；苔净，边红碎已复。

南沙参 12g，北沙参 12g，天冬 12g，麦冬 12g，甘杞子 12g，大生地 12g，制首乌 12g，炙甘草 6g，炒枣仁 12g，丹皮 9g，丹参 9g，炒当归 12g，煅龙骨 30g（先煎），牡蛎 30g（先煎），砂仁 6g（后下），三七粉 3g（分吞）。

九诊：检血脂（-），血象正常。专家诊断：已无冠心病，T 波直立。冠心病自确诊至摘帽仅 4 个月。

精神、眠纳均好，无胸腹痛胀；夜尿可一起，略有咳，咽喉不适，似觉为吸氧后所遗，要求照顾治肺。然上海较冷，愿去北京过冬，同意。

①原方常服以治"冠心"。

②天冬 12g，麦冬 12g，南沙参 12g，北沙参 12g，野百合 12g，北细辛 6g，五味子 6g，炙苏子 12g（包煎），白杏仁 15g，川贝母 9g，炙桑皮 12g，炒枣仁 12g，淮小麦 30g，煅龙骨 30g（先煎），鹿衔草 15g（此方在咳嗽少痰、咽痒时服）。

③白人参 3g，可增至 5g，三七粉 2g，灵芝草 6g（煎汤代茶，以水浸一宵，明晨煎沸后一刻钟服之，效较好，此江西某部队医院服法）。

按：此冠心病本不严重，可能离森林潮湿而至上海，适为秋日较好季节，故仅治两月而 T 波即见改善；同时部队干部能一切遵从医嘱，亦有配合作用。此人后调去江西任职，其媳尝从我学医，一路随病员去广州检验，及至江西就职前检验，悉同于云南、上海、北京，为先时确诊为"冠心"，而后则摘去诊断（当时病员间相与传言，诊断"冠心"如判死刑，S-T 段改善至 T 波直立为摘帽云）。

（二）冠心病、高血压

陈某，男，53 岁，部队干部。

初诊：1972 年 10 月 23 日。

1958 年起患冠心病，高血压（180～200/116～140mmHg）。已戒除烟、酒、茶，控制动物脂肪，体重由 86→75kg。外省住院 1 年余，不见改善，今来上海待住院。已检眼底、小便，均（-）。

现症：舌塞，伸不长而颤动；心悸怔忡，噩梦，胸闷心绞痛，一周间含片 3 次；耳鸣甚剧，头眩胀，顶如蒙如重压，低头项强；夜溺三起，纳食、大便平。脉缓弱，既代且结，律不齐。拟先平降肝阳，安其眠睡。

薄荷叶 3g（后下），嫩钩钩 15g（后下），白蒺藜 9g（炒，去刺），明天麻 3g，生石决 30g（先煎），煅牡蛎 30g（先煎），灵磁石 30g（先煎），炒枣仁 12g，炙远志 6g，朱灯心 3g，广郁金 9g，紫丹参 12g，龙胆草 6g；另珍珠粉 1g（吞）。3 剂。

复诊：同年 10 月 26 日。

头蒙、胀、痛均减：心绞痛未发，眠稳且长。腿肿痛，原有关节炎史。

原方去石决明；加牛膝 12g，宣木瓜 12g。5 剂。

三诊：同年 11 月 1 日。

耳鸣久不解决，左耳特甚，服药后波涛声渐远，云解放海南岛后，驻在鹿回头，耳鸣不亚于波涛澎湃之声。自离海岛，夜深人静，无异在鹿回头时枕上听涛也。当作战时，上级电话须以扩音器助听，犹不能清聆，既患失密，又颇为苦。今则耳聪多矣。以上方用药论，则其耳鸣属高血压，或与肾虚及脑血管硬化有别。

眠多且稳，有梦而不恶；午后腹胀足肿。脉右软，左细弱而幌动不安[1]。

灵磁石 30g（先煎），煅龙骨 18g（先煎），左牡蛎 30g（先煎），明天麻 3g（代茶），炒枣仁 12g，淮小麦 30g，朱茯苓 18g，生白术 18g，紫丹参 9g，广郁金 9g，干地龙 12g，薄荷叶 3g（后下），嫩钩钩 15g（后下），珍珠粉 1g（吞服）。14 剂。

四诊：同年 11 月 14 日。

自撤降压药片 1 周，血压维持在 140～150/90～100mmHg。耳鸣大减，过去曾检脑电图、内听道，均（-）。

眠好，日夜能得六七小时，小便夜仅一起，头蒙、胀、项强均轻；心绞痛小发 1 次，未用含片即解；口润，过去夜则大渴（夜溺减，或系渴减故），舌颤未见。

心电图复查，比二月间为进步。

上方去郁金、淮小麦；加陈木瓜 12g，白金丸 9g（包煎）。14 剂。

五诊：同年 11 月 25 日。

心绞痛未发，稍有胸痞。腹胀腿肿均松，得矢气而舒快。上方重在运脾去水，今见矢气，则或可用宋代淮南名医陈景初天仙藤散之法（方见陈自明《妇人良方》中），天仙藤苦温治子气，李时珍谓有"流气活血"之功，以其活血，我于妊娠列为忌药，此病则无所顾忌也。药能对症，则其效更捷。

每于春间撤除取暖设备后，肢末冷如冰；夜眠覆被则又烦躁如火，似有男性内分泌紊乱之象。论年龄尚未届八八，当缓图之。即将住院治疗，登记二月始接通知。

上方去薄荷、钩藤；加炒当归12g，大生地12g，天仙藤12g。14剂。

重诊：1973年10月18日。

住院310天，心绞痛屡发，须抢救。同室者朝不保暮，甚至同盥洗，朝食归，其人已卒。一日数次为人求救，夜卧亦不安，已见同室者六七人去世矣，故离院。

近症：耳鸣仍好，不须睡药，能一觉六七时，纳8两/日，体重减。在多走之后，仍发跗肿；有时怔忡，曾降压药过量，至140/90mmHg，则疲且晕，心动亦缓。脉仍细弱，与体格伟岸不称。

出院检血脂，正常；肾功能31.5%。

大生地12g，炒当归12g，大麦冬12g，淮小麦30g，茺蔚子12g，紫丹参12g，黑料豆30g，广郁金9g，桃仁泥12g，带皮茯苓30g，陈木瓜12g，甘杞子12g，炙龟板12g（先煎）。14剂。

二诊：同11月4日。

自去年10月起，耳鸣日减，听日聪且稳定（蜗居外有花园，病员初诊时谓满耳皆风涛声，继则云如在墙边；又云如在窗外，继则似有似无矣），偶有丝丝声。有时心烦面热、背热。仍服双克，则利水药可撤矣。转补其肾。

去茯苓；加干地龙12g，山萸肉9g。14剂。

三诊：同年11月18日。

已停双克，跗肿亦消。眠、纳、血压均平，心绞痛不发，余无所苦。脉两弱且缓，54次/分。

炒党参9g，天冬12g，麦冬12g，怀山药12g，大熟地12g（炒松），山萸肉9g，制首乌12g，甘杞子12g，炒当归12g，桃仁泥12g，干地龙12g，厚杜仲 12g，炙龟板 15g（先煎），汉防己 12g。14 剂。

四诊：同年 12 月 14 日。

无症象，连服上方 14 剂。

五诊：同年 12 月 30 日。

检心电图，得正常报告，运动试验（−）。血压、血脂均正常。

因思归西双版纳，不免游览及购物，因多步而足肿隐指，二便如常，脉舌如常（其归滇，系在沪三年间，录其前功，屡次晋级，故性情愉快而赴任者，与某些病员病愈而无职位安排者，情绪不同）。

炒党参 12g，生白术 15g，茯苓 15g，大生地 12g，山萸肉 9g，甘杞子 12g，制首乌 12g，炙龟板 12g，桑寄生 15g，炒当归 12g，厚杜仲 12g，炒泽泻 9g，汉防己 9g。20 剂。

日服参三七末 2g（据云已备一斤）

六诊：1974 年 2 月 10 日。

检心电图、运动试验、血脂、血压均正常。

嘱停药二三月，仍吞服三七粉，鸡油炒。据云南俗，三七生服则去瘀活血，鸡油炒或与鸡同炖，则补血活血云。

按：是年 6 月，1975 年 1 月、8 月，1977 年 1 月、3 月、4 月，1979 年 9 月均有信来问候，并告其两子均以肾功能衰竭致死，虽有丧明之痛，但尚能坚持指挥作战，晋升为方面之任，任务烦剧，而体力精神甚佳。至 1985 年后，见讣告，云以高血压而卒（其家食物嗜咸，二子肾功能早败，病员亦功能衰者）。其病跗肿，屡思用防己黄芪汤、防己茯苓汤，终以其血压不稳定而不敢用，闻其死因，遂释然无悔于黄芪。

张某，男，53 岁，部队干部。

初诊：1975 年 3 月 24 日。

1972 年心电图确诊冠心，主动脉弓增宽。73 年 9 月起自写记录：最多每天绞痛 7 次，至今年渐减至间歇一两天一发，但痛不剧，仍手冷汗出。

高血压史 18 年，1971 年最高 220/150mmHg，近来 150/92mmHg。

黄疸史、黑热病史、神衰史；1960 年间歇性心悸，有二三联律史。

近症：眠梦，指麻握不固且肿；胸闷不甚，偶有夜半揭被而起时。脉细弱，沉按硬；苔根腻黄（嘱戒烟）。

炒当归 12g，茺蔚子 12g，失笑散 15g（包煎），炙乳香 6g（包煎），没药 6g（包煎），炒延胡 12g，薤白头 6g，青皮 6g，陈皮 6g，降香 6g（后下），龙胆草 6g，干地龙 12g，炒枣仁 12g，广郁金 12g，三七粉 3g（分吞）。7 剂。

二诊：同年 4 月 6 日。

13 天中绞痛 4 次，无冷汗。手肿减，已能握。脉舌如上。

原方去龙胆草、青皮、陈皮；加丹皮 9g，丹参 9g，血竭 2g（夜吞）。7 剂。

三诊：同年 4 月 12 日。

此周绞痛仅二发，头目清醒，无通常高血压感觉；手指肿减，心区隐隐作痛亦止，睡安。脉弦细，早搏 3～4 次/分；苔淡。

曾长服"冠二号"药片，其中有川芎日量 15g，又无酸味药制之，恐行血而辛升，与高血压有碍，不宜长服。

煅龙骨 30g（先煎），灵磁石 30g（先煎），炒枣仁 12g，广郁金 9g，丹皮 9g，丹参 9g，青皮 6g，陈皮 6g，焦山楂 15g，茺蔚子 12g，延胡索 12g，血竭 3g（分吞），杞菊地黄丸 12g（包煎）。7 剂。

四诊：同年 4 月 20 日。

心绞痛有 8 天未发，睡好。口苦，善躁怒。脉强弱不匀，左弦细（宜滋水涵木以平肝）；苔淡，舌尖稍红。

上方去茺蔚、青皮、陈皮；加五味子 6g，生白芍 9g，生杜仲 12g，桑寄生 15g。7 剂。

五诊：同年 4 月 27 日。

此周二发，家庭情绪所致，约痛 1 分钟，无放射感；胸虽痞，但自觉心区凉爽，为前所未有。脉左弦旺。

煅龙骨 30g（先煎），左牡蛎 30g（先煎），生石决 15g（先煎），珍珠母 15g（先煎），炒枣仁 12g，淮小麦 30g，广郁金 12g，丹皮 9g，丹参 9g，炒泽泻 9g，生白芍 9g，生杜仲 12g，桑寄生 15g，血竭 3g（分吞）。7 剂。

六诊：同年 6 月 8 日。

心绞痛已 38 天未发（自有发病日记），其间游山二围，活动量大亦仅小发，定心深呼吸即解。眠差。脉细数，右寸关浮；苔黄厚腻（旅游饮食无法禁忌，其人又肥矮，虽血脂不高，而为痰湿之体）。

守方：去石决、珍珠母；加茯苓 15g，制半夏 9g，北秫米 9g（包煎）。7 剂。

七诊：同年 6 月 30 日。

久未绞痛，此旬因晚饭前后活动量有关（嗜饮食，自烹调）。脉幌动不安定；苔薄腻。嘱宜静养。

炒党参 9g，生白术 12g，制半夏 9g，炒枣仁 12g，丹皮 9g，丹参 9g，桃仁泥 12g，白金丸 6g（包煎，思以白矾消其肥甘），煅龙骨 30g，炙远志 6g，杞菊地黄丸 12g（包煎），三七 3g（备用），血竭 3g（备用）。7 剂。

八诊：同年 7 月 29 日。

一月间心绞痛仅 2 次小发，休息即解，亦未吞血竭。脉稍弦，苔根黄腻（屡嘱戒烟，阳奉阴违，此例活动量多，嗜食，又不禁烟，预后难期）。

上方去杞菊地黄丸；加石菖蒲 12g，焦山楂 15g。7 剂。

九诊：同年 10 月 23 日。

连续开会数周，吸烟更多，但心绞痛 46 天未发，仅偶有心区小痛，未含片，能忍受过去。头晕。脉细弱（但诸嗜好仍在，非补肝肾所能制），苔腻根黄。

原方照抄，不必更改。

十诊：1976 年 1 月 10 日。

心绞痛已百余天未发，每浴后有早搏、胸闷，稍休息即止。初卧时感被中冷，有心区收缩感。小便不畅不完。脉、舌如前。

炒党参 9g，炒当归 12g，云茯苓 12g，菟丝子 12g，覆盆子 12g，五味子 12g，炙甘草 6g，炒枣仁 12g，丹皮 9g，丹参 9g，广郁金 12g，檀香 6g（后下），降香 6g（后下），血竭 3g（备用），桃仁泥 12g，仙灵脾 15g。7 剂。

十一诊：同年 11 月 10 日。

此 10 个月心绞痛不发，已忘做日记了。其间因做家具，做木工之下手，又供应餐食，自己油漆，劳动甚多，且饮贵州泉酒（60°），仅偶有早搏，过去二三联律已久不发现了。病者颇喜悦，但面色黄胖，腹肌增大。小便有好转。脉左稍有力，早搏 2 次／分，苔薄。

上方去茯苓、菟丝子、覆盆子；加焦山楂 15g，鸡内金 9g。7 剂。

十二诊：同年 11 月 14 日。

数天前因有意外事，得意之极，一日骑车三出，访六家，恣食山芋、芋艿、汤团而归卧。夜半心绞痛大发，含片 2 次，服半粒苏合香丸、麝香粉及硝酸甘油吸剂。今痛已全止，易汗出，疲乏。脉微弱歇代。

心电图无心肌梗死征兆。

红人参 3g（另煎服），川桂枝 6g，薤白头 6g，瓜蒌皮 6g，广郁金 9g，大麦冬 12g，炙甘草 6g，五味子 6g，失笑散 15g（包煎），炙乳香 6g（包煎），没药 6g（包煎），檀香 6g（后下），降香 6g（后下），三七 3g（分吞），血竭 3g（分吞）。4 剂。

十三诊：1977 年 1 月 10 日。

心绞痛、冷汗全止，胸微闷，眠差有梦，面色萎黄。脉虚数，早搏 3 次／分，舌淡红。

党参 9g，丹参 9g，炒当归 12g，炙甘草 6g，大麦冬 12g，五味子 6g，广郁金 9g，炙远志 6g，檀香 6g（后下），降香 6g（后下），炙乳香 6g（包煎），九香虫 6g，䗪虫 12g，三七粉 3g（分吞），血竭 3g（分吞）。7 剂。

十四诊：1977 年 4 月 12 日。

见正常心电图，宜为可喜，但病者顾虑重重。原属空四军政治部，上班已无位置，又不胜重任，只能坐待离休耳。仍头眩，眠差；小便渐有力，能自完无余沥。

原方加大熟地 12g，甘杞子 12g，仙灵脾 15g，炒当归 12g，五灵脂 15g（包），石菖蒲 12g，制首乌 12g，桑寄生 20g。10 剂（可合煎，浓缩成膏滋，加麦芽糖一斤同收，日冲服 2 次）。

十五诊：1978 年 1 月 5 日。

　　　　　　　　　　　何时希医著三种校评

一年来心绞痛仅二三发，服三七片、血竭粉即止。血压稳定130±/90mmHg。但面色萎黄，目眶黑，唇紫。脉两手濡缓但平匀不弦，苔薄。

仍用前方20剂，煎膏滋常服之。

1979年11月24日复查心电图正常。

按：此例应当说经过治疗，1977年已见正常心电图。但其生活不节，家庭多纠纷，活动量大，吸烟多，恐变端难免。果于1991年因于斗室中玩麻将，四人吸烟，4小时后一蹶不醒，抢救住院久之。于1992年尚能以微弱断续之声来电话拜年云，若能善自调养，决绝吸烟，必更可喜，为可惜也。

张某，男，61岁，干部。

初诊：1976年8月13日。

1973年起心绞痛，发时手麻冷汗，冠状动脉及脑动脉供血不全，心电图冠心Ⅱ。

近症：胸闷不停，有时心前区隐隐作痛，夜常痛醒，平时尚无放射感，大发时有之，日服潘生丁2～3次。眠少，头昏甚。目老年环。脉左弦细数，90次/分，右寸浮硬；舌质红星，苔白腻，舌下筋紫且黑。

有肝炎史（1974年）、梅尼埃综合征（1973年3月）、黑便史（1974年12月）、确诊胃体后壁有龛影、高血压（最高时160/100mmHg）、高血脂（甘油三酯2.85mmol/L）等诸病史。

左牡蛎30g（先煎），失笑散15g（包煎），檀香6g（后下），降香6g（后下），紫丹参12g，炒枣仁12g，炙远志6g，石菖蒲12g，炒当归12g，桃仁泥12g，淮小麦30g，瓜蒌皮12g，炙枳壳6g，青6g，陈皮6g，血竭3g（分吞）。7剂。

二诊：同年8月27日。

在全天工作中，头昏大减，如工作不忙即不昏。2周来无绞痛，仅偶有胸闷，潘生丁由日6粒减存1粒，临睡服之。纳平，眠可8小时，讲话仍气短。

原方去牡蛎、青皮、陈皮；加太子参15g，炙甘草6g。7剂。

三诊：同年9月24日。

因工作紧张，胸闷痛发作 2 次，发时血压 165/110mmHg，则头昏眠差，纳食亦减，指麻。脉有结代，右寸浮弦；苔腻白。

原方去甘草；加制半夏 9g，炒陈皮 6g。

四诊：同年 10 月 29 日。

偶头昏指麻、胸闷纳差，多见于疲劳之后，无绞痛，血压平，有腹胀。脉弦数，苔白腻。

白蒺藜 12g，生石决 20g（先煎），左牡蛎 30g（先煎），灵磁石 30g（先煎），炙远志 6g，辰茯苓 15g，广郁金 9g，制苍术 6g，制半夏 9g，大腹皮 9g，檀香 6g，木香 6g，炒枣仁 12g，石菖蒲 12g，血竭 3g（备用）。7 剂。

五诊：同年 11 月 19 日。

曾胸痛引背，时在开会激动，下午至晚上发作，服冠心苏合丸（按：是时潘生丁控制用，确诊"冠心"后尚不能保证供应，惟冠心苏合丸既价廉，又随处可买得）；腹胀已舒，口干。脉无结代，但强弱不匀；苔干腻，湿未净而语太多之故。

薤白头 6g，瓜蒌皮 12g，广郁金 9g，炙枳壳 6g，失笑散 15g（包煎），炙乳 6g（包煎），没药 6g（包煎），九香虫 6g，䗪虫 12g，檀香 6g（后下），木香 6g（后下），炒枣仁 12g，紫丹参 12g，血竭 3g（备用）。7 剂。

六诊：同年 11 月 26 日。

胸痛止，纳好，腹胀指麻均止；偶有头胀。脉右寸仍浮而鼓指。

炙甘草 6g，大麦冬 12g，五味子 6g，淮小麦 30g，炒枣仁 12g，丹皮 12g，丹参 12g，广郁金 12g，九香虫 6g，䗪虫 12g，檀香 6g（后下），木香 6g（后下），珍珠母 30g（包，先煎），炒当归 12g，血竭 3g（备用）。7 剂。

七诊：同年 12 月 19 日。

上周仍工作紧张，但胸不痛，腹不胀，纳好；血压平，120/85mmHg。脉左有力，余弱，右寸浮动；苔化。

守方，去珍珠母；加大生地 12g，干地龙 12g。7 剂。

八诊：1977 年 1 月 23 日。

最近全班能胜任，讲话亦有力。胸不痛，疲劳后略闷，休息即舒；指不麻，西药已能全停。血压 130/80mmHg，连续如此已两个月。能食 8 ～ 9 两 / 日。

炒党参 9g，炙甘草 6g，大麦冬 12g，五味子 9g，炒枣仁 12g，淮小麦 30g，九香虫 6g，五灵脂 15g（包煎），石菖蒲 12g，广郁金 12g，炒当归 12g，仙灵脾 12g，檀香 6g（后下），木香 6g（后下）。7 剂。

九诊：同年 4 月 22 日。

近检：血脂正常，初见正常心电图。血压 150/85mmHg。因工作日夜三会，亦不得午休（此人身兼县领导三职），虽坚持下来，但晚卧则胸闷气短，显著缺氧症状，服潘生丁而缓解。嘱服人参，开会时亦用以代茶。

原方去五味子；加炙枳壳 6g，南沙参 15g。7 剂。

十诊：同年 7 月 29 日。

近日因闻喜讯，虽开会多而能支持，偶有胸闷痛，轻微而休息即止。平时有心中慌乱，血压平。脉细，左寸浮动。

守 1 月 23 日方，加甘杞子 12g，菟丝子 12g。7 剂。

十一诊：同年 12 月 11 日。

近期出差南通、北京，均能支持舟车之劳顿，为过去梦想不到者，唯感手麻。

守方：暂去麦冬、五味子；加川桂枝 6g，炒白芍 9g。7 剂。

十二诊：同年 12 月 25 日。

手麻已全止。曾送饭拉车，体力劳动两天，即感胸闷，欲长吁。

生黄芪 12g，党参 12g，沙参 12g，大麦冬 12g，炙甘草 6g，大生地 12g，炒当归 12g，淡苁蓉 12g，鸡血藤 15g，仙灵脾 15g，炙龟板 15g（先煎），桃仁泥 12g，檀香 6g（后下），木香 6g（后下）。7 剂。

病员以 4 月 22 日方，治县委吴某，原甚委顿，现胸痛已止，能散步，有精神。嘱不可随便介绍药方。云每得我药方，回去即做笔记，随时注明服用时效应，不乱投也。此仍是对号入座的机械唯物论，不经诊断，总不妥当。

十三诊：同年 5 月 7 日。

数日来气候变化，曾去外地参加追悼，坐小车 8 小时为最累，均不发病；血压平。脉两手见振，78 次 / 分；舌下紫筋早退。

守方不改动。

十四诊：1979 年 11 月 11 日。

自 1976 年服药起，上全班已 3 年余，但坚持服药，药方据自注之症状而选用，确是对症。唯颈、脊、腰椎均肥大，自己不善劳动，常有肩项或膝部酸痛。血压、脉、舌苔、舌下均平。

①守方。

②肩项部酸痛时，加桑枝 15g，羌活 6g，防风 6g。

③手麻时，加川桂枝 6g，淡昆布 30g。

④腰膝部酸痛时，加独活 6g，川牛膝 12g，威灵仙 12g。

均暂用[3]，麻、痛止，加药即撤去。

按：此冠心病例症并不复杂难治，而连治 3 年，又常隔数月来诊，使诊断不能连续发现，用药少机动性。主要由于坚持全班，一面坚持服药，3 年间连晋三级，使工作"欲罢不能"，只能积极不懈。故药虽对症，仅足应用，而无累积之功。随访至 1980 年 2 月，症状依然稳定，心电图、血压、血脂亦均正常，尚为可喜之病例。

病员对中医药有坚定之信心，在工作、开会紧张时亦不停，外地出差且带中药，自己认为能以重病而坚持全班者，全恃中药之力。又其对中药效果之记录，亦尚科学，虽若知其然而不知其所以然者，根据某症复发而找某方服之，谓总是对路而未尝错失，此其减少诊次的方法。然带病工作（全班且兼三个领导）而能心电图恢复正常，在当时对冠心病有恐惧感，认为不可逆的情况下，是难能可贵的一例。此例服中药而不脱产，得到晋级时，是情绪方面一个极大的鼓励。另一病例是团级干部脱产治疗，待心电图正常而要求工作时，则座位已满，无可安排，挫伤了积极性，就不免于复发了。可知冠心病与心情的舒畅与压抑，可得到不同的后果，而心电图的确诊是可逆性的，也是可变性的，即使正常了，也还是有反复的。

　　　　　　　　何时希医著三种校评

楼某，男，75岁，干部。

初诊：1975年6月28日。

有30余年高血压史（170～180/80～90mmHg）。1973年2月确诊冠心病，间隔后壁心肌梗死。

近症：耳鸣重听，尿频而短，夜须4～5起；四肢怕冷，手上举则麻，左肘一处麻痹不仁；口干，头晕。目下浮肿发青如卧蚕，老年环色青，界限分明。脉左弦右弱；舌边尖红，舌下紫色郁血点，苔腻。

曾有肺气肿、糖尿病、肝炎（1970年）史，前列腺肥大（曾手术，未愈）。

灵磁石30g（先煎），煅牡蛎30g（先煎），煅龙骨30g（先煎），白蒺藜9g，桑叶9g，桑枝9g，炒泽泻9g，南沙参15g，大生地12g，干地龙12g，炒丹皮9g，紫丹参12g，广郁金9g，龙胆草6g。7剂。

二诊：同年7月13日。

血压波动在110/60mmHg～180/110mmHg。肌肤冷热感觉甚敏；每在血压偏低时目黑头晕，胸部板闷；小便量与次数均减少。脉双弦，舌有齿痕，苔白腻。

尿检：蛋白（±），白细胞1～2/HP。

大生地12g，生白芍9g，黑料豆30g，熟女贞15g，白蒺藜12g，肥玉竹12g，京元参12g，大麦冬12g，广郁金9g，灵磁石30g（先煎），左牡蛎30g（先煎），焦山楂15g，干地龙12g。7剂。

三诊：同年7月27日。

曾在北京X线透检：主动脉弓向左突出、冗长、弯曲，左心室稍肥大，符合高血压动脉硬化。

2周来服药后，血压稳定在130/60mmHg～140/70mmHg。头晕目黑减。每肝火上则耳痒牙痛。脉沉弦而迟，有力；舌蜷曲抖颤，舌尖有紫黑点，稍淡少。

大生地12g，京元参12g，大麦冬12g，南沙参15g，黑料豆30g，熟女贞15g，甘杞子12g，生白芍9g，广郁金9g，知母6g，丹皮9g，丹参9g，粉葛根 12g，龙胆草 6g。7 剂。

四诊：同年 8 月 24 日。

血压稳定。纳多腹胀，矢气多，小便夜 4～5 起，量不多而尿意急。面色渐红润，目泡浮肿尽退，头晕耳鸣减。自谓发现一奇迹，听力大增，旧有一闹钟，用之数十年，久已不闻其走声（老式西门子钟走声甚响），一日忽听到了，问家人以为修理好了，后知耳忽见聪，乃大乐。脉双弦，舌下郁血点由紫转红。

上方去元参、知母；加桑螵蛸 12g，菟丝子 12g。7 剂。

五诊：同年 9 月 14 日。

近日疲乏大振，身体轻便，眠纳俱好，尿频已减。脉左弦右小；舌质仍红。

大生地 12g，甘杞子 12g，南沙参 12g，北沙参 12g，煅龙骨 30g（先煎），补骨脂 12g，桑螵蛸 12g，炒杜仲 12g，黑料豆 30g，天冬 12g，麦冬 12g，淮小麦 30g，炒枣仁 12g，五味子 12g，金樱子 12g。7 剂。

六诊：同年 10 月 19 日。

血压平稳，以为 160/80mmHg，如此恰好，不要再降了。精神大振，语声响亮；大便过去甚难而少，今得长条而通润不费力，为十几年所未有；小便由夜起 7～8 次减至 2 次，甚为满足，以为病好至此，不复奢求矣。服药后胸痛从未发过。

天、麦冬各 12g，南沙参 12g，北沙参 12g，大生地 12g，甘杞子 12g，菟丝子 12g，五味子 12g，覆盆子 12g，胡桃肉 4 枚，炒枣仁 12g，淮小麦 30g，丹皮 9g，丹参 9g，广郁金 9g，煅龙骨 30g（先煎），广木香 6g。不拘剂数。

按：此例老人敏感多言，性情爽利，有时若有过甚其词处。少年时在德国学纺织，后至山东从事此业领导数十年，亦受冤久，最后为市人委参事，盖早于我 10 年而未尝共事也。由其有时过言，医当慎守症象色脉，辨证施治，勿为危言所动，作为参考则可。其血压之波动，在于肝虚而失持平，故用柔肝而得效。前列腺肥大至夜尿七八次，未尝用消肿理气药，亦不用滋肾通关法，全

何时希医著三种校评

见效于补肾固涩法。其耳鸣重听，得镇肝潜降而复聪，是此例之三项特异点。吾常吸收此经验而施用之，亦决为巩固冠心病、稳定血压的有效方法，而制定"三龙三甲汤"。惟龙骨、石决明二药有时有难配之苦，则减为"二龙二甲汤"，龙骨可用灵磁石代之。其有高血压兼尿频者，则制"四桑饮"，用桑叶清泄，桑枝横散，寄生补肾、螵蛸涩泉，亦为经验之方。

（三）冠心病、高血脂

丁某，男，57岁，高校干部。

初诊：1974年10月11日。

1972年起胸闷，心前区时有收紧样作痛，几分钟乃解，未作冠心病急救，但已确诊（扬州）。其每次抽血时，针头为之堵塞。全身凡运动不到之处常有脂肪瘤，困擦破感染而手术者数次。心电图（+）。血脂较高。有高血压、慢支、肺气肿、慢性肝炎、胆囊炎、前列腺炎、性功能衰退、糖耐量偏高诸史。

因多食山楂片（有糖）及比过去五倍之豆浆，故感胃中不适、泛酸，嘱即减豆浆，生山楂可代茶，因山楂片有糖，与血脂不宜。眠有噩梦，小便频而不畅。脉先强后弱，不耐重按，左寸小；苔白腻，有齿痕。

炒当归12g，大生地12g，炙甘草6g，淮小麦30g，炒枣仁12g，炙远志6g，大麦冬12g，制半夏6g，乌贼骨12g，煅瓦楞30g（打碎），焦麦芽15g（按：此时盛行降脂成药，为山楂、麦芽、饴糖提炼之冲剂），紫丹参12g，茺蔚子12g，三七粉3g（分吞）。7剂。

二诊：同年10月18日。

胃酸大减，脘部已舒快；胸闷痛稳定未发，夜间本常因闷甚而起坐或启窗，近则无。自觉甘油三酯之升降，与心区闷痛无甚联系。脉仍先强后弱，有时阵强阵弱，不匀不稳，左寸幌动不安，嘱须安定情绪，勿焦急。

炒当归12g，大生地12g，淮小麦30g，炒枣仁12g，灵磁石30g，煅龙骨30g（二药打碎，先煎），大川芎6g，紫丹参12g，广郁金12g，茺蔚子12g，炒泽泻12g，三七粉2g（分吞）。7剂。

三诊：同年11月2日。

因自觉头晕已清快，排尿多，体重降 1.5kg，心搏觉有力，虽连日奔波数医院验血，亦无疲乏感，精神见振，故连服 7 剂。至 10 月 28 日。检血脂已有降低。脑力亦见好转，眠梦已安。肢肿退而身轻快。

上方去淮小麦、泽泻；加炒党参 12g，桃仁泥 12g。7 剂。

四诊：同年 11 月 11 日。

眠好，心区症状无，但因多运动，肝区反作痛。脉先强后弱之象见减，但强弱仍不匀。

炒党参 12g，炒当归 12g，炒白芍 9g，炒川芎 6g，大生地 12g，炒柴胡 6g，路路通 9g，广郁金 9g，紫丹参 9g，桃仁泥 12g，淮小麦 30g，煅龙骨 30g（先煎），三七片 6 片。7 剂。

五诊：同年 11 月 21 日。

小便多而畅，无肿，手指伸握已松；肝区痛减，眠及精神体力亦好。

上方去柴胡、龙骨、党参；加失笑散 15g（包煎），生晒参 3g（另煎），又决明子 30g（泡，代茶）。

六诊：同年 12 月 21 日。

因病情大好，检甘油三酯已基本降至正常，为近年所未有。又有感冒，故停药多天。自觉心力大见增强，静中能听到心音第二声。但因锻炼过多，又饮食仅以酱菜就馒头，恐有营养不继之虞，故读文件多则头晕耳鸣，唇舌发麻。感冒后体温退至 35.5℃。脉无异常。

生黄芪 12g，炒党参 9g，灵磁石 30g，炙远志 6g，大生地 12g，川桂枝 6g，炒白芍 6g，炒枣仁 12g，石菖蒲 12g，炙甘草 6g，煅龙骨 30g，五灵脂 15g（包煎），大川芎 6g。7 剂。

七诊：1975 年 1 月 5 日。

体温至 36.5℃，唇舌麻木减，自觉心力又强，精神体力均能经考验。坚劝勿操之过急，3 年之疾不能于 3 月间求其康复也。脉两手均较强，左寸仍弱。

大生地 12g，炙甘草 6g，大麦冬 12g，川桂枝 6g，大麻仁 12g，炒当归 12g，炒党参 9g，生黄芪 12g，炙远志 6g，石菖蒲 12g，五灵脂 15g（包煎），仙灵脾 15g，甘杞子 12g。7 剂（如服药佳，则可续服）。

病者欲归，故处方转入补肾以巩固之。

按：我于此例开始，对高血脂的治疗发生兴趣，觉脂肪之存在，不仅在血管中，凡肌肤、膜原、筋络、脏腑之间隙中无处不有，则治疗之法，亦不限于祛瘀化痰，凡通络、利气、发汗、利尿、软坚、健脾、温阳、化湿、柔肝、育肾、补筋络、通心脉、开窍隧、祛风通络、展痞开痹、舒缩开合等，其合于《内经》所谓"去菀陈莝"之法，无一不可作为去脂之用者。我尝选得降脂 20法、80 余种药物，可见举一反三，均可作为药笼中物，悟得其理，则取用不尽了。

（四）冠心病、心动过缓

侯某，男，53 岁，民警干部。

初诊：1974 年 3 月 31 日。

主动脉硬化，冠心早期，心动过缓（44 次 / 分）。有慢性胆囊炎、慢性胃炎、慢性咽喉炎诸史。

近症：心区感痛，持久而不甚，胸闷；烦躁少眠，1 个月内遗泄 5 次，每遗则心绞痛多发（按：此证欲巩固冠心病疗效，必须补肾）。近一月间夜半咽干妨睡，咽红痛，音哑，唾中带血，不渴，疲乏，纳呆。脉虚细而迟，苔白腻，根灰黑（此是吸烟苔，嘱戒烟）。

①南沙参 12g，北沙参 12g，天冬 12g，麦冬 12g，川石斛 12g，生甘草 6g，苦桔梗 6g，大生地 12g，京赤芍 9g，嫩射干 6g，广木香 6g，鸡内金9g，炙枳壳 6g，焦山楂 15g。7 剂。

②乳香 6g（炙），降香 6g，琥珀 1g，血竭 1g，三七粉 1g（以上五药为一日量，分两次服，心绞痛发作时用之）。可 10 倍量研粉备用（按：自名"二香琥珀散"，加冰片 1g 作为救急止痛用，但因配药不易，故未推广）。

二诊：同年 4 月 8 日。

心前区有不舒，并皮肤均有麻木感。胃纳见好，咽痛已止，仍口干；阳痿，周一遗；腰腿酸软。脉左沉细，来去不清，总是无力之象；苔薄，根灰黑退，质红。

天冬 12g，麦冬 12g，大生地 12g，炒当归 12g，丹皮、丹参各 9g，连翘心 9g，茺蔚子 12g，广郁金 12g，薤白头 9g，炙枳壳 6g，焦山楂 15g，鸡血藤 15g，嫩射干 6g，三才封髓丹 12g（包煎）。7 剂。

三诊：同年 4 月 14 日。

心区不痛不麻，纳便如常，但咽干痛仍存。脉舌如上。

上方去鸡血藤、连翘心；加太子参 15g，京元参 12g，三七片 3g（吞）。7 剂。

四诊：同年 4 月 28 日。

近诊断：早期冠心病、主动脉硬化。

喉痛止，大便正常。两腿酸软乏力，多走则心区痛映及整个左乳部，胸闷至夜尤甚，服"二香琥珀散"有效。

炒党参 9g，炒当归 12g，大生地 12g，丹皮、丹参各 9g，大川芎 9g，杜红花 6g，薤白头 6g，炙枳壳 6g，广郁金 9g，山楂炭 12g，乳香 6g，木香 6g，三才封髓丹 15g（包煎，绞痛时仍服"二香琥珀散"）。7 剂。

五诊：同年 6 月 1 日。

胸痛大减，平时不发，每劳动则痛，亦较前轻，但胸闷如压不舒。自服"二香散"两月，心痛已大减，因自服阿胶，近有一次大发（按：可见阿胶增加凝血力，与冠心病不利），嘱不宜再服阿胶，可自服白人参 6g/ 日。

上方去木香；加桃仁泥 12g，延胡索 15g。7 剂。

六诊：同年 8 月 17 日。

服上药数十剂，心区闷痛大有好转，每次可行动 3 ～ 4 华里，二楼上下日数次。胸闷压如石块者已除，睡佳。脉仍沉细无力，苔干。

血压偏低 90/60mmHg，心率 49 次 / 分。

炒党参 9g，生黄芪 12g，炒当归 12g，大生地 12g，天冬 12g，麦冬 12g，京元参 12g，炒枣仁 12g，丹皮 9g，丹参 9g，桑螵蛸 12g，制首乌 12g，炙甘草 6g，广郁金 12g，杜红花 6g。7 剂。

七诊：同年 9 月 15 日。

服药半年带病工作，故症势波动不稳，近乃安定，能日行 5 ～ 6 华里，胸不闷。能食 7 两 / 日。

①上方不更。

②炒枣仁 12g（去核），紫丹参 12g，三七 2g（制成片剂，每日分两次服，可试 50 天，因病人系县中药店领导，有制片条件）。

八诊：同年 12 月 28 日。

遗泄已止。近活动量增加太多，提物 10kg 而发心绞痛，服备用之"二香散"即止。值冬至节，嘱须节力。

心电图诊断：心轴无偏；心率 56 次 / 分。

上方去桑螵蛸；加炙远志 6g，甘杞子 12g，巴戟天 12g。7 剂。

九诊：1975 年 3 月 9 日。

上月心电图提示 T 波正常，心率 65 次 / 分。胸闷痛总因疲劳而发，得评上"劳模"，则不能懈怠。纳眠均好。但眼及咽时有炎症（按：早思用桂枝以振心阳，增心率，但总为其炎症而顾虑不用，今心率由 44 → 65 次 / 分，可勿治之）。脉两手仍细弱，无结代，苔薄腻，质不红。

方不更。7 剂。

十诊：同年 4 月 25 日。

面色正，体力大健，能上五楼，骑自行车自浦东洋泾至徐家汇，约 40 公里，且思回皖北探亲了。

方不更，有条件则煎服；"二香散""枣丹片"均须多带备用。

十一诊：同年 9 月 24 日。

五月间回皖月余，骑车、步行、应酬、饮酒俱如常人，安全回来，甚愉快。曾因阳痿不举，遗泄频而心痛亦频，今肾虚好转，心痛已停 5 个月。脉仍细弱，左尺寸俱沉；心率 59 次 / 分，苔薄腻，有红星。

炒党参 9g，生黄芪 12g，仙灵脾 15g，山萸肉 6g，五灵脂 15g（包煎），菟丝子 12g，巴戟天 12g，炒当归 12g，大生地 12g，淮小麦 30g，炙甘草 6g，炒枣仁 12g，炒丹皮 9g，丹参 9g。7 剂。

十二诊：1977 年 6 月 25 日。

心电图：加运动试验，冠心阴性，2 年半来无反复。

上方不改。

十三诊：1979 年 1 月 11 日。

云去年 12 月心电图检查，冠心（-）。

面色丰腴红润，精神甚佳，纳食且至 1 斤 / 日，嘱减些。脉缓弱无结代，苔薄。

生黄芪 12g，炒党参 9g，川桂枝 2g，大生地 15g，炒当归 12g，甘杞子 12g，炙龟板 15g，山萸肉 9g，巴戟天 12g，仙灵脾 15g，九香虫 6g，䗪虫 12g，天、麦冬各 12g，南沙参 12g，北沙参 12g，炙甘草 6g，炙远志 6g，干菖蒲 12g，广郁金 12g，丹皮 9g，丹参 9g，木贼草 6g（加 10 倍量，煎 3 次，取汁去渣，熬成膏滋。切勿加阿胶，可加冰糖 1kg）。

按：此位病员性特纯挚，每逢家庆、节日必来信感谢我救命之恩，以为 74 年那时痛苦万分，自觉已无生望（也是当时医药、检验方面过于紧张，甚至以确诊冠心病则如判死刑；而癌症尚少，反不引人惊慌失措），不想有后来的冠心脱体，既得到劳模、晋级、光荣退离等许多荣誉，又见到子女婚嫁、第三代出世。所以他每遇到喜事，总来信表达他的心意，历多少年而不忘。这在我印象中是少有的一例。

（五）冠心病、风心房颤及杂病

宋某，女，61 岁，家务（未婚）。

初诊：1973 年 11 月 9 日。

10 余岁时即患腰脊关节炎，发现心脏问题。现有冠心病，房颤，老慢支，心源性哮喘，中风后遗症，时发性高血压 180/110mmHg，心脏扩大压迫食道的呕恶症，更年期综合征。有肺炎、梅尼埃综合征、切口疝、肾绞痛史。

X 线检：左房、左室、右室均见扩大，二尖瓣闭锁不全；两侧肺纹理增深。

近方出院，介绍同来的西医谓：病员因过去条件好，近甚艰苦，稍有病即住院，但中西医均不能照顾这许多病，故求相助。病员情绪尤恶，有百不如意之态。

症状仅有失眠多梦，因前医用附子久，上热之炎已甚，而下寒之状不减，鼻、咽、齿病常发。二颧典型二尖瓣面容。脉细大不匀，律不齐，时有结代，右脉略浮大（可为虚火之征）；苔白腻。

炒当归 12g，炒党参 9g，炙甘草 6g，炒枣仁 12g，淮小麦 30g，炙远志 6g，大川芎 6g，紫丹参 9g，肥知母 9g，生白术 12g，云苓 12g，茯神 12g，防己 6g，防风 6g，灵磁石 30g（先煎），煅龙骨 30g（先煎）。7 剂。

二诊：同年 11 月 18 日。

纳食增加，睡眠极好，能 8～9 小时安稳，至晨始醒。溲少腹胀；心区偶发刺痛，次数稀。苔白腻已化。

原方党参、茯苓各加 3g，防己加至 12g；去防风。

三诊：1974 年 4 月 21 日。

下午有烘热自胸上升，面热汗出；心区痛时作时止，眠少梦多，自觉胸中烦热甚。脉细弱，左有结代。

炒当归 12g，炒川芎 6g，炒枣仁 12g，肥知母 9g，丹皮 9g，丹参 9g，干地龙 12g，珍珠母 15g（先煎），炙鳖甲 15g（先煎），灵磁石 30g（先煎），煅龙骨 30g（先煎），炙乳香 6g（包煎），牛黄清心丸（照方单用量）。7 剂。

四诊：同年 5 月 5 日。

烘热汗出、心区痛均止，纳食香，腹胀亦减。

上方去当归、川芎；加大生地 12g，广郁金 9g，南楂炭 15g。7 剂。

五诊：同年 5 月 18 日。

谓服 14 剂，精神体力强，能胜任生活自理；躁热头痛极少，睡好不须西药；颧面紫黑大减，仅如冻疮遗留之淡痕。

上方去乳香、龙骨；加汉防己 12g，炒泽泻 12g。7 剂。

六诊：同年 6 月 23 日。

因自恃体力渐强，曾连续劳动，胸中嘈杂，热升冷汗又作，甚疲乏，但无心绞痛。

大麦冬 12g，炙甘草 6g，五味子 12g，野百合 15g，大生地 12g，淮小麦 30g，炙远志 6g，炒枣仁 12g，炒当归 12g，生黄芪 12g，炒黄芩 12g，麻黄根 6g，左牡蛎 30g（先煎），炒泽泻 12g。7 剂。

七诊：1975 年 1 月 26 日。

中间半年因体力好，精神振，事多客多，时因感冒住院。面紫黑又淡。脉左较有力。

前方用生脉散、百合地黄汤、泽泻牡蛎散、甘麦大枣汤、当归六黄汤合度，可不改动。7 剂。

八诊：同年 6 月 8 日。

因纳开神旺，食糯米及油炸物多，又因怒致一时性头晕，而后口颊㖞斜，引颊移右，四肢无异常感，当时血压 180/80mmHg，住院。

现症：胸偶闷，不绞痛，无汗。脉细弱结代；苔淡，舌尖稍红。

煨天麻 6g，生石决 15g，珍珠母 15g（先煎），左牡蛎 30g（先煎），灵磁石 30g（先煎），煅龙骨 30g（先煎），嫩钩藤 15g（后下），白蒺藜 12g（炒，去刺），桑叶 9g，嫩桑枝 15g，炒黄芩 9g，丹皮 9g，丹参 9g，炒枣仁 12g。7 剂。

九诊：同年 12 月 8 日。

去桂林游 3 周，曾多立，又食大油，腹足俱肿，小便少而多泡沫，嘱验小便。左腹包块，诊为切口疝。房颤、绞痛在旅游中均不发，自感意外。脉左细，右稍大；苔薄。

青橘叶 9g，橘核 15g，荔枝核 12g，山楂核 15g，枸橘李 9g，炒延胡 9g，金铃子 9g，吴萸 3g 同炒白芍 9g，大腹皮 12g，小茴香 6g，汉防己 12g，炒泽泻 12g，补中益气丸 12g（包煎）。7 剂。

十诊：1977 年 1 月 27 日。

服上方 7 剂后，疝痛止，包块亦小，不介意了。唯心源性咳喘有痰，动则气急心跳（须降逆纳肾）。脉较有力，仍有结代，律不匀；苔白厚腻。

炒当归 12g，淮小麦 30g，丹皮 9g，丹参 9g，紫石英 15g（先煎），煅龙骨 30g（先煎），补骨脂 12g，五味子 6g，制半夏 9g，川贝末 9g（分吞），炒枣仁 12g，炙远志 6g，炙苏子 12g，薄橘红 6g。7 剂。

十一诊：同年 6 月 6 日。

时头阵痛，由于情绪紧张，夜眠亦差。脉弦稍数，律反渐整，早搏极少；苔薄。

检脑血流图：脑血管弹力基本消失。

明天麻 6g，生石决 15g（先煎），珍珠母 30g（先煎），灵磁石 30g（先煎），茺蔚子 12g，丹皮、丹参各 9g，炒当归 12g，大川芎 6g，夜交藤 15g，淮小麦 30g，炒枣仁 12g，蔓荆子 9g。7 剂。

十二诊：同年 12 月 18 日。

心源性哮喘，痰不爽；全身冷汗，心悸乏力。脉虚数结代，苔白腻。

血压：120/72mmHg ～ 146/84mmHg。

煅龙骨 30g（先煎），左牡蛎 30g（先煎），紫石英 15g（先煎），五味子 6g，淡干姜 3g，制半夏 9g，白杏仁 12g，川贝末 9g（分吞），炙百部 9g，炙紫菀 9g，薄橘红 6g，玉屏风散 12g（包煎）。7 剂。

十三诊：同年 12 月 25 日。

盗汗止，咳喘止，痰亦极少，稍吞川贝末即解。纳及精神均好，惟小便不多。

沙参、党参各 12g，大麦冬 12g，炙甘草 6g，五味子 6g，北细辛 6g，薄橘红 6g，炙远志 6g，淮小麦 30g，炒枣仁 12g，煅龙骨 30g（先煎），玉屏风散 12g，滋肾通关丸 12g（二丸包煎），半贝丸 9g（备用）。7 剂。

按：病员来诊有记录者 64 诊，舍其偶发感冒，专治喘咳，或情绪恶，杂症多，而仅取其病情稳定而有关心肺疾患，录 13 诊如上，已见病程中变幻多端矣。宋为过去国内有数之财阀后人，经济、家族问题甚多，时来诉说，则劝导之，不开方也。病员与上海名老西医多有交谊，常闻国内外为冠心病除斑块作为一项研究大事，因来求我为其除之，告以中医甚多方法可以在多方面治疗，如有关去脂、祛瘀、通络、软坚、助血管伸缩、化痰湿、排除老废物质（一般称为"扫垃圾"），但最重要者，斑点不能服从药物意旨而微量逐步去除，如果突然大块剥落，则到处可以循血管而堵塞，足以危及生命。另有一王姓冠心病员，向我要求过，我亦以此意告之，彼告于某大医院，有主治医师及化验室研究员来访，谓给以药方照中医要求煮汁，向动物口灌观察如何？我告以照

60 例冠心病研究的观察，大都是过去生活（包括营养及各种条件）艰苦，而后来大大改善，营养超过了他们的需要，而大量沉积的；以及发病前的高度劳累紧张，年龄老化（冠心病好发于内分泌紊乱时期），能在动物身上找到完全相符的条件否？他们说回去创造条件。我又说：如在病员住院试治，先须研究斑块大块剥落可能造成的后果，如肠梗阻、脑血栓、心血管梗塞，及其他血管阻塞性疾患的发生，作为预防与应变的措施。我开几个轻重不等的药方是决不吝惜的，而这位宋女士用了除斑块的西药，正是由肠梗阻手术而脑血栓瘫痪、心血管梗塞而虚脱的。

（六）高血压、糖尿病

薛某，男，71 岁，高校干部。

初诊：1975 年 1 月 28 日。

有高血压、糖尿、前列腺肥大、膝关节炎诸病史。有夜尿频数，多至五六起时，曾用下方，冬天能减至夜起一二次。

菟丝子 12g，覆盆子 12g，五味子 12g，补骨脂 12g，桑螵蛸 12g（水煎服），另以核桃肉 7 枚（每夜细细咀嚼咽下）。

二诊：同年 7 月 26 日。

晨出艾针，近午冒暑而回，读书至下午，头晕冷汗，左肢麻木，左手握持无力，左面唇俱麻，舌蹇不利言语，血压 240/140mmHg，自服药片，降至 180/100mmHg。脉弦沉实；舌颤动，薄腻而干，舌下紫筋不显。脑中风先兆，防有剧变。处方二：

①鲜藿香 15g，鲜佩兰 15g，薄荷叶 3g，水煎；川雅连 3g（研末，吞）。1 剂。

服后得小吐，头晕汗出即止，头脑已觉清醒。接服第二方：

②羚羊角粉 3g（一次吞服），煨天麻 6g，生石决明 30g（先煎），珍珠母 60g（先煎），左牡蛎 60g（先煎），灵磁石 60g（先煎），煅龙骨 30g（先煎），白蒺藜 12g，嫩钩钩 15g（后下），桑叶 12g，桑枝 12g，鲜竹茹 9g，鲜藿香 15g，鲜佩兰 15g，炙远志 6g，石菖蒲 15g，广郁金 15g，川牛膝 12g，干地

龙 30g。2 剂。

三诊：同年 7 月 28 日。

昨日降压、糖尿诸药[4]肌注、滴注一时并进，6 小时后大汗出，且饥，有低血糖症状，得食而安。血压骤降 160/90mmHg，恐有变端。中、西医互不通气，只能依脉症而处理：其症面略红，舌謇，指尖仍麻；面唇麻木已减，溲夜 3 次；有新感咳嗽，热度 37.2℃。

煨天麻 6g，生石决 20g（先煎），左牡蛎 30g（先煎），灵磁石 30g（先煎），煅龙骨 30g（先煎），淮小麦 60g，广郁金 9g，炙远志 6g，石菖蒲 12g，川石斛 15g，龙胆草 6g，嫩钩钩 15g（后下），桑叶 12g（后下）。2 剂。

四诊：同年 7 月 30 日。

血压三日来稳定，面不红，舌謇已利，面麻止，唇尚稍麻；低血糖症未发，纳食眠睡平；但大便三日不行。

上方去磁石、钩钩、郁金；加竹沥半夏 9g，火麻仁 12g（打），白金丸 9g（包煎）。2 剂。

五诊：同年 8 月 2 日。

为发热注射柴胡细辛液，阻之不听（已见报道此液能升血压），血压又波动，195/95mmHg。发热不退，下午 38.8℃。气候不热而汗甚多，尿一小时一行。

又补液，同时注胰岛素，尿糖（++）。

家人、亲友主张杂出，已有杂药乱投之象，嘱住院治疗，未处方。

六诊：同年 8 月 20 日。

舌謇、指麻、左手不能握固、面麻木均已大减，汗亦减少。但客多则易兴奋，口干，血压升至 215/105mmHg。大便难，尚能行，嘱勿努责。

家属云：住院期间，7 月 30 日方一直服用。

珍珠母 30g（先煎），左牡蛎 30g（先煎），生石决 15g（先煎），淮小麦 30g，火麻仁 12g（打），丹皮 9g，丹参 9g，天冬 12g，麦冬 12g，川石斛 12g，黑料豆 30g，潼沙苑 12g，生白芍 9g，干菖蒲 12g，炙远志 6g。5 剂。

七诊：同年 8 月 26 日。

唇下摸之已不麻，颜面手指麻均止，舌蹇亦利。

尿糖（++），血糖较高，血压 160～180/80～90mmHg。

建议治糖尿当用饮食疗法，适宜多餐少食制，三餐仅能六分饱，中夹一小食，以餐后尿糖在（-～±）为度，如能坚持，可以不发。天天注射胰岛素亦甚苦，何不从我所治验之法试之？脉两手细软，不弦数；苔厚黄腻，云平时苔净，此与食物有关。

甘杞子 12g，生杜仲 12g，桑寄生 15g，南沙参 12g，北沙参 12g，天冬 12g，麦冬 12g，川石斛 12g，淮小麦 30g，炙远志 6g，石菖蒲 12g，煅龙骨 30g（先煎），左牡蛎 30g（先煎），广郁金 9g，制半夏 9g。

八诊：同年 9 月 2 日。

诸中风后遗症全除，血压稳定。遵用少食多餐制，尿糖果能控制在（±～+）之间。舌利语顺，渴减，大便润行。仍以客多谈话为苦，嘱家人限止客访。脉左细不弦；苔已化净。

上方去天冬、麦冬、半夏、龙骨、牡蛎；加茯苓 15g，怀山药 12g，山萸肉 6g，煨天麻 6g，川牛膝 12g，干地龙 12g。7 剂。

随访：病人常来道谢并聊天，对少食多餐法治糖尿大为赞赏，谓三餐均 75g，则尿糖正常，多食半碗饭，则（+）；小食则尿糖不变，可谓基本不治而愈矣。

按：病员系副部级干部，病时亲友七嘴八舌，竞献方策，我有经验：若此者其病难以用药，例如其家已给降血压药二三种，实际上已超量，我诊其脉弦数，则不可不用介类、羚羊之类，则更逾量矣；若不用，则方药与脉症不符，岂不两难？病员此后平安无事，时于晤谈中告戒之。

1977 年 10 月 15 日，忽又中风，但家属予以最重量之降压药，我诊时，脉两手细数或迟，律不匀，左手尤弱，104 次 / 分。呕吐频频，口渴，左肢不遂，舌强言蹇，面色苍白，目迟无神，肢厥冷汗，右手亦颤抖。此肝阳上扰，胃失降和，脑血管病变之危症，恐内闭外脱之变即在目前。鉴于其家属所给药不知性能剂量，不放处方，仅写：

珍珠粉 3g，羚羊角粉 3g（备血压高时用），野山人参粉 3g（备血压低、冷汗出时用）。

嘱必须全护理，夜间亲人陪伺。但夜半病人自知心跳无力，叫服人参，家人蒙眬间测血压，谓 210/100mmHg，不予服而自睡。病员亦遂奄然而逝。我记此以见家属不合作之危险如此。

● 【校注】

［1］幌动不安：意指动摇不安。

［2］《金匮》胸痹三方：指《金匮要略·胸痹心痛短气病脉证治》所载栝楼薤白白酒汤、栝楼薤白半夏汤、枳实薤白桂枝汤。

［3］均暂用：指上述②—④的加药均暂用。

［4］药：原无此字，据文意加。

● 【评析】

冠心病、高血压、高血脂、糖尿病等病患常夹杂并存，治疗既有区别，又有兼顾。如以冠心病心绞痛为主，何时希擅用《金匮》枳实薤白桂枝汤法，合以生地、炙甘草、枣仁、党参、麦冬等药养心之气血阴阳，展心脉瘀阻之痹，并辅以失笑散、自制"二香琥珀散"以增理气通脉止痛之效，还能有助于心肌损伤的修复。如有高血压，则合以"三龙三甲汤"以平肝潜阳。对于高血脂者，可采用《内经》"去菀陈莝"之法，去脂是防止和治疗冠心病的重要环节。糖尿病者，何时希主张少食多餐法，并调补脾肾，此法对于糖尿病早期、轻证或抑有效。郝某案中所出代茶方当有养心宽胸、通脉祛脂之功，可参。

（七）高心、风心、大汗齐颈

洪某，男，49 岁，部队干部。

初诊：1971 年 6 月 7 日。

有高血压（160/115mmHg）、阵发性心悸。有肝炎、肠炎、肘膝踝关节炎诸史。

近症：虚汗苦极已 2 年多，夜半至晨起，头面汗出，齐颈而还，枕被湿如淋透，家在昆明，每晨必晒枕及被，已为上班前的必要工作。而出差则旅邸潘[1]汗半被，有苦难言，亦自觉有些羞愧。脉弦滑，左寸弱尺盛（若右手旺，则当从阳明经病"汗出齐颈而还"，用葛根汤矣）；苔根腻，舌尖红，中裂。

左牡蛎 30g，炙鳖甲 15g，炙龟板 15g，珍珠母 15g，煅龙骨 30g（五药先煎），大生地 12g，熟女贞 30g，旱莲草 15g，黑料豆 30g，淮小麦 30g，碧桃干 12g，川石斛 12g，糯稻根须 60g（煎汤代水）。4 剂。

二诊：同年 6 月 11 日。

虚汗颈部大减，已不致湿衣被。脘胸间觉气通舒快，眠安，惊梦已止，矢气亦通。脉弦滑而虚幌，强弱不匀。

原方去珍珠母、鳖甲、碧桃干；加鹿衔草 12g，生白术 12g，炒泽泻 12g。7 剂。

三诊：同年 6 月 17 日。

虚汗全止，眠、纳、便均正常，矢气减。

上方去女贞、旱莲；加大麦冬 12g，大熟地 12g（炒松）。7 剂。

四诊：同年 6 月 24 日。

虚汗无，腹胀得矢气大减，腰围减二寸。仍嘱控制脂肪摄入，左耳沟（+），已轻度血管硬化。舌仍中裂。

大生地、熟地各 12g，天冬、麦冬各 12g，甘杞子 12g，炙龟板 15g，煅龙骨 30g，左牡蛎 15g（三药先煎），黑料豆 30g，川石斛 15，鹿衔草 15g，淮小麦 30g，川牛膝 12g，干地龙 12g，玉屏风散 15g（包煎或分吞）。7 剂。

（嘱可用霍山石斛、皮尾参煎汤代茶常服。）

五诊：同年 7 月 1 日。

汗止，纳香（补肾腻药能受），肩关节重痛亦减。体重已减 4kg，精神轻快。

效方不更。可任意多服。

随访：1972 年 2 月 17 日。

自昆明来道谢，云汗出不发。四诊及五诊方共服 90 剂，血压稳定在 120/80mmHg，稍偏低，故偶有头晕。

同年 9 月 28 日。来信云：汗止，仅有一次极疲，略有汗，取第二诊方服 7 剂，即止。体重降及 10kg 多，甚轻健，与锻炼有关。

按：这例汗出多在头面，"齐颈而还"症状，容易引入阳明设想，似病历既久，则又当从里证着眼。我从其脉弱尺盛，诊断其高血压由于阴虚，则汗出正是阴虚内热所致，故首方即用四甲、二至方意，合《内经》白术泽泻麋衔法[2]，仅三诊而汗止。再用前方加玉屏风散而收功。狂汗至 2 年多，皮毛必然空虚，玄府不密，即不深求到阳虚（汗多亡其表阳），也当责其卫疏，故用黄芪、白术、防风的玉屏风散，以资固密其表卫，既防止其复汗，又杜其感邪之机，康复与预防可以兼顾。

《内经》方中白术固表，防己利尿，麋衔（处方有写作鹿含草者）一药，兼具祛风湿（走表）、逐水（走里）、疗关节痹痛，及补肾虚腰痛，既泻且补，但一般人较少用于止汗。《内经》用量为术、泽倍于麋衔，我用常量。原文作饭前服（"后饭"），似不需要，故未遵古。

（八）风心、高心、盗汗

宋某，男，47 岁，干部。

初诊：1974 年 10 月 6 日。

1967 年起有风湿性心脏病史，1972 年起高血压史。吸烟史 20 支 / 日，并嗜脂肪，嘱俱须禁戒。

近症：胸闷头晕，面浮肿，失眠噩梦；眼珠有收缩感，胸骨后常有异感，似痛似麻。脉数，120 次 / 分，左弦，律齐；苔腻黄，质红。

血压 150/100mmHg。

炒当归 12g，炒川芎 6g，大生地 12g，炒枣仁 12g，淮小麦 30g，广郁金 9g，炒瓜蒌 12g，炙枳壳 6g，干地龙 12g，煅龙骨 30g（先煎），龙胆草 6g，川牛膝 12g，珍珠母 15g（先煎）。7 剂。

二诊：同年 10 月 20 日。

停止睡药，能睡稳 6 小时，无惊噩，头晕减（此三龙汤之效果）；仍胸闷，冷汗出，衣被尽湿，每晚如此已数年。舌、脉同上。

心电图：左心室高电压。

原方去当归、川芎；加牡蛎 30g（先煎），泽泻 9g，炒黄芩 9g。7 剂。

三诊：同年 12 月 29 日。

回乡半月，曾大犯烟及脂肪，不敢来诊，连服前方，今下决心戒烟。指麻、冷汗均好，胸闷在阴雨时亦不觉，血压稳定在 130/98mmHg，为 4 年来所未有。

珍珠母 15g（先煎），左牡蛎 30g（先煎），煅龙骨 30g（先煎），龙胆草 6g，干地龙 12g，川牛膝 12g，广郁金 9g，炒枣仁 12g，紫丹参 12g，炒黄芩 9g，茺蔚子 12g，大生地 12g，淮小麦 30g。7 剂。

四诊：1975 年 1 月 26 日。

诸症均稳定。脉数，左寸关弦大。

上方加炙龟板 15g（先煎）。7 剂。

五诊：同年 9 月 10 日。

服上方间歇但不停，虚汗湿衣被已止；心痛、胸闷诸症状均好，特别是气候阴变时亦不发。守方不改。

六诊：1976 年 5 月 9 日。

早已上全班，不免又吸烟，幸胸不痛，但闷；头晕目眩痛均已早止。但行动汗出，夜又有冷汗，比前亦少些，以子夜时为常，无恶梦，有口气。脉左弦已缓，右弱；舌淡。

血压 120/100mmHg。

曾与方：桑叶 15g，桑枝 30g，茺蔚子 15g，临睡煎汤浸脚。据云大效，低压降至 100mmHg 时，即停浸了。

生黄芪 12g，生白术 12g，汉防己 12g，炒防风 6g，炒泽泻 12g，鹿衔草 12g，麻黄根 6g，炒黄芩 9g，炒黄柏 9g，大生地 12g，炒当归 12g，淮小麦 30g，煅龙骨 30g（先煎），左牡蛎 30g（先煎）。7 剂。

七诊：同年 5 月 29 日。

前方服后虚汗大减，尚未全止，自颈至胸汗止，胸下至脐部尚有冷汗。口干，余症均不发。守方不改。用川石斛 15g（煎汤代茶）。

八诊：同年 7 月 9 日。

夜汗全身已止，但平时劳动则腋下及胯下有汗。面色转为红润，胸闷、目眶痛、心痛头晕等症，能经气候考验而不发。脉左旺右弱，舌红。

左牡蛎 30g（先煎），煅龙骨 30g（先煎），淮小麦 30g，碧桃干 12g，旱莲草 15g，熟女贞 15g，大麦冬 12g，大生地 12g，炒当归 12g，焦山楂 15g，黑料豆 30g，大白芍 9g，杞菊地黄丸 15g（包煎）。7 剂。

如无变化，可以续服。

按：我尝以"三龙汤"治高血压（龙骨、龙胆草、地龙），取其石类质重有镇降之力。龙胆苦寒以泻肝热，地龙其体蜷伸，以柔血管，虫性入地，借以为下引之用，颇有效。"叶枝子浸脚方"用桑叶祛风以散上浮之肝风，桑枝通络以疏松血脉，茺蔚子则上能明目，活血可以通络，使血压僭升于上者，可以分散之（后以桑寄生益肾固下易茺蔚子，名"三桑浸脚方"）。

我用五法治此盗汗症得效：①通常方：石斛、龙骨、小麦、糯稻根须、碧桃干、二至丸等；②玉屏风散法；③当归六黄汤；④《金匮》黄芪防己汤用芪、术以固表卫皮毛，防己利水，使汗腺改道；⑤《素问》酒风法用白术泽泻麋衔方，术、泽同于仲景之白术、防己，而麋衔治风湿历节，为止汗专药，《素问》所谓"汗出如浴，恶风少气"，此方吾屡用之，有邵某例可参看。

● 【校注】

［1］瀋（shěn）：汁。

［2］白术泽泻麋衔法：语出《素问·病能论》："有病身热解堕，汗出如浴，恶风少气，此为何病？岐伯曰：病名曰酒风……以泽泻、术各十分，麋衔五分，合以三指撮为后饭。"

● 【评析】

上述 2 个案例均为高心、风心而兼有汗证，治疗均取滋肝平肝，益肾养心，辅以止汗法。止汗法何时希变化颇多，如益气固表、滋阴清热、收敛固涩、利水改道等，尤其是善用白术泽泻麋衔法，通过利小便而止汗出，收效颇佳。

附 1：冠心病辨治综述

综述一：

心绞痛发作，凡感邪、疲劳（尤其是持续不停）、情绪（尤其高度紧张，或过度的喜、怒、哀伤）、气候变化、饱食、烟、酒刺激，以及其他起居生活之偶然失常，随时皆可作为诱因。此类因素有些可作实证，但其易于感邪、疲劳即发、情绪不能控制等，岂非其本身抵抗之薄弱，与《内经》"邪之所凑，其气必虚"旨意相同。假如"纯从实治"（目前确有用丹参、水蛭、穿山甲坚持长期使用的风气），这种救急于一时，恐不宜持久，尤其无益于复康的要求〔曾有病例因服祛瘀药月余，而行路晕倒，诊为贫血，血球多破碎者，正是中医"破血"（破坏血细胞）之义〕。

我用补气（理由是肺主气，气为血帅，肺强既可增加抵抗力，又可助氧的交换，以改善血液之循环）、养血（增加血流量，使心得营养，血流畅则血中瘀点沉积可借以流通，使粥样化或斑块可望改善）、强心（增加心脏的搏动，减少沉积）、育肾（此是根本治法，复康之基础，国内、外均已承认其巩固稳定作用）等法，均已取得理想的成果——弥补损失，恢复疲劳。当其剧发而见冷汗涌出，心力衰竭而用人参、附子，更可证不能作实证对待，明矣。

综述二：

当我选治冠心病 60 例后之体会：第一，以军人或相类环境之人而言，当其艰苦期间，甚至有"饿其体肤"的遭遇，得不到应有的营养，而脑力思维却单纯不复杂；第二，及至进城之后，生活条件改善了，不需要体力劳动了，"劳其体肤"得到解放，但是营养乃至超过其需要而有所储存，这过剩的营养大都沉积于血液及血管壁上；第三，对其思维的要求，则千头万绪，达到"苦其心志"的程度；第四，其年龄已达到血管硬化生理自然的过程了（如果他们能坚持劳动，当然可以延迟）。所以这冠心病成为老干部的多发病，这些当是最大的原因。依中医的分析，今天见到血管中粥样的沉积，是多脂肪，也由于少劳动所造成，可表现为实证（70 年代，我的北京同事夏医生多用《金匮》治胸痹的栝楼薤白各方，活血展痹，成为风行一时的名方，当然是按实证治疗

何时希医著三种校评

的；而后在祛瘀药方面发展至水蛭、穿山甲等）而用"去实"一类方法去治疗。但我的见解又更深一层，认为冠心病是"标实而本虚""急则治其标，缓则图其本"。他们过去生活的艰苦（其艰苦很多是在发育时期而得不到营养），本体之虚是其实质，是不容忽视的重要点，"虚中夹实"是最为严格合理的诊断。而当时一般治疗都是"去实也即祛瘀一法到底"，丹参用至数年是寻常的事，我在病例中发现，有许多转为贫血了（红细胞破碎不全），或则抢救过来后因体力不继而终于再发再危。所以我的拙见：补气血乃至补肾阴阳，使脏器取得平衡，是康复最好的疗法。若仅用祛瘀一法者，对心肌梗死时冷汗淋漓，或成为虚脱者作何解释？每发病一次，必造成器质的损伤，和一大部分的虚耗（所以有绝对卧床2周的规定），这是一个不容忽视的事实。治冷汗虚脱用独参汤，这不是中医千古的明训么？

所以我治冠心病心绞痛频繁者，一见冷汗，即用人参；脱离险境后，即减少苏合香等香窜破气药；同时增入补气血药，以资于治实中兼顾其虚；但有可补之机会（即能纳食，咽痰减少）即虚实并顾；进一步则大补小攻（"攻"指展痹祛瘀），这样必有利于康复。或则边服药边上班，这一类病员最多，照样能耐受繁重与紧张的思维工作。如另一陈某例，康复期间在边区指挥作战，破敌立功，连晋三级，可证其心脏的耐受力增强了。

通过这样的摸索，治疗冠心病的法则，似乎当分下列4个阶段：①严重绞痛阶段是用芳香开窍走窜和祛瘀止痛；②虚脱阶段，人参和参附龙牡汤是必要的，稍缓则用生脉散、复脉汤中姜、桂也在必用（有人喜用阿胶，但胶质性黏，或致减弱温阳药和助长地黄、甘草的腻性，而且此时最忌增加凝血力的药物，不用为好）；③脱险阶段，一般以胸痹症状为显著，须祛瘀减量，展痹和补气血加重；④恢复阶段，以补气血，图康复为主，勿全撤展痹去瘀，这是康复期了。简言之：①是治实；②是固脱；③是实中顾虚，虚中顾实，依其虚多实少，实多虚少而定偏重偏轻法；④是治虚为主，不忘顾实。权衡虚实而定治则，是原则性；诊断其虚实之多少而定用药之轻重，是灵活性。最后，对冠心病能够稳定、少发乃至不发，应在阴阳之平衡，所以补气血为先，而补肾乃是权威性的法则，为巩固疗效所必要。

或问冠心病系脂肪斑块沉积在血管，补血祛瘀足矣，何必用补气药？余曰：一则"气为血帅""气行则血行"，补血之药较腻滞，补血而不补气，则缺乏流动性。二则"肺主皮毛""肺主一身之气"，所以"温分肉，肥腠理"，试看心肌梗死时的大汗淋漓，危脱在即，故在康复期不能放弃补气药，黄芪为首选，自太子参而党参，进而人参须、白人参，若虚脱时则非别直参、野山参不能挽回了。汗多身冷时兼防阳脱，则附子也属必用的。三则血管中的斑块，全世界均在想法驱除，而中药的方法特别多，应理解这是机体中的污浊，或在气血正常运转时留下的老化废物，或则痰湿的留积、机体运动中偶然的闪挫而造成的小量瘀血，几种东西并合起来，日积月累，它就在血液流动时沉积在冠状动脉中了。从此设想治疗方法，我曾提出 20 多种，经过临床筛选，如祛脂、行瘀、活血、通阳、利尿、舒缩、开合、止痛、开窍、行痹、化痰、解郁、复脉、柔筋、软坚、展痹、补气、养血、理气、退肿、安神、清心、育阴、补肺、补肾、平衡阴阳、温阳、固脱等法，不胜枚举，这里包括了发作期、缓解期、康复期、巩固期的用药。第四个想法私谓很重要：血液中需要氧化，氧化的工作全仗于肺功能的康复，那末有结核史、慢支史、肺气肿、肺功能缺损者，血液的代谢功能失常，应视为冠心病的重要原因之一，那补肺正是纠正其缺氧的疗法。五则"肺为开合之脏"，所谓"治节之令"主要在有开亦有合，仲景小青龙汤中的五味子合细辛，很多人疑而不用是很可惜的，他正是以五味子助其合，细辛助其开，这酸辛合配，使肺功能得到助力则可治慢性病，在小青龙汤原意是治实，则肺气得助而咳爽痰开，岂不是很好的"药对"。第六则是"肺为水之上源"，大家知道心脏病与尿量的多少是很重要的，那末上源充则下流自畅，正是"去菀陈莝"法的一种。第七，"金生水"的国外说法，见到有谓肺与前列腺有关的，有说与内分泌有关的，是否与排尿有关，我们说不清楚，就置之缓论，但冠心病之康复则在肾无疑。

　　上面说到肺的开合作用。心的舒张收缩，中药里面也有很多很好的"药对"，舒张的药以辛芳为主，如川芎、远志、丹参、郁金、桔梗、菖蒲，进而至于芳香开窍药；收缩的药以酸为主，如枣仁、五味子。所考的 20 余张常用方，举一些例，如天王补心丹为远志、桔便、丹参与五味子、枣仁为对；仲景酸枣仁汤是川芎与枣仁为对；珍珠母丸是沉香与酸枣为对；吴又可安神养心汤是远志、桔梗与枣仁为对；归脾汤是远志与枣仁为对；薛一瓢心脾双补丸是远志、丹参、桔便与五味子、枣仁为对；宁志丸是菖蒲、乳香与枣仁为对；琥珀养心丹是远志、菖蒲与枣仁为对。大约远志与枣仁为对之方最多，略举之有局方镇心丹、钱氏养心汤、古方归神丹、琥珀养心丹、人参远志丸、远志汤、济生养营汤、百一方补心神效丸、安神养血汤、秘方补心丸、人参琥珀丸、清神汤、十四友丸、秘传酸枣仁汤、十味温胆汤、酸枣仁丸、远志饮子等，皆可择选为舒缩心脏之用。

还有一个"除斑块"的问题，当时国际上都在攻这堡垒。上海某医院研究人员来问我，我因他们过去为冠心病利尿问题，我曾提供泽泻兼能降脂，他们用量高至中医常用之 10 倍（120g），又是久服而非暂用，致成肾功能衰竭，使良药变成谈虎色变。又有一个很大的顾虑：既是斑块，体积恐非微小，能不能化整为零，逐步消除，若大块脱离冠状动脉，循血脉而下行，其害小；若堵塞心区则其害急；上行至脑，则血栓形成，其祸尤非小。如中医用小剂量治之（不是泽泻用提炼法超量至 10 倍），然后日日消蚀之，急须防有大块脱落之一日，必须在病房配合抢救条件者始可，故迟迟不敢付方。动物实验似很科学，但动物没有人的复杂经历，如上述发育时期是营养差，劳动强；晚年冠心病发病年龄时则营养过剩，劳动太少，而思维却繁复紧张，又有一个男、女更年期的性情异常，这在动物身上是不具备这些条件的，实验只能得出效果数据，若超过中医用量，就有不同后果。果然，有宋某一例冠心病经我治疗 5 年，平安无事；偶以球溃住院，在恢复中，有熟医生为之除斑块，斑块下行致肠梗阻，手术后，斑块上行，致成脑血栓而不救，今日想来，可见我的过虑不是多余的了。

附 2："三龙三甲汤"加减法

适应证：肝阳上升（高血压），头痛眩晕，面热目赤，颈项牵强，顾盼不利；或颠顶痛如针刺，手不可近。心悸，心慌虑乱，妨于睡寐。或有恶心便闭。脉弦数左盛，或右手亦盛，舌质偏红。（本方效高，若非重症，药可选用）

处方：煅龙骨 30g（先煎），龙胆草 6g，干地龙 15g，石决明 15g，珍珠母 30g，左牡蛎 30g（先煎）。药 6 味，水煎服。以此为主方。

加减法：如血压过高者，为应急计，应加羚羊角粉 1～3g，吞服，日二三次。生石决增至 30g（水煎）。

或指麻，四肢略有不利者，加桑枝 30g，指迷茯苓丸 15g（包煎）。

见头面热痒，烘热上升者，降阳潜阳之药，不能取得急效，可泄僭上之风热，加薄荷叶 3g（后下），蔓荆子 6g，嫩钩钩 15g（后下），桑叶 9g，使上热浮风，得辛凉之药而从上以泄，即古说"鸟巢高枝，射而去之"之法。也即《内经》"在上者因而越之"，越字应有催吐与发越诸义。服后常有头皮发痒，头目豁然清明，如《普济本事》所载服荆芥散后左额作痒之象。

见作吐者，是肝胆之火犯胃，病不在胃气之逆，但治肝胆，可加川连 3g，黄芩 9g，焦山栀 9g，均以姜汁炒之，姜是《内经》"从治"之祛，亦即"反佐法"也。

如下肢麻木不利者，可加牛膝 12g，木瓜 12g，以加强地龙的作用。地龙既有咸寒润下之功，又有入土下潜之力，且有切分数段，而各段自能生存之特异能力。我最取其柔软屈曲，能伸能缩，颇具人类脉管曲张伸缩之态，更可取者是其软坚之效用。故于高血压、心血管疾患常用之，甚为得力。如炮制得法，并无土腥之气。

如兼患心血管病者，可配合生脉饮，复脉汤去姜、桂及阿胶。姜、桂畏助肝经之风热，阿胶则增加血中黏度，与心脏不利。

兼心悸少眠者，配茯神 12g，远志 3g，枣仁 12g，或甘麦大枣汤（炙甘草 3g，淮小麦 30g，炒枣仁 12g）等安神养心之法。

吾治慢性高血压，一般采用：①介类潜降；②石类镇定；③引阳归下；④辛凉泄风；⑤散之四肢；⑥清肝泄热；⑦平肝和胃；⑧软坚柔脉；⑨安神养心等法为基本。有兼症者治其兼症，待标症平则治其本，也有数法：①柔肝养肝；②滋水清肝；③滋金平木，则木能受制；④养心熄火，则火不燔木。方法不多，谨请指正。

本方也适用于高血压心脏病，但降压太低或感心率缓时，须适当减少龙骨、珍珠母。

● 【评析】

何时希认为冠心病的本质是标实而本虚，因此主张急则治其标，缓则图其本，反对去实亦即祛瘀一法到底的治疗。他提出冠心病治疗的四个阶段，即：治实；固脱；实中顾虚，虚中顾实；治虚为主，不忘顾实。并提出 20 余种祛脂除斑的治法，并认为治当取化整为零，逐步消除的方法，以免大块脱离引起弊端。对于高血压的治疗，亦取标本先后或兼顾的治则，治标以"三龙三甲汤"为主，待标症平则治其本，也有数法，如柔肝养肝、滋水清肝、滋金平木、养心熄火等。

（九）病毒性心肌炎后遗症

王某，男，21 岁，学生。

初诊：1982 年 6 月 15 日。

患此已数年，曾屡次住院，见同室者皆无良效，乃就上海某中医治，谓半年见效，1 年可痊愈不复发，遂专心服药，至此已 10 月，症状无改善，遂减少信心。早搏二联律尚存，18 次 / 分。心区仍绞痛闷胀，夜热盗汗，纳食不开；咽喉常发炎，口疮溃疡，大便干；睡少心烦，噩梦频多。最苦者精神不振，读书游乐皆无兴，有时猛力锻炼以暂兴奋（劝其切不可，此非锻炼之时，当平心静气，鼓起信心，不可有消极之念），但旋即症状更甚，有时萌厌世之念（此子为我老友极钟爱，我以长者态度呵责之）。脉细弱弦数，舌边尖红。

太子参 15g，天冬 12g，麦冬 12g，南沙参 12g，北沙参 12g，生甘草 6g，炙甘草 6g，京元参 12g，嫩射干 6g，丹皮 9g，丹参 9g，干菖蒲 12g，炙远志 6g，广郁金 9g，地鳖虫 12g，炙乳香 6g，五灵脂 15g（包煎）。7 剂。

二诊：同年 6 月 22 日。

症状均觉好些，胸部尤觉开朗，稍有兴趣，能定心看书，但早起在院中散步，不锻炼。脉结代见少，舌边尖仍红。

太子、沙参各 15g，野百合 15g，大生地 12g，桃仁泥 12g，丹皮 9g，丹参 9g, 炙远志 6g, 干菖蒲 12g, 广郁金 9g, 炙枳壳 6g, 生、炙甘草各 6g, 淮小麦 30g, 地鳖虫 12g, 天冬 12g, 麦冬 12g。14 剂。

三诊: 同年 8 月 9 日。

云因已有兴趣, 去南京探亲 2 个月, 精神充足, 无任何不适。一则遵我嘱不要自己多按脉, 数早搏, 造成自己紧张; 二则确然减少, 偶有早搏亦轻, 不影响精神, 对早搏渐不在意, 遂淡然忘之。旅游回来, 颇有读书兴趣, 已加入补课班备考大学了。颇嘉勉之。

脉偶有 1～2 次 / 分的弱搏, 但无歇止; 舌边尖红减, 中有红星, 露齿痕。处方如上不改。7 剂。

四诊: 同年 8 月 18 日。

无症状。想去北京备考, 求丸方。

生黄芪 120g, 炒党参 120g, 炒当归 120g, 大生地 120g, 天、麦冬各 120g, 炙甘草 60g, 五味子 60g, 广郁金 60g, 干菖蒲 120g, 炙远志 60g, 桃仁泥 120g, 丹皮 90g, 丹参 90g, 茺蔚子 120g, 制首乌 120g, 益智仁 120g, 桑椹子 120g, 淮小麦 300g, 南沙参 120g, 北沙参 120g。

药共 20 味, 研极细末, 过罗, 蜜水为丸如绿豆大, 每早、晚各服 9g, 开水吞。

五诊: 同年 10 月 12 日来信

到北京近两月, 尚适应。能跑步 1000 米, 食量增, 在亲戚家反喜食肥肉, 为过去所未有; 虽气候干燥, 从未感冒咽痛; 眠好。要求续予丸方:

上方加干地龙 120g, 川牛膝 120g, 水蜜和丸如绿豆大。

六诊: 1983 年 2 月 5 日。

在北京半年, 一无早搏, 最近熬夜, 考期已至, 备课紧张, 夜静似又早搏。饮食亦不正常。但无咽痛, 过去夜睡少即有。脉代左 3 右 5 次 / 分; 舌下紫, 苔腻。

炒党参 12g, 太 15g, 沙参 15g, 大麦冬 12g, 炙甘草 6g, 五味子 12g, 炒当归 12g, 大生地 12g, 制首乌 12g, 桑椹子 15g, 九香虫 6g, 地鳖虫 12g, 干菖蒲 12g, 广郁金 9g。7 剂。

七诊：同年2月14日。

心电图有早搏三联律，自觉无，脉象亦不见，可能检验时有些紧张之故。

处方不改，加野百合15g。7剂。

八诊：同年2月21日。要求丸方。上方加潼沙苑120g。

1983年7月至84年8月均有信，已考上外交学院，功课虽重，能支持。及1986年见云，已工作、结婚、生子，魁然伟丈夫了。

按：病员意志消沉，信心动摇，所谓情志所致，为最难治，此子直至不信西医中医之时，若无疗效以挽回之，结论堪悲。其家房屋既多，父母与子相距，若有变端，竟难设想。幸我以父执身份，又问诊详细，乃敢透露而遏止其轻生妄念。故以后遇而询之，则唯自笑其幼稚耳。

所治愈心肌炎后遗症，轻重不一，总以补气血而不偏温，祛瘀开痹为主法，而润肺养津必不可少，因咽、齿、舌、关节诸痛，皆为诱发之因，不可不兼顾之。

王某，男，33岁，防疫站。

初诊：1972年12月19日。

1969年，因患咽峡炎发烧，有病毒性心肌炎可能。近3月因罹严重感染，咽患仍存，转为低热。心动过速至160次／分而住院，现仍120次／分，在抗生素、可的松控制中。经多位心脏科专家会诊，确诊为病毒性心肌炎后遗症。

已发现关节松疏，面浮白。纳食自1966年来日量不过六七两，现约增至12两，而体型仍为瘦长，饥或少食则感胃痛；心前区甚闷，偶有绞痛，心悸不安，虚汗疲乏，多卧少起而仍足肿；咽红口渴，蒂丁下垂。脉两手俱虚，左手尤弱；舌淡。从滋阴清肺、凉血养心入手。

血压140/100mmHg。

大生地15g，小生地15g，大麦冬12g，川石斛12g，嫩射干6g，生甘草9g，京元参12g，淮小麦30g，炒枣仁12g，炙远志6g，煅龙骨30g（先煎），煅牡蛎30g（先煎），碧桃干12g，牛黄清心丸4片（糖衣片，分吞）。7剂。

复诊：1973年1月7日。

虚汗止，咽炎痛见减，纳食亦衰，降至日八两，与平时相近，亦不甚饥嘈矣。血压仍在 140/95mmHg，头晕，云系激素之故，可的松当逐步抽减之。惟苔腻白厚，此时养阴凉血之药不可撤，当稍佐化湿之品。

煅龙骨 30g（先煎），煅牡蛎 30g（先煎），煅珍珠母 30g（先煎），炒丹皮 9g，炒丹参 12g，细生地 15g，细石斛 12g，金银花 15g，淮小麦 30g，炒枣仁 12g，炒陈皮 6g，白豆蔻 6g，广郁金 9g。14 剂。

三诊：心率降至 90 次 / 分，仍有头晕，咽炎、面浮均消；纳平，疲乏喜睡，项强额胀。脉两手细弱，右寸浮。风阳浮于上，须略佐清泄。

薄荷叶 3g（后下），白蒺藜 12g（炒，去刺），煅牡蛎 30g（先煎），灵磁石 30g（先煎），珍珠母 30g（先煎），细生地 12g，淮小麦 30g，五味子 6g，广郁金 9g，紫丹参 9g，炒丹皮 9g，金银花 15g。14 剂。

随访：半月后托人来告，可的松已撤，血压、心率正常，虽体力稍弱，已上班矣。

宁某，男，23 岁，工人。

初诊：1976 年 5 月 3 日。

1970 年起患心肌炎后遗症，住院治疗数次，达数年之久，因不见疗效，与医护龃龉，告以无治愈之望，故情绪低落，或争吵，或欲自杀，医护及亲友均无说服能力，病员已放弃治疗。有肝炎史，居住潮湿，抗"O"曾至 1200 单位。

其症心区隐痛，时间久暂不一，多在气候转变时为甚。胸闷欲捶，长吁不已。午睡后早搏频繁，心慌意乱，精神不振，怠惰心灰，故常废寝忘食，食亦不甘。

脉结代，二三至而一休，或有连动，即《伤寒论》所谓"动而中止，更来小数，中有还者反动，名曰结""动而中止，不能自还，因而复动者，名曰代"。此病员有动而中止，不能自还（所谓早搏）的代象；又有更来小数（即暂休的一至，连在后一至连跳，所谓律不齐）的结象。在仲景谓之"阴也，得此脉者必难治"。但我们在临床上，结代属于常见之脉，也还可治。先以平剂投之，为其人过敏，未服过中药，先当使之能接收。处方：

炙甘草 6g，淮小麦 30g，大生地 12g，大麦冬 12g，桃仁泥 12g，紫石英 15g（先煎），煅龙骨 30g（先煎），五味子 6g，太子参 12g，广郁金 9g，炙远志 6g，紫丹参 12g，参三七粉 2g（分吞）。7 剂。

复诊：同年 5 月 12 日。

服药后精神较安定，能有些振作，胸闷尤觉宽松，能骑自行车来诊。脉仍有结代，大减，1 次 / 分；舌边红，稍有齿痕（此古书所谓"裙边舌"）。温病见之为危症，实亦心气或心阴不足之征，如见于胖舌，则为有水，心脏病常见之，不足为危也。处方：

炙甘草 6g，淮小麦 30g，大生地 12g，桃仁泥 12g，芫蔚子 12g，白檀香片 6g，紫石英 15g（先煎），炒当归 12g，五味子 6g，太子参 15g，紫丹参 12g，广郁金 12g，参三七粉 2g（分吞）。7 剂。

三诊：同年 6 月 5 日。

心区隐痛、食后早搏均止，但有阵发性心动过速。精神见好，仍消瘦，病员既具信心，以其咽梗，药可用苦寒矣。凡咽齿痛、关节痛及感冒等，皆发病之因也。

鲜生地 30g（打），生甘草 6g，苦桔梗 3g，山豆根 6g，嫩射干 6g，京元参 12g，苦丁茶 3g，茅根 30g（去心及节），芦根 30g（去心及节），炒丹皮 9g，京赤芍 9g，淮小麦 30g，灵磁石 30g（先煎）。7 剂。

四诊：同年 6 月 12 日。

咽梗痛已止；近两周心动感觉良好，午睡后心悸大好，一周来气候虽不佳，未感胸痞。脉早搏未除，仍 1 ～ 2 次 / 分[1]。咽炎既清，拟致力于治心，以养心开郁、清热解毒为主。此病员又有龋齿、慢性鼻炎、心肌炎发病之因皆备，须时时警惕之。

大麦冬 12g，南沙参 12g，大生地 12g，生甘草 3g，炙甘草 3g，丹皮 9g，丹参 9g，炒赤芍 9g，淮小麦 30g，五味子 6g，炙远志 6g，干菖蒲 12g，灵磁石 30g（先煎），失笑散 15g（包煎），茶树根 15g。7 剂。

五诊：同年 6 月 19 日。

服药后夜失眠，午亦不易入睡。他症象皆平靖。因见某刊物记老茶树根能强心，我用量才及其半，已见导致失眠之副作用，遂不复试。亦见有晨服浓咖啡以治失眠之报道，意谓上午过度兴奋，可引起入夜之疲乏易睡，其理亦有可通处，恐我用之不得法。

上方除茶树根；加炒枣仁 12g，夜交藤 15g。7 剂。

六诊：同年 7 月 3 日。

近期梅雨潮湿异常，但一无症状，眠纳俱佳，故精神一振，活动量亦增加。云每年此时寒热困顿，空气霉浊，而拥衾床褥为最难挨受之时，而今不然。脉渐有力，容色华腴。血液既充，去瘀活血之品可以量增。处方：

川桂枝 3g，炒白芍 6g，生甘草 6g，炙甘草 6g，大生地 12g，炒党参 12g，炒当归 12g，大麦冬 12g，五味子 9g，淮小麦 30g，干菖蒲 12g，失笑散 15g（包），白檀香 9g（后下），泽兰叶 12g。14 剂。

七诊：同年 8 月 7 日。

脉无结代，两手有力，右手较旺，知心气之渐充，从血象可知血液亦已旺盛。久病有脱体之感，喜形于色，云将去外地上班矣。处方同上，备药如下：

血竭 2g（分两次吞），炙乳香 12g（包煎），没药 12g（包煎）。

嘱：如遇绞痛时用之。盖乘病愈之一股锐气，或致努力过度，故以此为备，且劳动量需渐增，勿急。

自此，月来一信求方，总在归脾汤、生脉散、炙甘草汤、甘麦大枣汤、失笑散诸方出入，法则不变。至 1978 年 1 月来云将婚，因思育肾以交通坎离，滋水以配火脏，虽青年，平秘之道终为根本之治。因加：

甘杞子 12g，山萸肉 9g，炙龟板 15g（先煎），厚杜仲 12g。剂数随方便。

1982 年 7 月来告，已婚且育一子，读毕业余大学，家务又烦重，光荣入党，转为干部，生活工作皆趋复杂，而体力脑力均能胜任，相与快慰。

按：此病员因父亲关系，故受批斗而下矿改造，精神先受创伤，及撄[2]心肌炎，情怀更恶，治之若不于首数诊中取效，必难得其信心，而获以后之佳果。然用药有一极掣肘[3]处，则其咽、齿、鼻、关节诸炎症之病灶俱备，稍温即恐触发，故五诊以前悉用柔平之剂，六诊借梅雨之潮湿，乃敢一试桂枝之辛温，而成复脉汤之配合，然仍不加姜、酒也，可谓慎矣。

吴某，男，19岁，待业。

初诊：1972年7月28日。

心肌炎后遗症，1970年发现心悸气急，得之感冒发热之后，凡走多、行急、上楼则更甚。今年3月，黑大便强阳性，能日食八两，在典型时间胃痛，常泛酸。自此头晕目冒金花，眠梦甚多，面色㿠白不华，且脱发不少。携来他院X片报告：先心可能（其姊、妹三人，均有主动脉轻度狭窄）。脉象迟数、浮沉、强弱不匀；苔白腻。拟用养心安神、和胃制酸法先进，待秋凉可予"二参法"。处方：

朱茯苓12g，生白术12g，炙甘草6g，淮小麦30g，炒枣仁12g，乌贼骨12g，甘松6g，小茴香6g，炒延胡9g，广郁金9g，煅瓦楞15g，炒陈皮6g，二至丸12g（包煎）。7剂。

复诊：同年10月23日。

胃痛基本未发，已遵用少食多餐法，纳佳，不泛酸；仍眠梦，面㿠白。脉迟数、浮沉、强弱已较匀，而偏于弦迟；苔腻已化。以健脾和胃，养心安胃为继。失血之后，不曾安卧静养，恐络损未复，不宜早用养血动血之品，药以柔和为妥。处方：

炒党参6g，生白术12g，朱茯苓12g，炙甘草6g，淮小麦30g，炙远志6g，炒枣仁12g，黑料豆30g，熟女贞15g，墨旱莲15g，炒陈皮6g，乌贼骨12g。14剂。

另以鸡油炒参三七粉，日2g，分两次药汁冲服。

三诊：1973年1月16日。

上方服3剂后明显有效，目冒金星及脱发均已止，面色转红腴。入冬严寒，不免胃痛泛酸及嗳暖，而纳食不减。偶有心悸怔忡不安。脉浮动；舌中及两旁川字形剥。处方：

炒党参9g，南沙参12g，炙甘草3g，淮小麦30g，炒当归9g，炒枣仁12g，灵磁石30g（先煎），煅瓦楞30g（打，先煎），乌贼骨12g，炙乳香6g

（包），炙没药 6g（包），甘松 6g，大麦冬 12g。14 剂。

四诊：同年 2 月 8 日。

不泛酸，胃痛不规律发作，不甚，大都在劳动或失食之后，同时心悸汗出亦作。脉有浮动；舌花剥呈满舌碎片状，已非川字形。嘱须检胃。饮食毋失食，劳而悸汗，宜辍劳暂休。今既不泛酸，且稍撤制酸之品，于养心中稍佐活血。

前方去乌贼骨、乳香；加台乌药 6g，炒丹参 9g。14 剂。

五诊：同年 5 月 31 日。

偶有虚汗，胃痛较少，几乎已忘此疾。脉不浮动，而弦滑；苔腻，根黄厚，舌中仅存小剥。钡检：胃窦炎、十二指肠球部溃疡。

炒党参 9g，生黄芪 12g，炒当归 12g，生白术 12g，炙甘草 6g，炒枣仁12g，淮小麦 30g，大麦冬 12g，台乌药 9g，煅瓦楞 30g（打，先煎），炒延胡 9g，甘松 6g，炒陈皮 6g。14 剂。

每日口含红人参 3g，吞服油炒参三七粉 2g。

六诊：同年 10 月 16 日。

云服"二参法"两月半后，心悸虚汗已无，眠梦亦安，故 5 月 31 日方服14 剂后，已止服。胃痛当秋凉之际，亦竟未发，今来致谢。察其面，如钱大颧红已消失。

按：病员初由云南部队某干部介绍，云甚疑难，有军医陪同就诊，亦云对心肌炎后遗症感束手。及诊察之，乃在溃疡失血之后，其胃痛典型，且仍在发作。由其失血而心失所养，故心悸怔忡、虚汗失眠之象更甚，治疗时作双方兼顾之计。其脉疾数高下强弱不匀，面色惶惑，神情畏怯，当以保护性医疗，心理安慰对之，主要仍在投剂有效，始能坚其信心。我自觉处方并无出奇制胜之处，只在归脾、甘麦大枣二方中出入，连续服汤药不过两月余，待胃病控制后，即专恃红人参、参三七。病员初诊时是个忧郁性的少年，继而作木工、运输工、打包工，读完大学后参加智力工作，现为国营公司的经理，10 余年来体格发育为精壮，智力、体力均能胜任其职务，其受困 2 年余的心肌炎后遗症，自觉已不复存在。屡次体检，心脏方面没有什么异常发现。

陶某，女，25岁，干部。

初诊：1983年5月22日。

去年曾于感冒后发心区绞痛，至今年4月更甚，呼吸憋气，甚则呼气时身为震颤；有时忽然一阵耳鸣，脑思维有停止感觉，眠不安，有幻梦；目下黑晕，自云幼年即有之。14岁始经，有一段时间太累，则周期错乱，且经色先紫、中红、后暗、作痛；近尚正常，上次4月25日，行经日多，量少。自云怒气不易发出，有弃世作尼姑之想，此次到南方即有找尼庵之准备。脉两手尚有力，左弦而沉郁不扬；舌颤动，舌淡而舌下有紫筋（未患过肝病，盖郁怒致瘀而然）。

关节、肌肉神经均痛，以膝部为甚，病史已12年，母亲亦患关节痛，但查无遗传因子，曾检抗"O"、血沉均（-）。心电图（-）。

淮小麦30g，炙甘草6g，炒枣仁12g，炒当归12g，大生地12g，炒丹皮9g，炒丹参9g，炒川芎6g，广郁金9g，干菖蒲12g，炙远志6g，地鳖虫12g，失笑散15g（包煎），威灵仙12g。7剂。

二诊：同年6月2日。

过去心绞痛日发两次，疲劳或兴奋后发更频，服药后日仅一发，虽天气阴雨，亦不触发，似已进步。过去发病只是绞痛及憋气，未见指冷、发绀、唇紫、冷汗等症状。眠少，自因多思之故，无梦。左脉细弱，右大于左；舌不颤。

生黄芪12g，南沙参12g，北沙参12g，炙甘草6g，淮小麦30g，炒枣仁12g，炙远志6g，广郁金9g，干菖蒲12g，地鳖虫12g，失笑散15g（包煎），九香虫6g，炒当归12g，大生地12g。7剂。

三诊：同年6月12日。

7天来，绞痛、胸闷均止。每日有一二次烦躁烘热，面红汗出。脉如前；苔干质淡，舌下紫筋退。

上方去黄芪、地黄；加炙鳖甲15g（先煎）。7剂。

珍合灵片1瓶，临睡服6片。

四诊：同年 6 月 23 日。

烘热汗出已止，精神转好，游览有兴趣而乏力，绞痛不发。时咽痛，其发音自喉间出，中气乏，然性喜多言。脉两手渐大较有力；舌下红，不紫。

太子参 15g，南沙参 12g，北沙参 12g，炙甘草 6g，大麦冬 12g，五味子 6g，野百合 15g，大生地 12g，炒当归 12g，生白芍 9g，淮小麦 30g，炒枣仁 12g，干菖蒲 12g，炙远志 6g，炙龟板 15g（先煎）。14 剂。

五诊：同年 8 月 22 日来信。

回京后纳食大增，1 市斤 / 日，渐胖；能安眠，闷热时稍感胸闷，为时极短。此次冒暑南来求诊，自云心情开朗了，已上班。脉右关寸有力而稍大，左仍虚；舌下及边红。

处方：甘麦大枣汤、生脉散、四物汤、一贯煎、百合地黄汤原则不变；加生黄芪 12g，川石斛 12g，太子参改党参 9g。30 剂。

六诊：同年 12 月 10 日来信。

心绞痛未发，震颤、烘热汗出亦止，膝关节仅逢节气改变时稍有感觉，手已能入冷水。云："每在天气正常，并无情绪波动，平时应不发病；而忽感怔忡不安，胸闷头晕症状无原因出现，必有 5 级以上的国外地震发生，日本、意大利、南斯拉夫、澳大利亚四次均应验。《参考消息》有苏联医学家报道：'人类当中心血管有病的人，在地震后会有异常征兆反映，如胸痛心慌气短等。' 她从切身体会，以为可信。"

大麦冬 12g，炙甘草 6g，五味子 9g，野百合 15g，大生地 12g，炒当归 12g，生白芍 9g，淮小麦 30g，炒枣仁 12g，煅龙骨 30g（先煎），灵磁石 30g（先煎），左牡蛎 30g（先煎）（按：此三药对其心脏敏感，且有工作久而头晕目胀用之），丹皮 9g，丹参 9g。30 剂。

七诊：1984 年 8 月 6 日来信。

出差闽、浙、苏、海南等地连续月余，五乘飞机毫无反应，俱若无病，故自认为初诊时所不能想象之奇迹也。出差回京后适值气候闷热，紧张之余，不免肢节疲乏，亦有胸闷现象，但不绞痛。求给以康复药方：

炒党参 9g，炒当归 12g，大麦冬 12g，炙甘草 6g，五味子 9g，南沙参

12g，北沙参 12g，炙远志 6g，广郁金 9g，干菖蒲 12g，鸡血藤 15g，桃仁泥 12g，丹皮 9g，丹参 9g，檀香片 6g。30 剂。可自服西洋参，冬则白人参。

按：此例经过 3 个月的治疗，第四诊后即说"生趣盎然"，不想做尼姑了，到南方来找尼庵，不想找到了愈病的菩萨。以后寄来结婚照、胖儿子照，则总是满面春风，不见愁眉。每对人说：很可惜，是我把她拉回去，没有尝到"黄卷青灯"的生活体验。

顾某，女，22 岁，大学学员。

初诊：1975 年 8 月 21 日。

五月中旬患病毒性感冒，发热 38.1℃，两天热退。忽有气急，呼吸困难，大量饮水。5 天后两下肢无力，需两人扶走，素无风湿病及肺病史，血沉 11 单位，腱反射正常，皮肤痛感尚存，上肢发麻，握力大减，至不能执笔。忽然发作，心跳怦怦，感觉慌乱不安，又住院治疗，诊断为：病毒性感染性多发性心肌炎、下肢功能减退。血象及其他检查，均在正常范围。用强的松治疗中，16 岁始经，周期在 20 ～ 23 天，量少，色暗红有块，先期及中期腹痛约三四天。

近症：智力退，记忆尤差，舌不利，语不从心；多言则头痛，甚久乃能痛止，眠不安，有噩梦。手不能举，强举则酸麻，多坐则腰酸带下色白不稠，两膝以下酸痛，胫以下更甚，转筋日有数作，痛甚，按抚久之亦不能休。晡热 37.3℃，平时则为 36.6℃。纳衰不香，仅 5 两 / 日；黑大便史已三四年，胃痛泛酸，自服强的松后加甚。舌边尖略红，有齿痕；脉细数，89 次 / 分而虚弱。

家属反映，此女学习成绩优良，今将毕业，故心急如焚，求愈心切，已经 4 医院诊治，尤使病员缺乏信心。其四肢如废，不能思考，卧则两足须用热水袋 4 只围之，抚之其肌犹冷；坐则足入草窝取温。故常悲不自胜，其家长言时亦为泪下，两足绝不能走，今由父抱坐自行车而来。

脉症相参，此女素体本弱，入大学后得胃痛，《内经》所谓"二阳之病发心脾"，盖得之于多思虑也。又加溃疡，以此生化不及，血不足以供心脑，以充月信，以养肝肾筋骨，故病毒入侵，蔓延波及之域如是其广。不知虚能受补否，补则先顾其胃，裕其生化之源，方有抗毒恢复之机。处方：

炒当归 12g，大生地 12g，炒白芍 9g，大川芎 9g，羌活 9g，独活 9g，伸筋草 12g，鸡血藤 12g，片姜黄 6g，怀牛膝 12g，生白术 12g，广木香 6g，煅瓦楞 30g（打），炙乳香 15g（包），炙没药 15g（包）。14 剂。

复诊：同年 9 月 9 日。

纳开知饥，食量增加，稍能走，自欲锻炼，但次日即疲不能兴，踵痛。嘱以渐加，须有恒心，勿急躁也。心悸眠梦而不惊，转筋药后未作，颇以为喜，已具信心矣。

原方加京赤芍 9g，厚杜仲 12g，炒延胡索 12g，台乌药 9g，威灵仙 12g；去白术、木香、羌、独活、伸筋草。14 剂。

嘱配合针灸。

三诊：同年 9 月 21 日。

转筋不作，能步履，但软弱。不能操之过急，当计日而加步数，若能日增十步，步步有力，能立稳即可。日食六餐，计可八两。

炒当归 12g，大生地 12g，大川芎 9g，炒川断 12g，厚杜仲 12g，桑寄生 15g，川牛膝 15g，川独活 9g，威灵仙 12g，延胡索 12g，五灵脂 15g（包），煅瓦楞 30g，陈木瓜 12g（酒炒）。14 剂。

四诊：同年 10 月 5 日。

自言已能写信，但思维迟；步已轻快，睡好，心悸大好，胃纳香而增多，泛酸不作，因有去杭州复课之要求。以为尚未复原，家长与学校均当作思想工作，免致功亏一篑也。

炒党参 9g，炒当归 12g，大生地 12g，炒川芎 9g，鸡血藤 15g，桑寄生 15g，炒杜仲 12g，炒川断 12g，川牛膝 12g，川独活 9g，威灵仙 12g，伸筋草 12g，玉屏风散 15g（包煎）。14 剂。

五诊：同年 10 月 19 日。

自觉步履较阔大，无摇摇欲倾之状，故进步速而精神愉快。

上方去玉屏风散、桑寄生、川断；加生黄芪 12g，川桂枝 6g，炒白芍 9g。14 剂。

六诊：同年11月2日。

已能行二三里，然腿酸腰痛胫冷又作，每行疲，则头先痛，头项、颊车亦作，此过劳筋骨，则血液不足以上承，欲速则不达也。且撤下引之品。

上方去独活、牛膝、桑寄生。加紫丹参12g，鹿角片12g，巴戟天9g。14剂。

思欲用河间地黄饮子而未决，以未婚女子，温肾之药不能多用，且补奇经以试之，若只在四物、黄芪五物、三痹诸法中徘徊，效恐不速。

七诊：同年11月6日。

睡本已安贴，今日间备课忙则夜梦，且头热足冷，卧则更冷。嘱多思苦学，尚非其时也。拟温而潜之。

炒党参12g，生黄芪12g，炒当归12g，大生地15g，川桂枝9g，炒白芍9g，威灵仙12g，川牛膝12g，甘杞子12g，五味子12g，巴戟天12g，钻地风12g，全鹿丸9g（包煎），虎潜丸12g（包煎）。14剂。

八诊：同年12月7日。

经准期，量多，有2天高潮，5天而净，色正。能步行4华里，斯时则心速达100次／分。脑力有进步。脉弱见振；苔净，尖红亦淡。是尚能受温也，可喜。

上方去五味子、钻地风；加淮小麦30g，煅瓦楞30g（打）。

九诊：同年12月31日。

足胫酸冷之象已除，自觉脑力渐复，所有症象均已近痊。上方有效，要求照抄。

十诊：1976年2月2日。

来人云：已去杭州入学，学习尚能胜任。仍求原方，抄付之。嘱在进步情况下，可以续服一段时期，以维持疗效。

1977年9月30日其父来告：其女已毕业，入工厂为干部，能用脑，亦能多走，但过后须暂休息，自能恢复。嘱当以未恢复正常自律，勿逞强过劳也。

按：此例初入手即以地黄饮子为目标，而因室女，且有舌边尖俱红，曾有渴而引饮之象，虽附子盘旋于脑际，而执笔沉吟，终舍而未用。曾因病毒入侵，弥漫于诸脏腑筋骨，后虽无甚热象发现，不必用凉营解毒，若用辛温，或致触动，以其日有进展，病状在改善中，故但求渐进，不欲冒功，或缘学力识见不足欤。刘河间地黄饮子治瘛疭最佳，今此例口舌不利，四肢如废，方症正自合拍，而我不用，心中终不释然。

谈某，女，23 岁，学生。

初诊：80 年 4 月 20 日。

胸闷，曾有心区抽痛历一刻钟，心慌胆怯，恶梦寐不安。小劳动后心率至160 次 / 分，斯时自感早搏怔忡。颧红畏阳光，他院已排除红斑性狼疮，好发于春日，余季亦发，入冬逢冷吹风则更甚，据云：自服阿胶后年年发作。现在手足均有红紫斑痕可见。有黄疸性肝炎史（1969 年），卧养 3 个月，痊愈。过敏性哮喘史，有奶癣，畏羊毛，春、秋季必发，已历 5 ～ 6 年。有鼻炎、乳蛾、龋齿史。月经常 40 天至 3 个月一行，量少，色紫有块。脉象弦弱，稍有结代；舌红刺，有齿痕。

拟从阴虚有热主治。能受补气血药，则易收功，因其经事间行，发育瘦小，又家长惶急，病员亦情绪低落，且在工读，其脉又以常服氨茶碱，不甚可凭也。

南沙参 12g，大生地 12g，大麦冬 12g，生甘草 6g，苦桔梗 6g，炒赤芍 9g，炒白芍 9g，炒丹皮 9g，紫丹参 9g，广郁金 9g，炙远志 3g，干菖蒲12g，金银花 15g，杜赤豆 30g。14 剂。

复诊：同年 5 月 11 日。

每行动则面红如火，而自不感热，抚之则炙手，晨起手心尤焦灼，是虚热之征也。脉两寸关俱弦；舌如前。

近检脑血流量：波幅左低右高，不对称。肝功能（-）。心电图：窦性心律，分导联 ST 段下降，T 波双相。父族多患癌症及心脏病死亡者。

炒当归 12g，大生地 12g，小生地 12g，淮小麦 30g，炙甘草 6g，桃仁泥 12g，炒丹皮 9g，炒丹参 9g，炒赤芍 9g，炒白芍 9g，广郁金 9g，嫩白薇 12g，干菖蒲 12g，磁石 30g（煅，先煎），牡蛎 30g（煅，先煎），杜赤豆

30g。14 剂。

三诊：同年 5 月 25 日。

手心灼热止。近备考紧张，觉心跳，97 次 / 分，偶有心绞痛。月经 21 日至，已将净，无高潮。此次周期为 34 天，为历来所未有，是有可喜之迹象。但须辍读，不骑单车，心脑休养，以望生息。

大麦冬 12g，五味子 12g，大生地 12g，炙甘草 6g，淮小麦 30g，炒枣仁 12g，炒当归 12g，太子参 15g，南沙参 15g，丹皮 9g，丹参 9g，炒赤芍 9g，炒白芍 9g，广郁金 9g，地鳖虫 12g，白檀香 3g（后下），炙乳香 12g（包煎），五灵脂 15g（包煎）。14 剂。

四诊：同年 6 月 8 日。

心绞痛不作，胸闷、心慌悸大减，眠亦安贴；纳食平，近已休读，颇有关系。但有咽痛，前方有润肺药，今气候潮湿，且勿更张。

上方去白檀香；加嫩射干 6g。14 剂。

五诊：同年 6 月 25 日。

虽休读而仍在工作，当雨湿之时，而胸中舒适，自感甚好；行动肝区牵掣作痛，约 1 周，已止；面红。舌红星、齿痕均已大好；脉 68 次 / 分，无结代。

党参 12g，沙参 12g，大麦冬 12g，炙甘草 6g，五味子 12g，炒当归 12g，桃仁泥 12g，丹皮 9g，丹参 9g，嫩射干 6g，淮小麦 30g，炒枣仁 12g，煅龙骨 30g（先煎），广郁金 9g，干菖蒲 12g，地鳖虫 12g，炙乳香 12g（包）。14 剂。

六诊：同年 7 月 6 日。

平时面已不红，但天热则视他人为易红。肝区不刺痛。过去每年疰夏，今虽未作，略宜顾之。经 1 日至，周期 40 天，量仍不多，云过去入夏则经不至，书所谓"避经"也，在体强者不为病，此则不然。

上方去乳香、射干；加嫩白薇 9g，野百合 15g。14 剂。

七诊：虽工作疲乏，而午休、夜寐均佳。心区感觉良好，毫无负担。脉虚数，舌边尖稍红，而齿痕渐泯。原从甘麦大枣、百合地黄、归脾立法，今"暑湿热合至而成暑"，阴虚有热之体，恐病毒之热与暑湿热相并合，甘温之品宜减等，而以柔养为主。

太子参15g，南沙参15g，大生地12g，野百合12g，嫩白薇9g，丹皮9g，丹参9g，淮小麦30g，地骨皮12g，左牡蛎30g（先煎），珍珠母15g（先煎），广郁金9g，地鳖虫12g，干菖蒲12g。14剂。

按：病员家长对病毒性心肌炎后遗症及其父属死亡于心脏病二者，颇有惊慌失措之象，致其女亦侘傺[4]悲观，不能振作。后闻我治此病有效，终于携女求诊，如其所望。1983年1月，此女来告：工大已毕业，入党，为干部。观其发育状态良好，面红久已不作，四肢紫红痕迹亦消。

附：病毒性心肌炎辨治综述

综述一：

病毒性心肌炎后遗症，症状不仅表现在心脏，第一是情绪反常，产生多种幻想，意志消沉，不能振作，即使予以鼓励，也作用不大。似乎好多问题在于医家隐讳不给解释安慰，造成神秘的禁区、"不治之症"的感觉，多愁善病，性情怪僻，离群索居，如此，虽非死症，但也难能治愈者。经我治愈的许多病例，都曾有过或多或少"缺乏希望"的过程。

我所处方并不出奇，于第五诊中已言之（指陶某案），是大家常用之方，有时合归脾汤，一贯煎中的黄连[5]、大补阴丸中的知母也用之，取以清其肝热。又病灶所在的咽痛、关节、鼻咽等炎症也必须一见即治，免致引发主症。有心动过缓者，则桂枝加龙骨牡蛎汤也使用；当其烘热盗汗时，当归六黄汤见效甚速；虚热低热不退者，青蒿鳖甲煎亦有效。

当疗效见了，病员性情即改，不复存"索然无生趣"之感，又可导之增加某种消遣或活动，使精神有所寄托。

综述二：

窃有体会，以为病毒性心肌炎在中医当视为风热、温热之异气所侵，其性厉，其变急，故由气入血而迅即侵入心包，虽曰实邪，热毒伤阴，久当属虚。故治后遗症，清热解毒不能作为专主之治，必须养血以补心体，宁神以安心神，解郁宽胸以展心用，方能恢复。

热毒之所伤，大都为心肺之阴；又非寒邪，亦并不伤其心阳，故虽常以炙甘草汤为主方，而方中姜、桂、酒每避用之（心动过缓者亦常用桂枝），而阿胶有凝血之能，亦不须用。《伤寒论》"脉结代，心动悸"之主症，一般视为汗后伤心之原因，与心肌炎后遗症得之于发热后者，病因亦自相类，复脉汤实为可以信用之方。而以甘麦大枣汤、生脉散、百合地黄汤、归脾汤等为康复之方，亦常有效，虽曰"热毒伤心"，然与犀角地黄汤证轻重有别。

● 【校注】

［1］分：原为"60分"。疑误。

［2］撄（yīng）：触犯。意指罹患。

［3］肘：原作"时"。疑误。

［4］侘傺（chà chì）：形容失意的样子。

［5］黄连：疑为川楝子。因一贯煎中有川楝子，无黄连。此处或取加量连方。

● 【评析】

病毒性心肌炎后遗症的治疗，何时希认为总以补气血而不偏温、祛瘀开痹为主法，而润肺养津必不可少，因咽、齿、舌、关节诸痛，皆为诱发之因，不可不兼顾之。然不能以清热解毒为专主之治，必须养血以补心体，宁神以安心神，解郁宽胸以展心用，方能恢复。他常用的药物有生地、参（太子参、沙参、党参、人参）、炙甘草、麦冬、枣仁、淮小麦、丹参、丹皮、郁金、远志、当归等，可见有炙甘草汤、甘麦大枣汤、归脾汤等方意。此外，二参法（人参、参三七）亦为简便实用的辅助治法。

（十）脑血栓后遗症

张某，男，45岁，部队医院干部。

初诊：1973年12月30日。

3年前因思考紧张，忽然右肢麻木，口舌不利。经治疗后，现症：舌蹇言语迟缓，口略右喎，右手僵木而冷，汗出偏多，右膝以下麻木不能活动，行动全赖左肢支持。夜卧需用 3 个热水袋温护，手 1、足 2，但水热至左肢不能受，而右肢仍不感温。自云神志始终清醒，以舌及右肢不听使用，故显呆木，脑力毫未受损。过去所服中药有桂、附、水蛭等药。

脉左手浮沉俱弱，中按亦缓而细，关比尺、寸稍强；右脉似有若无；舌强缩颤动不伸，边尖不红。

血压偏低：70/40mmHg～110/70mmHg。脑检：脑血栓、脑缺氧；血黏度高、血管运动障碍。

川桂枝 9g，炒当归 15g，大川芎 9g，杜红花 9g，羌 9g，独活 9g，威灵仙 15g，鸡血藤 15g，炙远志 6g，干菖蒲 12g，炒党参 12g，生黄芪 15g，指迷茯苓丸 15g（包煎），人参再造丸 1 粒（分两次咀服）。7 剂。

二诊：1974 年 1 月 6 日。

精神见振，纳香，眠安，大便日行。

原方去川芎；加苏木 9g，炙甲片 6g。7 剂。

三诊：同年 1 月 13 日。

手指稍温，下肢入夜亦较暖，行动便捷些；纳增，大便稍干，精神大见好。舌亦能动，伸缩自如。

上方制大其量，每药加 3g。14 剂。

四诊：同年 1 月 27 日。

右指抚之已温，右足膝至胫已温，趾掌仍冷，夜卧手部不需热敷了。纳、眠、精神均佳。右手脉隐约透露，有搏动之象；舌能全伸，边有齿痕。

炒党参 15g，炙黄芪 18g，炒当归 15g，大川芎 9g，羌 9g，独活 9g，鸡血藤 15g，炙山甲片 9g，炒川断 15g，川牛膝 15g，炙远志 9g，干菖蒲 12g，广郁金 9g，指迷茯苓丸 18g，川桂枝 9g。14 剂。

五诊：同年 2 月 17 日。

云因牙患拔牙，停药数天。舌蹇及右肢麻冷已好转约一半以上，小便黄。苔腻（舌能伸）；右脉已透，虽仅如细葱管，但搏动明显。

上方去川芎、羌、独活；加生苡仁 30g，煅龙骨 30g（先煎），火麻仁 12g，伸筋草 15g。14 剂。

六诊：同年 2 月 24 日。

前方未服完，因症势大见好转，须回云南，要求处一长期方。右脉又稍粗，不须追寻，著手即得；苔腻已化。

上方去苡仁、麻仁；加钻地风 18g，威灵仙 18g。30 剂。

同年 9 月 29 日。介绍洪某来诊颈大汗症，转告谢：手足俱暖，一切大有进步，能上半班了。

按：此症有利于用药者，在于血压不高，血分无热，故芪、桂及一切活血去瘀药可以恣用无顾虑。云南产肉桂、附子，故前医用之，然我意"血得热则温而去之"是一方面；何如直接用活血药为有利，血中有小瘀块栓塞，其智力未损，可见脑栓不甚，故不用上引药，使全身之血通畅，特别是右肢属气，气为血帅，气行则血行，故用参、芪，似亦比温阳为近一步法。舌蹇能利，则远志、菖蒲、郁金、川芎等开心窍之力，舌为心苗也。

●【评析】

本案例患脑梗后已 3 年，曾服用桂枝、附子等药，然效不如意。何时希治用参、芪，合以活血通络之品而获效，此益气行血与病机更为相合，因此他说似比温阳为近一步法。

六、萎缩性胃炎

罗某，女，30 岁，工人。

初诊：1979 年 8 月在青岛。

病员系老友之女，下乡知青，因常食不得饱，或进冷的窝窝头，而常胃痛泛酸，以后胀痛加重而无酸可泛了，时见黑大便。去年、今年两次胃镜检：黏膜成灰白色，大面积萎缩，缺乏胃酸，尚有溃疡面未愈合，诊断是萎缩性胃炎。病员形容憔悴惨淡，情绪低落，自不待言。脉象细弱，舌质淡紫，上罩白厚干腻苔（可能药物镇痛或其他反应）。

生白术 12g，生甘草 6g，炙甘草 6g，云茯苓 12g，炒党参 9g，炒当归

12g，煅瓦楞 30g，失笑散 15g（包煎），炙乳香 12g（包煎），炙没药 12g（包煎），败酱草 15g，侧柏炭 15g，广木香 6g，砂仁 6g（后下），乌梅丸 12g（包煎）。7 剂。

二诊：后 7 天。

病员及父母愉快之情，溢于言表，谓这 7 剂药创了奇迹，胃中胀痛完全消除，饮食知味，大见增加，精神面貌换了个样，能逛逛街，买些东西准备回乡了。脉见振，苔白腻化净，仍有淡紫舌质。

原方加白术 15g，茯苓 15g，生甘草 9g，当归 15g，党参 12g，余药不改。7 剂。

病人谓：回乡煎药不便，要求再予丸方。

炒党参 40g，炒当归 50g，生甘草 30g，失笑散 150g，炙乳香 40g，炙没药 60g，败酱草 150g，乌贼骨 30g，血竭 10g，紫丹参 30g。

药 10 味，研极细末，罗过，蜜水和丸，如梧桐子大。每于餐前半小时服 9g，细嚼，用少量温开水过下，水勿太多，多则冲过病灶所在，不能吸附而起保护作用了；又必须细嚼，使成浆糊状，既有利于附着，也免于药末下去，使病灶及溃疡面有负担。或问何不用"煮散"，我说"散"是粗末，煮汁饮入，不如嚼成浆糊状之能逗留于胃黏膜间为佳。

随访：约 4 个月后，病员来信道谢，谓到青岛再做胃镜检查，出人意外地报告：萎缩面已激活，呈粉红色，黏膜凹陷者已平，诊断是：萎缩性胃炎愈合期；胃溃疡则诊断为愈合，病灶消失了。又云下乡女青年患同病者数人，也借丸方配服，有一人得到同样诊断，尚有数人在继续服，症状都已减轻或消失了。

按：这几位病员致病之原因，可说完全由城市到山东贫苦的农村，劳动负担，饮食习惯饥饱失常，尤其是精神压力较大，这些癌前期病变的造成是外伤性的，器质方面损伤还不严重，当然，发展方向是无疑的。但如病灶能改善，精神压力能变化（1979 年），恶变也可逆的。

我初诊用药很平常，是香砂六君子汤为主，配合方面是经过精简的，明是肝郁犯胃，疏肝理气是必要的，但考虑其长期营养不足，气血已是大虚，所谓

"香燥理气是取快于一时，贻患于将来"，所以只要瓦楞以舒胀。讲到解郁，这是主要存在的病因，不调回城市，什么解郁理气药都是徒然的，故不用理气去再克伐。我考虑的重点，是怎样使其萎缩激活，所谓"降燥润枯"，补气血是主法，乳香、没药、五灵脂、蒲黄、血竭等药，都是外科方面"去腐生肌"的要药，应该借用（我治疗冠心病，也用这类药作修复心肌损伤之用，很见效）。败酱草也是外科消炎去脓药，内科则合红藤等以治肠痈。我对乌梅丸这个仲景方很钦服，用 30g 浓煎以杀蛔虫，有速效；更欣赏它辛酸甘苦、寒热、气血的复方反佐配合，其妙处恐尚未挖掘，不过用以促进胃酸的分泌，确是可信的效方。

附：胃痛象乌蜜方

在我从外科生肌药对萎缩性胃炎取得意外的快速显效后，觉得此中大有天地容我选取。适有年轻的同道来访，谈了他对象皮的使用和经验，于是启发我制成使用有效的"胃痛象乌蜜"。

药味：象皮 30g（研细末），乌贼骨 50g（煅去腥），五灵脂 50g（先筛去杂质，研细后再细筛用），乳香 30g（研细，若粘碾，可合五灵脂粉同研），败酱草 50g，生甘草 30g，蜂蜜适量。

制法：五灵脂砂石杂质多，所以要两次过筛，去之务净。象皮与乌贼骨略有腥味，但其量占全药三分之一，又有甘草、乳香、蜂蜜之气味以调和之，无碍。诸药经细筛后，先以蜂蜜 1 斤拌和之。过 1 周，药与乌已融透，如太稠，可再加蜂蜜半斤以稀和之，两周即可服用。

服法：每食前半小时，以瓷匙取一匙，入口含融之，待唾沫渐化则咽下。最好不用开水冲服，因水冲则稀释，而乌贼粉、五灵脂等粉剂，均失去附着之作用。甘草与蜂蜜甘以缓中，须使其附着于胃壁上，与诸药同起效用。甘、蜜又能解毒消炎、生肌，有助溃疡愈合。

适应证：长期胃痛，吐酸（或不吐酸亦可用），痞胀，嗳暖，食入作痛（轻症食入痛减），形容憔悴，忧悒不快，疲乏无神。舌苔淡紫而腻，脉象右关弱，他部亦皆无力。表现以胃痛为主，及全身性虚弱，或影响神经不安，导致失眠、焦躁等症（诊断为胃炎、萎缩性胃炎、胃窦炎等）。

方解：大象之皮，国内自产不多，且多死后之皮，根据报道，非洲等处杀象取牙，象皮堆积，不知利用。事实上其皮既厚且硬，于工业及生活上好像应用不大。但有一位姓晏的中医，先曾使用于急性关节炎外敷，一切消炎西药所不应者，用象皮粉蜜敷之，一周而热退，两周而肿痛尽止。再使用于胃十二指肠溃疡，无效，他详细地告诉于我，又送了些象皮粉来。我稔知象皮是外科生肌妙药，姑试买象皮于各药店，因医生用者少，又药源窘，属进口货，不易购得，但究能觅到了3kg，在七八年前的价格，每公斤不过8～12元，而药用量每日不过2g。象皮的形态，是半透明的，新货如白及片之带黄色；陈者色稍深。均已加工为片，因其质坚，非电切不可，我曾讨取了一块未加工过的，则外表为极粗糙的皮质，如动物园中所见的一样，反面则如一般的皮质内层，厚度有半公分强，其硬度确有刀砍不入之状。所见资料报道：活象的皮，极易生长，用刀划取半平方米，大约不到一整天，它能自然渐渐恢复而愈合，不久，并伤疤也泯灭了。这样快速的愈合能力，是非他药所能比拟的。

疗效：因此我相信对胃、肠横纹肌的出血性、溃疡性的效用，应当作较好的估计。我首先施用于慢性胃炎、萎缩性胃炎、水肿性（胃镜色淡白、中周有凹陷）胃炎、胃窦炎等，有意外的效果，中有两例比较严重，已有间质性病变，服"象乌蜜"两周而症状全失，据云药汁慢慢渗入胃中，凉润舒服；4周后钡检及胃镜探视，病灶已找不到。上述各症以及晏医生认为胃十二指肠溃疡无效者，经治疗，均有痛止增食，改善虚弱，改变精神面貌的作用。

配伍：中医配方是主于复方的，象皮之外，专恃蜂蜜为清热解毒和附着作用，似乎力薄。因此在生肌方面配合了五灵脂和乳香二味，兼能止痛祛瘀，乳香又略能解腥；生甘草清热解毒，原是治溃疡的名药，这里又可为调味品；乌贼骨的制酸作用，在近代"乌贝散"中早已公认为主药，但象贝粉的配合，与胃寒者不尽相宜，有人改为茯苓，但配药量多，则可削减乌贼的主要功效。此方以乌贼与蜂蜜相合，则附着性强，润而可受；败酱草治肠胃之痈，早列为要药，今取为溃疡性、水肿性的消炎退肿，以至排脓泄毒，似乎尚还理想。

病情复杂者，"象乌蜜"处方不做加减，另服对症的汤药，自能照顾全

何时希医著三种校评

面。此类病治疗较多，姑不选例，因已属常用的效方，但象皮货源关系，故难推广。

● 【评析】

何时希认为萎缩性胃炎与肝郁犯胃关系密切，久则脾虚胃伤，因此降燥润枯，补气血是主法，四君子汤、四物汤均可选用，同时合以乳香、没药、五灵脂、血竭、败酱草等药，以去腐生肌。"胃痛象乌蜜"方即是去腐生肌思路的代表方。此外，乌梅丸法亦是何时希赞赏的适用之治。

七、湿阻纳呆

马某，男，43 岁，干部。

初诊：1971 年 7 月 25 日。

胃手术后 1 年余。多少年来口腻苦，纳食呆少；头晕目花，耳鸣，睡不足。18 岁起在染厂工作 20 余年，长统胶靴，水仍内流，双足常蹚水中，自晨至夜皆如此，足无干时。脉两手弱；舌苔腻厚而滑。

制苍术 9g，生白术 12g，赤苓 12g，白苓 12g，制川朴 6g，制半夏 9g，炒陈皮 6g，白蔻仁 6g（后下），广木香 6g（后下），炒枳壳 6g，生苡仁 30g，炒泽泻 9g，煨草果 9g，川桂枝 6g。7 剂。

二诊：同年 8 月 5 日。

渐思食知味，小便多、色稍黄。苔稍化，滑腻已薄。

原方加陈木瓜 12g，7 剂。

三诊：同年 8 月 15 日。

纳食大增，日近 1 斤，颇有饥不择食之概；小便清长。苔已化，见底，滑者渐干。

原方去桂枝；加大麦冬 12g。7 剂。

四诊：同年 9 月 16 日。

纳食为 20 年来所未有，精神颇振，镇日不疲；晕眩、耳鸣、失眠之状均大减。舌苔化净；脉仍细弱，尺尤甚。

制茅术 9g，生白术 12g，云茯苓 12g，制川朴 6g，白蔻仁 6g（后下），春砂仁 6g（后下），生苡仁 30g，大麦冬 12g，甘杞子 12g，山萸肉 6g，川断肉 12g，炒杜仲 12g，炒泽泻 9g。14 剂。

按：此例系久居湿地，水湿之气下受，脾胃受困，失其运化之权，则无以滋生精微，敷布五脏，故年非迈老而见神衰之象。得二陈、平胃、五苓、三仁诸方，既除湿于土脏，又渗湿于体外，湿有出路，胃气复苏，不料 20 余年之疾，能见效于一月之间，法不奇，但对路耳。久为湿困，湿去纳开，则考虑可以移治其神经衰弱，用通补肝肾之法了。

尝治 1 例，用燥湿、渗湿等法不效，加入白芍、木瓜、乌梅之"助木泻土"而苔乃尽化，为治湿之一种变法。

吴某，女，45 岁，部队干部。

初诊：1973 年 5 月 30 日。

足肿，纳不香。有肾盂肾炎史，今仍有时溺痛，腹部下坠作痛。17 岁始经，9 产，1966 年已结扎，以后经多、带多，云南医院诊有宫颈鳞癌，全子宫切除已 1 年。嗣后发胖，烦躁，虚汗多。脉沉细而弦，苔白腻满布。

制苍术 9g，生白术 12g，制川朴 9g，青皮 6g，陈皮 6g，制半夏 9g，赤苓 12g，白苓 12g，大腹皮 9g，炒泽泻 9g，汉防己 12g，生苡仁 30g，制香附 9g，路路通 9g，淮小麦 30g。7 剂。

二诊：同年 6 月 3 日。

因胃纳大香，胸腹间气已松动，上为噫嗳，下作矢气，觉在云南从未有此舒快，故急来求诊。脉细，沉弦稍见和平；苔化，边尖已见舌质。

原方去半夏；加陈香圆皮[1] 6g。7 剂。

三诊：同年 6 月 10 日。

纳食大香，食量大增，每餐不及饭时，已去餐厅待食，觉近数年来未有以饮食作大事，对饮食有如此兴趣之事，随从者皆大笑乐。近已不噫，矢气已减，腹围见小，似乎腹中肮脏气已排尽了。要求治其发胖及虚，因近日烦躁已减，随者云：近已乐呵呵地不发脾气了。脉弱，弦减；苔化净，尖稍红。

生白术 12g，云茯苓 12g，广木香 6g，春砂仁 6g，甘杞子 12g，山萸肉 6g，仙灵脾 15g，鹿衔草 15g，炒泽泻 9g，左牡蛎 30g（先煎），煅龙骨 30g（先煎），炙鳖甲 15g（先煎），盐水炒知母 6g，盐水炒黄柏 6g，炙龟板 15g（先煎）。30 剂。

按：病员始经迟、多产、结扎、全宫切除，可以早入更年期，内分泌紊乱是必然的，病状尚轻；然其人为该省领导人物，加以人事之负担，其更年期紊乱必更加剧。虽平衡阴阳药中，特选阴多于阳（7 与 2 之比），恐亦难制其相火亢阳之盛，但其匆匆回去，未便向之明言耳。化湿疏肝，扶脾醒胃之治标较易，而滋阴配阳之法，涉于根本及生活环境、情绪等，有非药不可治者。

杨某，男，62 岁，海军干部。

初诊：1981 年 10 月 5 日。

休息痢有 10 余年病史，每年必发，但检验无病理表现。近 3 年来每入秋则胸闷纳呆，大便反干艰。现症口淡不思食，肠鸣音弱，肠蠕动迟，体重下降，由原来 60kg 降至 52kg。脉弦左弦；苔白腻厚且垢，舌边舌下稍红。

苍术 9g，白术 9g，制川朴 6g，白蔻仁 6g，白杏仁 12g，炒枳壳 6g，炒陈皮 6g，制半夏 9g，制香附 9g，路路通 9g，广郁金 9g，赤苓 12g，白苓 12g，生苡仁 30g，块滑石 30g（包煎）。7 剂。

二诊：同年 10 月 12 日。

胸闷减，纳食渐知味，目干。苔腻见化，仍有薄垢；脉左弦数见缓。

原方去香附、路路通（因见弦数，故用此疏肝）；加煨草果 12g，枳实炭 6g，草决明 12g。7 剂。

三诊：同年 10 月 22 日。

胸间痞闷已开，口仍黏腻，纳增，约 5 两 / 日，气通时作噫嗳，过去欲噫而不得也。（仍有气湿交阻之征）舌苔大化，仍有薄垢未净；脉弦渐平。

苍术 6g，白术 6g，制川朴 6g，白蔻仁 6g，白杏仁 12g，炙枳壳 6g，煨草果 12g，春砂仁 6g（后下），茴香 6g（后下），木香 6g（后下），路路通 9g，青皮 6g，陈皮 6g，广郁金 9g，生苡仁 30g。7 剂。

四诊：同年 11 月 2 日。

纳增至 8 两 / 日，能食能化，知味知渴，胸闷开，大便顺，夜半稍觉口黏苦。脉弦已平；苔化净，无垢，根有薄腻。

上方去杏仁、枳壳、郁金；加二至丸 15g（包煎），炒白芍 9g，炒泽泻 9g，炒丹皮 9g。14 剂。

五诊：同年 12 月 3 日。

纳食有增于平时，精神大振，云过去每秋发病，服药无效，则必待冬令，胃气始渐醒，若此乃前所未有者。苔化净，略干；脉又见弦。

南沙参 12g，北沙参 12g，麦冬 12g，黑料豆 30g，潼蒺藜 9g，白蒺藜 9g，丹皮 9g，丹参各 9g，熟女贞 15g，旱莲草 12g，炒白术 12g，云茯苓 12g，炙甘草 6g，黑山栀 9g，草决明 12g，煨天麻 3g。7 剂。

六诊：1982 年 1 月 6 日。

饮食增，精神旺。稍有头眩耳鸣，口干，自言乃近日太兴奋，四处走又多讲话之故。纳 9 两 / 日。脉左弦右缓；舌干。

南沙参 12g，北沙参 12g，天冬 12g，麦冬 12g，大生地 12g，甘杞子 12g，甘菊花 6g，黑料豆 30g，潼蒺藜 9g，白蒺藜 9g，山萸肉 6g，炒白术 12g，云茯苓 12g，生石决 15g（先煎），明天麻 3g，二至丸 15g（包煎）。20 剂。

按：《内经》谓"湿胜则濡泄"，而此例则便干，是因于湿闭于上中二焦，则气痹而不下渗之故。湿胜者多口淡，而此例则口干，又有目干，颇可引人作肝火内热的错觉，若用寒凉，则湿又胶固了。今一路用燥脾化湿，上中焦之湿得以开化，大便乃能顺行，上焦之气布，则下焦之湿得以渗利而有出路。三焦气通，中无窒痞，于是其本体之阴虚肝阳反得上升（原有脉弦舌红），是其标症除而本症显，故以杞菊地黄丸及二至丸法以善其后，亦即转治其本。

【校注】

［1］陈香圆皮：即陈香橼皮。

【评析】

湿阻总与脾失健运有关，故常伴见纳呆、腹满、苔腻，治以燥湿助运，方如平胃散、二陈汤、三仁汤、苓桂术甘汤等，此亦属常法。然何时希提到变法，即加入白芍、木瓜、乌梅等药以"助木泻土"法，可资参考。

八、手术后胃肠倾倒症

张某，男，50岁，部队干部。

初诊：1972年7月14日。

十二指肠球部、胃窦部溃疡已20余年，近在上海切除，术后21天，胃肠倾倒症不愈，由该院主刀医师陪来诊治。

现症：食后胃中攻搅不安，胃酸泛吐，脘仍痛，噫嗳不畅，脘腹有下坠感，矢气；虽多餐至六顿，无饥感，纳不旺；夜眠仅得4小时，梦多，虚汗多，听觉视觉均退化。脉缓大，右手尤弱；舌苔白腻。

血压110/70mmHg，平时亦不高。18年前曾患胸膜炎。

焦白术12g，炙甘草6g，辰茯苓12g，茯神12g，炒枣仁12g，淮小麦30g，炒陈皮6g，广木香6g，砂仁6g（研，后下），鸡内金9g，乌贼骨12g，煅瓦楞30g（打），炒延胡9g，陈香橼皮6g。5剂。

复诊：同年7月19日。

云有三点改善：噫气大减，脘中已舒；知饥增食，每餐加半两；眠多梦减。汗甚多，大便难，胃酸已不感多。苔腻见化。

原方去瓦楞、香橼皮；加太子参15g，玉屏风散15g（包煎）。5剂。

三诊：同年7月24日。

因食面条，噫嗳大增，似为停食，术后已曾有过一次，对此有过敏，但此次第 2 天即又好了。眠安，梦少，冷汗大减，大便润。西医说：胃肠倾倒症可说全好了。

据云服药有 2 次感眩悸，即下蛔虫 2 次（此书所谓"若药不瞑眩，厥疾不瘳"，但下蛔而眩，似未见记载）。

①焦白术 12g，炙甘草 6g，云茯苓 12g，炒陈皮 6g，广木香 6g，砂仁 6g（研，后下），炒枣仁 12g，淮小麦 30g，乌贼骨 12g，炒延胡 12g，鸡内金 9g，玉屏风散 15g（包煎），炒党参 9g。10 剂。

②可加入补中益气丸 12g（包煎）。10 剂。

③炒党参 9g，生黄芪 12g，焦白术 12g，云茯苓 12g，炙甘草 6g，炒枣仁 12g，淮小麦 30g，炒当归 12g，旱莲草 15g，炒陈皮 6g，广木香 6g，砂仁 6g（研，后下），鸡内金 9g。10 剂。

④以上顺序服之，如均能接收者，可用朝鲜白参或好红参 3g，每日煎汤代茶。

随访：同年 10 月 23 日。

上次随来的卫生所长来告：司令自回思茅后，遵服所开三方，手术后的后遗症已完全解除了。日食八两，为手术前数年所未有，精神很好，神经衰弱症状也改善了，现在完全健康没有病。奉命来道谢，并求进一步补方。

红人参 3g（另煎代茶），生黄芪 12g，焦白术 12g，朱茯苓 12g，炙远志 6g，炒枣仁 12g，炒当归 12g，大生地 12g，甘杞子 12g，仙灵脾 15g，广木香 6g，砂仁 6g（研，后下），山萸肉 6g。30 剂。

按：此例胃肠倾倒症发生在很顺利的手术之后，既严重又持久，军人性情焦躁，故主刀医师亲自陪来。以后又介绍多人，皆获速效。处方以香砂六君丸为主，安其胃肠，开其胃口，至于制酸、降逆、镇痛、润便，亦属常法。其术后出现虚象者，以安神、止汗为必要。如此例仅三诊而完全消除其"倾倒"，并其植物神经紊乱、中枢神经衰弱均得见效，是较好的 1 例。

服健脾胃而下蛔虫，知虫伏已久，自力不足以驱之，得脾胃力增强而蛔不能容身，当为整体论之一证。

　　　　　　　　　　　　　　　　　　　何时希医著三种校评

戴某，男，68 岁，教授。

初诊：1973 年 2 月 22 日。

病史：71 年始发右腹部剧痛，医院用姑息疗法，漏诊了。72 年 8 月始确诊，进行胆囊切除手术，取出若干红色物，大者如指顶，为胆红质凝结体。因术前数月营养减少，术后日夜虚汗，饮食则大汗如洗。所缝 9 针，迄今仍有渗血处。

目前能纳 6 两 / 日，上作噫嗳，咽间气逆如过去吐蛔时的感觉；下有矢气不停，"胃肠倾倒"不安。虚汗渐少，可能气候渐冷之故。脉左细弱，右较好；舌干裂而腻。

炒党参 9g，生黄芪 12g，炒当归 12g，炒白术 12g，云茯苓 12g，制半夏 9g，制香附 9g，广木香 6g，鸡内金 9g，炒陈皮 6g，川石斛 12g，左金丸 3g（包煎），乌梅丸 9g（包煎）。7 剂。

复诊：同年 3 月 8 日。

气痞逆上大减，矢气仍多，食后作噫见少，舌燥已润，但运化不及，时觉中饱。虚汗已止。苔腻中化，两旁未净；脉仍左弱。

原方去黄芪、香附；加南沙参 15g，砂仁 6g（研细，后下），二至丸 15g（包煎）。7 剂。

三诊：同年 6 月 22 日。

来信：胃肠功能显见好转，舌润，纳八两 / 日，能运化，无中饱感，大便正常。体重由 49kg 增至 59kg。缝针处已血止。偶有牙痛，头胀，服人参叶代茶即效。

上方不改，剂数不限。

按：在此之前，曾有某军分区领导胃切除后，患胃肠倾倒症，该医院主刀医师陪送来诊。虚弱之状逊于此例，而呕吐甚，大便及矢气频忙，我用香砂六君丸、乌梅丸、左金丸 3 方配伍治之，仅两处方而痊愈。以后该院遇此类症常求相助，无不奏效。

此例以虚象为显，然 7 剂生黄芪即能遏止虚汗。病员为甲骨文专家，曾任中山、重庆川大、南开、华东师大古代历史系教授。由老友篆刻家方介堪为介，带来长函叙说病情而求治者，霭然古貌，气味可亲。病愈后又来长函叙说治疗经过。

● 【评析】

本证的治疗，何时希的思路是安其胃肠，开其胃口，并随证合以制酸、降逆、镇痛、润便等法，即健脾助运、顺气降逆为主法，香砂六君丸为基础方，可随证加减，疗效颇佳。

九、慢性肝炎

王某，男，21 岁，学生。

初诊：1976 年 4 月 24 日。

曾以"传肝"两住院，病房中所见闻，有六进六出者，有悲观消极至自杀者（该病房主治医师），病员皆为之感到失望。但回至家中，则又显然因防止传染而有隔离感情的刺激，性格变成孤僻、自卑、多疑、恼怒，少年气盛，时发争吵。病员系友人之子，故流露甚多。第一次住院，因注射防疫针而发热目黄，我说这不关防疫针，是潜伏期到了而触发的。第二次住院是缺乏认识，因参加赛跑、剧烈运动而引起的。要知谷丙降至正常，胆红质及慢性指标不降，总是要反跳的。以后更重要的是休养或不费劳动力的半休；若过分的脑力劳动也可复发，"肝者罢极之官"[1]，肝病而疲乏少力是所必然（所以多有嗜睡症状），勉强劳动，无论是体力或脑力，都是不适宜的。

现症：低热 37.5℃，口干，纳差，肝火旺时头胀痛，肝区偶痛，鼻衄；食入腹胀，渴饮溲多而黄，大便干。因禁止活动而消极急躁，坐卧不安。纳二两 / 餐。脉两手弦数而实，左盛；舌中红，苔厚腻，边有齿痕，舌下紫筋不显；右手有蜘蛛痣，病员自用放大镜观察，甚典型。

茅术 9g，白术 9g，青皮 6g，陈皮 6g，绵茵陈 20g，广郁金 9g，制香附 12g，炒延胡 12g，路路通 12g，炒赤芍 9g，白芍 9g，丹皮 9g，丹参 9g，龙胆草 3g，炒黄芩 9g，川黄柏 9g，木贼草 6g，绿萼梅 6g。7 剂。

复诊：同年 4 月 30 日。

纳食大好，口味亦香；肝区仍疼，大便稀；低热未退。脉仍弦盛；苔化，质红减。

肝功能均正常，仅总胆红素 1～2 单位。

原方去茅术、陈皮、绿萼梅（缺货）、延胡；加银柴胡 9g，嫩白薇 9g，香青蒿 15g，失笑散 15g（包煎）。7 剂。

三诊：同年 5 月 12 日。

肝区痛大减，纳增；食后腹胀（嘱食后勿即卧，使食物稍下移，免致压迫肝体），口干，溲黄有沉淀，疲乏。脉盛见减，舌红稍淡。

南沙参 15g，大生地 12g，炙鳖甲 15g（先煎），左牡蛎 30g（先煎），银柴胡 9g，嫩白薇 9g，生甘草 6g，炒赤芍 9g，白芍 9g，川雅连 3g，炒黄柏 9g，焦山栀 9g，生白术 12g，绵茵陈 15g，金钱草 15g。7 剂。

四诊：同年 6 月 12 日。

溺渐清，无沉淀；大便转干，间日一行，仍口干，纳入腹胀。

上方加鸡内金 12g。7 剂。

五诊：同年 7 月 3 日。

纳佳，多言则口黏苦，足力弱，眠好。脉两手弦盛俱大减；舌红亦淡，苔薄黄腻。

肝功能检验均已正常，惟胆红质较高，不降之原因，诊为肝炎后胆汁紊乱，属一般情况；HAA（-）。

大麦冬 12g，南沙参 15g，大生地 12g，川石斛 12g，生白芍 12g，生白术 12g，丹皮 9g，丹参 9g，广木香 6g，广郁金 9g，炒川连 3g，炒延胡 9g，二至丸 15g（包煎），鸡内金 9g。7 剂。

以上五诊期间，均自服五味子粉，每日 3 次，每次 2g。因西医说此为植物激素药，故深信之。

六诊：同年 9 月 24 日。

已上半班五旬，中间抗地震劳动，甚疲，谷丙升至 52.0U/L，休息 1 周即正常，总胆红质于 9 月 4 日报告已正常，故喜形于色。巩膜渐清，口干，便干，眠安。脉平，苔薄。守方不改。7 剂。

七诊：同年 11 月 21 日。

半天工作后肝区疼，不甚，休息即止；口干，纳、眠好。尤其精神转好，因谷丙、胆红质之恢复正常，诸接触者皆认为难能，而渐亲近，性情亦趋平稳了。

上方去木香；加炙龟板 12g（先煎）。7 剂。

八诊：1977 年 1 月 2 日。

已上全班月余，仍感回家疲乏，面色㿠白。脉盛转虚缓；苔薄。

上方去黄连；加炒党参 6g，炒当归 12g。7 剂。

随访：同年 7 月 29 日。

肝功能及总胆红质（西医告他：三四年不降者常有之）经 5 次复检，均正常。

稍因疲劳而致肝区作痛，服 1 月 2 日方几剂即解。

随访：1978 年 5 月 7 日。

其父来谢，云病员考上大学已 1 月余，所顾虑的体检一关，竟宣布"合格"。

按：在不少病例中（包括许多国外病例），仅选出这一例为举证，因他是晚辈，得以尽情倾诉其苦衷，而听从我的嘱咐，得到了良好的结论。我曾在此例急性期用过茵陈蒿汤合白虎汤，很能解决便闭、口臭渴饮的症状，但记录未找到。

根据肝病机制，"肝为刚脏""肝为将军之官"；"胆主思""胆者中精之府"，但肝炎由急性转慢性，乃至迁延的良性过程（姑不涉恶变）中，确是只有肝亢的善怒，甚至是不理智的激躁，而无胆的思虑作用。还有则是一般治疗只局限于肝的"亢则害"一面，而忽略五脏相互制约的"承乃制"更重要的一面，"对症治疗"之外，不及他脏的虚实，所以复发就难免了。我从《八十一难》《金匮要略》"见肝之病"等章节中，领略其制胜相生之理，以施之于慢肝的治疗，确能制其传变，促其康复，自定了"一二六复方"，可见我治慢性肝病复康期的认识。

附：一二六复方综述

适应证：慢性肝炎之康复期，有肝区神经牵痛，胁腹下坠感；纳食不香，睡眠不稳，口干苦腻无味；疲乏不振，不能人事；目白浑浊不清；或下肢略有出血点，征血小板之下降。舌边缘橘红色，有如网[2]络，舌下有青紫筋纹暴露；脉细弱，不甚弦数，或濡软无力。

治则：肝炎之后，实证已衰，肝体已虚。肝之虚在阴与血，滋肝阴之法以二至丸、一贯煎为上剂。一贯煎之配合，涵意至深且妙，以地黄滋肾阴，以当归补肝血，水生木也；以沙参、麦冬养肺阴，则有二义；一则金生水也（符合国外学说，肺脏与前列腺、生殖机能有密切关系之机制）；二则木旺则反侮于金（《内经》及刘河间均有"肝旺则反侮其所制"，或"反侮其所不胜"之旨），金气衰则木更旺，盖五脏动态平衡之理，必如此也（此说于拙著《雪斋读医小记》中《亢则害承乃制篇》言之较详，药不赘）。则一贯煎中养肺阴以补金，使金气充，恢复其制木之职矣。尝疑魏柳州[3]"一贯"之取义，今从补肺生金，金能生水，遂能滋木，而肝体能柔；肝阴得养，肝用遂平，此相生方面之"一贯"方法。木旺反侮于金，清润肺金，使复能制木，而肝遂不旺；木柔则不致侮土，而脾胃之气渐舒，水谷之精微日以化生；又用黄连以制火，则火不克金，金能制木，此相克方面之"一贯"方法。由此思之，"一贯"之义大矣哉。

二至丸中之女贞，为养目之上品，肝开窍于目，肝病者多有目力酸疲之症。旱莲养肝而大具止血之功，对血小板之减弱者有益。

香砂六君丸中，以四君子大补脾胃之中气，裕其生化之源，而能御木之侮；香、砂等虽略嫌香燥，然非香无以推动胃气，少用亦无妨也。此于一贯煎之外，相生方面的又一法，为培土以生金，补土以御木。

剂量：一二六合剂用法较灵活，假定为：南沙参15g、大麦冬12g、大生地15g（生地较熟地使用较少顾虑，熟地质腻气厚，胃弱之人，湿多或雨季皆不宜用），川连3g、炒金铃9g；熟女贞15g、墨旱莲15g；广木香3g、砂仁

3g（后下），陈皮 6g，生党参 12g（减一等用太子参 15g，或即用南沙参代之亦可），生白术 12g，炙甘草 6g（或尚有炎症而口臭者用生甘草），赤苓 12g，白苓 12g。

加减法：我临床使用，上列 14 味药一般不多改动，因畏其燥，已去了半夏。如纳呆甚者，麦冬、党参、炙甘草 3 味可暂时不用，待胃气来苏时增入。

而加味法则不少：①口苦甚，有面红善怒者，可加黄芩 15g，黄柏 12g，焦山栀 9g，龙胆草 6g，量证轻重，用其一二，勿全用，且已有黄连，苦多可以化燥伤阴，反能欺胃也。②肝区仍痛者，可加延胡索 12g，失笑散 15g（包），制香附 12g，炙乳 6g（包），炙没药 6g（包）。已有金铃子，故推其义而量加一二药即可。③如慢性期大都属于神经牵痛者，则仿化肝煎法。加粉丹皮 9g，广郁金 9g，路路通 9g，青皮 9g，橘叶 9g；或借小陷胸法之枳壳 9g，瓜蒌皮 9g，薤白头 6g 亦可。④如因久卧，脂肪有剩余，或食糖多而致成脂肪肝者，如焦山楂 15g，莱菔子 12g，白芥子 3g，焦麦芽 15g，六神曲 12g 等甚有用。⑤《内经》云："肝者，罢极之本。"初不能领会，今于治疗肝病中深悟其理，大都为懒洋洋，病恹恹，无气以动，此则四君子加入归脾汤之正治也。其胁腹下坠症状多而炎症少者，即补中益气汤亦可用。其中升麻升清头目，柴胡横疏肝气，尤为切合。⑥肝开窍于目，前已言之，女贞力不足，则甘杞子 12g，蕤仁 12g，料豆 30g，石斛 12g，或石斛夜光丸成药亦可用。⑦肝有病则魂不宁而失眠者，可加茯神 12g，远志 6g，炒枣仁 12g。总之，量症为之出入可也。

● 【校注】

［1］肝者罢极之官：语出《素问·六节藏象论》："肝者，罢极之本，魂之居也，其华在爪，其充在筋。"

［2］网：原为"纲"。疑误。

［3］魏柳州：即魏之琇。清代医家，字玉璜，别号柳州。浙江杭州人，世代业医，编撰《续名医类案》。另著《柳州医话》，一贯煎即出自此书。

●【评析】

何时希认为，肝炎之后实证已衰，肝体已虚，肝之虚在阴与血，又肝为刚脏，阴血虚则肝阳易亢。"亢则害"，然"承乃制"，故治疗要从五脏相生、相克的关系入手，通过五脏相互制约的作用以平肝木的亢害，此亦治本之法。基于此思想理论，他制定了"一二六复方"，可谓五脏相关治疗之典范，并罗列了7种加减法，对于慢性肝炎的辨治有很大的指导价值。

十、慢性结肠炎

昝某，男，54岁，部队干部。

初诊：1973年5月30日。

肠鸣腹痛，便溏有黏冻，10余年来大便日三四行，钡灌肠检查诊为慢性结肠炎。干瘦，精神委顿，纳谷不香，日仅五两，眠少恶梦，记忆力差，血压偏低。脉濡缓，左细；苔薄白。

土炒白芍9g，土炒白术9g，防风炭9g，银花炭15g，煨木香6g，青皮6g，陈皮6g，大腹皮12g，焦山楂15g，焦六曲12g，焦谷芽12g，焦麦芽12g，鸡内金9g，朱茯苓12g。4剂。

二诊：同年6月3日。

诸恙悉减。上方去腹皮、防风、银花、六曲；加煨草果6g，春砂仁3g（打，后下），炙甘草6g，广藿梗9g，四神丸9g（包煎）。7剂。

三诊：同年6月10日。

纳增，便日仅一行，仍小有腹痛；眠较安，已无噩梦；腹由膨胀而变软。因欲回滇，要求成药。

晚服四神丸9g，晨服香砂六君丸12g（白开水吞），可连服1个月。至通常发病季节，先期服，过季节而止。

按：此病得之于1948年之菌痢，其地环境卫生不良，每年雨季发病人多，春节后可发数月，习以为常，不足怪也。遇重要会议及紧张工作时，上乏提摄之权，肠失控制之能，尤不可堪，吞鸦片米粒大，可暂止数日，用之久亦失效，故不惮远道求医至此。其人形容干瘦异常，营养不良，服药 7 剂后，便减纳增，因劝服牛奶、鸡蛋，闻之如畏蛇蝎。告之以法：鸡子以加水搅稀而蒸熟为主（一般称为"水蒸蛋"），或作为羹，必掺水稀释；牛奶则半磅分两次服，水半之，煮沸而细呷，又以烤馒头佐之，以利吸收；又每饮加糖使稍留中焦，并去其浮面之油脂，故服之甚相安，且可逐步减水，十数年禁食之营养，受而甘之如怡，肤革乃见光泽。

此病本甚单纯可治，实因治以常规，而不解久痢脾气虚寒，须温且补，又当季节发病之时，须加清肠，以致迁延（如治不中病，有迁延数十年者，据云彼地亦为常事）。至于眠梦惊噩，乃领军作战者所常有，此则尤有植物神经紊乱之一因，初诊时双眉纠结，及病愈又有升任喜讯，则喜能胜忧，亦情志疗疾之一证。

首方用痛泻要方为主，佐以保和、异功之意。复诊肠中滞热已清，转从温脾健脾。以其得效而喜，又回任履新，故匆匆而去，未能从脾肾温补竟其全功，甚为惜之。吾治脾肾下利，不善用真人养脏等粟壳之兜涩，此例既曾服鸦片，已成习惯，寻常粟壳岂能奏效？尤为不需。

冯某，女，23 岁，职工。

初诊：86 年 8 月 24 日。

去年 10 月始，食饮不当则大便稀，大便检（-）。今年五 5 月始，大便日行七八次，有脓血、黏液，腹痛，便检有红、白细胞。经多种抗菌素及中药治疗，曾用强的松 1 月余，大便日一行，渐成形。腹胀常隐痛，腹周围轻度压痛，疲乏消瘦，容色萎黄，住院日久，情绪明显闷郁。平时纳食每日 1 斤，今才半之，口苦无味，不思食，小便赤。经量多，3 天净，色紫，腰酸腹痛下坠。脉沉迟弦；苔根厚腻。

血象：红细胞 332 万 /mm³，白细胞 3400/mm³（7 月）。钡检：小肠功能紊乱，节段性肠炎，横、降结肠为痉挛性黏液性肠炎（8 月）。

土炒白术 12g，炙枳壳 6g，土炒白芍 9g，鸡内金 9g，春砂仁 6g（打，后下），煨木香 6g，小茴香 6g，煨肉果 12g，公丁香 3g，炒陈皮 6g，制川朴 3g，广藿香 9g，黄连炭 2g，荷叶蒂 4 枚。7 剂。

二诊：同年 8 月 31 日。

服药后，苔腻大化，仅根部尚有薄苔。口已不苦，纳香有味，能食烂饭，稍走即已消化，与过去不能食饭，饭入脘腹胀不可受者不同。自觉腹中冷，腹鸣矢气，大便日一行。

乙状结肠镜检：无糜烂、粘连及新生物，距肛上处有黏液，他无异常。血象：红细胞 430 万 /mm³，白细胞 3300/mm³。

土炒白术 12g，土炒白芍 9g，小茴香 6g，煨肉果 12g，公丁香 3g，银花炭 15g，香连丸 3g（吞），煨益智 9g，扁豆衣 12g，大腹皮 9g，春砂仁 6g（后下），煨木香 6g，鸡内金 9g，荷蒂 4 枚。14 剂。

三诊：同年 9 月 18 日。

来信：腹胀痛、腹鸣、大便黏液均已除。吃豆制品甚好，鱼肉汤仍有影响，旧恙似已愈其半。反大便三四日一行，有火气。

前方去丁香、肉果、银花、腹皮；加炒党参 12g，炒当归 12g，炙甘草 6g。30 剂。

四诊：同年 12 月 5 日。

来信云：已无症状，但大便干耳。自觉一切已如常人，上半天班，能胜任，不疲劳，考虑恢复全天工作。

炒党参 12g，生黄芪 12g，炙甘草 6g，炒当归 12g，炒川芎 6g，大生地 12g，制首乌 12g，肥玉竹 12g，大麦冬 12g，炒白术 12g，云茯苓 12g，怀山药 12g，广木香 6g。30 剂。

另以蜂蜜、酒炒黑芝麻、白糖，合捣如泥，用量斟酌大便干艰情况，冲服。

按：首方以和肝与健脾、温脾与清肠、化湿助运、宽肠醒胃复方并进，实选用枳术丸（东垣方，有荷叶）、四神丸、痛泻要方、戊己等法。既见效机，便不需禹余粮丸，仅取其丁香一味可矣。即补中益气之升提，虽考虑为第三步，亦无必要。本欲待泻止之后，治其痛经，既来信云一切已如常人，遂亦不复顾及。后得信告：婚后已育，可见脾寒得温，则濡泄之滑下可止；化源既裕，则血室之虚寒亦治，局部服从于整体之改善，其重要如此。

附：慢性结肠炎辨治综述

吾治慢性虚寒之泄，宗师法以赤石脂禹余粮汤为主方，四神丸为先驱，丁香、肉果、蛇含石、乌梅、诃子为常用药。温补脾肾则用附子理中汤，善其后则以香砂六君丸、理中汤等。其感邪停食或如此例（指昝某案）之季节性发作，有腹痛后重、泄下如冻症状，则先治其实，如痛泻要方、保和丸、异功散等法，清肠去湿滞、理气机，实去而后议温补。又此病甚能苦人，晨起以如厕为急事，每进食则胃实肠虚，虚不能摄，则必作泄；又每有要事或开会、会客之先，肠气必下坠而作泄，故下利日三五行，并非重症，我尝以补中益气汤、乌梅丸（吞服）二方而治愈之。在治则上是另一简捷法，其理易解：盖补中气而升提之，所以举其下坠之虚气；而乌梅丸一方，萃甘酸苦辛诸味、寒热清涩诸法，可以纠正肠功能之紊乱，特别是乌梅一药，可制止过敏，且为本病收涩之要药。

● 【评析】

慢性结肠炎大多病程迁延，时缓时作，证候多属本虚标实，故何时希治疗亦随证而变，对于慢性虚寒之泄，以赤石脂禹余粮汤、四神丸等方为主，善其后则以香砂六君丸、理中汤等。痛泻发作时，则先治其实，如痛泻要方、保和丸以清肠去湿滞、理气机。他尤赞赏乌梅丸之寒温并用，虚实兼顾，与慢性结肠炎病况颇合。

十一、内脏坠入盆腔

吴某，女，61岁，干部。

初诊：1975年9月26日。

神衰已 30 余年，因长期通宵工作，依靠镇定剂已久。血压不稳定 130～180/70～116mmHg，偏低时头晕目花。虚弱乏力，入冬辄发气管炎，故要求调补，以作预防。脉细弱无力，左尤甚；苔薄白。

6～7 岁时患脊椎结核（干性无脓），致成鸡胸龟背，内脏均受压缩；但除力小外，随大部队能一天走数十里，不掉队（病员身矮仅及桌子高，须一跃而坐）。33 岁时患子宫肌瘤，切除后腰痛甚至不能行坐，曾经抗结核、深度 X 光治疗，后由金针治愈。由于工作条件，感到疲热，即浸浴于溪水中，虽极畅快，致成膝腕关节炎，右小腿已萎缩。1966 年喉部外伤在喉结附近，当时红肿咳嗽，久不愈，次年开始有气管炎，服北瓜膏、棉花根有效。如喉部吹凉，热敷有效。甚至声音、气体亦可致喉部敏感（病员曾为电台领导），立即痉挛，咳喘大作，冲服川贝粉有效，但夏天敏感情况较少。

近检：心、肺（-），血沉、抗"O"、胆固醇、大小便均（-）。血色素低，红细胞 200 余万 /mm^3。

南沙参 15g，炒党参 9g，炒当归 12g，大白芍 9g，黑料豆 30g，二至丸 15g（包煎），北细辛 6g，五味子 6g，野百合 12g，炙紫菀 9g，大麦冬 12g，炒白术 12g，生黄芪 12g。7 剂。

二诊：同年 10 月 18 日。

前方连服甚好，纳增。但大便似不消化，尿频；近无喘咳，偶有咽毛，饮水即止。脉左仍弱；舌干红碎。

原方去料豆、二至丸；加补骨脂 12g，煨益智 12g。7 剂。

三诊：1976 年 8 月 20 日。

言去年服药后，因气力渐增，活动量较大，后觉内脏有下牵感，致不能行立，检查为内脏下坠入盆腔内。纳便、眠睡尚可。脉两手均弱细；舌红不甚。

生黄芪 12g，炒党参 9g，炙甘草 6g，焦白术 12g，炙升麻 6g，粉葛根 9g，炒当归 12g，天、麦冬各 12g，南沙参 12g，北沙参 12g，炙紫菀 9g，补骨脂 12g，煨益智 12g，野百合 12g。7 剂，可连服。

建议：用双拐杖支腋下，杖须有升降设备，在家多行走，勿专恃卧床，卧不能使内脏上升也。隔数天即须调节拐杖上升，与补中益气汤同属升提之意。

又嘱：既心血管（-），肤体枯而无泽，可以进食肉类脂肪，使内脏间充实，以阻其下坠。

随访：吴某屡次介绍冠心病员来（此时我正作 60 例冠心病的研究），皆谓吴某好像人长了不少，不似过去蜷缩如孩童者，说话亦颇有精神。

按：上提下托之法，常用以治瘦长人内脏下坠症，颇有效，不能专恃药物升提，须有脂肪填充，两法并进。此例矮小如童，以其过去生活艰苦，入城后犹保持朴素，故槁索无泽（《素问·阴阳别论》有"索泽[1]"病名；《至真要大论》"身无膏泽"、《灵枢·经脉篇》"病体无膏泽"，均作症名），虽免一般因脂肪多而沉积于血管之病，但脂肪太少亦致内脏下坠也，我以矮小人作瘦长人治，思路亦可发笑。

● 【校注】

[1] 索泽：语出《素问·阴阳别论》："三阳为病发寒热，下为痈肿，及为痿厥腨㾓；其传为索泽，其传为颓疝。"

● 【评析】

内脏下垂，治以上提下托法，即取补中益气汤举陷升提；补骨脂、二至丸等补肾下托，相辅相成而获效。

十二、夜半牛饮

薛某，女，38 岁，工人。

初诊：1973 年 5 月 20 日。

日间饮食一如常人，至夜半必因大渴而醒，口燥板硬无滴水，舌如粗砂皮，舔龈腭沙沙作声，口吻如欲出火。此时须牛饮大搪瓷杯冷开水 3～4 杯（6～8 磅），仰脖直咽而下，不如此不足以润渴吻，牛饮毕，贴然安卧。白天则与一般妇女不甚喜饮水同。病人自言，幼年至今，生活、饮食、性情平平无异人之处，渴饮是逐渐加重，非关病后。脉细弱，并无数象；舌淡红无苔。

天花粉 12g，川石斛 12g，南沙参 12g，北沙参 12g，天冬 12g，麦冬 12g，左牡蛎 30g，野百合 15g，大生地 12g，京元参 12g，生甘草 6g，粉葛根 6g，肥知母 9g，生梨 1 只（去心，连皮打碎入煎），紫红甘蔗 250g（去节，咀食）。7 剂。

二诊：同年 5 月 27 日。

服 2 剂即见效，尽 7 剂，则夜半饮水已减其半，舌腭间已无沙沙声。脉、舌无变化。

效方不改，原方诸药制重其量，每加 3g。7 剂。

三诊：同年 6 月 3 日。

夜半渴饮已全止，不须起饮，晨起见桌上列满 3～4 杯冷开水，反觉厌而奇怪。要求巩固方：

天花粉 120g，川石斛 120g，南沙参 120g，北沙参 120g，天冬 120g，麦冬 120g，左牡蛎 300g，野百合 120g，大生地 120g，肥知母 90g，生甘草 90g，粉葛根 90g，生梨 500g（取汁，收膏时用；皮则入煎），紫红甘蔗 500g（去节，取汁，收膏时用），生藕 500g（去节，取汁，收膏时用，滓可入煎），荸荠 500g（取汁，收膏时用），白冰糖 300g（溶化收膏）。

服法：一日二三次，用汤匙取一匙，唾液慢慢含化。

按：本例因无下焦阴虚征象，亦无舌红、脉细数之征，姑从甘寒生上焦肺胃津液为治，法不奇，而可喜在效速。以后梦交之病亦减，则近乎《金匮》百合与狐惑同病了。此例复有梦交、阴吹（我因治此症，找了 20 余种资料，总结为 16 种病理，见拙著《读金匮札记》中）二病，此则仅选牛饮治案。

● 【评析】

本案例夜半渴甚，饮水大量，症已日久，因无阴虚内热之象，故从滋肺胃津液治，取效甚捷，后用膏方缓图以巩固疗效。

十三、梅核气

杨某，女，50 岁，干部。

初诊：1971 年。

咽中如有物梗阻，吞之不下，吐之不出，则哼气以通之，或频咽唾沫以润之，余无他症。其人性情躁急，又届更年期，言语刺刺不休，闻其过去工作系需多讲话者。但其夫职位较高，嫌其絮聒，常抑制之，故心中总不痛快。患此已近 10 年。脉细而弦带数，左旺于右；舌质红。

南沙参 12g，北沙参 12g，大麦冬 12g，生甘草 6g，苦桔梗 6g，合欢皮 12g，绿萼梅 6g，广郁金 9g，象贝母 12g，瓜蒌皮 12g，嫩射干 6g，天花粉 12g，野百合 15g，干地黄 12g。7 剂。

二诊：7 日后。

云咽中毛梗已减其半，平时已不感觉，但冷静时有些阻梗感，尤其于家中呕气，情绪不快时。

原方去合欢皮、绿萼梅（因其情绪是外来因素非药物所能解郁，但可以略舒其郁火，则象贝、瓜蒌最合）；加黑山栀 9g，逍遥丸 9g（包煎）。14 剂。

三诊：2 周后。

云症已大减，主要为心中郁闷见舒，什么事不往心里搁，就不感气冲咽喉了。脉弦渐平；舌红见淡。

上方，14 剂。

按：本例初觉正合《金匮》"妇人咽中如有炙脔，半夏厚朴汤主之"，即后称梅核气之症。但分析其药用，厚朴、半夏降化湿痰，生姜、苏叶开发上焦，茯苓化痰，用治此类病因属于情志郁火生痰，而又阴虚者，大都寡效。《医宗金鉴》称为"此病得之七情郁气凝痰而生，故用半夏、厚朴、生姜辛以散结，苦以降逆；茯苓佐半夏以利饮（时希按：妇人未必有饮）行涩；紫苏芳香以宣通郁气，俾气舒涩去，病自愈矣"。事实其症状吞不下、吐不出，可知不是有质之痰涩，而是无形的气火上逆而致毛梗[1]；常欲咽唾以润，可知是阴虚的咽干，若作为气火痰郁的实症，即使能取快于一时，也必贻患于将来，复发率必勤的。

　　附：梅核气辨治综述

　　我的经验是作虚中夹实治疗。肝郁伤阴而肝亢失柔，气火上逆而肺燥气逆，吞不下、吐不出，说明无痰瘀之结，也无饮无涎可化，我就因症旁求于《金匮·肺痿门》"大逆上气，咽喉不利，止逆下气者，麦门冬汤主之"一条，用麦冬、沙参（以代人参）、甘草之甘以润之，粳米、大枣亦是甘守津液，补土生金。其中半夏一药实极重要，正是仲景"止逆下气"的主要手段，但我犹嫌其苦燥，则以象贝、瓜蒌（二药本是古人解郁化痰很好的"药对"，比我此例首方用合欢皮、绿萼梅为尤佳）代之。若气火盛者，或用丹栀逍遥散，或加桑皮、苏子、杏仁、枇杷叶（"制金平木"法）以降之，本例没有用到后一法，疗效已很明显。

　　当然，我也走过仲景半夏厚朴汤及宋人杨仁斋《直指方》、王硕《易简方》中的四磨饮、四七汤之类，或者有短暂的效果，或则毛梗更甚，通过这些弯路，这才试从火郁气逆而致津伤着想，用麦门冬汤止逆下气推而广之，则路道更宽阔了，如吴又可蒌贝养营汤（瓜蒌、贝母、知母、橘红、芍药、当归、花粉、苏子）、魏玉璜一贯煎（沙参、麦冬、当归、生地、杞子、川楝，或加黄连）、高鼓峰滋水清肝饮（六味丸加归身、白芍、柴胡、山栀）、薛一瓢滋营养液膏（二至、桑、麻、杞菊、归、地、芍、黑豆、沙苑等）。治则从肝郁气逆，见端于咽喉不利、肺金津燥、先治其标；进而制金平木，润肺与柔肝并进；再进则滋水平肝，是根本之图。我治一般慢性咽喉炎症，也以此为法，取得很理想的疗效。

● 【校注】

　　[1]毛梗：指咽喉不润，似有物梗。

● 【评析】

　　梅核气与慢性咽喉炎常可并存，治疗亦有相近，然病因尚有区别。何时希认为梅核气乃因肝郁伤阴而肝亢失柔，气火上犯而肺燥气逆所致，并非是痰瘀之结。因此，治疗当从柔肝润肺、平肝降火入手，其用药多以麦门冬汤、一贯煎、丹栀逍遥丸等方出入。此证当是痰气郁结之半夏厚朴汤证的一大补充。

十四、慢性前列腺炎

李某，男，45 岁，部队干部。

初诊：1974 年 1 月 29 日。

1968 年起屡发血尿，检查已排除尿路感染。近症：少腹热胀痛如憋尿样，尿频，纳减；面目㿠白，略有浮肿；大便艰，努责则溺作灰白色，检系前列腺液逆流。脉细弱，沉按无力；苔薄白腻。嘱戒吸烟。

前列腺液检：白细胞（++++）/HP，红细胞 0 ～ 1/HP，卵磷脂（+）/HP。肾摄片：排除膀胱结石，尿路无异常；双侧肾轮廓不清。诊断：前列腺炎症。

大生地 12g，山萸肉 6g，云茯苓 12g，炒泽泻 9g，炒丹皮 9g，肥知母 6g，炒黄柏 12g，川续断 12g，杜狗脊 12g，苍术 9g，白术 9g，怀山药 12g，甘草梢 6g，汉防己 9g。7 剂。

二诊：同年 2 月 3 日。

服药后腹中甚舒，云为数年所未有，纳平。苔白腻化。

原方去知母；加黄芪 12g。7 剂。

三诊：同年 2 月 10 日。

自大场海军医院到我家义务门诊，往返须数十公里，挤车换车，此日感少腹下坠，其余日子均无感觉。

前列腺液检：灰白色如奶，白细胞（++）/HP，卵磷脂（++）/HP。

炒党参 9g，生黄芪 12g，天冬 12g，麦冬 12g，苍术 9g，白术 9g，生地 9g，熟地 9g，山萸肉 9g，甘杞子 12g，云茯苓 12g，炒泽泻 12g，炒黄柏 9g，蒲公英 12g，金银花 15g，台乌药 9g。7 剂，可连服。

四诊：同年 3 月 24 日。

诸症俱平，腹中甚舒如无病者；纳增，大便艰，偶有腰酸，溺有余沥已久，阳痿有进步。脉虚而左甚。

炒党参 12g，炙龟板 15g（先煎），甘杞子 12g，淡苁蓉 12g，生地 9g，熟地 12g，杜狗脊 12g，菟丝子 12g，炒杜仲 12g，五味子 12g，覆盆子 12g，台乌药 9g，小茴香 6g，炒知、柏各 9g。7 剂，可连服。

五诊：同年 4 月 28 日。

腹中舒，觉稍有凉意，则腹更适快。尿频减，少腹坠胀及肛门下迫症均渐除，平时不注意似无所觉，惟在就诊前略注意，则似有少许。脉较有力。

液检：卵磷脂（+++）/HP，白细胞 3 ～ 6/HP，红细胞 0 ～ 2/HP。

上方去小茴香，生、熟地；加仙灵脾 15g，生黄芪 12g，炒柴胡 6g。不限剂数。

六诊：同年 7 月 14 日。

云 5 月份因食物不慎致泻，6 月份间日疟发 3 次，停药甚久，然前列腺炎不发，自谓已经过考验，甚快慰。脉两手均振；苔根腻（谓在安徽每年发疟，此次三作而休，为最短，此腻苔系湿热未清）。吸烟减而未除。

病人急欲回皖上班，症虽稳定，但湿热未清，肾虚未复（阳痿已起），气虚时有下坠，依病论未臻理想之境。嘱坚持戒烟；部队有坐浴条件，宜一周坐温水中数次。

大生地 12g，山萸肉 9g，炒杜仲 12g，菟丝子 12g，覆盆子 12g，炙龟板 15g（先煎），炒知母 9g，炒黄柏 9g，炒丹皮 9g，炒泽泻 9g，炒当归 12g，小茴香 6g，台乌药 6g，龙胆草 6g。不限剂数。

随访：同年 11 月 4 日来信云：7 月至今感觉一直良好。偶因疲劳，有少腹下坠、肛门下迫状，能得休息，一两天即过去了。

1975 年 3 月 1 日，介绍朱某来诊，云在杭州开会，李某做报告，精神很好，自言此病已治愈，叫他来表示感谢。同时谓此病在部队中自长官至士兵患病甚多，李某不敢介绍，朱某是磨了几天才写地址的。

按：我于此病试作人员分类：久旷男子、老年鳏夫、凡有精力而阴阳不得调和者，都易患此。治则以补肾阴，清相火，舒厥阴为主，取知柏八味丸、大补阴丸、龙胆泻肝汤、天台乌药散等方加减。进而补中益气汤以举其下坠之气；最后宜以体质、年龄为别，或补阴到底，或改为阴阳并补，则须加入河间地黄饮子（除桂、附）；其壮年阳亢者，非阳痿而为强中，参见该类王某例。

● 【评析】

慢性前列腺炎往往迁延日久，反复发作，证属本虚标实，何时希治以虚实兼顾，且认为当以补肾阴，疏肝经，清相火为主，效果颇佳。

十五、强中[1]

王某，男，30岁，部队干部。

初诊：1973年9月15日。

高度神衰，紧张或兴奋时身上虚汗。纳食日可一斤，但腹中气胀，大便常水泄，家庭喜食肥甘之品，饱食则泛酸。脉左关弦，两手均弱；苔根腻，舌尖红。

有球溃史、肝炎史、慢性咽喉炎。幼时曾患伤寒症，愈后头面汗多（俗称"蒸笼头"），20余年不愈，我治以玉屏风散、黄连上清丸成药，服之得效。

天冬、麦冬各12g，大生地12g，南沙参12g，北沙参12g，生白术12g，云茯苓12g，炒枣仁12g，淮小麦30g，炙远志6g，甘杞子12g，炒川断12g，灵磁石30g（先煎），煅龙骨30g（先煎），乌贼骨15g。7剂。

二诊：同年9月22日。

能眠，纳好，泛酸未发，嘱养胃之法须带三分饥，不能过饱，况有泛酸、水泄之症，脾、胃、肠不协调也。谓平常有梦遗，偶时五天二遗，但不连续。

其父为经学、先秦史家，道貌岸然者，为子陈诉：婚后不射精，当时训子：夫妇同房虽曰"周公之礼"，却当调情放性，不要道学气味。子谓数次之后，自觉中馁无把握，其父又劝以稍饮酒，酒能助兴（此兴字读去声，为"兴趣"之意，若读平声，则为"兴起"，强中更强了，因为老道学者给儿子讲起"房中术"了，故笑而为之注释）。

天冬、麦冬各12g，大生地12g，山萸肉6g，炙龟板15g（先煎），北细辛6g，软柴胡6g，大茴香6g，干菖蒲12g，将军干9g，王不留行12g，冬葵子12g。7剂。

三诊：同年12月7日。

因在部队服药不便，又与妻住探亲之宿舍，行房时顾虑甚多，又加矜持、中馁，无调情放性的条件。求处膏方。其母又诚恳要求，谓三子皆不育，寄希望于幼子，以续其王氏之香烟。余谓高度神经衰弱者，必影响其性神经亦衰，用大剂膏滋调补是根本治法，填充其物质是主要的。查精液报告，可知即能射精，亦难生育。

检精液：活动力弱，仅20%，精数量1亿3千万，中有红细胞；按摩前列腺无分泌物；小便中偶见红细胞、白细胞（+）/HP，黏丝少量，精卵（+）/HP。

尿有余沥，时有黏液，日夜尿频，脊酸楚。此时夫妇俱已复员，住房较安定，妻谓："白天尿多尚可，晚卧则时时起溺，衾被俱不能温暖。"即此一语，前列腺炎之主症已得。但膏方仍重在阴阳并补，养精畜锐以备用。

炒党参90g，炙黄芪120g，炒白术120g，炙甘草60g，朱砂拌茯苓120g，炙远志60g，大麦冬120g，明天冬90g，淮小麦300g，潼蒺藜120g，白蒺藜120g，炙龟甲150g，炙鳖甲150g，左牡蛎300g，灵磁石300g，甘杞子120g，大生地120g，大熟地120g，巴戟天120g，仙灵脾150g，小茴香60g，台乌药120g，南沙参120g，北沙参120g，煅瓦楞300g，炒黄柏90g，炒泽泻90g，炒丹皮90g，干地龙120g，蛇床子120g，车前子90g，炒杜仲120g，制首乌120g，熟女贞150g（药34味，煎3次，取浓汁，滤净去渣，加陈阿胶90g，冰糖250g收膏）。

随访：1975年6月5日。

其爱人来诊，末次行经为2月26日，今居3月余，尿检阳性。云膏方服过2个冬季，夫妇均复员，强中之症已除，夜尿亦大减。是慢性前列腺炎兼强中，得阴阳充乃能有子。

李某，男，27岁，农民。

初诊：1975年3月4日。

婚后26天，同房不射精。平时劳动力完全正常，系农村一般营养，平时小便甚多。脉、舌无异常。

经泌尿科检查，一切正常，肛摩未见前列腺液。

王不留行12g，石菖蒲12g，炙远志6g，广郁金9g，怀牛膝12g，块滑石15g（包煎），冬葵子12g，炙枳壳6g，川楝子9g，软柴胡6g，炒白芍6g，炒当归12g，大川芎6g。7剂。

随访：同年3月15日。

云上症已痊愈，性生活正常，不需服药了，特来感谢。又说小兄弟们患此症者不少，如来就诊，怕麻烦我，能否也服此方。告以先作检查，如都是正常者可服。

按：此亦前列腺发炎的一种，平时不发现，近结婚后始知之，亦有闹成夫妇不和者。我治过不少，军人自干部至士兵，及远客他乡、鳏夫久旷、迟婚之男子，不论老年、中青年，皆能患此，阴阳失调之故也。

李某，男，29岁，教师。

初诊：1976年11月22日。

结婚6个月，同房不射精。婚前有遗精，每月2～3次。平时思想不集中，处事不果断，健忘。脉细弱而沉滑；苔前花红，有齿痕。

1971年曾患鼠蹊淋巴肿，夏有低烧，注射链霉素即退。

检查前列腺不肥大，质软无硬结，扪压时无不适感。检液无红、白细胞。

干菖蒲12g，炙远志6g，王不留行12g，炙枳壳6g，软柴胡6g，川楝子6g，块滑石30g（包煎），冬葵子12g，干地龙12g，川牛膝12g，梗通草3g，炒黄柏9g，仙灵脾15g。7剂。

二诊：1977年1月9日。

有梦遗，但同房兴奋不足，仍不泄精，自觉无压力。脉虚数而沉滑，舌色紫。

九香虫 6g，仙灵脾 15g，甘杞子 12g，韭菜子 12g，炙龟板 15g（先煎），大熟地 12g，大麦冬 12g，将军干 6g，冬葵子 12g，炙远志 6g，干菖蒲 12g，干地龙 12g，块滑石 30g（包煎）。7 剂。

三诊：同年 2 月 6 日。

见效，射精亦较过去遗泄时为稠。脉细，舌淡。

九香虫 6g，仙灵脾 15g，韭菜子 12g，大熟地 12g，炙龟板 15g（先煎），巴戟天 12g，炙远志 6g，干菖蒲 12g，软柴胡 6g，王不留行 12g，川黄柏 9g，冬葵子 12g，块滑石 30g（包煎）。15 剂。

按：此例环境、思想较农民为复杂，且体质本虚，已有神经衰弱诸象。初从开窍着想，稍佐补肾，但其人力不从心（自觉无压力），有肾虚而外强中虚的实质，故转方以补肾兴阳为主，仍用开窍滑精之品。但此例已涉本元不足，非肾家阴阳俱充不可，精不足则阴不配阳，阳不充则压力不足，必待神奋与精足相合，方能水到渠成。

王例强中与此例皆有遗精，精泄则阴虚而阳亢，故为强中，即使制其亢阳，开其精窍，然精不足者亦不能有子，即育亦恐不健不慧，因为未具备"优生"的条件。此例未随访，恐有这个问题。

● 【校注】

［1］强中：病证名。指阳兴不痿，不能泄精，或精液自出者。

● 【评析】

强中一证可因火毒内盛，或肾气衰弱，虚火妄动等所致。从案例看，多为虚实夹杂，或虚多实少，或实多虚少。实者，治宜疏肝理气，通瘀泄浊，药如柴胡、川楝子、枳壳、石菖蒲、王不留行、冬葵子、牛膝、滑石等；虚者，治宜补肾调阴阳，药如生地、麦冬、山茱萸、枸杞、仙灵脾、巴戟天等。

十六、淋浊

（一）石淋[1]

颜某，男，72岁，商业。

初诊：1991年8月20日。

小便频急，涓滴不畅，刺痛难忍，甚至数分钟即须如厕，稍延则失禁，而量不多，色浅红，混浊不清，已历两周。精神痛楚紧张，焦躁不安。脉象平素细弱，右稍强，今则弦数；苔根薄黄，质淡紫。

经数医院诊断，或谓膀胱炎，或谓前列腺炎，药不得效，虽检尿，但未检膀胱镜。

细生地12g，赤芍炭9g，大蓟炭15g，小蓟炭15g，茜草炭15g，藕节炭4枚，炒延胡12g，台乌药9g，石韦12g，瞿麦穗12g，冬葵子12g，块滑石30g（包），甘草梢6g，海金沙15g，滋肾通关丸9g（包），金钱草15g。7剂。

第3天来电话谓：诸痛楚已尽消失，溲频亦减一半，精神轻松多矣。

第5天又来电话谓：晨尿时闻扑通一声，溺道滑出一物，通过不困难，也不痛；估计约有花生大，惜已抽水冲去，未及一看。但自此小便通畅，若未病者然。

二诊：同年8月27日。

主诉：自结石得下后，小便间隔可历数小时，但晨起第一次尿略有沉沙样。嘱仍须检小便。平时喜咸食，嘱减淡。脉已无弦数，苔净。

效不更方，以滋肾通关丸改济生肾气丸12g（包）。7剂。

按：病者系数十年老友，以5剂药而排出膀胱结石，为之皆大欢喜。病者情绪既松快，乃絮絮谈病历，淋沥之症患之已二三年，每日骑自行车外出，每遇公厕，必进内光顾，甚至由某处至某处，有几所公厕，历历记之不忘。有时去生疏之处，则令外孙骑车为之先导，遇公厕则下车待之，淋漓点滴，历久乃毕，如约会有定时，则细心安排如厕时间，使勿误时。如此者久之，甚以为苦，但羞不告人，今则其病已失，故言之以发一笑。

实则前列腺肥大症亦老年人常发多发病，宴会或会议时间长，或陪客不能离座，老人尿失禁，淋漓满裤者，亦是平常事，即事先少饮水，而尿亦汩汩不能自禁。吾常嘱患者须学精神转移法，勿注意于小便。久之而渐成精神状态者甚多，此例尝与我散步闲谈，历数小时而不思小便者可证。

（二）乳糜尿

施某，女，42岁，干部。

初诊：1971年10月8日。

乳糜尿[2]已10年，尿浓如豆浆，日行7～8次，有数次浓如豆腐，晨起尿道堵塞，腹胀痛须急诊导尿。近6个月体重下降（56→44kg）；纳食自8→5两/日。发作时喜冷饮，跗肿，发止则否。脉细迟弱；舌苔腻白而干。

炒党参9g，生白术12g，制苍术9g，云茯苓12g，菟丝子12g，炒知母9g，炒黄柏9g，车前子12g（包煎），生苡仁12g，炒当归12g，春砂仁6g，广木香6g（二味后下），粉萆薢12g。7剂。

二诊：同年11月18日。

服药小便减至4～5次，仍浓；纳增，眠好，体重增至48kg；有跗肿。因去外地出差3周，故不能服药。

炒党参9g，生白术12g，制苍术9g，辰茯苓连皮15g，汉防己12g，川桂枝6g，炒泽泻9g，剪芡实12g，金樱子12g，菟丝子12g，桑螵蛸12g，覆盆子12g，粉萆薢12g。7剂。

三诊：1972年1月26日。

纳佳，眠和，精神大振，镇日无疲乏感，体重增至54kg；仍跗肿，小便如泔，日夜五行，月经及期。

炒党参9g，生白术12g，怀山药12g，带皮茯苓15g，剪芡实12g，金樱子12g，菟丝子12g，补骨脂12g，覆盆子12g，炒当归12g，广艾炭6g，汉防己12g，金匮肾气丸12g（包煎）。7剂。

四诊：同年4月26日。

一周得有二三天小便清而不浑，则跗肿退；见乳糜尿则同时足肿而又疲劳，但工作确甚累，故尿清不能持久。近来睡眠、纳食均已恢复如初。脉仍细弱；苔白腻已化。

上方去艾炭；加陈胡芦瓢 30g。7 剂。

五诊：同年 9 月 24 日。

有 2 周小便全清，偶有乳糜浓度比去年则大减。暑夏工作累，故感疲乏。

上方去葫芦瓢、防己；加煅龙骨 30g（包，先煎），赤石脂 30g（包，先煎）。7 剂。

六诊：1973 年 1 月 25 日。

上月曾改服他医药，尿如乳脂，堵塞尿孔，腹胀痛，急诊住院二旬。即取前方服之，此月仅见 3 日浑尿，余日皆清，日尿 3～4 次，亦不频迫。此次剧发，脚肿及喜冷饮亦减于往时。脉细弱迟，舌淡。

炒党参 9g，生黄芪 12g，炒白术 12g，云茯苓 12g，菟丝子 12g，金樱子 12g，补骨脂 12g，怀山药 12g，大生地 12g，大熟地 12g，仙灵脾 12g，山萸肉 6g，煅龙骨 30g（先煎），赤石脂 30g（先煎），金匮肾气丸 15g（包煎）。7 剂。

按：此例首方从苔腻、跗肿及渴喜冷饮着想，作为湿热聚于下焦，用三妙丸法；以其久虚纳减，又参入茯菟丸、香砂六君法；继则参入五苓散。及苔化，尿浓减，则转向白淫、虚带及男子虚浊等方面用药，果然能见尿清，于是转入五子衍宗丸、震灵丹、金匮肾气丸等温补之法，与补气血药同进，照顾其 10 年之虚耗。并以劳逸结合为劝，事实上不全休是不能收其全功的。

● 【校注】

［1］石淋：此病证名原无，据病情补加。

［2］乳糜尿：是因乳糜液逆流进入尿中所致。其特征是小便浑浊如乳汁，或似泔水、豆浆样。多见于丝虫病、腹腔结核、肿瘤、胸腹部创伤或手术、原发性淋巴管疾病中。

● 【评析】

石淋一案经通淋排石治疗后，结石得以排出，诸恙均愈。乳糜尿案治取虚实兼顾，即通中有涩，涩中有通，初起以通利为多，待湿浊化，则以补涩为主。

十七、尿崩症

徐某，男，9岁，学生。

初诊：1981年10月25日。

确诊尿崩症[1]已1年余，曾住院两次3周，医治无效。今休学在家。上月大发，口渴，饮无度，到邻家觅冷茶水牛饮数杯，犹不解渴，似无足饮之时。尿量日间少，夜则须五六起，量多而色清，约满三四痰盂。消瘦，纳不多，大便顺。夏日身无汗，却畏热，喜卧凉处。脉虚细而数，102次/分，苔花腻，边尖红。

太子参15g，南沙参30g，生甘草6g，肥知母12g，生石膏30g（打），川石斛15g，天、麦冬各12g，天花粉12g，地骨皮12g，大生地12g，野百合15g，嫩白薇9g，炙乌梅3g。7剂。

二诊：后7天。[2]

夜尿已减四分之一，每夜为之备4搪瓷杯冷开水，已余存1杯未饮。喜卧凉处、夜欲揭被、烦躁反复之状大减。过去因下学归萎靡不振而辍学，今已上学，归来精神见振，能看毕电视而后卧。前时夜间须屡呼其尿，今则不需。脉数右旺于左；苔腻，舌边红见淡，舌下甚红。

南沙参30g，天冬15g，麦冬15g，生甘草9g，肥知母9g，生石膏30g，五味子12g，川石斛15g，天花粉12g，左牡蛎30g（先煎），野百合15g，大生地15g，炙乌梅6g，金匮肾气丸12g（包煎）。

三诊：同年11月15日。

尿减及半，渴饮大减。苔干腻；脉仍细数。上方加生黄芪12g。7剂。

四诊：同年12月13日。

上方服3周，夜尿减至1次，不甚思饮。停药2周而又发，亦比前为轻。

纳平，有口气。苔中厚腻，舌尖红；脉仍细数。

上方加茅、白术各 9g，炒陈皮 6g；去乌梅、五味子。7 剂。

按：此症初惕于尿崩之名，又两次住院而不效，似觉茫然。及诊之，正合上、中二消之症状，乃用白虎加参汤、生脉散、百合地黄汤合法，而症减其半。又知此儿幼即离母，先天本不足，乃加肾气丸而收功。其邻居来告：饮水、小便、精神、上学已正常不让于常童。

● 【校注】

[1] 尿崩症：病名。是指抗利尿激素分泌不足，或肾脏对抗利尿激素反应缺陷而引起的症群。其特点是多尿、烦渴、低比重尿和低渗尿。

[2] 后 7 天：原无日期。据上文意补。

● 【评析】

何时希治疗尿崩症，重在辨证论治，有其证，用其药。白虎加参汤清热，益气生津；百合地黄汤、生脉散养阴清热；并佐以酸敛之五味子、乌梅，共奏缩尿之效。最后以补肾收功。此疑难症中医治疗思路与方法可参。

十八、汗证

（一）手足狂汗

邵某，男，34 岁，干部。

初诊：1971 年 5 月 23 日。

读小学时即手足汗多，当时在乡间赤足穿布鞋，地上常湿，桌上及书本均为汗湿。

近症：手足汗更多，易于兴奋，当紧张时简直是"极汗"淋漓，汗淡如水无咸味，虽吹风则汗可减，但本身已是手足冷而时时凛寒者。面色㿠白无华，体格魁梧而面浮肿；渴而引饮，平时 10 磅，开会则倍之；口苦无味；小便极少，晨起至下班仅 1 次，色黄，大便如常。其汗多之状，在候诊及诊毕时，桌上淋漓四溢，地上漏湿一大块，视其汗孔，则汗粒如珠，以大毛巾不断揩擦，不多时即须拧去，而头面及身上则无汗。脉缓大无力，右手更软；苔腻。

生黄芪皮 15g，生白术 15g，炒防己 12g，炒防风 6g，制苍术 6g，生苡仁 30g，淮小麦 30g，左牡蛎 30g（先煎），煅龙骨 30g（先煎），炒泽泻 9g，车前子 12g（包煎），带皮苓 15g，麻黄根 6g，糯稻根须 60g（煎汤代水）。7 剂。

二诊：同年 7 月 25 日。

手足汗大减，身上已有汗，小便增多，上午即有 3 次（水液改道之法有效），饮水减少；纳量增加，而体重不加。有副鼻窦炎，黄涕。嘱检尿糖。

生白术 12g，左牡蛎 30g（先煎），鹿衔草 12g，炒泽泻 12g，车前子 12g（包），淮小麦 30g，麻黄根 6g，带皮苓 15g，冬瓜皮 12g，淡姜皮 6g，汉防己 12g，生黄芪皮 15g，清肝保脑丸（一名藿胆丸，吞服）6g。7 剂。

三诊：同年 12 月 8 日。

病员无耐心，见效而不连服药，甚可惜。

汗减，小便多，比前更清。入冬面浮而凛寒，纳仍佳。脉缓大，舌淡。

淡附片 6g，川桂枝 6g，炒白芍 9g，生白术 15g，汉防己 12g，炒泽泻 12g，鹿衔草 15g，带皮苓 15g，生黄芪 15g，炒防风 6g，仙灵脾 15g，巴戟天 12g，甘杞子 12g，煅龙骨 30g（先煎）。7 剂（如有效，可以连服）。

按：本例首诊，思路稍窘，因平时所诊无如此汗多，且自幼得之，汗在四肢而不在头面与身，如仅从表卫不固，汗孔空疏着想，则何以不见于全身？饮多尿多属消渴，今尿少，而汗多（以其首、次诊相隔 2 个月，既大增食，何以体重不加，面仍浮肿，故嘱检血糖。但应考虑其尿多则积水去，饮少则进水少，似可抵消其纳增之体重）。其渴饮乃汗泄多而引水自救，不必从消渴想。舌淡，则汗多并非阴伤；而凛寒恶风，则阳随汗泄，当考虑其属汗多亡阳。从此深思，乃考之《素问·风论》曰："饮酒中风，则为漏风。漏风之状，或多汗，常不可单衣……恶风，衣常濡，口干善渴，不能劳事。"《素问·病能论》曰："惰惰，汗出如浴，恶风少气，病名曰酒风。治之以泽泻、术各十分、麋衔五分。"经文与此例皆相近，然二条均指身汗，故有"衣常濡""汗出如浴"

语，此又与本例汗仅在手足者不同。《金匮》水气篇防己黄芪汤治"风水，脉浮身重，汗出恶风"、防己茯苓汤治"皮水为病，四肢肿，水气在皮肤中"，及《金匮·湿病篇》"风湿脉浮身重，汗出恶风者，防己黄芪汤主之"诸条文与此例四肢汗多虽未尽合，然用药均极相宜。黄芪、白术固表，防己、泽泻、茯苓利水道，再加通常龙骨、牡蛎、麻黄根等止汗药，主要在使饮入之水，不行皮毛而从膀胱出，使水液从手足出者纠正之，恢复其水液故道从小便出的生理正常，这个设想成功了，故30余年之病能二易方而痊愈，启悟不少。从此对汗症略觉胸有成竹，处方泰然，所谓"思穷而后通"，由偶然的见效，进而为经常的见效，须有这"思穷"的过程，"穷而后学，学而后通"的过程，然后能达"不惑"的境地。此乃与我治胎前洪肿同一甘苦之言。

附：手足汗证辨治综述

我对白术一药，不仅于学习仲景《金匮》诸方而理解其妙处，即从《素问》酒风方中用之，洪肿方《千金》鲤鱼汤、《全生》指迷汤亦皆用为主药，姑不言其治内而言治外：长肌肉、肥腠理、实皮毛，行皮肤而利水道，王好古谓其"治皮间风，止汗通水，无汗则发，有汗则止，与黄芪同功，最主皮毛"；汪机谓："湿胜则气不得施化，津何由生，故曰'膀胱者津液之府，气化则能出焉'，用白术以除其湿，则气得周流而津液生焉。"通过学习古人，结合临床，我对白术产生如此的好感，故记之（用白术治外表宜生者）。

古人"利小便即所以实大便"一语，使我对汗症也有启悟，肺主皮毛与膀胱，则利小便是否可止汗，我从《内经》用泽泻、《金匮》用防己而推想，此症首诊即用了防己、泽泻、车前、苡仁、茯苓等利尿药，果然"改道"——实际是"恢复故道"的设想有效，水液能听从指挥，不走皮毛而从膀胱出，"归其故道"了；而且失职已久的州都之官也因而复职。

（二）盗汗

吴某，女，6岁。

初诊：1982年12月4日。

入夜盗汗已久，冬日亦枕被俱湿，常揭被，致成气管炎症。脉细数；舌红花剥。

面部鼻两旁及耳前均有锈斑，嘱验大便，另用驱虫剂。

炒当归12g，生黄芪12g，细生地12g，炒黄芩9g，胡黄连6g，川黄柏9g，广木香6g，砂仁6g（后下），淮小麦30g，碧桃干12g，糯稻根须30g，左牡蛎30g（先煎），炙鳖甲30g（先煎）。7剂。

复诊：同年12月11日。

盗汗大减，枕被已不湿，但发际稍潮耳。不再揭被。舌花剥红刺如蓓蕾，仅两旁见白苔，此为有蛔无疑；脉仍细数。

原方去木香、砂仁。加川石斛12g，南沙参15g。7剂。

按：营热卫虚，用当归六黄汤加味，取效甚速，已验甚多。此例如蛔不去，必致再虚而躁汗。

● 【评析】

手足狂汗案，亦为疑难证，何时希考之经典，思穷而后通，设用使水气"改道"之法，选用白术、泽泻、鹿衔草、车前、苡仁等药，成功地让水液不走皮毛而从膀胱出，减除了患者数十年的病患。此种思路值得学习。

十九、重症神衰伴新感咳血

王某，男，49岁，部队干部。

初诊：1957年8月。

头晕痛，目花，气短心悸，自感非常虚弱，很快消瘦下来，吃饭很少；昼夜不得安睡，全身自汗大出。最近咳嗽4天，昼夜不停，痰中带血，气往上逆，根本不能躺下，咳得厉害，对身体威胁很大。

嘱：你病当分两方面分析：一是你的病是严重神经衰弱，引起的一系列症状，你先别急，可以治好的，但是身体太虚了，需要较长时间的治疗，必须要有耐性恒心。二是当前威胁最大的是咳嗽，但容易治疗，治好咳嗽，再治别的病，你别着急（症状的主诉与医嘱、用药等，均根据 1984 年 9 月 13 日病员的感谢长信，及对各报记者访问时追诉病情经过的记录节写）。

炙麻黄 6g，生石膏 30g（打），白杏仁 15g，生甘草 6g，冬瓜子 12g，川贝粉 6g（吞），茜草炭 12g，黛蛤散 12g（包煎），炙桑皮 12g，嫩射干 6g，炙苏子 12g（包煎），花蕊石 12g（打碎），鲜茅根一 1 札（去心），鲜芦根 1 尺（去节）。4 剂。

二诊：后 4 天。

四剂服完，咳嗽已止，略血没有了，痰亦少，吐出很爽快。已恢复饮食，夜能安睡。

炙紫菀 6g，炙款冬 6g，炙苏子 12g（包煎），嫩射干 6g，白杏仁 12g，川贝粉 6g（吞）冬瓜子 12g，生甘草 6g，南沙参 15g，干芦根 15g（去节），茜草炭 12g。7 剂。

三诊：后 7 天。

补气用：南沙参、北沙参、炒党参、红参须、红参等。

补血用：大生地、黑料豆、二至丸、制首乌、炒当归、炒白芍、阿胶等。

安神用：朱砂拌茯苓、炒枣仁、柏子仁、淮小麦、炙远志、夜交藤、湘莲肉等。

健脾用：炒白术、怀山药、炙甘草、云茯苓、大红枣等。

滋肺用：白蜂蜜、秋梨膏、胎盘粉、川贝、野百合、功劳叶、白及片等。

补肾用：大熟地、山萸肉、甘杞子、炙龟板、炒杜仲、淡苁蓉、巴戟天、仙灵脾、炒川断、杜狗脊、六味地黄丸、人参鹿茸丸等。

以上共服 40 多付汤药，病员云："基本上我的病即好了。同时回到岗位上，继续为党工作了 20 余年。现在已离休在家，过着幸福的晚年。我从《北京日报》上看到何大夫的消息，特意写这封信来感谢中医研究院的领导和何大夫。何大夫治好了我的病，不但是个人的幸福，而是全家的幸福，我代表全家向何大夫祝福……"

何时希医著三种校评

按：首诊以4剂平止严重咳嗽痰血，以后服40余剂而使神衰重症痊愈，得有20年工作而不复发，从病人来信及口头反映，结合其66岁时的精神面貌，可征疗效持久而且稳定。由于其感激态度之诚恳，故记述之，其信中对药物有些错别字，略为回忆而改正之。

● 【评析】

严重神经衰弱的治疗，不仅仅靠药物，更重要的是精神治疗，解除患者的顾虑，树立信心，这方面何时希是十分重视的，从诸多案例中均可见他的提示和良好的医患沟通。

二十、晚期癌证疼痛

欧阳某，女，80岁，家务。

初诊：约1973年。

自四川来上海就养，初仅多咳，后确诊为肺癌，为之治咳，亦不过对症化痰润肺，平喘止汗而已。继则疼痛日甚，每日注射麻醉药止痛，渐增至日夜七八针，痛止时间益短，家人环泣，病人呼痛声惨不忍闻，转求中药治疗。

忽忆前数年为云南部队治病不少，屡闻"贼药"之名，且曾赠我数枝，遂以一支赠之，服法：用粗瓷碗之底部粗糙处，注少量开水作磨墨状，磨20转，取汁合温开水饮之。下口即安，懵睡4小时，大约又2小时而呼痛，是此药能止痛6小时，家人得以睡者睡，食者食，一家心绪较定者数日。渐以止痛时间短，则磨药增加至40磨，其效又能维持6小时；大约3星期后，有一夕服药安睡，初有鼾声，至天明则不复醒矣。

按：是药原名"雪上一枝蒿"，产云南深山土中，其上有枝叶可辨，药用其茎（意想其枝叶亦必有药效，或者力更大，亦未可知），状如甘草而坚，掷之玻璃桌上"的的"有声，长30～60cm。有赠我者，有托人从草药农购得者（当时价至 40 元一市两），有部队从药厂（制云南白药必须此药，产少而供多，故不易购得）匀得者，我凡三见，皆此形状，亦如近见之"花旗西洋参"中支者，掷桌上亦作"的的"声为真。我尝与医友谈此，赠彼一支，未见回报疗效。

江某，女，61 岁，里弄干部。

初诊：1974 年 6 月 1 日。

肝炎史已 15 年，初诊为肝硬化，他医曾用水蛭、土狗、甘遂、商陆、山棱等止痛逐水。

近症：肝区痛甚，腹水撑胸，虽有噫气、矢气而不稍减，须仰卧数日其痛稍休，劳则复作；右手关节痛不能屈伸，谓因持物过力所致；溲少，足肿。脉细弱，而左弦大；舌光红而皱，舌下青筋暴露。右手拇指有粗黑条纹三。

川石斛 15g，生甘草 9g，炒当归 12g，生白术 15g，带皮茯苓 30g，汉防己 15g，车前子 12g（包），陈葫芦瓢 30g，路路通 9g，广郁金 12g，炒延胡 9g，炙乳香 6g（包煎），炙没药 6g（包煎），制香附 9g，炒泽泻 12g。7 剂。

二诊：同年 6 月 15 日。

其子从云南部队回，来述：某院摄片报告：肝部斑点累累，癌症已转移至脊主骨及右肘，不可治。仅求为之止痛。又云服上药 4 剂后，肿势消退甚好，小便亦通畅。嘱向云南各部队制药厂访寻，如有制云南白药者，必有雪上一枝蒿，觅得后再说。如无此，则暂以鬼臼磨水饮，唯据医友所告，疗效似不及。

7 月 11 日，其子系空军，去云南觅药而回，来求鉴定，是真，即嘱以每次 40 磨取汁而饮之。

1 周后，其子来感谢，涕泣即欲下跪，云回家见其母惨痛之状，心如刀割，幸蒙指示灵药，一周之间，老人絮絮言家事，如无病者，入夜亦贴然稳眠，不闻呼叫之声。临终面色安详，毫无痛苦之状，与未服此药前，判若两人。虽我早言此药非能治癌，仅作晚期止痛之用，然一周之间能聊尽为子之心，已十分感谢云。

单某，男，70岁，工商业者。

1991年春夏间，其女来告：父已确诊为肝癌转移入淋巴，不思食，情绪低落，痛苦万分。无能为之处方而谢之。

数日后复来，不求治疗，但求止痛，嘱向云南觅雪上一枝蒿，能向部队制药厂或医药公司草药部得之为真；在药农地摊上得之恐不真（药农称之"贼药"）。后其女取药来求鉴别，是从云南医药公司熟人买得者，辨之是真，告以服法。斯时已住入医院待毙，日夜痛号，家人陪之则心惨，不陪则于心不忍，而病人之神志不瞀[1]，亦自涕泣不止。得此药如法服之，一周间安然不痛，醒时亦能语家常，亦能进食，忽一夕懵然不醒而逝，面容上可辨无痛楚之态。

按：1、2两例余均曾诊过，其舌均光红而中有干皱纹，亦皆渴欲饮，1例见橘汁则急抢而饮之如甘露然。亦皆畏热，甚至欲扇不停。

雪上一枝蒿本是毒药（但亦有解毒法），非用以治癌，我仅因类触发，借以止痛，果奏奇效。事缘思茅某部队领导言及当地风俗，凡逮住盗贼，不送官，但吊之树上，以竹竿打之，被盗窃家打之，邻居及过路客无不打之，至体无完肤，奄奄一息而止，则弃之山涧。此贼不呼痛任令众人击打，在山涧水冲洗之久，则自醒而起活矣。云此贼于盗窃前必先用"雪上一枝蒿"末，以酒冲服，如被逮遭打，则有此药止痛，涧水冲之而醒，亦所以解毒也。如不失事，亦必卧山涧中冲之，又狂饮涧水以解毒，故有"贼药"之称。吾闻此风俗而悟一种止痛良药，述3例如上。

● 【校注】

[1] 瞀（mào）：错乱。

● 【评析】

何时希用雪上一枝蒿治疗晚期癌证疼痛，获得较好的止痛作用，可资启示与参考。

二十一、扁平苔癣

张某，女，52 岁，部队干部。

初诊：1982 年 10 月 14 日。

患扁平苔癣已 3 年，右颊内部黏膜梗硬凹凸不平，开合牵制，每食时，动腭引颊则痛，遇刺激品亦痛，虽恃左部以饮食，食物不能不触及右方也。自知为癌前期病，尚不介意，而一日三餐之痛，则最以为苦。有慢肝史，每疲劳则肝区胀痛甚，纳食尚佳，大便干艰。脉细弦数；苔尚净，舌红有星，舌下有紫筋。

大麦冬 12g，南沙参 15g，炒当归 12g，炒赤芍 9g，炒白芍 9g，川石斛 15g，甘中黄 6g，大生地 12g，小生地 12g，生首乌 12g，苦参片 9g，火麻仁 12g（打），丹皮 9g，参 9g，金银花 15g，逍遥丸 9g（吞服）。7 剂。

二诊：同年 11 月 4 日。

初服药略有瞑眩，旋即止；大便润行，纳、眠及运化均如常。劳累后季胁有摩擦之感。

原方去苦参；加野蔷薇根 6g，贯众炭 12g。7 剂。

三诊：同年 11 月 11 日。

自觉以舌舔右口腔，已较平滑，开合渐利；容色见腴，大便日行，食后肝区胀，今得矢气已舒。脉较平缓，

太子参 15g，南沙参 15g，大麦冬 12g，大生地 12g，甘中黄 6g，板蓝根 6g，野蔷薇根 6g，金银花 15g，贯众炭 12g，火麻仁 12g（打），肥玉竹 12g，路路通 9g，广郁金 9g。14 剂。

四诊：同年 11 月 24 日。

内颊扁平苔癣，舔之后半已光滑。饭后作胀止。

守方去路路通、广郁金；加炒当归 12g，炒白芍 9g。14 剂。

五诊：同年 12 月 3 日。

苔癣一般发展，系从内颊后向前移，至上下唇内中线为止。此例过去已有前移近口角之势，故影响张口，拘急不利，开合牵痛，颊内黏膜质地厚硬麻

木。今则拘急者日松，板硬者平软光滑，凹陷粗糙处亦渐缩小，可张口大吃大笑了。脉弦数亦转细弱；舌中有红星。

上方去玉竹；加大青叶 6g。14 剂。

六诊：同年 12 月 21 日。

苔癣由后向前发展之势已得遏止；后部黏膜之硬糙者已光滑柔嫩，似有脱掉一层厚膜之感觉。望诊：右颊内后部黏膜见到嫩红如新生之肌，与前半之未变处，中有一条白线为界，此处遂有一种不协调之牵扯痛，可以舐得其处即是白线，以为或是新生之肌与病肌不相融合，若然，则此条白线前移或自灭即是愈象。黏膜之色：前半与后半，暗红与嫩红，板硬与光润，灰紫与鲜活，显然可判。病员体会：若大便数日不行，则口气而口腔便觉不舒，是肠胃有蓄热之原因可思。两季胁有如袋盛物之下坠感，如仍劳力不节，将来恐于肝不利。

前方加补中益气丸 12g（吞服）。30 剂。

七诊：1983 年 2 月 17 日。

颊内苔癣已愈过半，前半之粗糙亦渐渐转为平滑。

守方去补中益气丸；加生黄芪 12g。30 剂。

八诊：同年 5 月 5 日来信。

苔癣稳步进入佳境，前半患处亦已舐之平滑，自后至前整个患处之厚度、硬度均已消失，接近正常；而患处边缘却有牵扯怕刺激感。

炙龟板 15g（先煎），大生地 12g，肥玉竹 12g，炒当归 12g，炒赤芍 9g，炒白芍 9g，川石斛 12g，甘中黄 6g，板蓝根 9g，大青叶 6g，沙参 12g，元参 12g，野蔷薇根 6g，贯众炭 12g，火麻仁 12g（炒，研）。30 剂。

九诊：同年 6 月 22 日。

望诊：苔癣后、中、前 3 块有高突红润的是新生之肌；中界二线及近口角之边缘，尚凹下而淡紫白，此等处皆有牵扯感，但不痛，新肌与病处之不协调甚明显。

此期曾邀游黄山、九华山及云、桂等处数月，食物辛辣、鱼腥及粗硬之物，原在禁例者皆不能忌；所携成药仅二至丸、归脾丸、青娥丸、麻仁丸 4 种，及龙胆草片、黄连素片等，药力单薄，虽未觉于苔癣不利，然不足为训也，慎之。

生黄芪12g，党参12g，沙参12g，炙龟板15g，大生地12g，炒当归12g，炒赤芍9g，白芍9g，天冬12g，麦冬各12g，甘杞子12g，川石斛12g，甘中黄6g，贯众炭12g，野蔷薇根12g，丹皮9g，丹参9g，二至丸15g（分吞）。30剂。

十诊：同年12月27日。

苔癣之凹凸不同者，已平滑无痕，中间两条白线亦泯，仅在右口角内、斜向上入龈里，有一条长约半厘米白线，中间亦断续见红润。自感开合、咀嚼、大笑均已无异于左边了。因5年克制，不敢张口，今仍留意不使受创云。

连服上方。30剂。

十一诊：1984年8月21日。

整个苔癣平滑嫩红，融合如一，口角上之白线亦转为淡红。拟助其生肌。嘱食物之软烂不烫口者，可于右边渐试之，亦助长其功能之法。

生黄芪12g，党参12g，沙参12g，天冬12g，麦冬12g，生白术15g，大生地12g，炙龟板15g，炒当归12g，甘中黄6g，野蔷薇根9g，贯众炭12g，火麻仁12g（打），板蓝根12g，炙乳香6g（包煎），炙没药6g（包煎），失笑散15g（包煎）。30剂（如无变化，此方可以常服）。

按：不入其门，不窥堂室，余于此症亦犹是也。古书无是病，则难求恰合之古方，只得于沙参麦冬饮、黑归脾丸、二至丸及引经、解毒等方法，及病之部位与所属之脏腑等进退排徊，思路甚窘。但知扶正可以抗邪，可使负隅之敌受围困而不得逞；以俟量变累积到质变，一旦正气充实，可以聚敌而歼之。邪敌受围，则自不能蔓延滋长，邪不长而正渐充，邪正消长之理，即敌之所最不利也。癌细胞有毒，其变也令人热不可当，所以启发惟清热解毒之法为最恰当，此我所遵用者，一也。二为扶正，由养肺胃津液而补一身之气血，使有旺盛之精力，与敌相搏。三则利用中药"引经报使"之特长，使补法与解毒药能达于病所，故常用咽喉口腔之药。病者大便闭则病增，是肺与大肠相表里，故清金须佐通腑，使热毒可以下泄，此共四。外科生肌之法，余尝取效于心肌劳损、溃疡病、冠心病剧发后之康复等症，今亦采用，以助其生新肌，此其五。

此病治历三载，虽不治之症转为可治，已渐入佳境，然留一分残敌，即有死灰复燃之可能。况人事多变，能耗损其体力者多端，而人之体力必随岁月而日衰，慎之勉之在于自己，不全恃乎药石也。又此例肝病久，甚不利于苔癣，究其病灶在何处，尚无明确诊断，据闻后 7 年死于肝癌。

● 【评析】

本案扁平苔癣历久不愈，治疗颇棘手，何时希认为本病首先是热毒内蕴，故清热解毒之法为最恰当，方中所用药物有甘中黄、银花、板蓝根、苦参、贯众、大青叶等；其次是正气不敌邪气，故病程迁延，病灶久不愈合，治从养肺胃津液而补一身之气血，药如麦冬、沙参、生地、芍药、当归、党参、黄芪等；通腑亦属需要，可使热毒下泄，药如麻仁；待邪去病灶欲愈时，则用乳香、没药等助其生肌。思路贴合病机，治疗环环相扣，颇可效法。

二十二、脉管炎

姜某，男，30 岁，科研人员。

初诊：1972 年 5 月 11 日。

去年 11 月起，两腿下肢自腘部往下麻冷酸痛，有急性炎症发作，经青霉素、可的松等控制。自宝鸡回上海找脉管炎专科治疗，诊断为栓塞性静脉脉管炎，经该科用统一中医配方治疗未见效。近一月下午低烧，面红至颈，汗多；两足不能着地，由两人架来就诊。脉弦数，左关更弦；苔腻厚。

血压 90/56mmHg。

炒当归 12g，炒赤芍 9g，紫丹参 9g，炒丹皮 9g，细生地 15g，嫩白薇 9g，金银花 15g，干地龙 15g，川牛膝 12g，陈木瓜 12g，威灵仙 15g，炒苡仁 30g，炙乳香 9g（包煎），炙没药 9g（包煎）。7 剂。

二诊：同年 5 月 29 日。

因服药有效，又连服 7 剂（家远在大场，约 40 公里路程）。低烧已止，面红至颈已淡，汗遍全身，不限于头面部；左足痛浅层已止，深层亦轻，右足又起。今日能自行步履来诊，不需人扶架。

炒当归 12g，泽兰叶 12g，蒲公英 30g，金银花 15g，杜赤豆 30g，炒赤芍 9g，丹皮 9g，丹参 9g，川牛膝 12g，陈木瓜 12g，生苡仁 30g，威灵仙 15g，细生地 12g，炙乳香 9g，炙没药 9g。7 剂。

三诊：同年 6 月 8 日。

两足痛已止，能独自步行，但因急欲锻炼而多走，则卧时足胀，但无麻冷酸痛症象，晨起足胀即止。纳不香，殆因久处西北干燥地区，江南正在雨季之故。舌苔厚腻；脉仍弦带数。

血流检验：①两侧腘动脉以下搏动降低；②左腘小隐脉上端无血流声（5 月 15 日）。

制苍术 9g，生白术 12g，汉防己 12g，茯苓 15g，生苡仁 30g，川牛膝 12g，干地龙 15g，陈木瓜 15g，威灵仙 15g，炒当归 12g，炒赤芍 9g，鸡血藤 12g，蒲公英 30g，炒丹皮 9g，炒丹参 9g。7 剂。

四诊：同年 6 月 28 日。

两足行动自如，日行约 2 华里许；苔腻、纳呆均减。

血流检验：今日报告，①两下肢深静脉回流通畅；②两下肢动脉搏动正常。

嘱行步勿冒进，宜从每次 200 步起，日行 2 次；每周加 50 步，逐渐增进，如因走多而发病，反影响疗效。

上方去苍术；加细生地 12g，自煮赤豆汤代茶。7 剂。

五诊：同年 7 月 21 日。

每临卧则左足胀，稍粗肿，色红；右腿正常，仍系不从医嘱而多走之故。又仍在注射毛冬青，药能清热解毒，活血通脉，与处方并无矛盾。处方不改。7 剂。

六诊：同年 9 月 9 日。

因修建房屋，每日骑自行车买物，并作辅助工，劳动强度较大，致腿酸胫部作胀，肤红，尚不痛。脉右数实，左虚。

上月 9 日脉管炎专科检：胫动脉尚痿弱，其他均见好转。

上方去白术、防己、木瓜；加炙甲片 6g，大川芎 9g，忍冬藤 15g。7 剂。

七诊：同年 9 月 26 日。

遵嘱减少劳动后，两腿酸胀肿均减，夜半足背觉冷，嘱注意下肢保温。自觉血管内有血液流动感。

太子参 15g，炒当归 12g，大生地 12g，丹皮 9g，丹参 9g，茺蔚子 12g，鸡血藤 9g，川牛膝 12g，干地龙 15g，炙甲片 6g，大川芎 6g，忍冬藤 15g，丝瓜络 9g，皮尾参 6g（煎汤代茶）。7 剂。

虎骨木瓜酒 1 瓶，以丝瓜络蘸酒擦足部麻冷处。

八诊：同年 10 月 26 日。

左足前曾有萎缩状，今恢复如右足一样。早起很轻快，夜间临卧觉胀，但不肿；两足酸软乏力，全日断续能行 10 华里左右（此系急功勤练之故）。口舌时时溃疡，扁桃体未摘除，因劳则发。脉数有力，右盛而左细；苔腻退而见红。因要回宝鸡，求长方。

超声波检验：①股动脉 50（正常 40～50），腘动脉 20（正常 20±），胫后左 6，右 8（正常 8～10）；足背左 3，右 4（正常 4～6）。②静脉未检，因前两次检查已正常；但动脉检查，前曾有反复。

生黄芪 12g，潞党参 9g，生地黄 12g，熟地黄 12g，天冬 12g，麦冬 12g，丹皮 9g，丹参 9g，炒知母 9g，炒黄柏 9g，炙龟板 15g（先煎），炙鳖甲 15g（先煎），炒当归 12g，川牛膝 12g，川杜仲 12g，炙甲片 6g，干地龙 15g，忍冬藤 15g。30 剂。

随访：11 月 27 日来信："一切均好。"

按：病员经 5 个月治疗，基本痊愈，中间值南方雨季、酷暑，又修房 1 个多月的强力劳动，对治疗颇有损失，因未经绝对卧床及逐步锻炼的程序，有些冒进。又南北气候悬殊，今去西北休养，考虑室内外温差，恐致变化，因坚嘱锻炼只能在室内进行。

病人流泪自述心情：初确诊为脉管炎时，已心灰意懒，有截肢残废之忧。经多方联系，全国研究此病只有三处，报告均不理想，上海且有撤去专题研究之打算，因患者是上海人，故急去上海某医院求治，8人一室，诊断需行截腿手术者半数，闻之乃参观截肢手术，下肢已全黑，或脓烂流水，锯时白骨粉簌簌落，病人不感痛，护士不皱眉，如锯木然；观者无不惨恻心痛，此即自己之来日结果也。故惶急出院，改就门诊。则除检验外，均服协定处方之中药，药为乌头、桂枝、山棱、莪术等，问旁病员亦以效少而乏信心，乃改求我诊。

当其末次超声检验时，操作者见其行动自如，先检左[1]腿一切正常，谓其非脉管炎；悬再检右腿亦在正常范围，说他是误诊了，脉管炎从无能恢复正常者，病人乃狂喜而来告。又云见截肢手术时，病者悲泣不胜，家属掩面失声。归家偃卧，黑胫白骨，锯骨声与粉屑落地声，均在耳目间，久久不能忘怀，如今则幸逃此厄了。

病者又述：先曾在外地专科治疗时，因只有毛冬青注射液一种方法，见足趾溃疡，亦只用常规外科处理，谓无专法治疗而心疑。乃来上海，某院治溃疡亦然，惟有协定之中药煎服，服之一月，觉两腿之热痛更甚，从其直觉之感受，以为热痛而服热药，重增其热，故热痛更甚，又口舌溃疡时发，亦有药不对症之疑。

我诊治时，初无定见，从其受病原因言，乃在西北地区野外篝火，又坐敞蓬车3天而受寒，因下肢穿衣少，而寒从足起，则对病因而治之，宜用温药，乌头、桂枝、山棱之类，可谓"治其所主"，药尚对症，何以愈治而愈剧？可深思焉。当舍其因而辨其症，今见红肿作痛，抚之亦热，又有发烧，脉数，舌红苔厚，安知非寒湿化为湿热乎？"寒郁化热"，在中医辨证中亦是常理，此理既悟，则用药当以清化湿热、解毒通络为主，果一方而病去其半，拒人扶架；又诊而舍杖，而步行十里，而骑车入市（家居大场，为上海北区之郊县，距我所居市区之西南，往返约80公里），两足能耐此运动，其效可想。病员意志由消沉而转坚强乐观，信心倍增，亦致愈之因素。从医者言，不盲从，不囿[2]于其病因，而识其邪有变化。凡治疑难病，当跳出机械唯物之框，而辨证论治，乃为得之。

该病员又叙述专题研究脉管炎的医生一件事：当他病愈须离沪前，把疗效情况告于主治医生，该医很愉快地记录了治疗经过，及至姜某把该院所开多少捆的中药全部退还给他时，说我是一个共产党员，不应当隐瞒事实，此病实是另外一位老中医治好的；又过去所拿的许多该院开的中药，为了不浪费药物，反正是固定处方，今全拿来了，您仍可开给别人服用。此医大声怒斥，而把刚记的疗效记录撕了，毫无虚心取经之意。

又当时权威的超声波检查医院，明明检查单上写的右足脉管炎诊断，最后2次适他先检左肢，声波正常，即拒检右肢；及至检右肢也达到正常标准，则又称是医生误诊。这两件事在病员精神上是十分重要的，但在医务工作者身上，却表现出不应有的态度，病员告诉我时，还露出了愤愤不平的情绪，要写信给有关单位，指诉这两件卫生部门的官僚主义作风。

● 【校注】

[1]左：原作"右"，据上下文改。

[2]圊：原作"宥"。疑误。

● 【评析】

本例栓塞性静脉脉管炎虽起病与受寒有关，但症见红肿作痛，抚之亦热，乃寒郁化热之象，治用清化湿热、解毒通络而获效，何时希亦因此而感辨证论治，乃为得之。

二十三、转筋

孙某，男，66岁，教师。

初诊：1974年7月27日。

近因工作过疲，眠不足，故目倦少神，午前已昏昏思睡，下午则疲乏不能自振。最苦在腓腨抽筋，酸痛难忍，多在坐久或晨醒时发作极剧。脉左弱，右浮弦；苔腻。

血压：95/60mmHg。

此年老气血肝肾俱不足，不能胜任烦剧，而精血既上供为思维，不能分润于下肢，又坐久则下肢之血不得流畅，乃老年痿证[1]之渐，勿轻视，当增加行动。

炒党参12g，生黄芪12g，炒当归12g，甘杞子12g，桑椹子15g，大麦冬12g，炒枣仁12g，炙远志6g，大川芎9g，苍术皮6g，川黄柏9g，生苡仁15g，陈木瓜12g（酒洗），川牛膝12g。7剂。

复诊：同年8月6日。

症状如上，略见轻。

炒党参12g，生黄芪12g，炒枣仁12g，炙远志6g，五味子6g，炙龟板15g（先煎），大熟地12g（炒松），川桂枝6g，炒当归12g，威灵仙12g，炙甲片6g，伸筋草12g，钻地风12g。7剂。

三诊：同年9月22日。

目倦神昏，得醋睡均见减。下肢转筋大有好象。舌苔大化；脉弦亦转弱。

上方去桂枝；加川牛膝12g。7剂。

四诊：同年11月7日。

血压仍低：110/70mmHg，而苦眩晕。脉细虚而弦。老年废午睡，工作加重，是肝肾虚而虚阳上浮也。仍从补肝肾，利腰膝，濡利筋骨为治。

大熟地12g（炒松），山萸肉6g，甘杞子12g，沙苑子12g，刺蒺藜12g，石决明15g（煅，先煎），炙龟板12g（先煎），川牛膝12g，陈木瓜12g（酒洗），伸筋草12g，威灵仙12g，厚杜仲12g，炒当归12g，生苡仁15g。7剂。

五诊：1975年1月4日。

前方有效，诸恙平稳，腿膝转筋不发，予膏方治之。有气管炎宿疾，虽已禁烟，仍感痰多。其苔腻黄虽化，而质红有刺，中有碎裂，可以兼滋肺阴。

于上方之外，加入炒党参12g，生黄芪12g，天、麦冬各12g，南沙参15g，仙灵脾15g，杜狗脊12g，炒白术12g，云茯苓12g，功劳叶12g，炒陈皮 6g，广木香 3g，炙紫菀 6g，嫩白前 6g（两方 10 倍剂量，水浸一宵，煎 3 次，取浓汁，滤去滓，加白纹冰糖一斤，熔化收膏）。

六诊：1975 年 12 月 23 日。

服膏方后诸恙平稳，疲乏眩晕已除，气管炎未发，转筋及感冒虽大冷亦不作。夜溺二起。

以原膏方加入五味子 12g，金樱子 12g，覆盆子 12g，菟丝子 12g（10 倍其量，煎制如前为膏滋）。

按：老年转筋反戾，其因大都由于肝肾气血虚寒，通补一法可效。亦因座位前高于后，使气血因压抑不得回流，则加一座垫即可。二者发病皆与年老久坐有关，当辅以下肢运动法。

● 【校注】

[1] 痿证：原为"萎症"。疑误。

● 【评析】

转筋指肢体筋脉牵掣拘挛，痛如扭转，多由阴阳气血衰少，风冷外袭，或血分有热所致。此案例证属肝肾虚而虚阳上浮，治以补肝肾、通经络而取效。同时告诫老年气血运行不利，久坐不动更易诱发本证，故当辅以肢体运动。

二十四、中毒后遗症

（一）冶铜中毒后遗症

王某，男，45 岁，工人。

初诊：1954 年。

在工作中不慎吸受了浓度的废铜气，当时冲入口鼻，立即昏厥，经抢救苏醒，住院治疗久之，带着锌氧粉中毒的后遗症而出院。后遗症主要表现为鼻子总是闻到大粪的臭气，渐渐进展到自己口中也喷出粪臭，饭菜的热气也是粪臭，因此家人和工友们都远而避之，更生自卑感而情绪低落、消沉。

我曾就其口而闻其气，无大粪气，但有铜腥臭，姑从阳明有热，胃有陈气为治，则白虎汤当为首选：

荸荠20个（洗净打碎），生石膏60g（打），肥知母12g，生甘草9g，连翘壳12g，金银花15g，大青叶9g，板蓝根12g，夏枯草15g，佩兰叶9g，枇杷叶12g（去毛、包），炙桑白皮12g，灵磁石30g（煅），炒陈皮6g。2剂。

同时口嚼荸荠，一日至少一斤。

复诊：病人神情欢快，精神面貌顿见灵活，郁郁之状一扫而空。就我鼻子而呵气，虽非吹气如兰，确是无铜臭了。复予5剂，以其大便较多，入药及口嚼之荸荠减半，石膏亦减为30g。嘱不愈再来，后不复至。

按：《神农本草经》："药有七情，有独行者，有……"其"独行"指对症特效的单方。从此例看，荸荠之解铜毒，可谓"独行"的一种。但是日久痼疾，用一药以疗之，可以除其一种主症，而后遗症及或其他副症，决非一药所能兼顾。即如此例的阳明有热，非白虎汤不解；清血热则银花、大青叶、板蓝根均有作用；除胃中陈气，则陈皮、佩兰之力；而枇杷叶、桑皮则降肺胃之气，助其清肃下顺之令；用磁石以安定其情绪，几面下手，方易见功。若用荸荠以"独行"，决难取得全效，或者第二步仍须以他药治之。

附：荸荠考

考荸荠为水生果物，南方水田、湖塘中皆种之，或称地栗，广东称马蹄，制有罐头，目前除春季用鲜果外，余时也不缺。乌芋、凫茈，则取名较雅了，文家笔下常用之，不通俗。其性甘寒，有粉质，可榨汁曝干以为粉，我1957年在北京治矽肺用之，即是取粉冲饮；又有治肺大疱病，详于另文，则皆仿雪羹[1]法，取"软坚"之意。

忆幼年与小友以铜钱作"猜符字戏"（清代钱币，正面有"康熙通宝""乾隆通宝"等楷字，背面则为满文，孩童不识，称之为"符"），必先把铜钱擦亮，用黄沙则磨损，用泥土较好，有人教用荸荠擦之，确去污垢，但字面则漫澄[2]了，当时不解其意，但相戒勿用。从本草看，则是"蚀铜"，见宋·王璆《百一选方》："误吞铜钱，生凫茈研汁，细细呷之，自然消化成水。"明·汪机《本草会编》："乌芋善毁铜，合铜钱嚼之，则钱化，可见其为消坚削积之物（雪羹汤即取此句），故能化五种膈疾而消宿食，治误吞铜也。"这是我事后的考证，记之以坚信用。

还有一条旁证，宋人笔记中有说宫中好银饰，冶银匠以管吹火制工细的镂饰，多中毒早卒，可见也是吸受金属毒气之病（此节可能出于孔平仲《谈苑》），与此冶铜中毒之症相类。

（二）煤气中毒后遗症

李某，女，35岁，部队战士。

初诊：1964年12月8日。

冬日煤气取暖，通气管漏气而中毒，经抢救，后遗症历数月而不愈。以头眩胸闷，四肢无力为主症，或呕恶，或食减，常默然，情绪低落，头沉重不能自振。有濡弱不扬之脉，淡紫不鲜之舌。

余思煤火之气，当从口鼻吸受热邪着想，既侵于清虚之娇脏，必减其治节肃降之权，治则当先肺胃；煤气有毒，亦须解毒；胃为水谷之海，生化之大源，尤当醒其胃气，降其浊气；脑中吸入弥漫之毒气，又当如何祛散之？

细生地12g，炒赤芍9g，炒丹皮9g，金银花15g，连翘壳12g，代赭石30g（煅），桑白皮12g，生甘草9g，绿豆衣12g，炒谷芽12g，麦芽12g，广木香3g，春砂仁3g，荷叶一角，左金丸3g（分吞）。7剂。

二诊：同年12月15日。

纳食均有增加，颇知饥饿，胃气已醒矣。呕恶止，精神稍振；但头眩不清，低头无语之状依然。转用平肝阳、降火逆之法试之。何以云"试之"，因脉不弦数，面色仍然萎黄，无肝阳上升之确据。则又何以"无的放矢"呢？因平肝清泄之品，一则使煤气之毒升扰于清灵之脑腑者，驱之下降；二则使煤毒之物质可从小便以下行，为之出路。故处方用：

生石决30g（煅，先煎），左牡蛎30g（煅，先煎），粉丹皮30g，灵磁石

30g（煅，先煎），怀牛膝 12g，细生地 12g，炒赤芍 9g，金银花 15g，车前子 12g（包），炒泽泻 9g，生甘草 9g，绿豆衣 12g。7 剂。

三诊：同年 12 月 26 日。

头眩略见好，不明显，总觉头重懒抬，脑欠清醒，脑中如有烟雾之迷漫，颠顶如有重物之压迫，虽摇动而不能去。常欲于夜半去户外以清醒头脑，平时亦不欲闷坐室内云。闻此，我思路豁然开朗，书有"鸟巢高颠，射而去之"一法，即治肝阳之升僭于上者，未升之阳可引龙火以归原，所谓"导龙入海法"；防患未然，则用滋水涵木法；挟肝火以上升者可用龙胆泻肝法；而介类之药终为必需，因其性沉潜，其味咸寒，合石类之药，则最能镇降也；其镇降而不效者，则可"因而越之"。今既潜降未见大效，当用"射鸟"之法从上而散之。处方：

薄荷叶 9g（后下），霜桑叶 9g（后下），炒杭菊 9g（后下），嫩钩钩 15g（后下），煨天麻 9g，煅石决 30g（先煎），煅牡蛎 30g（先煎），珍珠母 30g（先煎），焦山栀 9g，炒丹皮 9g，细生地 12g，金银花 15g，生甘草 6g，绿豆衣 12g，炒泽泻 9g。7 剂。

四诊：1965 年 1 月 4 日。

病员面目呆滞抑郁之态尽扫，精神语言皆很愉快，与前判若两人。自言服此方 2 剂后，头目豁然开朗，发际略有微汗，顿觉头上如解去包裹，清爽异常；饮食本已恢复，现在头部症象彻底解除了，一切感觉正常。遂以原方再付 7 剂。

按：《内经》云："在上者因而越之。"我的体会，"越"不局限于吐法，辛凉散发也是"越"法之一。一般用逍遥散常舍薄荷而不用，因其主法是"横疏"，但我却喜薄荷之从上散越之性，佐之每生效。这个煤气中毒的病例，初起只在清营解毒上着想，继而试用潜镇，终则以薄荷、天麻为主的散越法而奏功，病员认为这两剂药是创了奇迹，事实上没有前面一些方法给他增加饮食，恢复体力，把血中热毒给以出路，恐不能单倚"散越"一法而解决的。

［1］雪羹:《绛雪园古方选注》方。由大荸荠、海蜇皮组成。

［2］漫漶（màn huàn）：木石上所刻的文字，长时间受风雨侵蚀，变得模糊不可辨认。引申作东西敝坏不能分辨。

● 【评析】

对中毒后遗症的治疗，总在给体内遗留之毒以出路上思考。给出路的治法众多，如治铜中毒后遗症属阳明有热，故用白虎汤为主，合以清血热、除胃中陈气、降肺胃之气等法，并辅以荸荠以解毒而取效。煤气中毒案，除清血中热毒外，更用散越法而平头脑昏蒙之症。可谓出奇制胜，而有不出常规之法。

二十五、月经不调

（一）室女经闭浮肿

钱某，女，24岁，下乡青年。

初诊：1971年春。

14岁始经，平时经量、经色、周期均在正常情况，无胀痛瘀血，肥瘦亦如常人。自下乡务农后，值月经期不能请假，亦须下水插秧、锄草等干活，两足浸泡一天；尤苦者则冬天大修水利，淤泥浊水，其冷如冻，亦无可逃避，致生罪戾。很清楚的感觉寒气阵阵袭入子宫，下腹冷痛。自此遂患痛经病，月经量、色泽、周期、胀痛、瘀块，过去所无者，一切俱备。大约二三年后，经遂不行，反以为如释重负，躯体则日以加肥，足部明显作肿。同学患此者过半，农妇不明，说是女青年对当地水土习惯了，所以发胖。诸女亦不以为意，盖意志消沉者多端，此既小事，大家不以为病也。及回上海探亲，其母大惊，引来诊治。

饮食如常，除肿处隐指外，余无所苦。脉濡滑，苔厚白腻。

炒当归12g，大生地12g，大川芎9g，炒白芍6g，广艾炭6g，益母草

12g，桃仁泥 12g，紫丹参 9g，川桂枝 6g，带皮茯苓 15g，猪苓 12g，炒泽泻 9g，汉防己 12g，淡姜皮 6g。7 剂。

二诊：后 7 日。

服二服药，即小便大下，显著肿退；第 3 天见如月经样而色淡如有水，后两天已是经血，但色不鲜耳。

炒当归 15g，大生地 12g，大川芎 9g，紫丹参 12g，益母草 15g，广艾炭 9g，桃仁泥 12g，炒党参 9g，生黄芪 12g，川桂枝 6g，制苍术 6g，带皮茯苓 15g，炒泽泻 9g。7 剂。

三诊：后 7 日。

月经已止，云后两天很像样，其母谓 2 帖药而通经，实是奇迹。告以如在原环境，病当再发，然无可抗拒者，只能安之，但再治亦可愈。用此语亦安慰之，以免于多言贾祸，医生亦难讲人道主义也。

炒党参 12g，生黄芪 12g，炙甘草 6g，蒸茅术 9g，川桂枝 6g，带皮茯苓 15g，炒当归 15g，大生地 12g，大川芎 9g，炒白芍 6g，紫丹参 12g，益母草 15g，广艾绒 6g，茴香 6g，木香 6g。15 剂。

嘱可多吃桂圆、红枣，云同学们其馋如猫，即带 100 斤去亦几天即尽，带亦不胜带，恐反遭组长批评耳。

按：处方并不出奇，仅是胶艾四物汤（以经闭不能用阿胶，胶虽补血，而质黏反有止血之弊，今则需以通经也）合五苓散、五皮饮三方耳。此女回乡之后，告与众同学，其停经发肿者，始恍然知是有害终身之疾患，有条件能回沪者，求我诊治达七八人，皆用此法得消肿经行。

但《世医得效方》对室女经闭，危言耸听，竟说："命如风烛，朝不保暮；有病发则死，间有不死，百无一二，亦一生多病。"好不吓煞人也。即使虚极不月，有诸补血方在，或干血内留，亦有大黄䗪虫丸，总之可补可攻，活法在人，治法不忧缺少，危氏之言不足信也。危亦林在元代官太医院，不知民间疾苦，室女经闭，如农村开化迟，风气闭塞，近 20 岁而未行经，及至婚后，却能行经怀孕，此类并非绝无。即使身居城市，而贫困之家，衣食不周，营养不良，而延迟行经者亦往往有之，何尝有"命如风烛，朝不保暮"之事？对于此类记载，则确有"尽信书，不如无书"之感。

（二）经前浮肿

项某，女，43 岁，干部。

初诊：1975 年 4 月 16 日。

月经量少已 10 余年，一二天净，末次 3 月 28 日，必腰酸背痛，面目及足部浮肿，经色淡，无块，临完时必夹白带。近来日以加肥，臀、胸部尤甚，隐指；日见衰老，记忆力差，嗜卧；小便少，日仅二行。脉迟缓，苔淡白腻。

5 产，顺产，15 岁始经。性情过去急躁，现变为克制性，皮肤变粗（似有库欣综合征趋向）。

川桂枝 6g，生白术 12g，带皮茯苓 15g，汉防己 12g，炒泽泻 9g，制香附 9g，大腹皮 12g，葫芦瓢 30g，炒当归 12g，大川芎 6g，大生地 12g，炒白芍 9g，淡姜皮 6g。7 剂。

二诊：同年 5 月 8 日。

服药 2 剂后，退肿效果佳，7 剂后夜尿大增，全身肿均消减，自感轻松，精神见振，纳佳。止药 4 天，足腹肿又起。脉濡迟而滑，舌淡。

原方去白芍；加天仙藤 12g。7 剂。

三诊：同年 10 月 19 日。

经前脚肿，经后退，全身肿状比前减，临经腰酸。脉细弱，苔净，有齿痕。

曾检 24 小时排尿：属水自流皮下的肥胖病，系内分泌问题。血压低 110/66mmHg。

仍用四物汤去芍，五苓散桂枝用 9g；加广艾炭 9g，苘、木香各 6g，玉屏风散 12g（包煎）。7 剂。

按： 此症下一步法拟用黄芪桂枝五物汤以防其常有感冒；归脾汤以补血气；金匮肾气丸及右归丸、大补阴丸以平衡阴阳，因其曾服激素数年之故。后未来诊。

（三）库欣综合征

余某，女，27岁，工人。

初诊：1970年7月25日。

1963年起发胖，体重由54kg升至60kg，颈部变粗，头晕疲乏；月经周期紊乱，有时70～80天一行，有时一月两行，量少色暗，持续10～12天；经期间上火，唇焦，口腔黏膜破碎，情绪焦急易怒。1964年诊断为甲状腺功能减退，服甲状腺素，效果不理想。

至1969年6月因上述症状加剧而住院，入院检查：面圆红润，时发热，皮肤粗糙，有痤疮，肥胖，脂肪堆积于躯干（水牛背），四肢较细；全身毳毛丛生，眉发粗而多、黑、乱，胡须生长且密，胸腹脐毛粗长似男子，腹臀部出现白色纹后转紫纹。性格急躁易怒，声音变粗；皮肤绷紧作胀，晨起面浮，下午肢肿；大便秘结，小溲短少黄赤，刺痛烙热；汗少，夏日反无汗；夜眠不安、头昏、巅顶作胀，牵及项背，两太阳穴作痛；目干鼻热，口干苦咽燥。

经腹膜后充气造影，提示肾及肾上腺均属正常；糖耐量亦正常。因ACTH兴奋试验、17酮、17羟有明显增高现象，故诊断为库欣综合征。

住院1年余，疗效不显，出院自求中医治疗。我诊断根本如上症状，无甚改变。脉两手细数而弦，舌质红，苔白腻。

炙麻黄6g，紫背浮萍6g，带皮苓30g，猪苓12g，炒泽泻12g，汉防己12g，苦桔梗6g，净蝉衣3g，炙枳壳6g，炙桑皮12g，炒陈皮6g，冬瓜皮12g，大腹皮9g。7剂。

二诊：同年8月2日。

服药小便畅行，大便亦顺，皮肤肿胀绷紧之感似去三分之一，性情亦平静安定；汗出亦多，而口燥反较减少；仍有头胀。脉弦数见减，舌红，苔薄黄。

炙麻黄6g，紫背浮萍9g，带皮苓30g，猪苓12g，生白术12g，炒泽泻12g，炙枳壳6g，苦桔梗6g，炙桑皮12g，薄荷叶3g（后下），炒杭菊6g，炒丹皮9g，逍遥丸12g（包煎）。7剂。

三诊：同年8月9日。

症状大减，面部及身手俱有皱纹，背部仍隆突；汗及小便比常人为多；

纳、眠均香，本因畏胖而畏食，后转为厌食，今则心绪一松，思食敢食了；头胀减。

炙麻黄 6g，苦桔梗 6g，炙枳壳 6g，紫背浮萍 9g，苍术 9g，白术 9g，赤苓 12g，猪苓 12g，炒泽泻 12g，汉防己 12g，炒杭菊 6g，薄荷叶 3g（后下），炒丹皮 9g，黑山栀 9g，逍遥丸 12g（包煎）。7 剂。[1]

四诊：同年 8 月 16 日。

昨日经行，量多些，周期为 36 天，比过去接近多了，色仍不鲜，腹不痛，经前急躁发怒症状未见。自云胖肿已去一大半。头胀项强已止。脉虚细，苔黄腻已化。

炒当归 12g，炒白芍 9g，大生地 12g，大川芎 6g，茺蔚子 12g，泽兰叶 12g，苍术 9g，白术 9g，赤苓 12g，猪苓 12g，留行子 12g，丹皮、丹参各 9g，路路通 9g，制香附 9g，鹿衔草 12g。7 剂。

五诊：同年 8 月 23 日。

经 8 天而净，净前血色转红，为过去所未有，似乎对经期不感到负担。肥胖减去好多，觉身体灵活，精神亦转愉快。毛发亦有脱落，声音渐少男声。

大生地 12g，南沙参 15g，大麦冬 12g，炒当归 12g，炒白芍 9g，黑料豆 30g，制首乌 12g，山萸肉 6g，炙龟板 15g（先煎），左牡蛎 30g（先煎），鹿衔草 15g，生白术 12g，汉防己 12g，炒泽泻 12g。14 剂。

按：初诊此例，拟从平调阴阳入手，继看前医方，已用过苁蓉、巴戟肉、锁阳、仙灵脾者，似乎在其肥胖日增之时，补法不合，是当先治其标，先去其肌肉之脂肪积水，用"去菀陈莝"着手。从其月经衍期、经色黯淡着想，水积胞宫，亦可致之，吾尝治下乡青年行经而涉水，以致闭经数年，用四物合五苓一方而得通，则此例重至山棱、莪术等，亦未尝不可用。继念库欣综合征，医院经治年余，尚未有良法，此症瘀不急而水急（于其汗闭、溲少而肤急浮肿诸象可征），何不急治其水，水之出路有二：皮毛与膀胱也，当同治之，而不相悖。试为设想：

1. 热壅于上焦，则肺气膹郁，不得流畅，肺主皮毛者也，肺气郁则皮毛为之密闭，汗液失却发泄之孔道，自然溢于肌皮而为肤肿。

2. 肺为五脏之华盖，其所合者膀胱，肺能"通调水道，下输膀胱""膀胱者州都之官……气化则能出焉"（均《内经》语）。"气化"二字可以解作肾阳之温煦，而一般则指肺为上源，通调水道，下输膀胱为主要机制。今肺气既郁，则膀胱之气化不行，小便短少，水液因以潴留。

3. 脾为湿土之脏，脾为湿困，则气不能化湿；脾主肌肉，其功能既阻滞至不能"为胃行其津液"，及"散精于肺"，反流溢于肌肉而为肿胖。故肿胖的原因在于气湿；肿胖的脏腑主于肺、胃、膀胱与肾。

4. 肺与肾是母子的关系，过去我们学习"金生水"的问题，常有些解不开，近读国外学说，认为肺与内分泌、前列腺都有关系，这才豁然了。①肺气郁则金不能生水，肾与肝也是母子的关系，于是肾水无以滋肝涵木，而肝火旺盛。②肾水与心火是相互约制的作用，金不生水，则水不济火而心火旺盛，心火与肝火相结合，则上炎为口舌干燥，下结则消烁阴血，而影响于月经。③"女子……任脉通，太冲脉盛，月事以时下"（《素问·上古天真论》）。冲任系于肾，金不生水，则冲任失调，也是致成月经不调的一大原因。所以月经失常的原因，可以归纳到肺、肾、心、肝四脏，冲、任二奇经。治疗这种复杂的疾病，应当从整体论为依据，利用辨证论治这个法宝。从我首方看，普通的五苓散（因其上焦浮火的症状多，故不用桂枝，而以麻黄代之）、五皮饮、枳桔汤三方合法，能治疗复杂的库欣综合征么？似乎答非所问，文不对题。二、三诊从气郁着重而加入丹栀逍遥散，"郁者散之"，《内经》有此明训，使病员在情绪和饮食两方面都有所改善，使她具备了信心，这是很重要的"解结解铃"之战术，果然，月经之闭者通了，这点很易解释，王叔和《脉经》上说："先病水，后经水断，名曰水分，此病易治，去水，其经自当下。"这类我有很多治验，确不难治，即使《脉经》另一条"经水前断，后病水，名曰血分，此病为难治"，也不能断为"难治"，因为寒凝水积，阻塞胞宫而停经，积水之原因相同，水去则经自下。此例先肿胖而后经事错乱，何以能确定其停经、蓄水的先后？辨证法恐怕不是这样的简单的。

此例属库欣综合征是确诊的，但却从治气（包括肺气、肝气）、治水、治血三方面取效，虽离开了平衡阴阳，但末方已配合六味地黄、一贯煎和《内经》泽泻糜衔法，方法转入扶阴的领域了。

（四）血热久漏

张某，女，30 余岁，教师。

初诊：约 40 年代。

病者系中国医学院学生之亲戚。漏下已历 2 年，月经从无休净之时。经十余医生诊治，总不见效，可谓颇有耐性，对中医极具信心者。经色淡红，时多时少，一派头晕目花、耳鸣心悸、夜眠梦多、腰酸骨楚、面色㿠白、精神委顿之虚象。阅前医诸处方无不对症，其不能取效，殊堪思议。

舌质淡红；脉象虚细，仔细推寻，有不甚明显的弦数，即仲景所谓"时有小数"；其血去多而且久，虚细是所必见之脉。只能于弦数上用药，此为前医未用过者，所谓与众不同，出奇之计：

荆芥炭 6g，黄芩炭 6g，当归身炭 12g，生地炭 12g，焦白芍 9g，贯众炭 12g，蒲黄炭 12g（包），侧柏炭 15g，藕节炭 4 枚，炙龟板 15g，黄柏炭 6g，丹皮炭 6g，嫩白薇 9g，二至丸 15g（包煎）。4 剂。

按：自思姑试之，亦未必中鹄，病者亦不来复诊。后数年而晤学生，大赞我一方而起沉疴，服后经漏即止。以后该生遵用我荆芩四物合大补阴丸法，亦治愈多例云。

（五）异样月经

陈某，女，30 岁，工人。

初诊：1957 年 4 月 5 日。

每经行不见血，仅如白垩样（似刷墙用的石灰水）水液，冲 3 天，量有如普通泄泻，但改道从前阴出，而此时期则无大便，小便亦少，其小便清，与白垩样月经分别不混出也。察其面㿠白无华，云经时尤见萎黄；神色憔悴，怠惰不振。苔厚白腻，而质胖淡紫；脉缓滑无力。处方并不出奇制胜，只是仲景温经汤和平胃散、五苓散等法加减。

制苍术 12g，蒸茅术 12g，煨草果 12g，制川朴 6g，淡干姜 6g，淡吴萸

6g，川椒目 6g，北细辛 6g，川桂枝 6g，炒当归 15g，大川芎 6g，猪苓 15g，茯苓 15g，炒泽泻 12g。7 剂。

二诊：同年 4 月 14 日。

服后下白见少，后两天见粉红样，这是她十余年来罕见的，所以喜形于色，颇有振作之象。

原方加当归至 18g，川芎至 9g；去茅术，改苍术 12g，白术 12g。7 剂。

三诊：同月 22 日。

作为月经周期间的调理，治则以温子脏、补奇经、补脾燥湿、养血通经为主。

巴戟天 12g，仙灵脾 12g，甘杞子 12g，炒当归 18g，大川芎 9g，紫石英 18g（先煎），小茴香 6g，苍术 12g，白术 12g，煨草果 12g，益母草 12g，广艾绒 6g，淡干姜 6g，川桂枝 6g，猪苓、茯苓各 12g。14 剂。

嘱临经即来诊。如期，觉腹中切痛，似欲经至；平时小便多，为服药前所未有，此腹痛亦未前见。我告之：切痛为寒湿之气下迫，及小便多，皆寒湿有出路，可喜之象也。因想此时不妨"因势利导"，用《内经》"通因通用"法，此法含有两个方面：一是上次月经曾见淡红两天，此次当着重温血通经，以疏通淤塞之故道；二则水湿之出路当从小便，今小便既有增多之象，则膀胱已有通调水道，渗利湿浊的能力。处方：

苍术 12g，白术 12g，煨草果 12g，川桂枝 9g，猪苓 12g，茯苓 12g，炒泽泻 12g，炒当归 18g，炒川芎 9g，广艾绒 9g，益母草 12g，川椒目 6g，小茴香 6g，紫石英 18g（先煎），炮黑姜 6g。7 剂。

四诊：同月 30 日。

此次经行纯见红色，不杂白垩，后两天尤为殷红，虽腹中微痛，不甚苦也。但素无准备，忽见如此鲜血，手足无措，狼狈之状不堪言喻，甚至说不如白垩为省事，"其词若有憾焉，其实乃深喜之"。当时诸研究生在旁，皆笑此女斯时方是十四五始经云。

按：后考妇科诸书，言经色淡者为多，曾见有言"白垩"者，不记在何书。巢氏《诸病源候论》之漏下赤白属虚；《济阴纲目》谓"淡白者芎归汤加参、芪、白芍药、香附"，是气虚肝旺；《世医得效方》"经水五色者，四物汤加麝香、好酒"。诸例均与此病不符，总以辨证而论治，不执成见为妥。又，此例妇检均找不出实质性问题，已经过很久的治疗了。记忆中此女是藏族，回藏后曾有几次贺年及谢信，均说月经病治好了云云。

张某，女，33 岁，教师。

初诊：1957 年 10 月 28 日。

每经行仅如赤豆汁（北方称赤豆为小豆），中杂小粒亦如赤豆大，无块，不痛；汛期准，无超前落后，有腹痛，不甚剧，能耐受；唯体型瘦小，似发育不甚充足；妇检是宫体小，无炎症。按其脉殊无弦数，只是濡细无力，舌亦淡胖不红刺。前医以血热治之已久，未见效。虽瘦而无火，则凉血不中与也，法当易辙，但前人"紫赤者多火"之说，又深入于我心，而前医系同僚，又素所佩服者，亦不便反前说而用温。乃据其脉舌而从虚治，先以黑归脾法入手，处方如下：

炒党参 12g，炒白术 12g，云茯苓 12g，炙甘草 12g，大生地 12g，炒当归 12g，炒白芍 9g，大川芎 6g，茺蔚子 12g，泽兰叶 9g，延胡索 12g，制香附 9g，炮姜炭 6g。7 剂。

复诊：同年 11 月 5 日。

未届经期，不见变化，但精神较好，面㿠转红，无上火之象。拟进一步：

生黄芪 12g，炒党参 12g，炒白术 12g，炙甘草 6g，大熟地 9g（炒松），炒当归 15g，炒白芍 9g，大川芎 9g，广艾炭 6g，益母草 12g，紫丹参 12g，炮姜炭 6g，延胡索 12g。14 剂。

三诊：同年 11 月 12 日。

经及期而至，腹未痛，血色转红，晨起有小血粒，已无赤豆样矣，是温补之法能受，予原方，7 剂。

按：因究血块之因，在上海，曾与产科医院两家院长相稔，常邀我会诊，他们对血块的看法是：离经之血，如因卧位或宫体的关系，一时未排出体外，可与阴道的酸性分泌物相合，而凝结成块，其大小可与蓄积之时间成比例，无论正常经行，或崩漏，或产后，皆如此。此说启发不少，对中医"留瘀为热，留瘀为气，留瘀为寒"诸理之外，别出一条颇合科学之理——"留瘀为酸"。返而考之巢氏《诸病源候论》所列月水诸病，皆曰"风冷乘之"，这一句持异议者多，我则颇信此理，盖隋、唐时平民露厕所造成。直至现代，我1953年来北京，小巷胡同中仍多无门窗之厕所，妇女夜辄如厕，首都历元、明、清六七百年尚且如此，况乡村僻壤乎！昔扁鹊、华佗游医四方，道遇病人即治之；张仲景曾官太守，淳于意官太仓长，巢元方为太医，他们所诊多上层人物，生活起居就不一样了。又北方风俗，中上人家亦视妇女行经为不洁，严冬亦出暖室而如厕，风冷下受是极可能的。有些医家处于都市，享受卫生设备，如何能休会到妇女有"下伤风冷"这一病因，所以治妇女病特别是月经病，这一"寒实"病因是不应排除的，出之《病源》一书，尤为可信。朱丹溪生长浙江义乌，为水土气候温和之乡，故对巢氏之说力持异议，曰："因气而成块者气之凝也；将行而痛者气之滞也；来后作痛者气血俱虚也；色淡者亦虚也，而有水混之也（此语有病，小便之水如何混入月经，道不同也）；错经妄行者气之乱也；紫者气之热也；黑者热之甚也。"这七条文字几成妇科家之清规，守之勿失，《济阴纲目》即有"调经之论至矣尽矣，幸毋忽"的崇拜。见于下引诸条（皆拙著《六合汤类方释义》所引）对于经色紫黑有块的疗法，有《世医得效方》"经黑成片者，四物汤加人参、白术"的气虚症；《医宗金鉴》"血多有块，色紫稠黏，乃内有瘀血，用四物汤加桃仁、红花"；《丹溪心法》"过期色紫有块，血热也，必作痛，四物汤加香附、黄连"；《女科粹言》"过期紫黑有块，血热也，四物汤加南星、半夏"之痰湿症；《女科粹言》"崩漏紫黑成块者血热，四物汤加黄连、柴胡"；《医方考》"脉数紫黑为内热，四物汤加黄芩、黄连"。上引诸条，惟危氏方作气血两虚，与本例略合，其他总以色紫有块认为热症者多，本例用药则以温而取效，是跳出这个陈规的。

● 【校注】

[1] 7剂：原无剂数，据上下文补。

● 【评析】

本节所列月经不调的证候有经闭，伴有浮肿，或肥胖呈库欣综合征样；经漏不止；月经色白，或色紫有块等多种。经闭伴有浮肿或肥胖，多因内分泌失调，从中医角度看，与肝、脾、肾，以及冲任二脉关系密切，治疗总不离调冲任、疏肝、健脾、补肾等法。然何时希治疗分步骤，首先从气、血、水入手，治血以四物汤为基础，治水用五苓散、五皮饮，治气用逍遥丸，待气行血运，则水去而经自来潮，随后则以补肾调阴阳巩固收功。经漏者多为虚而有热，何时希善用荆芩四物汤合二至丸治疗，效果甚佳。经血色紫有块，一般认为热证者多，然本例用药则以温而取效，可见随证治之才是王道，不可墨守成规。

二十六、痛经

（一）撞红痛经重症

朱某，女，约40岁，工人。

初诊：约1946年。

此病妇似是纺织厂工人，陪同的还戴着工作帽呢，病人痛得委顿虚弱，已口不能述，都由陪人代述：痛经史已有十余年，月月加剧，医务室如能早数天给她大把的止痛药片，则发时较轻，有如此次样子；如未吃止痛片，则剧发得吓人，唇、面及指甲青紫，满地打滚，冷汗直流，肢冷如冰。同车间人无不为之惨痛怜悯，但无法治疗，必待二三天后有紫黑比核桃大些的血块大量下来，其痛才能渐止，但半个月面色惨白，行动无气，而此人又是工作积极者，所以不能恢复。我闻之，其痛与血块不下有关，即《金匮》所谓"其癥不去，当下其癥"；"腹中有干血著脐下"，是寻常的痛经。今剧痛至此，虽"衃以留止""癥着脐下"是肯定的，其"留""着"之原因当可研究，因细加推问，病人与陪者交换目光后，谓过去曾告诸医，皆无办法，今再言之，只是"羞煞人也"：缘十余年前，其夫性欲旺盛，每值月经时，则夜出冶游，于是经时亦不避房事，遂成痛经，病因盖种于此。此旧社会稍温饱者，辄有此荒淫恶习，不解性常识，轻视妇女之不道德行为。我谓此类病见之已多，不足忧也。脉细弱甚，涩小，舌淡紫。嘱忌食酸冷，服药之时，可随量饮些热绍酒。

当归尾 15g，酒炒白芍 15g，大川芎 9g，紫丹参 15g，桃仁泥 15g，广艾炭 9g，炮黑姜 9g，枳实炭 9g，炒延胡 15g，益母草 18g，炙乳香 9g（酒浸，包煎），炙没药 9g（酒浸，包煎），五灵脂 18g（酒浸，包煎），两头尖[1]12g（酒浸，包煎）。7 剂。

复诊：7 天后。

腹痛大减，恢复亦极快，已上班。脉但涩小，微弱之象见振（知此人恢复力尚可）；舌质淡紫，舌下紫筋发黑。

生黄芪 15g，炒党参 12g，当归尾 15g，炒白芍 12g，大川芎 9g，广艾炭 9g，炮黑姜 9g，枳实炭 9g，炙乳香 9g（包煎），炙没药 9g（包煎），五灵脂 15g（包煎），两头尖 12g（包煎），益母草 12g，大黄䗪虫丸 12g（包煎）。7 剂。

三诊：又后 7 天。

经将及期，尚无作痛感觉，与前不同；面色已转红润，云体力已佳。脉见振旺，但仍涩；舌下紫筋不黑。

上方不改；大黄䗪虫丸加至 15g（包煎）。7 剂。

另加血竭 2g，上肉桂 3g（研末）（二药备剧发时用热黄酒吞服，痛不剧即勿用）。

随访：以后其车间有同病者来诊，云此例末次月经[2]痛不甚，仅如一般痛经病，二三天即止，故备用的药粉视为宝物，珍藏之。且感谢勿置云（嘱：药物须藏入玻璃瓶，勿令走气）。

按：关于此例病证[3]，当忆叙旧上海国医学会每两周举行一次之学术聚餐会：陆士谔、张赞臣、朱振声、陈耀堂和我是每次必莅的，尤其是我与致美楼京菜馆的关系，我去了可以有较好的照顾，有时还有老板的敬菜一二品。叶熙春、丁济万也常到，我能聆到叶老一些很好的经验，即在此时间而得之的。陆士谔于我属乡前辈，他的高谈阔论，滔滔不绝，好多人不喜与他搭腔，因为一搭就没完没了。某次他大谈"撞红症"，因他的诊所设在会乐里，是上等娼妓麕[4]集处，他对此症的经验丰富是可想的。他的用药只谈到肉桂心和血珀，

176　　　　　　　　　　　　　　　　　　　　何时希医著三种校评

不能说不对症，但我总觉他是"藏一手"的，因我那时以教学为主，所诊也都是内科，故不深入请教。这是抗战期间事。1946年起，我为虞老师代诊，是专门女科，虞老是宁波名女科"老宋家"之门生兼女婿，是深得秘传的。所诊无内科病，并妇女调理杂病也甚少，只是调经（痛经为主）、胎前（恶阻为多），产后病因为甬[5]人习惯月子内坐卧床上休养，故门诊较少，至于带下，俗谚"十女九带"，比于"癣疥之患"，大都不愿求治。因此我于恶阻与痛经二症，得到不少经验，"撞红"也是常遇之症，选用仲景桂枝茯苓丸、芎归胶艾汤、当归芍药散、枳实芍药散、下瘀血汤、温经汤诸方中，如桂枝、芍药、丹皮、桃仁、当归、川芎、艾绒、枳实、大黄、䗪虫、炮姜等，再加自己常用的益母草或茺蔚子、泽兰叶、金铃、延胡、香附、失笑散、乳香、没药等。一般痛经须参合附症，如乳胀、腹角拘急、会阴牵引、小便多、大便泻等佐治之，大都可以见效。而"撞红"则必须另佐一些"引经"药，就是我疑陆士谔先生所藏的一手。我诊此病疗效也很多，仅记一重症为例，以供参考。

附：引经药综述

中医引经药确是神妙，此例如用一般治痛经常药，效必不佳，因"射不中鹄[6]"，药物虽佳，没有到达病的所在，此非寒冷下受，故不用《千金方》那些石类温宫之品；也非肝气结瘀，故辛香理气之品亦非必需；确是"邪以留止""瘕着脐下"，但非一般的留瘀。原因是在经期当令妇女情绪安静，而乃强迫扰乱之，兴奋之，一也；经血当令畅行，而乃阻止之，二也；而阻塞之物是男子之瘀精，精与血皆生物，乃胶结而为患，三也；一般治痛经药，不能通瘀精，祛除这类特殊的秽腐凝聚物，考虑到以秽攻秽的方法，则两头尖、五灵脂是也。在四川可能搞到猴经，在山西或东北地区可能找到鹿胎胶或鹿经，皆是对症药物。设想雀卵为引淫起兴药，谅也可用。有些人用鼠妇、蜣螂、水蛭、穿山甲、虻虫等灵动入血之品，我以为入血是对的，不能直达病所，徒伐无辜，也是枉然。所以想到那些"秽恶臭污"之药，所谓"以秽污之药，引入至阴之地""化朽腐为神奇"也。记得曾治男子行房受惊，败精留止，尿道不通，涓滴刺痛之症，以两头尖、将军干（蟋蟀干，过去医家写剂量为一对，蟋蟀成干，两尾三尾不易辨别，何必给人以难处，写几钱几克即可）治之而愈，蟋蟀是通尿道，恐不入子宫，主要还是两头尖（牡鼠之粪）。

吾治平常痛经，选药极平常，只在仲景及《千金》诸方中徘徊，然亦每每奏效，故井蛙之见，以为毋事他求。及去中医研究院，与全国名医为伍，各有巧妙，见某名医方中用化癥回生丹治痛经，急取《温病条辨》核之，药亦大都常用者，凡35药，其中人参、肉桂、两头尖、姜黄、公丁香、川椒、蒲黄、红花、苏木、桃仁、五灵脂、降香、归尾、没药、白芍、香附、吴萸、延胡、茴香、川芎、乳香、良姜、艾炭、益母膏、地黄、鳖甲、大黄，皆可喜药；独麝香、虻虫、水蛭、阿魏、三棱、苏子、干漆、杏仁等则自惭不擅用，然均非怪僻药，知名下自无虚士也，应当说是我于痛经门中学得了一手。但北京与上海均不备此成药。

在20世纪六七十年代，在上海有一老医，年已80余，蒙特许搞"个体医"，其治痛经，一法用麝香调酒敷脐中，汤方中则常用苏合香丸为引，《局方》中药共15味：白术、青木香、乌犀屑、香附、朱砂、诃子、檀香、安息香、沉香、麝香、丁香、荜茇、冰片、乳香、苏合香油。斯时对外闭关，无进口药，非特殊人物不能得，故每不得效，老医曰："药不全，我已尽力矣。"就我求治者，辄笑此老不知药市，迂阔不近人情。治痛经何用如许香料药，"小题大做"，此法则所不屑学者。

（二）痛经低热

陈某，女，26岁，工人。

初诊：1981年8月30日。

月经周期25天至两月余，不准，每一年仅七八行，痛甚剧，坠胀甚，腰酸无力。今经初净。曾中暑昏厥，后即低热不退，已历两月余，随气候而高低，高时或至38.2℃。今仍头晕眩转，纳食平。脉数右弦，舌红有刺。

藿、佩梗各6g，青蒿梗15g，嫩白薇9g，地骨皮12g，银柴胡9g，南沙参15g，野百合15g，大生地12g，制半夏6g，淡黄芩9g，炒当归12g，生白芍9g，荷叶一角。7剂。

复诊：1981 年 9 月 13 日。

低热服药后即退尽，不复作。平时易感冒，大便干。脉左细，舌红有刺，略有齿痕。

低热发于中暑之后，是暑热伤其气阴，营弱而发虚热，故用《金匮》百合地黄汤配小柴胡法，滋阴而清余热。眩转不清，则暑气犹未尽除，暑为氤氲之邪，冒于清空之故，因用藿、佩、蒿、荷等芳香轻清之品，清其暑气。今当转治痛经。

炒当归 12g，炒白芍 9g，大川芎 6g，大生地 12g，野百合 15g，南沙参 15g，炒丹皮 9g，炒延胡索 12g，橘叶 12g，橘核 12g，桃仁泥 12g，小茴香 6g，五灵脂 15g（包）。7 剂。

三诊：同年 9 月 28 日。

经行无症状，痛坠酸胀之状俱失，周期 28 天，色红无块。大便已不干。脉弦左细，舌红有星，有刺。阴虚未复，虽温经补气，仍须顾及复阴。

炒党参 12g，生黄芪 12g，炙甘草 6g，炒白术 12g，南沙参 15g，大麦冬 12g，大生地 12g，大川芎 6g，炒当归 12g，炒白芍 9g，广艾炭 6g，制香附 9g，黄芩炭 9g。14 剂。

按：此例从其脉、舌、经期（多至错后 60 余天）而断，阴血俱虚可以纯从虚治。但系在中暑昏厥之后，则可以考虑其伏暑成疟之因；而暑热亦伤气阴，又不当纯从实治，故以小柴胡合清暑之药为主，配百合地黄以滋其气阴，低热得以即退。而调经方中，仍照顾其阴，有气阴、上下、寒温复方配合之意。

● 【校注】

［1］两头尖：药名。为竹节香附之别名。有祛风湿、消痈肿作用。亦有认鼠粪为两头尖。《本草新编》说："尤善化痞结癥瘕。"

［2］月经：原无此 2 字，据文意加入。

［3］关于此例病证：原为"未记此例之先"。由于此大段文字原放在案首，今移入按语，故改。

[4] 麇（jūn）：同“麏”。成群。

[5] 甬：宁波市的简称。

[6] 鹄（hú）：通称天鹅。似雁而大，颈长，飞翔甚高，羽毛洁白，亦有黄、红者。

● 【评析】

痛经的治疗，何时希多以四物汤为基本，加入活血理气通络之品，朱某案因经来同房所致之痛经较重，故加乳香、没药、两头尖、炮黑姜、大黄䗪虫丸等以增逐瘀去秽之力。

二十七、不孕

（一）痛经不孕

倪某，女，31 岁，部队。

初诊：1975 年 2 月 23 日。

婚 3 年不孕。13 岁始经，常过期而至，末次 1 月 28 日，量正常，色红，有小块；经期 10 天前已感少腹胀痛下坠，稍休又痛，已 5 年矣；腰酸，带不多。工作系久坐，必足肿，小便正常，大便干，三五日一行，曾见红色黏液。有“球溃”史，近检已好，能食 6 两余 / 日。脉沉细，略有滑数之象，苔腻。

检小便（–），妇检亦无异常发现。钡灌肠诊断为慢性结肠炎。

炒当归 12g，炒白芍 9g，大生地 12g，炒川断 12g，桑寄生 15g，制香附 9g，橘叶 9g，橘核 9g，冬瓜皮 12g，茯苓皮 15g，苍术皮 9g，炒陈皮 6g，炒杜仲 12g，樗白皮 6g。7 剂。

二诊：同年 3 月 3 日。

经 2 月 26 日至，6 天净，经前后但腹胀而不痛，胀与腰酸均见轻；色正，血块少。咽炎，疲乏，眠差，恶心。脉弦滑数之象仍显，据云过去在粤，中医亦谓是此脉，终不能释我疑。

大麦冬 12g，南沙参 15g，生甘草 6g，苦桔梗 6g，京元参 12g，大天冬 12g，淮小麦 30g，炒枣仁 12g，炙远志 6g，大生地 12g，大白芍 9g，炒川断 12g，炒杜仲 12g。7 剂。

3 个月后，其戚来告，今尿妊试已见（+）矣。

三诊：同年 6 月 15 日。

托人来求安胎方，仅有头晕，纳食倍于平时。

生白术 12g，炒黄芩 6g，炒竹茹 6g，桑叶 9g，丝瓜络 6g，荷叶一角，桑寄生 12g，炒杜仲 12g。

每月服 5 剂，服 3 个月，第 6 个月如无其他症状，则胎已安固，可以勿服了。

按：此例有二奇：一则其夫结婚后不射精，因在部队服煎药不便，与膏滋方两年，强中、前列腺炎两症顿愈，不孕 3 年，居然一索得男，原其精液检查数量、动力、存活率诸不合格者。二则经净第 3 天，胎脉已显，行经历 5 天，一切如常汛，绝非漏红，此较少见者。其翁，我 20 世纪 30 年代老友也，三子惟此幼子能育，称谢不止。翁已 70 余岁，始有抱孙之望云。

又此例犹有一奇：怀孕期间，脉右关尺较浮旺，按我的经验是男胎，我在虞老师家代诊时，其病家多甬人，常有母及姑偕孕妇来，严肃正经地求辨男女，一言既出，则自去，不要方药也。我经此考验，遂废脉书"男胎左脉旺，女胎右脉旺，二手旺为双男"之说，而一以阴阳为主：右手、寸关、浮按，阳也，可辨为男；反之则可辨为女。又其举手投足；从后呼之，回首望人，皆可作参考，然我皆以右阳左阴为准。例如举手待按脉者，明明左手为顺，右手为别扭，然男胎常以反为顺。又孕期面色之妍媸[1]，亦可为辨男女，妍为女，媸为男；行动忽粗犷或忽文静，亦是一辨，此无他，腹中有一股生气，一件有生命之物，不能不诚于中而形于外也。又腹形如釜（如覆锅）者女，以形圆而腹部浑然可观；腹形如箕（箕有上角下角）者男，楞角不平，腹形不美也。胎动甚者为男，否则此女性格必强，但医者勿轻易出口，免酿事端，心志之，自作参考而已。今倪女除脉右寸关旺盛外，面本不丽而反见秀气，腹形圆，胎位下而小便不数，皆女征，而竟产男，则谓可凭脉而证不足凭了。

夏某，女，22岁，工人。

初诊：1980年10月2日。

结婚2年余不孕。痛经甚，剧于第2天，痛在少腹，拘急引肛门，时欲矢气；经先腹极胀，大便多至日行3次，颇泛恶；量第1天尚多，然无高潮，总量比前为少，色红带紫，有块；周期及行期尚正常。平时腰酸带多。脉两手细弱迟；舌淡紫，有齿痕。

生黄芪12g，炒党参12g，炒当归12g，炒白芍9g，大生地12g，大川芎6g，广艾炭6g，炮姜炭6g，煨肉果9g，大、小茴香各6g，失笑散15g，制香附9g，炒延胡索9g，橘叶12g，橘核12g。7剂。

复诊：同年11月2日。

服药后纳食增旺，精神见振。觉稍有咽痛，乳房发胀，平时面热、指冷阵作。脉象两手细弱，右手尤软。

温补脾肾仍为首法，下焦寒郁之气，得温疏肝脾之药而上窜，亦意中事；指冷为血虚；面热与咽痛乃假象，略佐清润上焦之品足矣。

原方去炮姜、香附；加大麦冬12g，仙灵脾12g。7剂。

三诊：1981年3月15日。

最后经期1月7日，前两月经行无痛苦，泛恶、矢气、便溏、拘急之象尽除。尿妊试2次均阳性。在42天时见红，不多。泛恶不思食，其他恶阻之象明显，而有腰酸，须禁性生活。脉两手仍细，而数不甚，右手弦；舌红，有齿痕。

紫苏叶3g，佩兰梗6g，淡竹茹6g，炒陈皮6g，云茯苓12g，生白术12g，淡黄芩9g，白蔻壳6g，丝瓜络6g，南沙参15g，生甘草6g，炒杜仲12g，桑寄生15g。7剂。

按：凡脉细弱者知其气血虚；腰酸者肾不足，虽怀孕，慎防流产，以气不能举其胎元，肾不能以固胞蒂。故坚嘱其多卧少劳外，以白参、杜仲为汤以饮，味清淡无药气，可连续服两个月。本例以沙参、甘草甘淡生肺气，和胃气，是呕恶伤中的治法。恶阻止，此例脉细弱者，当进一步用四君子汤或补中益气之法；今仅使饮服白参是简便法；而沙参、甘草可说是先一步试探法。

（二）血热不孕

刘某，女，32 岁，讲解员。

初诊：1987 年 2 月 19 日。

结婚 1 年半未孕。经稍超前，量多色红，最后一天有紫黑，反腹痛；经前头痛 2 天，乳胀腹胀不甚，腹中稍拘急；经时大便无异常，面常红，平时带多黏黄。脉数，舌红。

妇检：无异样。

炒荆芥 6g，炒黄芩 9g，炒当归 12g，大生地 12g，炒赤、白芍各 6g，大川芎 6g，炒丹皮 9g，炒丹参 9g，橘叶 6g，橘核 12g，泽兰叶 12g，川黄柏 9g，樗白皮 6g，嫩白薇 9g。7 剂。

二诊：同年 2 月 28 日。

云带下多在经完后一星期。脉弦数，舌红有星。

原方加茺蔚子 12g。7 剂。

三诊：同年 3 月 14 日。

如期经行，色鲜红，量正常；经前头痛、腹胀、乳胀、经后腹痛、带下诸症状此次均无。脉弦数见减。

炒荆芥 6g，炒黄芩 9g，炒当归 12g，大生地 12g，炒赤芍 6g，炒白芍 6g，大川芎 6g，丹皮 9g，丹参 9g，炒泽泻 9g，川黄柏 9g，泽兰叶 12g，炒川断 12g，炒杜仲 12g，炒苡仁 30g。7 剂。

四诊：同年 4 月 4 日。

经昨日至，上月 6 日至，按平常周期 26 天计，则此次为逾期 3 天，为过去所未有者。其脉素弦数，今未见滑象。既有可疑，姑俟之，不处方，嘱节力多坐。

五诊：同年 4 月 14 日。

经事逾期 14 天，前旬略见红即止。纳减，偶有恶心。脉两手弦滑数，右寸尤显，脉 90 次 / 分。嘱尿检。仍不处方。

六诊：同年 4 月 23 日。

恶心多，头晕纳呆，因疲劳腰酸，17 日又见红，前两周见红亦由腰酸所起。因见红，医院不做尿检，然恶阻之象已备，况有腹痛，宜作安胎治之。脉 81 次 / 分，左弱，右寸关仍滑弦数明显。

生白术 12g，炒黄芩 6g，炒竹茹 6g，左金丸 2g（包煎），炒杜仲 12g，桑寄生 12g，炒川断 12g，炒白芍 9g，细生地 12g，蒲黄炭 12g（包煎），侧柏炭 12g，荷蒂 4 枚。7 剂。

七诊：同年 4 月 29 日。

服药 3 剂，红即止，腰酸停，腹痛有左右攻动状；恶阻诸象仍存，气胀作噫。脉左弱较好，仍弦滑数；苔净。嘱见腰酸即须休息，因讲解员须立且走，不能勉强。

虽未尿检，超声波已听到心音，但稍弱。

紫苏叶 3g，老苏梗 6g，炒黄芩 6g，生白术 12g，炒竹茹 6g，云茯苓 9g，佛手柑 6g，广橘白 3g，炒杜仲 12g，炒川断 15g，桑寄生 15g，炒白芍 9g，荷梗 1 尺（去刺）。7 剂。

八诊：1982 年 1 月 10 日。

上月 6 日（足月）产一男。产后 30 天即行经，一如常时，今 5 天犹未止，已少些。善汗，寐中更多；纳平，乳尚多。脉虚细，苔中腻。

生黄芪 12g，淮小麦 30g，炙甘草 6g，生白术 12g，五味子 6g，旱莲草 15g，左牡蛎 30g（先煎），煅龙骨 30g（先煎），炒当归 12g，炒白芍 6g，瘪桃干 12g，云茯苓 12g，糯稻根须 60g（煎汤代水）。7 剂。

按：此例四、五诊均仅予观察，因一般血热者本宜有孕，但投荆芩四物汤的阶段中，虽突见弦脉，周期 29 天，难作怀孕之诊断，故慎而未予处方。及见红而即止，滑脉透露，乃肯定作安胎治。宫冷血寒者不受孕，既是素体血热，何以不早受孕，迨服荆芩四物而后孕，此能令医者迟疑之点。

胎脉右寸关旺于左手，一般辨孕作女胎，虽二月胎时见之，未足以下定论，然我的经验，根据《内经》"阴搏阳别为有子"的理论，阴当作尺部、左手、沉按解，若反旺于阳，阳当作寸部、右手、浮按解，便知非常人之脉而为怀孕之脉。按生理言，是阴部增加一个小生命的活力，所以在阴部脉象中表现

何时希医著三种校评

出浮、滑、弦、数等四种阳脉，即可决为怀孕。又我之辨胎男女法，与先贤有异，脉书有言左脉强为男，右脉强为女，此男左女右之旧说，核之临床常不符，我则从阴阳脉定女男者。又《内经》的"子"字，乃男子、女子之"子"义，并非专指男胎之意，勿强作解人。参见拙著《女科三书评按》中。

（三）宫小后倾不孕

叶某，女，25岁，工人。

初诊：1972年10月5日。

经多次妇检：宫小，严重后倾，绝对不能受孕。但婚期在即，举家忧急异常。

现症：经前一周即腹痛甚，期尚准，末次9月21日，色紫，有块，后数日反量多。口渴，纳不多，头晕目花；大便日行二三次，痛泻不成形，有时黏沫，有时冻状。脉两手细弱，左微弦；舌四边剥脱，光红有刺。

有梅尼埃综合征、胃下垂、慢性结肠炎史。肠检：终末结肠水肿，有出血点。大便检：有红细胞、脓细胞。

太子参15g，大麦冬12g，川石斛15g，焦白术12g，云茯苓12g，炙甘草6g，五灵脂15g（包煎），煨木香6g，小茴香6g，炒延胡12g，炙乳香6g（包煎），炒当归12g，土炒白芍9g，紫丹参9g，大川芎6g。7剂。

二诊：同年10月12日。

服药2剂后痛泻即减，纳食稍香，舌边疼。

原方去石斛、茴香；加南沙参15g，茺蔚子12g，生甘草6g。7剂。

三诊：同年10月19日。

纳食大香，增至两碗，为数年居乡所未有；面稍红润，语多，已无忧郁感。舌前半光剥已布薄苔。

炒当归12g，炒白芍9g，大川芎6g，大生地12g，广艾炭6g，茺蔚子12g，炒延胡12g，炙乳香6g（先煎），五灵脂15g（先煎），丹皮、参各9g，大麦冬12g，南沙参12g，北沙参12g，制香附9g。7剂。

四诊：同年10月26日。

经 21 日至 25 日净, 色、量、期均正常, 仅腹胀, 而非一周前腹痛。头眩目花亦止。舌剥者苔已布满。

炒党参 9g, 土炒白术 12g, 炒当归 12g, 炒白芍 9g, 大川芎 6g, 大生地 12g, 益母草 15g, 广艾炭 6g, 紫丹参 12g, 制香附 9g, 炒延胡 12g, 大麦冬 12g, 南沙参 12g, 北沙参 12g。7 剂。

五诊: 同年 11 月 30 日。

来人云: 前方已服 35 剂, 一切均好, 要求膏方。

炒党参 90g, 土炒白术 120g, 煨益智 120g, 炒当归 120g, 炒白芍 90g, 大川芎 60g, 紫石英 300g, 紫河车 150g, 大生地 120g, 南沙参 120g, 北沙参 120g, 大麦冬 120g, 补骨脂 120g, 煨益智 120g, 木香 60g, 茴香 60g, 五灵脂 150g (包煎), 炙乳香 60g (包煎), 炒延胡 120g。

煎 3 次, 取浓汁, 滤净去渣, 加陈阿胶 250g (酒化), 白冰糖 500g, 赤砂糖 500g (先烊化滤去砂杂质, 熔化收膏)。

六诊: 1973 年 10 月 14 日。

去年 10 月底去乡, 今年 1 月结婚, 现产子 53 天, 恶露匝月才止, 而三四天即行经, 腹胀不痛。孕前数月腹痛早已止。今纳平, 乳汁稀少, 头晕, 有虚汗; 拟即断乳。处方遂不必增乳。今日抱新孩来道谢, 谓去年妇检谓绝对不能受孕时, 消极甚至, 今则二家欢乐矣。

炒党参 9g, 土炒白术 12g, 生黄芪 12g, 左牡蛎 30g, 煅龙骨 30g (二药先煎), 淮小麦 30g, 炒当归 12g, 大白芍 9g, 黑料豆 30g, 益智仁 12g, 炙甘草 6g, 潼沙苑 12g, 二至丸 15g (包煎)。20 剂。

按: 此例一场虚惊, 一场欢喜, 变化之速难以意料。

王某, 女, 30 岁, 职员。

初诊: 1982 年 6 月 6 日。

结婚 14 月, 不孕。妇检: 宫体偏小, 后倾; 无排卵期高峰。检男方均正常。

经过去尚准期, 近一年来忽然错乱无准, 最多有三月一行者; 量多, 色深有小块。经见即有高潮，乳胀腹痛，腰酸，平时白带透明；头晕疲乏，纳平。脉两手细弱；苔淡有齿痕。

炒党参 9g，生黄芪 12g，炒当归 12g，炒白芍 9g，大生地 12g，炒川芎 6g，广艾炭 6g，炙甘草 6g，炒白术 12g，炒枣仁 12g，制首乌 12g，杜狗脊 12g，广木香 6g。7 剂。

二诊：同年 6 月 13 日。

经 6 月 6 日至，5 天净，周期 26 天[2]，色、量比上月为正，略有腹痛腰酸，能耐受。脉见两手弦滑。

原方去枣仁、白术、木香；加仙灵脾 15g，云母石 9g，淡黄芩炭 9g。

三诊：同年 7 月 10 日。

今夏精神振作，纳食大佳，比往年疰夏者不同。见胖。脉两手弦数，92 至 / 分，寸关滑利。

基础体温 37.2℃，出现高峰。

炒当归 12g，大生地 12g，炒白芍 9g，制首乌 12g，黑料豆 30g，二至丸 15g（包煎），菟丝子 12g，仙灵脾 15g，山萸肉 6g，炒杜仲 12g，桑寄生 15g，炒川断 12g，黄芩炭 9g。7 剂。

四诊：同年 8 月 29 日。

经上月 29 日至，依周期 26 日计，今已逾期。脉弦滑，右寸关旺。

妇检报告：宫体小，后倾，活动正常，两侧附件（-），已有排卵期，医仍谓"其奈体小后倾何"？

生黄芪 12g，太子参 15g，生白术 12g，炒黄芩 9g，云茯苓 12g，炒当归 12g，炒白芍 9g，大生地 12g，炒杜仲 12g，炒川断 12g，桑寄生 15g，炒陈皮 6g，炒竹茹 6g。7 剂。

五诊：同年 9 月 5 日。

经居 39 天，略有头晕泛恶，小便频，晨已 3 次。脉滑数 86 次 / 分，右寸关浮旺；舌淡有齿痕。

恶阻之象已显，告之，虽喜出望外，然入于检验报告，疑信参半。嘱以已见尿频，恐中气下坠，又宫小不能承受，须过 6 个月乃能放心，自今起即须节力多睡，不能见腰酸腹坠。

老苏梗 6g，生白术 12g，炒黄芩 9g，炒白芍 9g，桑寄生 15g，炒杜仲 12g，广橘白 6g，炒谷芽 12g，炒竹茹 6g，丝瓜络 6g，荷叶蒂 4 枚。7 剂。

六诊：同年 9 月 26 日。

曾见红两次，一见即止，量少，由于举高所致，责其不听医嘱。今居经两月，正在关键时期。略有腰腿酸，泛恶不甚。脉右寸关浮滑，而左手细弱不相称（恐血不养胎，宫小不容，流产堪虞，且有男胎之象，再嘱勿大意）。

生黄芪 12g，太子参 15g，炙甘草 6g，生白术 12g，炒黄芩 9g，炒白芍 9g，云茯苓 12g，炒杜仲 12g，桑寄生 15g，炒川断 12g，潼沙苑 12g，丝瓜络 6g，炒竹茹 6g。7 剂。

七诊：同年 11 月 21 日。

妊 110 天，厌食择食，晨起仍恶，头晕疲乏，腰酸小便多。脉两手均弦滑，右寸旺（左脉细弱能振，是为佳象，血可养胎也。但胎儿未大，不致压迫膀胱，而小便多，仍恐气不摄胎）。

党参、沙参各 12g，生黄芪 12g，生白术 12g，炙甘草 6g，炒白芍 9g，云茯苓 12g，炒黄芩 9g，炒竹茹 6g，菟丝子 12g，桑寄生 15g，炒杜仲 15g，佩兰梗 9g，丝瓜络 6g。7 剂。

按：以后妊中安稳，其夫常来告慰。1983 年我寓苏州，及期果产一男，满月后，夫妇抱子来谢。宫小后位而能受孕；首胎有流产之兆，而能保全；又据右旺之脉而果产男子，是颇在常理之外者。

记其女同事有血热气虚而滑胎者，治以补气清润养血，异床数月而后孕，乃能安产，盖先以改变其不利之体质，而后于妊中用药，仍补气而凉润，胎前本宜凉也，亦能安全顺产。中医善纠体质之偏胜，不见症而治症，于此数例益信。

（四）慢性盆腔炎不孕

王某，女，25 岁，工人。

初诊：1954 年秋。

主诉：婚后不久，即因腹部由隐痛至剧痛，诊为急性盆腔炎，而后转为亚急性、慢性；又亚急性、急性；再反复亚急性，而至慢性，今全休已一年半了。腰酸白带或黄带，痛经有块，色暗紫，期亦错乱；小腹隐痛阵阵不休，在文娱消遣时可以暂忘隐痛，而回家则痛更甚，观其面色亦阴郁苦痛。脉细弱，并无弦数；舌质稍红。

炒当归12g，大川芎6g，大生地12g，炒白芍15g，炙甘草6g，生黄芪12g，太子参15g，沙参15g，炒延胡12g，制香附12g，龙胆草3g，条芩炭9g，炒丹皮12g，逍遥丸9g（包煎），川黄柏9g。7剂。

二诊：后7日。

少腹隐痛减少，黄带减，则精神似觉稍有希望而开朗些。问能治好否？答以可（当时以妇科角度言，腹痛、带下亦平常之症，以归脾汤合丹栀逍遥丸、金铃子散等出入，似不难治，故漫应之）。

原方不改。7剂。

三诊：又7日。

现值经行，色转红，块少，经前痛如往时一样，但经行后则比过去痛减甚多。

仍就原方去龙胆草；加紫丹参9g，白芍改酒炒。7剂。

四诊：又7日。

经后似感体力反好，不似过去如患大病者。就厂医妇检：谓腹角条索形见小见轻，盆腔粗糙有改善，怀疑中药有此效果否？病员答以自觉症状良好，活动量比过去天天卧床者增加多了。于是同厂女工相偕来诊者甚多。

生黄芪12g，炒党参6g，炙甘草6g，生白术12g，炒当归12g，酒炒白芍12g，大川芎6g，大生地12g，炒延胡12g，制香附12g，路路通12g，丹皮、丹参各9g，炒黄柏9g，逍遥丸12g（包煎）。7剂。

五诊：又7日。

精神面貌续有进展，腰酸带下亦止，纳香眠稳。已去厂要求上班，西医谓：慢性盆腔炎未有能1个月内短期治愈者，须防复发（复发率甚高），嘱巩固一段时期再说。厂中患此而致缺勤率在30%以上（该厂女工约500余人）。

不要先求上班，几天又要全休，医务室也有责任云云。

上方去延胡；加炒杜仲 15g。14 剂。

六诊：立冬之后，症象依然稳定，每次与同伴借来，皆嬉笑轻松，盖其他盆腔炎患者亦均转好，同病同感受，亦同欢乐也。处予膏滋方：

炒党参 120g，生黄芪 120g，炙甘草 60g，炒白术 120g，炒当归 120g，炒白芍 120g，大川芎 60g，大生、熟地各 120g，制香附 120g，炒延胡 120g，路路通 120g，五灵脂 150g（包），炒丹皮 90g，紫丹参 120g，桃仁泥 120g，小茴香 60g，台乌药 60g，炒杜仲 150g，炒川断 120g，杜狗脊 120g，菟丝子 120g，金樱子 120g，醋炒柴胡 60g，橘核 150g，青橘叶 90g，路路通 120g，淡昆布 300g，淡海藻 300g，盐水炒黄柏 90g，龙胆草 30g，大红枣 500g。（诸药先水浸 1 天，煮 3 次，取浓汁，滤净去渣，浓缩）

加：陈阿胶 250g（用陈黄酒先炖化成液），白冰糖 500g，赤砂糖 500g（先加水融化，滤去杂质）同收膏。每日早晚各服 1 汤匙，开水冲。

按：此病员于服完膏滋，明春即有孕象，以西医均谓盆腔炎症无受孕之可能，故亦不敢自信。我一搭脉，即决定是孕，且恶阻之象已备，嘱尿检。而医务室不开检尿单，病人乃自费去检，报告为（+），于是全厂女工腾然，尤其同时怀孕者有数人，乃提出聘我为该厂顾问（时我为联合诊所中医，即后称地段医院。且自设诊所，力不能兼顾，于是折衷方式，我离联合诊所 3 天而去厂，诊金非门诊非出诊，归联合诊所收受），盖该厂西医妇科老友瞿君斡旋者。瞿君留学日本妇产科，自设医院、助产士学校、护士学校，真前辈也。受聘该厂为厂医，而盆腔炎患病大都长期病假，如给假紧，则发病更多，盖照例须急性发作或亚急性恢复期始可给假，如是，则多转成慢性而缺勤率更高。今经中医治疗，出勤率渐增，则此症实是可治之症矣。西医既肯定为不治、不孕，则中医有此成绩，似乎西医定额可减。瞿老乃就我磋商：如由厂方直接聘我，则彼为可减之员（另一位为高年资女医），如由瞿介绍我为顾问，诊金归联合诊所，则去厂 3 个上午，可两全其美矣。当时我少年好义，去厂报酬可增 10 倍，但不愿见老友为我而受减员，我决受聘为顾问。瞿老悉心以西医妇产两科相授，既赠其著作，又作种种比拟（如以帽作盆腔，听筒作子宫，丫底作宫颈，橡皮管作输卵管及附件，慢性盆腔炎则全帽弥满炎症，其内膜粗糙如呢料矣），又常以其住院之严重妇产病邀去会诊，并欲以妇检相授，于是我对西医妇、产科始有兴趣，可以裨助我诊治；而姜振勋教授则以西医生理、病理两书相赠，疑则质于瞿、姜二老，我日后受聘中医研究院，与研究生稍有共同语言，得感情沟通之益者盖肇端于此时。

慢性盆腔炎变为可治之症，其理在中医为甚简：痛者止之；阻塞者通之；其内膜粗糙不能受精者，气以煦之；血以润之，又有五灵脂、乳香、没药、血竭、琥珀等愈合之；炎症清之；带多者束之；腰脊酸者固奇脉以约之；宫寒者温煦之（一般在此症寒因为少）；郁者达之；再喻解开导之，主要在以疗效增加其信心，排除其怀疑，振奋其精神，挽回其颓唐失望，迨月经改善，腹痛若失，而忽然有孕，则一股阳和愉悦之情不待言宣矣。后我治进涉于亚急性发作，用丹栀逍遥散合大补阴丸；又助西医治急性发作用青霉素之"单打一"，而以龙胆泻肝汤合当归龙荟丸，效亦见速。此近 40 年前事，可谓中西医结合之尝试耳。

（五）输卵管堵塞不孕

傅某，女，30 岁，工人。

初诊：1977 年 4 月 10 日。

结婚 4 年未孕。经时短，期尚准，量少，色淡紫有块，腹痛不甚；腰酸，平时带多色黄。脉弦带数有力；苔净。

据妇检：左边输卵管堵塞，全扭曲；右侧稍扭曲；腹壶部以上输卵管段边缘不规则。

炒当归 12g，炒白芍 9g，大生地 12g，大川芎 9g，丹皮、丹参各 12g，茺蔚子 12g，路路通 12g，制香附 12g，小茴香 6g，青橘叶 15g，橘核 15g，醋炒柴胡 9g，炒杜仲 12g，炒川断 12g。7 剂。

二诊：同年 12 月 11 日来信。

谓：因服药各样均舒服，故不来复诊，连服近 100 剂。经原医院通水检查：两侧输卵管已通了，一切均正常。月经连续 2 个月提前 2～3 天，色红量多，无块。要求治不孕。

炒当归 12g，炒白芍 9g，大生地 12g，大川芎 6g，广艾炭 6g，益母草 12g，炒黄芩、黄柏各 9g，丹皮 9g，丹参 9g，小茴香 6g，紫石英 15g（先煎），云母石 12g（先煎），炒杜仲 12g，仙灵脾 15g。20 剂。

按：其输卵管堵塞因有黄带，故处方略用黄柏，不涉龙胆泻肝汤之苦寒；又腹痛不甚，故通络祛瘀药，亦未深入。因病员托多人介绍，必来复诊，故先用试剂。不想竟服至百剂，而堵塞者得通，扭曲者得正，是不须峻剂亦能纠正者。

二诊则宗《千金方》五石散、白薇汤、仲景桂枝茯苓丸等法。月经提前，是血室得温之佳兆，故用温宫之石类芳香药以乘胜进步。但须体会经旨，凡用温下，毋忘清上，否则下焦有余，火即上炎；若加清上，火仍温下，此拮抗法，亦"大反佐法"。"反佐"何以有大、小？若交泰丸、左金丸等以两味相反之药为伍，是"小反佐"；如泻心法、乌梅丸等诸种相反之药相拮抗；《千金方》妇科善用大量温阳而参合一二味如丹皮、白薇、黄芩、麦冬之类，则"大反佐"中之意又更大者。读古方、用古方必须于其阵队药中求其同中不同处而细心寻味之其意义，其效果乃能显出。往时我在北京，专研哮喘，制一"安金膏"成药，集诸同事共讨论，有四川老医冷冷然云："温凉攻补夹杂。"赵锡武曰："此乃玉屏风散与小青龙加石膏汤相合也。"老医乃无辞以对。麻黄与石膏、细辛与五味子、黄芪与防风，亦反佐法。

（六）不孕、安胎及产后

陈某，女，29 岁，教师。

初诊：1972 年 5 月 26 日。

婚 8 年而不孕。经行准期，量少色淡，无腰酸腹痛症状，有直立性头晕目黑，血压平。脉浮按旺，而沉按细弱，苔淡。

有家族高血压史，然检为 130/90mmHg。

其翁王某系我数十年老友，曾打躬作揖地诚恳相求，谓长子媳已 40 余岁，属意于次媳。

炙黄芪 12g，炒党参 9g，炒当归 12g，炒白芍 9g，大生地 12g，炒川芎 6g，甘杞子 12g，黑料豆 30g，潼、白蒺藜各 9g，煨天麻 6g，甘菊花 9g，左牡蛎 30g，炒丹皮 9g。30 剂。

二诊：同年 7 月 10 日。

来信要求成药。

归脾丸 12g，杞菊地黄丸 12g，妇科十珍片（用量按说明书），试服 1 个月。

三诊：1974 年 10 月 4 日。

怀孕 9 月（末次经行 1 月 20 日），当孕五六月时，夜溺多至七八起，来信索方；告之已过半胎，如服补气升提药则儿能吸收，可助之肥大，将不利于 33 岁的头胎生产，仅以枳壳 3g，甘草 3g，乌梅 3g，桑寄生 15g，方寄去。

今来诊，欲问男女，诊时先伸左手，脉左弦数，右较细，是为阴脉旺，合以其腹如釜，颇疑是女胎，则告以现在政策，男女俱一样，何必问他而增思想包袱。口苦，舌根有苔。

生白术 12g，炒黄芩 9g，炙枳壳 6g，桑寄生 15g，炒竹茹 6g，丝瓜络 6g。7 剂。

四诊：同年 11 月 5 日。

果产女。然南京妇产科西医及其亲友均谓当生男者，于是皆誉为"神仙"。实则先伸左，右手诊脉，亦属一种细微的观察，如孕者坐医生之右方，以先伸左手为顺便，却先伸右手，在俗语谓之"别扭"；又如从后呼之，扶之者在其右，则左回顾为顺，而却在两人肩隙右回顾，其理亦易明白，系腹中一团生气大约与其母有一定影响而使之这样的。还是以脉象、腹形、母的面色为更合理。

产难，出血过多，缝针时医易手套 5 次；又面色萎黄而手指晶红如肿，疑为血小板降低者，但未查。

产后 8 天，恶露色淡未净；虚汗多，不眠，纳呆；口唇上火。舌尖红裂，此日啖红枣 20 余枚之故，甘温生火也。乳汁稀少。脉浮虚无力，苔白腻，有红星。

炒当归 12g，大生地 12g，炒白芍 9g，黑料豆 30g，旱莲草 15g，煅龙骨 30g（先煎），淮小麦 30g，炙远志 6g，炒枣仁 12g，春砂仁 6g（研，后下），广木香 6g，炒陈皮 6g，玉屏风散 15g（包煎）。7 剂。

五诊：同年 11 月 13 日来信。

虚汗服 2 剂即止；胃纳开，一餐能进 2 碗；内热亦减，乳增多，恶露未净。

上方去木香、砂仁、玉屏风散；加生黄芪 12g，制首乌 12g，菟丝子 12g。7 剂。

六诊：同年 11 月 25 日来信。

恶露至 28 天而净，可证血小板有问题。汗多，纳旺，口干，以儿夜啼妨眠。

生黄芪 12g，炒党参 9g，大麦冬 12g，大生地 12g，炒白芍 9g，阿胶珠 6g（熔化），川石斛 12g，制首乌 12g，黑芝麻 15g（酒炒，研），炒枣仁 12g，煅龙骨 30g（先煎），炙远志 6g。10 剂。

南京儿科医院令服苯海拉明，通过乳汁以使儿有眠意，此法可用，但须于服药发生作用时哺乳，其时间要掌握，因服药早则母睡儿未得乳；服药多则儿昏昏然，不思食亦影响其营养也。

随访：此例婚 8 年而不孕，无器质性问题，南京亦医疗发达之区，乃能用归脾汤一方而遂促其孕乎？不可思议。

嗣后 3 年中，又两次怀孕，其间经有一月三行者，可见血小板减少症亦不影响生育的。

按：是例病员之夫兄、夫弟皆早年发呈半秃，盖合家嗜食脂肪。又兄弟三人皆不育，长兄年近五十，可置之不议，次二人夫妇，皆经我治疗而久婚得孕，治亦常法，世俗常有"触机"之说，此或是偶触机会否？

女子肥胖可致子宫脂肪填塞而不孕，故《千金方》用盪[3]胞汤专治之；又肥胖人可致滑胎流产，如唐道士治湖阳公主用缩胎饮以及后世瘦胎诸方。男子多脂肪亦可致不育否？或精浓度高，或杂脂肪则精液不纯，但读书少，似尚未见有此记载，姑记吾疑，以待质证。

（七）流产、调经、复孕

刘某，女，27 岁，工人。

初诊：1983 年 2 月 24 日。

病史：因痛经检查，诊系子宫肌瘤，已手术。后怀孕，三月而流产。流产后经行 5 次，有 3～5 天的前后错乱不准，经行有多至 9 天始净者。今诊：纳平，疲乏。脉左弦，右平。治以养血固奇脉为主，温经清营复方为佐。

炒当归 12g，炒白芍 9g，大生地 12g，大川芎 6g，炒杜仲 12g，桑寄生 15g，杜狗脊 12g，菟丝子 12g，老苏梗 6g，生白术 12g，广艾炭 6g，黄芩炭 9g，云茯苓 12g。7 剂。

复诊：同年 3 月 7 日。

昨日经临，有恶寒腹痛，不甚，无块，色、量如平。自 1981 年流产，残留刮宫后，即发胖体重增 10 余斤。脉仍细弦，舌偏红。

症系血虚而下寒，但又阴虚有肝气，此其复杂处，因温下则可致阴虚生热，而疏气之药亦偏燥之故。仍拟和养之法，用奇效四物汤为主。

炒当归 12g，炒白芍 9g，大生地 12g，广艾炭 6g，老苏梗 6g，桑寄生 15g，炒川断 12g，益母草 12g，失笑散 12g（包），菟丝子 12g，荆芥炭 6g，黄芩炭 9g。7 剂。

三诊：同年 3 月 15 日。

仅稍觉腹胀，余均可。拟进一步温经暖宫，仍参凉营法。

炒当归 12g，炒白芍 9g，大生地 12g，广艾炭 6g，紫石英 15g，云母石 6g，仙灵脾 12g，山萸肉 6g，荆芥炭 6g，黄芩炭 9g，生白术 12g，云茯苓 12g。7 剂。

四诊：同年 3 月 31 日。

诸症均好，要求再给原方。但脉弦滑带数，须注意。

上方去云母石、紫石英；加炒党参 9g，炙甘草 6g，炙枳壳 6g。7 剂。

来信：8 月 12 日，据云自服第四诊药方，经未至，尿检阳性，预产期在

12 月份，检查胎儿发育正常。

按：温经暖宫用药，一般遵仲景温经汤、芎归胶艾汤、桂枝茯苓丸诸法。但治病当从整体论，如专于温下，不顾及机体中阴虚、伏热、郁火诸矛盾因素，即使宫寒得到改善，但温下之药必能助火烁阴，则虽孕而难留。所以温经汤中的丹皮、麦冬；桂枝茯苓丸中的丹皮，奇效四物汤中的黄芩，均属寒热同方，取其拮抗之意；事实上也即治疗其阴虚、伏热、郁火等副因，这是不容忽视的配合。我个人在临床上偏喜黄芩，因其能清上、中、下三焦之热，炒炭则入血而清血热；而丹皮则仅能清血热，适应面较狭，且须注意其行血祛瘀、落胎下胞的副作用，如症状略有怀孕可疑者，即不可用。

又此例在刮宫后体重增加十余斤，须顾其痰湿阻宫，难以受孕，故用枳壳以宽宫（枳壳、甘草，唐人称为缩胎丸，实是理气宽宫）。温经用石类，乃《千金方》法，取其质重能入下焦，且引诸药下行，具有"引经"之义。但此例在第四诊发现脉象弦滑带数时，也即是说遇有怀孕的可疑迹象时，紫石英、云母石温而重坠，以慎用为妥。

● 【校注】

[1] 媸（chī）：相貌丑。与"妍"相对。

[2] 5 天净，周期 26 天：原为"5/26"。

[3] 盪（dàng）：同"荡"。

● 【评析】

本节所述不孕案，其原因或伴有症多样，诸如痛经、血热、宫小、盆腔炎、输卵管堵塞、血虚、奇脉不固等。治疗虽以因证施治为主，但调经、补气血、和阴阳等治法是共取而不可或缺的。何时希擅用调经、补血、活血的四物汤为基本方，痛经不通者合以失笑散，以及香附、橘叶、橘核、茴香等理气通脉之品；气虚发育不良者合以四君子汤，以及紫石英、紫河车、补骨脂、仙灵脾、二至丸等补肾药物；血热月经超前者，加荆芥、黄芩、丹皮等药；有炎症、堵塞者，加龙胆草、黄柏、路路通、丹参、茺蔚子等药，待炎症、堵塞改善后则合以温补与清通法，药如紫石英、艾叶炭、仙灵脾配黄柏、丹皮、小茴香；奇脉不固流产者，加杜仲、桑寄生、黄芩、白术等药以固经保胎。

二十八、妊娠呕吐

（一）严重恶阻

程某，女，28岁，医师。

初诊：约1950年。

恶阻严重，诸老医治之，食入即呕，人参汤亦呕，形瘦骨立。或谓已损伤胎气了，我说："未也，胎伤、胎萎、胎死，则肝胃不逆，不能有恶阻了；有恶阻即是胎气尚健，勿忧，必能止之。"病者素对我有钦佩之心者，亦信之。脉象果然弦滑而数，毫无虚弱之征。

灶心黄土120g（煎汤代水），乌贼骨30g，枇杷叶15g（清炙，去毛，包煎），荷叶一角，以黄土汤煎之。

一服而呕不作，能饮完，渐渐饮些糖开水、藕粉、薄粥汤，遂能安食矣。

按：斯时我正为虞老师代诊，每届春秋两节，为恶阻病者最多之时，诊室、候诊室内外皆呕恶之声，所设痰盂已触目皆是，然大家头头相碰，仍不够用也。闻之虞师兄生时亦无方法，仅每日为病人注射维生素B，维持体力且不足，更难安胃。余遂苦思恶阻病因在于肝胃，当由肝胃而推广于相涉之脏腑，遂得20种机制。并考之古人，得40余方，于是治恶阻似无不愈者，详拙著《妊娠识要》中。

宋某，女，20余岁，医师。

初诊：约1951年。

恶阻不停，水浆不入，卧亦吐，坐亦吐，上逆无已时，水液无所进，则唯吐黄苦水。诸医所用苦寒药（各种泻心法）为多，均不能受，甚至强灌而入，不能安胃片时，而所吐者更多，纷纷议论，多谓不治之奇症。脉濡细无力，而细按则弦滑之意仍存（因有医谓恶阻浊气上逆也，下其浊气，坠去其胎，则无可逆上矣，真"破釜沉舟"之妄论也，我经诊恶阻不下数千人，有止法，无死法，更无下胎法），况不食已久，奄奄一息，恐下胎则二命俱丧矣。

野山人参 3g（煎取浓汁，候冷，却取一部分，掺入冷开水使淡，慢慢呷之，果然能受，又加浓些，仍冷饮，渐能进浓汁，再煎二服，能通口饮之，因吐多而致胸中痛者亦止）。

二诊：次日。

再予野山人参 3g（服完而吐全止），能酣睡，睡醒则索食矣。

按：其脉濡弱无力者吐伤元气，诸医不细心推索其尚有弦滑之意，则胎儿之生气尚存，因母呕而不得营养，同现虚象也；若再用苦寒，则胃气索然而败，胎萎脉静，彼时斯不见弦滑脉，而母子两败矣。

当时有诸医持反对者，谓水浆及诸药均不接受，人参大补，反能受乎？是不知吐伤胃气，苦寒药多用亦败胃，正须人参以补之之时。又有谓参者升也，恶阻者胃气逆上、胎气（指浊气）上升，降之清之且不暇，用人参正相反悖。是亦不知吐久伤中气、败胃气，胎气已弱，不久胎且萎死，医者执经泥书，胶于古说而不知权变救急，是迂夫子之论也。人参补中气、安胃气、固胎气，助其母子生生之气，何顾忌之有。

至此回忆某次与一内科名家会诊一漏红甚多之症，名家乃前辈，让彼处方，乃仅用白术、苎麻之类，余谓何不用黄芪、升麻、阿胶之举胎止血？曰：因恶阻之象仍存，恐升其浊气，碍其胃口。余谓事急矣，安胎止红为第一义，血不止，胎不举则偾事矣。病家亦再三要求保胎，而反置泛恶纳食于第一，胎恐难保。名家以我说有理，但一时扭不过来思想，只于方末加上补中益气丸 6g 以为敷衍，结果，此漏红不止，而恶阻反止，则胎已萎矣。可知权衡缓急轻重，是临证要着，此我得力于病家之请求者，我代诊于虞老师家时，有孕妇之婆母长跪而求医生保胎者，两家对嗣续如此重视，于是知此时对恶阻可以不顾。

　　　　　　　　　　　　　　　　　何时希医著三种校评

（二）安胎及产后

吴某，女，29 岁，教师。

初诊：1975 年 3 月 6 日。

据云去年 11 月 16 日流产，恶露 10 天而净。最后行经本年 1 月 27 日，今居 47 天，形寒头晕，泛恶心嘈，喜食厌食，恶阻之象已显。脉两手俱弱，右有时弦滑，不恒定，但寸关已浮，可断为有孕；舌红。

大便难，自欲用通便药，阻之，但可咀嚼黑芝麻，或含化蜂蜜及饮麻油（北方称为香油）以润之。

生白术 12g，炒黄芩 9g，大白芍 9g，云茯苓 12g，炒陈皮 6g，炒竹茹 6g，桑寄生 15g，炒杜仲 12g，制半夏 6g，桑叶 9g，丝瓜络 6g，荷叶一角。7 剂。

二诊：同年 6 月 12 日。

孕将五月，仍泛恶，头晕汗出，纳尚可。跗肿胕楚，腰不酸。眠少。低热 37.5℃。脉细弱，但右较浮（以其脉弱，嘱慎之）。

生黄芪 12g，生白术 12g，淮小麦 30g，生白芍 9g，夜交藤 15g，老苏梗 6g，冬瓜皮 12g，带皮茯苓 15g，炒陈皮 6g，炒黄芩 9g，丝瓜络 6g，桑叶 9g，炒竹茹 6g，荷叶一角。7 剂。

三诊：同年 10 月 9 日。

孕足月，肿退，眠安，无他症。腹两角突出，乳突不饱满，臀部不大，面色不丽，据脉以右寸浮为阳旺，左细弱不相称，是有"弄璋"（男）之象，但臀小、乳小二征不符。不必处方，嘱家人扶掖一日步行一二次，以松动胎气，此时不须安卧。

知于 10 月 21 日顺产一男，可见初步设想此例脉右寸关浮，腹有角如箕，面不丽三征为可信。

四诊：同年 11 月 7 日。

产 17 日，恶露未净，尚有褐色水；乳汁稀少，纳平。脉细弱不大，苔净。法当通乳以止漏下，亦为改道之一法，因乳汁亦血液所化也。

生黄芪 12g，炒党参 9g，炒当归 12g，炙升麻 6g，王不留行 12g，细青皮 6g，细木通 3g。7 剂。

宜多啜流质，如肉汤、汤面、鸡汤之类；此时宜多卧少动，使气勿下坠；又以热毛巾敷乳以通之。

附：恶阻辨治综述

我于临床治恶阻症既不少，于是从理论到治则、方药尝做了一个小结。1960 年在北京妇产医院、协和医院搞协作，为主治级以上西医讲胎前病，因编为讲义，考试时又以"早期妊娠中毒与晚期妊娠中毒发病机制"为题，请诸医各绘一图，后又接受要求，为诸生更定二张机制图，补发讲义（见拙著《妊娠识要》中）。我的小结是排斥薛立斋"治在脾胃"的单纯疗法，而分为脾胃、肺胃、肝胆、肝肾四门，脾胃门治则有健脾化痰、升清降浊、和胃降逆、补土安中、温运脾气、补土御木、清养胃阴、芳香化浊、清胃醒胃、温中化痰等25 方；肺胃门治则有清肺降胃、润肺清金、补母养子、肃肺和胃等 10 方；肝胆门治则有清肝泄胆、疏气解郁、疏肝和胃、和肝运脾等 7 方；肝肾门治则有抑木平冲、滋水涵木等 6 方，方后均有我临床选药的按语。

《晚期妊娠中毒发病机制图》从五脏及胆胃二腑为主，机制关系有 20 条线，此表亦见于《妊娠识要》第七章中，系中西医反复研讨的结论，可供参考。

恶阻症状之出现，不能认为可厌事，因一则曰"报喜"，南方人对怀孕曰"有喜"，医人慰病人曰"恭喜了"；其有轻有重，有长有短，极少数妇女根本无恶阻症状者，取治之方法既多，则又何厌之有？恶阻存则胎气存，此是要诀。

● 【评析】

恶阻，即妊娠呕吐，其证情有轻有重，其病因在于肝胃。何时希认为吐久伤中气、败胃气，故其治疗严重呕吐，用野山人参慢慢呷之，以补中气、安胃气、固胎气，收到良好疗效。并认为恶阻存在，说明胎气存，并非坏事，只要正确治疗，是能度过这一妊娠反应期的。

二十九、妊娠漏红

刘某，女，25岁，营业员。

初诊：1977年12月3日。

月经过期37天，但见少量红色，即止。腰不酸，头晕形寒，无呕恶状。脉象右寸关浮旺（无外感症状），左关尺亦然，两手弦滑甚显，苔净。

此症根据脉象，怀孕之象已确。但因其曾见少量红色，恶阻之症又不显著，嘱尿检。治疗则以照顾受胎，不涉行血，且固奇脉，最为适宜。嘱安卧勿动。

生白术12g，老苏梗6g，炒黄芩9g，荆芥炭6g，云茯苓9g，炒杜仲12g，炒川断12g，桑寄生15g，炒竹茹6g，丝瓜络6g，苎麻根12g。5剂。

复诊：同年12月8日。

前诊后次日尿检呈阳性。虽能安卧，但每去医务室，归即见红。心嘈易饥，食入即饱而泛泛不安，是胎气已在上冲，虽未下坠，亟当提其中气，使胎举不坠，举气亦能顾及漏红。虽有泛恶，胎前法中不当顾虑升提，呕恶则气上，与胎坠漏红反有益。呕恶为妊娠初期必见之象，在法反不宜多用下降之品也。

生黄芪12g，太子参15g，炙升麻6g，阿胶珠12g，蒲黄炭12g（包），生白术12g，炒黄芩9g，炒杜仲12g，炒川断12g，桑寄生15g，炒竹茹6g，丝瓜络6g，苎麻根15g。5剂。

三诊：同年3月16日。

怀孕第5月，中间曾断续漏红达月余之久，曾嘱服白参约60g后，漏红全止，今胎动正常。

诊脉：两尺俱弱，右手略好。如下元不固，胎必难安，胎之举，在于上中二焦之气；胎之固，则系于少阴、奇脉之充。其脉右旺于左，是中气尚有升举之权，胎或因此而可保，而病人已厌药，嘱服简方：

白参 3g，煎汁代饮；杜仲 15g，煎服。30 剂。

按：此胎果能保全，稍逾期而产男孩，母子均健。

● 【评析】

妊娠漏红多为先兆流产之象，止漏安胎是治疗原则，何时希喜用补中益气升提，合以补肾固充奇经法，药如黄芪、人参、白术、黄芩、升麻、杜仲、川断、桑寄生、阿胶等。即其所说"胎之举，在于上中二焦之气；胎之固，则系于少阴、奇脉之充"。

三十、妊娠水肿

（一）胎前洪肿

张某，女，20 余岁，职员。

初诊：1946 年。

孕将踏月（此南方俗语，谓怀胎已步入第十月，故亦称"入月"，此月俗称"踏月"。与"足月"义不同，到预产期而生者，则怀胎足满 10 个月，又称"足月"了），面肿目细如线，难张目，四肢俱肿，足肿及膝，坐则挺胸，呼吸短促，有水气侵肺凌心之危。胎仍能动，显然无力，身体臃肿，动如木偶。脉象濡细无力，但寸尺脉尚有力；苔淡而舌胖。

生白术 30g，带皮苓 30g，猪苓 15g，冬瓜皮 15g，防己 12g，淡姜皮 6g，陈广皮 6g，川桂枝 3g，炒泽泻 9g，大腹皮 12g，陈葫芦瓢 15g，桑白皮 15g，天仙藤 12g。2 剂。

复诊：后 2 天。[1]

肿满已大半消退，与前诊之呆如木鸡者，显然灵活多矣。胎动亦渐有力，可告无虞。

原方减量，仍与三分之一。5 剂。

嘱买约重一斤之鲤鱼，与一斤之冬瓜，仍用皮与子，同熬汤，可加少许盐，先全食鱼及汤；5 天后肿势全退，则三五天食鲤鱼冬瓜汤 1 次；肿不退，可以多服。如略有足肿不能穿旧鞋者，不为病也。

按：此余因虞老师佐唐之邀，为之代诊时，第一次所遇之胎水洪肿重症，斯时我在女科临床，大都为白带、调经的慢性病，如此急症未之遇也。书脉案毕（当时处方笺俱用毛笔直行书之），借磨墨之间，沉思方药，一则"有故无殒""有病则病当之"，即用重药亦无忌；二则诊其脉右大于左，阳旺于阴，若为男胎而有所触殒，岂不遭病家唾骂；欲保胎而不用葶苈、桂、附（女科方书，以三月足肿为子气，可勿治，至分娩自消；而五月为足太阴、七月为手太阴二经养胎之月，子肿多在三、五、七月，似为定律；而九月则为足少阴养胎之月，消肿故可用附子），似无良法。犹豫不决，以目视对面抄方之学生，示意其上楼请示虞师，顷刻间于其掌中见"白术、茯苓各一两"数字，乃豁然茅塞顿开，振笔疾书，处方付之，盖所示为全生白术散法，二味运脾利水而无所伤。以此启悟，初觉五皮饮、五苓散太轻者，得大剂量苓、术以为君，则相得益彰了。

另外五皮饮的桑白皮、《证治准绳》肾著汤有杏仁，肃肺以利水道，意义皆可取。五苓散之桂枝，初思不用，继以胎动不甚，得此或可振之；助膀胱以化水，比之《千金》鲤鱼汤之用当归入血活血者较胜。又天仙藤散之香附、乌药理气行水，亦为上选之药。

杨某，女，32 岁，部队干部。

初诊：1981 年 11 月 18 日。

妊娠五六月时即肿，近期体重日增一斤，上顶胸口，四肢均肿。血压 132/82mmHg，预产期 12 月 13 日。口干饮多，尿量一般，无迫急失禁状。舌红；脉两弦数，右甚。

老苏梗 6g，带皮茯苓 30g，生白术 30g，广陈皮 6g，冬瓜皮 12g，炒白芍 9g，炙桑皮 12g，金石斛 12g，南沙参 12g，炒黄芩 9g，炒竹茹 9g，炒川断 12g，桑寄生 15g。7 剂。

鲤鱼一斤左右，重用葱，煮白汤服，日一尾；又冬瓜不拘多少，可留皮与子同煮汤，尽量服之。

二诊：同年 12 月 3 日。

服药两天后，头面四肢肿势均退净，检体重已正常，乃上班。今复肿，势减于上次；胸闷，泛恶纳少。脉仍右甚。

上方去芍药；加枳壳 3g，炙枇杷叶 9g（去毛，包）。5 剂。

三诊：1982 年 1 月 10 日。

预产期前 6 天，剖腹产一男，六斤七两。乃逾月而经行，5 天未止，量少。善汗，梦中更多；眠、纳、乳汁俱平平。其脉虚细。宜从虚治。

生黄芪 12g，淮小麦 30g，炙甘草 6g，五味子 12g，女贞子 15g，旱莲草 15g，左牡蛎 30g，煅龙骨 30g，生白术 12g，炒当归 12g，炒白芍 9g，碧桃干 12g，糯稻根须 60g（煎汤代水）。7 剂。

按：此例于怀孕九月时，体重日增一斤，可谓子肿症之洪肿矣。脉弦主水，右甚知水在气；又血压不高，知积水非由于肾，则五苓散、滋肾通关丸不中与也。正符千金鲤鱼汤、全生白术散、五皮饮之治。此症我学于虞师，治子肿如探囊取物，其要点在术、苓，必须重用至一两，稽之原方配合之轻重，可悟其治在脾与皮之理，详见拙著《女科一知集》中。白术生用，合五皮饮以行皮运脾；带皮茯苓亦具此义，必重用为君，正是《全生指迷》白术散之原意（白术一两，生姜皮、大腹皮、茯苓皮、陈皮各五钱）。有水气逆上，气急或恶者，则可合《淡寮方》[2]之桑皮，以肃肺气而强治节也。我有时合苏杏二陈者，亦此意。

（二）子肿流产

陈某，女，约 30 岁。

初诊：1948 年。

怀孕到七八月必以肿满而堕胎，已两次矣。今第三胎已入七月，忧心忡忡，求先治之。脉象和平，右盛于左，阳旺于阴，知胎气尚足，即处全生白术散为主方：

生白术 30g，云茯苓 30g，陈广皮 6g，广木香 6g，炙甘草 6g，白杏仁

9g，桑白皮 12g，丝瓜络 6g，炒杜仲 12g，桑寄生 12g，冬瓜皮 12g，炙枳壳 6g，炒黄芩 6g。7 剂，可连服 1 个月。

按：孕者服此药一月，得安产一男。后共产四胎，悉用此方而不见肿满。又所嘱于 7 月份常服鲤鱼冬瓜汤，亦遵用不懈。

我前记张姓一例，乃我于子肿一症得益最深，永志不忘，而亦屡用有效者，故曾详记自己临床之窘态，不经此一窘，不能长一智也。嗣后遇此症，得心应手，不必用逐水理气法而自得效。

● 【校注】

［1］后二 2 天：原无此句，据上文补。

［2］《淡寮方》：即《淡寮集验方》。15 卷，元·僧人继洪辑，刊于 1283 年。作者参阅多种医著，辑录验方千余首，分中风、中气、中暑等 48 门病证，每门之前均简述病候及用药。

● 【评析】

治疗妊娠水肿，何时希往往重用白术、茯苓，此法乃从其师虞佐唐处学得，且不悖《内经·六元正纪大论》"有故无殒，亦无殒也"之说，即虽大剂量用之，但有病则病当之，于胎儿无损；又白术、茯苓健脾渗湿，非峻猛之药，故亦不会损伤胎儿。

三十一、妊娠腹泻

王某，女，28 岁，军人。

初诊：1986 年 1 月。

怀孕初胎，第十月，由北京到上海待产。车中惟以水果、鸡蛋充饮食，既抵母家，饱餐丰膳，又大饮水，入夜腹中绞痛，泄七八行；胎动无度，如在腹中手舞足蹈、挣扎不已，其动由频而稀，而似有若无，至次夜胎若不动者，其家大恐，夜为诊之。其泄泻由于饮食不节无疑，止之本非难事，然剧痛之余，胎若不动，则堪虞矣。切其脉，两尺仍有力，苔腻厚而根无青蓝之色，尚无胎死之徵；虽有恶心，仍属胃中余食未下，非胎死浊气上冲也；观其凸肚仰卧，左右转侧不休，其痛可知。为处一方：

老苏梗 9g，大腹皮 9g，炒白芍 9g，生白术 12g，防风炭 6g，川朴花 6g，白蔻壳 6g，春砂壳 6g，煨木香 6g，黄芩炭 9g，银花炭 15g，炒杜仲 12g，丝瓜络 9g，焦谷芽 15g。3 剂。

乘夜叩药店而赎药，煎服竟，病人觉胸腹间豁然若释，绞痛止而贴然遂眠。续服 2 剂完，痛泻竟不作，胎儿渐动如常。

二诊：同年一月。

胎前痛泻，1 剂而俱止，自觉胸腹温和，一无所苦，胎动如常，知饥能食，嘱须安卧三五日，食物以软烂而少为主。惟腰中感觉空虚，卧时可垫以枕。当固胎为治。

生白术 12g，云茯苓 12g，炙甘草 6g，煨木香 6g，缩砂仁 6g，丝瓜络 6g，老苏梗 6g，大腹皮 9g，炒杜仲 15g，炒川断 12g，桑寄生 15g，杜狗脊 12g，荷蒂 4 枚。7 剂。

三诊：同年一月。

睡眠、饮食、胎动一切正常；惟腰部酸软，仍须以枕拄之。嘱腰酸止方可如常散步。

上方去木香、荷蒂、大腹皮；加甘杞子 12g，南沙参 15g，大麦冬 12g。7 剂。服完，可待产不必服药。

按：迟产半月，初生儿黑瘦，后亦肥硕，且壮实逾于常儿，家人均以为是孕中每月服安胎之功。北齐徐之才[1]有"十月安胎方"，根据每月何脏养胎而补之，我不拘泥此说。

其父母回思第二夕狼狈之状相告，为之喷茶：鉴于第一夕绞痛翻腾之状，其母目不交睫，彷徨无计。次夕虽经我治，不信能安然无事，故作救应准备，初欲以尼龙绳系母手上，鉴于昨夕孕妇转侧如反掌之状，其母将如提线傀儡，其何能卧？若系床脚，恐女力不能掣动，盖分处在两室也，其父思得系于母枕之法，自谓得计，而其女竟夜安眠，未尝曳绳。转安思危，相与大笑。

初生儿黑瘦，似亦有原因可想：盖当恶阻时，孕妇嗜食酸物，此本常情，但此人嗜之成习，直至足月仍在日吃"果单皮"（北京产山楂制品）。于此颇有启发：唐湖阳公主体形肥硕，恶劳喜逸，丰衣足食，故每孕必流产。可以理解肥人多气虚，气虚则不能摄胎，一也；子宫脂肪满盛，胎无容身之处（一般称为"着床"），亦无回旋余地，逼压而易坠，二也；母不动则胎不易长，此则"生命在于运动"，母子相依为命，三也；一般临床习惯，滑胎易产（通称为"习惯性流产"），再二至三以后，子宫伸缩度有所限制，至此月必坠，即齐仲甫[2]所谓"假令妊娠三月，当手心主包络养之，如不善摄生，伤其经则胎必堕。后有娠，至其时复堕"之说，四也。当时太医惶恐无计，有茅山道士以枳壳散进，遂得顺产。枳壳散同类之方，文有缩胎散、瘦胎饮、束胎丸诸名，自丹溪以下至《证治准绳》《济阴纲目》等书所见方不下六七种，以枳壳、甘草2味为主药，以后或用香附、川芎、砂仁、白术、黄芩等（丹溪方为黄芩、白术、枳壳、滑石），然皆以枳壳为主药。记唐人方有用诃子者，大为欣赏。今此例多服山楂，胎儿初生黑瘦，而渐转肥硕，其山楂瘦胎（一则酸缩与诃子同，二则大能去脂）之故乎。而尤为可议者：则山楂、麦芽化胎为水，为女科家相传之胎前禁药；山楂消癥瘕血块，见之《本草纲目》；我所得单验方，五灵脂、山楂治产后儿枕块极效，言山楂者均著其祛瘀消积之功，不想于此妊妇乃见缩胎之力，而无害胎之弊，此亦意外之获也。

余于此女恶阻时为治之，以后每月服安胎方十余剂，无非以白术、茯苓、黄芩为主，虽宗《本事方》及丹溪，然不用生地，以为"助阴抑阳"（指四物汤合枳壳散）之说，助阴之滋腻非尽人所宜也。而王孟英竹茹、丝瓜络、桑叶三药，则以为轻灵恰中，为妊家所易受，而抑阳安胎之义甚佳，故常用之。此女自五六月脾胃养胎直至足月，毫无足肿之患；又产时羊水适量，初孕能如此无子肿、子烦及高血压之症，安胎药之应用，岂不甚有意义乎？

● 【校注】

[1] 北齐徐之才：原为"前宋齐之才"，疑误。徐之才（492—572），字

士茂，南北朝时期北齐医家。丹阳（今江苏镇江）人。出身于世医家庭。修订《雷公药对》与《药对》，还著有《家传秘方》《小儿方》等书，均佚。其《逐月养胎方》原书不可见，得《诸病源候论》《千金要方》《产科备要》《妇人良方》《济阴纲目》等书之引载。

［2］齐仲甫：南宋医家。宁宗赵扩时为太医局教授，分职主管产科。于1220年编成《女科百问》二卷（一名《产宝百问》）。

● 【评析】

此案乃因饮食不节而致腹痛泄泻，经理气消食、清热化浊治疗而愈。方中所用药物，如白术、黄芩、砂仁、丝瓜络、荷蒂等均为妊妇常用，可谓既治病，又安胎。待痛泻止，则加入桑寄生、川断等药而转入补肾安胎为主了。何时希主张胎前治宜助阴抑阳，喜用四物汤合枳壳散，既助阴又不滋腻，又竹茹、丝瓜络、桑叶等亦为常选之药，轻清灵动且可治恶阻。

三十二、先兆子痫（子烦）

某，女，30余岁，农民。

初诊：1959年在北京。

此例乃协和产科住院病人也。依我过去在上海所诊之子痫而言，未能作为重症，中药确能疗之，而协和产内科副主任颇重视，邀请六科会诊（产内、产外、麻醉、X光、心血管、中医）。妇内科的意见是血压高（大约180/100mmHg），有些嗜睡症状，脉数欠静，舌干红，口干引饮。我对嗜睡、舌干红两个症状，提出特别重视。

细生地15g，鲜沙参60g，鲜石斛60g（二药捣汁，服如前法），竹叶心120根，连翘心12g，莲子心12g，肥知母12g，带心麦冬12g，带心元参15g，水炒黄连3g，炒黄芩12g，生石膏60g（打碎），生甘草6g。3剂。

按：此时我在中医研究院工作，因胃溃疡出血致严重贫血，经休养后，哮喘、矽肺两小组已不能负责兼任，乃副钱伯煊而任妇产科，病房则与协和医院挂钩。伯煊告我：这位产内葛主任系协和毕业后，曾来中医研究院脱产学习中医3年（当时尚无学位制，依目前说，至少是位硕士），理论很高，有几本外文妇产科著作出版。伯煊有经验而拙于理论，艰于应付，故推给我，嘱我注意。协和有条件，也订下来许多好习惯，会诊先请坐红木设备很古雅的会客室，送上盖碗茶，是白地青花瓷器。副主任下来，相互介绍，知我原任过三校教授，在上海是女科专门，她就很谦和。诊察时还搬来坐椅，谓中医习惯是坐了诊脉的，可以静心体察。

此例仿温热病热入心包治则，用清宫汤、清营汤、犀角地黄汤、清心莲子饮、五心饮诸方为主；热邪尚未完全入营，犹有口干引饮等阳明气分症状，故加入白虎汤，以气营双清；但已有立即昏迷的危象，故备用紫雪丹以清透开窍，诸法萃于一方，立救危机。西医称此症为先兆子痫，中医称为子烦，属子痫的轻一级，进一步则痉厥立见，即为子痫了。

某，女，20余岁。

初诊：1960年在北京。

病员系北京妇产医院住院病人。该病员面红身热，转辗反侧，卧不安枕，神情烦躁，但尚清醒不昏迷，能合作，屡屡自抓心区，言心里热得难受，口渴喜饮；不肿，血压不高，孕约八九月。脉弦滑数，不疾；舌干红，尖赤，能伸缩。

鲜生地120g，鲜沙参120g，鲜石斛100g（三药捣汁，温服，药渣入煎），竹叶心120根，连翘心12g，莲子心12g，肥知母15g，连心麦冬15g，带心元参30g，水炒黄连3g，炒黄芩12g，生石膏120g（打碎），生甘草6g，紫雪丹6g（分2次凉开水冲服）。2剂。

二诊：后2天。

服第1剂即热减面红淡，烦躁转为安静，得好睡，不再言心热难受，渴饮大减。第 2 剂服完，诸危急症象悉除，起坐饮食如常人一般。

按：当时中医研究院与该院搞妇产科协作，派一研究生（西医主治级）常驻，我则定期去查房或临时通知会诊。此病例服中药的两天情况，西医对疗效都是肯定的，表示以后可以由西医处理。要求我作出一中医的病理和诊断，我说：脉稍弦数，但不疾，也不弱，这个弦数也要包含胎脉的弦数在内（某大夫能理解），四肢无抽搐，也无循衣摸床的动风预兆，一个农民远路而来，嗜睡也不能排除旅途辛苦的因素，同时农村妇女、经产妇女，心脏病和子痫的可能性比较少。我在上海经治过好几个子痫重症，有角弓反张的痉症，有四肢抽搐的痿症同时并发的；有两目上视"戴眼"的；有手舞足蹈的，有叫闹的；有迷糊而睡，醒则痉痿俱作的，但用羚羊角 3～6g，犀角 1～3g，牛黄清心丸 1～2粒，加以天麻、石决、珍珠母、牡蛎及清心、清肝胆、开窍化痰等药，一般两三天即平定了。还有并发肿满的，那时五苓散、全生白术散、五皮饮、天仙藤散等也可以退肿。虽重症并发，但孕已足月，也不必顾虑，这是指重症的经验而言，此例似乎还未到我上述的程度，是否请外科发表意见（我所以不坚持中医治疗，一则知道林巧稚是院长，某大夫是林的得意学生，在这个环境中工作，中西医是否能大家虚心合作，似乎尚有距离）？事实上，该院已经作了引产准备，故某大夫以"再汇报主任"（指林巧稚）而结束。但某大夫还是很客气的请问：如果手术时要准备什么？我即处方：别直参 6g（浓煎，分 3 次服，备用），结果主任决定剖腹产，参汤是服用了，手术很顺利，葛大夫还说有了人参准备，大家很放心云。

　　附：关于子烦、子痫病机的讨论

我于 1960 年受北京卫生局之聘，为北京市中高级西医（主要是协和妇产科和北京妇产医院的西学中班讲胎前病，凡 8 周 16 小时，又末周 2 小时为考试，并编发了讲义。主任级医师不过 10 人左右，坐前排，主治医师坐中排，其余似年资较浅者坐后排，课室秩序井然。我初觉坐位有些散漫，不够集中，后来观察这是论资排辈，不容紊乱的，幸亏我没请他（她）们集中些，反为外行了。

从这次考试的成绩看，并非千篇一律，确是各抒己见，而且有些还可称高见，我已修改后刊入拙著《妊娠识要》第七章第二图，名"晚期妊娠中毒症发病机制图"。把发病因素作为一主（妊娠因素为主），加上四副（素体脾虚、素体血虚、情志所伤、素体肾虚）。何以把妊娠因素列为主因，因为如果没有妊娠这个主因，即使其人诸虚及情志伤，只能自成他病，而绝非子痫或子痫轻症的子烦的。机制的线路是25条，最终因引起心、肝风热而成病。因为机制表格是我出题，西医制图，个别不统一处，我改正而后补入讲义，可说我吸收了西医学说而西为中用的。《妊娠识要》第八章，子烦治法辑入44方；子痫治法辑入35方，可供参考。

因为我在胃病休养期间，与钱伯煊老每周为研究生讲课，为子烦问题，钱老与某生争辩得不能统一，我从中医学说肯定是有子烦，因为临床经验已遇到过不少，比子痫确有不同，生员们疑信参半。在妇产医院讲课时，也有这个情况，但高级西医承认有这种子痫轻症，或称先兆子痫，经验是统一了，只是中西医病名不同而已。我和妇产医院协作时，正是这位与钱老争辩的研究生跟我的，见到3剂而愈，又确然定不上子痫，所用药是治心而非治肝，一些也不是治痉瘫动风的，这才承认是有子烦这个病证。这是中西医结合一件往事的回忆。

● 【评析】

子烦总属火热乘心，神志不宁而出现心惊胆怯、烦闷不安的病证。此两案例，何时希均以清心凉营法治之，气营双清，以防病情发展而成子痫。子痫亦名妊娠风痉、妊娠痫证，以突然仆倒、昏不知人、四肢抽搐、少时自醒、醒后复发等为主症，乃因阴虚阳亢，肝风内扰，引动心火，风火相煽所致，证情较危重。

三十三、产后发热（蓐热）

沈某，女，28岁，医师。

初诊：1978年2月10日。

新产3天，发热38.4℃，已服退热药无效；乳胀作痛，用吸乳器仍乳少；恶露不多，宫缩尚好。自觉身热不减，有恶露上升之担心，胃纳尚可。脉细数，不虚，亦不甚浮，苔薄。

全当归12g，大川芎9g，炒赤芍9g，桃仁泥12g，泽兰叶12g，炙穿山甲片6g，失笑散15g（包煎），路路通9g，橘核12g，橘叶12g，青皮12g，王不留行12g，广郁金9g，软柴胡6g。2剂。

后二日家人来告，服1剂即得好睡，乳汁通畅，胀痛俱失，2剂服完，已无甚症状，可勿服药。

按：此症在妇产科处理，实为平常，主要是以小柴胡与生化汤合法，因苔淡不须半夏，初产忌凉，故不用黄芩，亦无指征可用。但用柴胡与青皮、橘叶、橘核、郁金等，引入肝气分野，以通乳阻。失笑散中之五灵脂，单用名独圣散，可治儿枕痛，今与山甲、留行、泽兰等合，皆有利于通恶露、畅乳汁、消胀痛者。虽1剂而愈，乃临床常见，不足奇也。

附：蓐热辨治综述

蓐热症我过去在虞老师家代诊时，几乎每天能遇数例，见多则不怪，比之专看内科时，熟练多了。当然，对此病之认识也有一个过程：①是看产后多少天，恶露畅否？②如纯属感外邪，当分六邪而对症治之。③是否乳汁不畅的奶积发热；有无肿块烙热、嫩红胀痛？④是产后血虚阴虚发热否？此虚实判若鸿沟之大纲，最须分别。⑤汗得汗不得？何以欲发汗，必有实邪，若虚热而发汗，则重虚其虚矣。⑥热高而大发汗，热高耗液，发汗则重伤其津，《金匮》有"重发其汗，因致痉"之戒，痉为产后三大症之一，极须防止者。⑦有夹脾胃、三焦湿热者。⑧有夹肺受新风，因而作咳者。⑨大更如何？因产后大便难亦为三大症之一，秽气上升可致郁冒（亦三大症之一）、昏蒙，不可忽视等。其中有相互关系者，如产后虚汗亡阴，大便难为常见，尤其产后须补充营养，由家属的好意与本人的要求，常致多食，大便难而郁冒，因致痉，三症可相因而同发，腑热下通一法可治三症，仲景有大承气汤之法。风邪袭肺而作咳，治咳不难，开肺可以通下窍，无碍于恶露及大、小便，但须忌哺乳，以免传及婴儿。育阴退虚热，治之甚易，所注意者是恶露已畅否？已畅则寒凉药可无所顾忌了，即石膏、知母、黄芩、山栀、石斛、花粉、沙参、芦根等均为清润上、中焦的气分药，用亦无妨。古人"产后忌凉"一语，妇科家奉为"金科玉律"，此语有"误尽苍生，害人不浅"之弊。产后须分期，初产至 7 日为一期，7～14 日为二期，满月为三期，百日为四期，最长者一年为期。试分言之，首 7 日以畅行恶露、通行乳汁为第一义，此 7 日得恶露畅，后 7 日为余波，可置勿理；乳汁不多者，须多饮营养流质以裕其来源，若不通而红肿、胀痛，因气血壅遏而发热，则退热须以通乳为主，虽属外科范围，服药可以通乳退热，不难兼顾。14 日内如乳通，恶露渐净，似乎产后之期已入平安，所注意者风寒、夹食、夹气，是人为之事。15～30 天中，亲水沐浴可以无忌，因古人卫生条件差，故须待满月，俗谓"坐月子"月内须坐困于室中也。至于百日与一年，则指产后留遗之肝气痞块，关节寒湿，最多者因多坐而腰痛，多言而音哑，多听多视而致耳鸣目昏等，期以百天必望治愈，否则根深蒂固，病根痼入本原，属难治。宽以一年之内，尚可拔根于深处，驱邪于体外，实是宽慰之语，与俗语"月子内病不断根，要待下次产后治好"之意同；若今天"只生一个好"，则又如何？总之，任可疾病俱是一样，"慎毋造因"，初产妇经验不足，任性或勉强作劳是最须谨慎的。又一月不愈而期百日，再至一年，何以根深痼里，当考虑气血之虚，肝肾之亏，补虚然后能拔其根株，不能专于治实也。

● 【评析】

　　本例产后发热与乳胀不通、恶露不畅有关，故用小柴胡汤与生化汤合法，加入山甲片、橘叶、橘核等药通乳祛瘀而愈。何时希对于产后发热的辨治经验论述甚详，可作参考。

三十四、脏躁

杨某，女，50 岁，部队干部。

初诊：1976 年 6 月 1 日。

去年六月停经，入冬烘热汗出，夜欲揭被。今则日发十余次，腕部汗最多，淋漓下滴，诊时于塑料袋中取出大毛巾，时时擦之，又时时拧之；面色萎黄浮肿，眠食尚可。四产，有梅尼埃综合征、尿感、球溃、肝肿大十余年等病史。

脉右细濡，左寸关浮盛；苔淡。一派气血虚而心肝木火不宁之象，经绝期阴阳失其平秘，君相二火逼液外出，而表卫虚不能固其玄府。当从《金匮》求法。处方：

炙甘草 6g，淮小麦 30g，五味子 6g，大麦冬 12g，大生地 12g，炙龟甲 12g（先煎），左牡蛎 30g（先煎），生白芍 9g，二至丸 15g（包煎），大红枣 4 枚，煅龙骨 30g（先煎），汉防己 12g，带皮苓 15g。14 剂。

复诊：同年 6 月 14 日。

浮肿消失，汗仍多；晨间精神已振，工作后下午困顿，头眩。脉浮躁较静。

炙甘草 6g，淮小麦 30g，大红枣 4 枚，炒当归 12g，大白芍 9g，二至丸 15g（包），煅龙骨 30g（先煎），煅牡蛎 30g（先煎），麻黄根 6g，炙鳖甲 15g（先煎），嫩白薇 9g，碧桃干 12g，料豆衣 12g。7 剂。

三诊：同年 7 月 4 日。

肿消，汗减。守方不变。14 剂。

四诊：同年 9 月 2 日。

因战高温而停药，疲乏，肿复见，阵热汗出次数大减，而汗后肤冷。脉细弱；苔淡润。处方兼宗《素问》法：

生黄芪 12g，生白术 12g，木防己 12g，鹿衔草 12g，炒泽泻 9g，炙甘草 6g，淮小麦 30g，大红枣 4 枚，大生地 12g，麻黄根 6g，二至丸 15g（包），炒当归 12g。14 剂。

五诊：同年 10 月 20 日。

肿消，汗止。大便干，口有火气。转方以调阴阳，润火腑为继。

上方去黄芪、当归；加仙灵脾 12g，炙龟甲 15g（先煎），淡苁蓉 9g。14 剂。

重诊：1979 年 11 月 24 日复发。

又诊：12 月 2 日病减。

处方皆同上。

按：本例首治即以甘麦大枣汤为主，守方 4 个月而不变。参用当归六黄汤、防己黄芪汤、《素问》白术泽泻麋衔法。其肿虽属脾虚，然脾虚则湿聚，外溢于分肉，若急予止汗（当然止汗须先平烘热，而烘热之生则由于阴阳之失衡也），水无出路，浮肿亦难退，故防己、泽泻二药，即配白术以消皮水而予以出路者。而龟、地与仙灵脾、苁蓉相配，则作为平衡阴阳之图。阴阳失其平衡，又届更年之期，情绪易于激动，复发是难免的，但重施前法亦仍有效，待过此期，其病亦多可愈。

李某，女，43 岁，职员。

初诊：1985 年 4 月 11 日。

先由腹部作胀，得矢气犹不快，上升至胸脘则痞满，又上为咽部堵塞，呼吸为艰；目眶黑。病达半载，由情绪不快，焦虑不安而起。经周期不准（20～40 天），量中等，无块，无胀痛。脉左关弦，右寸关弦动；舌下及边有紫筋。

经胃肠摄片，无异常发现。

病关情志过极，郁郁不乐，肝气横逆，冲犯于上中二焦，且有梅核气之渐。先予甘麦大枣汤，合逍遥丸、四香法，以疏泄肝气，并安脏躁。处方：

炒当归 12g，炒白芍 9g，醋炒柴胡 6g，生白术 12g，炙甘草 6g，淮小麦 30g，制香附 9g，陈香橼皮 6g，沉香片 3g（后下），广木香 6g，路路通 9g，广郁金 9g，大红枣 4 枚，炙苏子 12g。7 剂。

复诊：同年 4 月 18 日。

面色稍灵活，已有笑容，自言烦躁不安、焦虑之情亦有改善，自咽至腹渐见调畅；眠好，一觉[1]至8小时。两脉弦，左关尺仍甚；舌紫筋减。

炙甘草6g，淮小麦30g，炒枣仁12g，野百合12g，大生地12g，广郁金9g，炙远志6g，路路通9g，制香附9g，沉香片3g（后下），陈香橼皮6g，广木香6g，逍遥丸9g（包）。14剂。

三诊：同年5月2日。

眠好纳旺，大小便正常；因喜食某肴较多，倍于往时，家人有诮[2]其"神经病不会好的"，乃狂躁叫骂，取厨刀欲自杀，经救后，又致坐立不宁，由胸至咽梗塞又作。此真《金匮》"脏躁"病之见象也。脉左弦。试用借金制木法与甘麦大枣同进。

炙苏子12g（包），炙桑皮12g，野百合12g，大生地12g，清炙枇杷叶12g（去毛，包），炙甘草6g，淮小麦30g，大红枣4枚，广郁金9g，陈香橼皮6g，川朴花6g，沉香片3g（后下），龙胆草6g。7剂。

四诊：同年5月9日。

情绪好转，但仍不安；自胸至咽已松，咽梗犹存，得矢气。劝以加强信心，专心治疗，决不致成"神经病"。愿去汉口休养，励以改换环境，避免情绪，待健复回来，讥诮塞口矣，须有信心决心，方能渡过。脉右渐平，而浮按仍弦；苔净，边紫转红。守法不更。

南沙参15g，大麦冬12g，大生地12g，野百合15g，炙甘草6g，淮小麦30g，大红枣4枚，炙桑皮12g，炙苏子12g，沉香片3g（后下），陈香橼皮6g，龙胆草6g。14剂。

备成药：珍合灵片临卧吞5片，归脾丸12g，逍遥丸9g，琼玉膏一两，分冲。14剂。

按：此例脏躁之象甚确，参用百合病治法，收效颇符设想，用"金平木法"，亦不能谓无益。梅核气《金匮》用厚朴半夏汤，然五志之极，其痰梗乃气火所变，故仅取苏子、朴花，而复以"止逆下气"的麦门冬，肃肺与润肺同进。又百合地黄亦润肺药也。然麦门冬汤与厚朴半夏汤二方皆有半夏，一则恐其苦燥生火，且亦不见有痰，故舍之不用。

《金匮》百合病"常默然，欲行不能行，欲卧不能卧""喜悲伤欲哭"等均是抑制型的症状；然亦有狂躁型属于激动性的，如"骂詈不避亲疏""跳踉舞刀弄棍"，大都性情乖张，多疑善怒，或由于客观因素造成，此例犹其轻性的。

丁某，女，37岁，职员。

初诊：1985年5月2日。

眠不酣，梦多纷纭，心绪烦乱，性急躁，易下泪，悲郁不能自制；怔忡惊惕，虚热自汗多。右颈瘰疬已一年，劳则掣痛，并伴低热；胃纳不佳，时且泛恶；目白有红丝。避孕药服后，月经周期延长，止药后如期而至，大冲，色鲜，四日而净。以宫颈炎做激光治疗，今腹痛隐隐不休，腰酸带下色黄。曾3次手术，又人流1次。舌下红，苔白腻；脉两弱，左寸浮。

诊谓此系脏躁症状，合于沈明宗、尤怡所谓"子宫血虚有热"，亦与陆渊雷氏所谓子宫痫相近。从此立方：

炙甘草6g，淮小麦30g，大红枣4枚，野百合15g，大生地12g，炙远志6g，煅龙骨30g（先煎），煅磁石30g（先煎），炒丹皮9g，合欢皮12g，干菖蒲12g，炒黄柏9g，广木香6g。7剂。

复诊：同年5月9日。

眠好梦少，虚汗及带下均减。惊惕未安，腰酸内热。苔腻。有低热37.7℃。

野百合15g，大生地12g，左牡蛎30g（先煎），炙鳖甲15g（先煎），煅龙骨30g（先煎），磁石30g（先煎），地骨皮12g，炒丹皮9g，炙甘草6g，炒枣仁12g，淮小麦30g，炒知、柏各9g，制苍术6g。14剂。

三诊：同年5月22日。

此月经量减少，睡眠、腰酸、虚汗均大好转。苔薄黄腻。原法无事更张，稍佐化痰软坚之品。

上方去苍术；加夏枯草15g，淡昆布30g。14剂。

四诊：同年6月30日。

曾出差劳累，有低热齿痛。月经量减其半，一年来从未有此好象。每情绪激动则烘热，然已有控制之力。脉左寸浮动未平。

野百合 15g，大生地 12g，大麦冬 12g，生甘草 3g，炙甘草 3g，淮小麦 30g，炒枣仁 12g，左牡蛎 30g（先煎），炙龟甲 15g（先煎），炙鳖甲 15g（先煎），夏枯草 15g，嫩白薇 9g，炒知母 9g，炒黄柏 9g，代赭石 30g（煅、先煎）。14 剂。

五诊：同年 7 月 25 日。

药后精神已振，心悸惊惕已平，躁汗渐无，惟低热每以情绪波动而上升，阴未敛阳也。即瘰疬亦令人烘热汗出心悸。大势虽平，仍当兼顾治之。须善自宽怀，放开襟抱，勿以小愤而致复发。齿痛减，且除降胃之品。

守方：去代赭石；加地骨皮 15g，淡昆布 30g，淡海藻 30g。14 剂。

按：脏躁多系心经气血两虚，血不养心则神不安而惊惕烦扰；血不濡肝则魂不安而眠不宁，则君相同炎矣。火旺则克金，木旺则反侮于金，故肺气不清而魄不静。此所以百合病与脏躁病有相关之病理，相互配合之治法也。方药以甘平淡润为主，勿涉滋腻，勿用甘温，故仲景于甘麦大枣汤服法下，有"亦补脾气"四字，意谓即甘枣与小麦已足以补脾，培土亦可生金，而不取于甘温也。

脏躁有言属于子宫痛者，令人启发不少。此病以经绝期为多，与内分泌紊乱相关，故先见阴虚阳亢症，而必以滋阴敛阳，阴能抱阳，使阴平阳秘为善后，则仙灵脾、苁蓉、巴戟之阳药，与龟板、地黄、萸肉之阴药为配合，亦当为应备之一法。

巴某，女，68 岁，科委。

初诊：1982 年 11 月 14 日。

室性早搏，多则 30 次 / 分。服安替司丁能控制，但胸闷甚，未见绞痛；或服扩张血管药，则头胀痛澎澎然。每写信或看电视，则疾更甚，心中撩乱，觉一身无安着处；眠中惊惕；常口炎、便闭、口干苦；植物神经紊乱，今采少食多餐，日可 7 两。脉右细，左寸关弦，律尚匀而强弱不齐；舌伸偏右，舌质深红，舌下紫筋。

血压 160/110mmHg～130/80mmHg；心电图 ST 段压低，诊断为冠心病可能。

炙甘草 6g，淮小麦 30g，炒枣仁 12g，野百合 15g，大生地 12g，大麦冬 12g，南沙参 15g，五味子 6g，肥知母 9g，炒黄芩 9g，炒丹皮 9g，炒丹参 9g，炙远志 6g，干菖蒲 12g，广郁金 9g，明天麻 6g。7 剂。

复诊：同年 11 月 21 日。

睡眠安贴，由一夜三五醒减至仅一醒；早搏由 30 次 / 分减至 6 次 / 分。脉细，左寸浮；舌红见淡。

原方加煅龙骨 30g（先煎）。7 剂。

珍合灵片，午睡服 4 片，夜服 6 片。

三诊：同年 12 月 13 日。

诸恙均平稳。惟易发躁怒，则升火不易平降，斥骂不已，似怒不可解（其爱人副省级领导，陪来时曾见其怒不休，夫仅唯唯而已，可见日以为常矣），因嘱"静气平心法"（亦即气功中之"松、静"二字要诀）：每遇怒不可遏时，不必找对象斥骂，可即离现场，其家前水后山，可随意欣赏，把情绪淡忘，转移意志，追自觉面热头胀已止，心平气和时始回家。并告其夫：此更年期综合征，在知识分子思绪多端者，有发 10 年者甚多，惟在自己善加克制，对方要能忍耐；此时夫人先发，不出 10 年则男子亦发，彼时夫人须易位而为忍耐者了。二人皆大笑，形势为之一松。

炙甘草 9g，淮小麦 60g，炒枣仁 15g，野百合 15g，大生地 15g，大麦冬 12g，煅龙骨 30g（先煎），煅牡蛎 30g（先煎），干菖蒲 12g，炙远志 6g，茯苓、茯神各 12g，焦山栀 9g，炒黄芩 9g，丹参 9g，丹皮 9g。7 剂（如适应，可以连服，因须回家）。

随访：1983 年 3 月 16 日来信。

早搏已不服西药而基本消除了，精神甚好，躁怒很少，接近正常人情况，偶有小发，则服第三诊药方数剂，即告平定。相信这样进展，不久的将来，这恼人的更年期疾患，可以消除的。信中词气很是乐观。

按：以经绝期（更年期综合征、内分泌紊乱征）中医称为脏躁（见《金匮要略》），以甘麦大枣汤为主方，症分忧郁、狂躁二型，以"喜悲伤欲哭"与

"骂詈不避亲疏"两种症状为典型，亦即为阴阳失却平衡，"阴胜于阳"或"阳胜于阴"两种原因而发为或静或躁的症状。

我在治疗许多男、女更年期患者，常与她（他）的家属做些工作，要以忍耐为治疗之辅助（若企图以教导或说服方法来辨理，则往往会失败的）。同样女先男后，相距 8～10 年，人生必有此一关，发作之轻重或时期之长短，则视其环境、性情而定，能知"静气平心"，则可以人力战胜生理的必然性而为可逆性的。

就我所治男子心脏气血虚而发为怔忡减眠、怵惕不安，或夜梦惊噩等症状，不必见"喜悲伤欲哭、象如神灵所作、数欠伸"等《金匮》所列的 3 个主症，取甘麦大枣汤为辅剂，亦往往起到应有的作用。因甘、麦、枣三药，性味甘淡，在配合上无"喧宾夺主"（指药之性味与主方相忤，如碍胃、助湿、兴奋、抑制、助阳伤阴、助阴伤阳等不平衡作用），而收"相辅相成"的妙用。参看前治疗[3]诸心脏病之配合，证其可以信赖。至如日本著作所记，有以甘麦大枣汤治小儿夜啼，和妇人子痫延至产后犹发作不休、妇人疟后舞蹈摇摆病等，妇人二症颇似情志伤心，当然有效；而小儿夜啼近颇见有用安眠药者，此则改麻醉药而为养心药，其理更合。

黄某，女，64 岁，干部。

初诊：1983 年 3 月 20 日。

患有更年期综合征，已经治愈，接近平常老年妇女情况。本系科技界工作，写作与参加会议，在不频繁、不紧张情形下，均能正常完成。原有早搏，多至 6 次 / 分，亦已治愈。

云系春节来客多，早搏又起，但亦渐控制。惟新起一怪病，自脑后有一股冷气沿脊柱下去，或至两腿，或再升至两臂而至手，当时手足指趾颤冷作麻，必转温而渐渐消失，来势猛，历时久，一日数发，心中惊恐不安，很可怕。诊时病未发，面容惶惑，略觉㿠白而憔悴。脉象细而沉迟无力；舌苔淡紫。姑从督脉治之：

仙灵脾 15g，巴戟天 15g，肉苁蓉 12g，大熟地 9g，大生地 9g，灵磁石

30g（先煎），紫石英 15g（先煎），云母石 12g（先煎），炙甘草 9g，淮小麦60g，炒枣仁 15g，天冬 12g，麦冬 12g，五味子 9g，炒丹皮 9g，炒丹参 9g，医门黑锡丹[4]3g（研吞）。7 剂。

二诊：同年 4 月 29 日来信。

服上方 14 剂，冷气上升症状已痊愈。唯早搏每遇事烦，则不免小发，然即能用"静气平心法"控制住。云原方有效，要求斟酌给方。

原方去山栀、牡蛎、黑锡丹；加炒黄芩 9g，煅龙骨 30g（与 3 种石类同先煎）。剂数随需要。如有变化，可来诊，来信则因此病复杂，非可悬想处方者。

按：此例从其发作时冷气所经之处，当以督脉为最合，但散而至四肢之末，又由冷而转暖时，作麻颤状，想见虚实或阴阳相争，终能虚复而阳胜，其病始休。此是何邪与病在何经？则未参透。我的治疗设想，是以河间地黄饮子和黑锡丹配合，但未用桂、附，因未敢确定其邪必为寒邪，或为精神上的自我感觉（虚体人或且有某种幻觉造成幻象者），故以阴阳相争之治则，助阳以胜阴，引阳以下潜。又曾读古人医案，有治脱肛久不愈，用先煎铁落水浸肛，后煎服大剂灵磁石，作为磁吸作用而见效。姑仿其意，以黑锡丹代铁落，且利用其中硫黄（黑锡丹仅黑铅、硫黄二味）以代地黄饮子中之桂、附，又配合大量温补督脉，及石类重镇，使阳气复返于下焦，此古人"导龙归窟"法，果然幸效。

此外，记得曾治一个由思茅军分区介绍来的干部，他曾率队去邻国支援，彼地常发一怪病，可无原因忽然而发，坐着的无故软倒下去，昏厥不醒，其状与"烂醉如泥"之形容词相似，扶之不动，呼之不应，抱之托之则四肢下垂而软，又如傀儡，但肢节无一处有僵硬状态，轻则数小时，重则超过 1 天，亦竟有不再醒者。此干部带去十余人，牺牲 3 人，因撤回思茅，自己亦发过 1 次，数小时而醒，疲软很久才恢复。在邻国既多此病，而他回国后又发现思茅亦有几个外省人插队去者，无故患此而死去，死者却未曾到过邻国，似乎是一种奇怪的病毒传染性疾病。

此人就诊时距发病已数月，无症状可见，脉象除虚弱外，不见异常，可以理解这是骤发病，非素质之虚实，故不能见征于脉象。忆宋人许叔微似有类似病例之记载，则发时必先有节奏的动摇其躯，然后软倒如尸，他的诊断法是用佛珠记其动摇之次数，而决定其属阴属阳，最后曰："得之矣。"是用地黄饮子治愈的，病者是妇女。而思茅的病例则多发于强壮的男人，我治此症摹仿许氏，又配合了磁、锡相引之意，是略有不同处。但我仍不能过信地说明自己的认识，因思茅那位于部仅诊三四次，予以长方而去，未经随访，不明下落。根据回忆：这病员似是姓靳，是连长级，带队去邻国是为他们做军事培训工作的，可以设想这一队人必定是年轻身强力壮者，然而就地为这病牺牲者3人，靳同志回国后仍不免于发作，可证是带菌回来，有一定的潜伏期的。靳发病数小时而醒，软瘫在床，饮食起居自己完全不能自理，他说手足不能自动，依赖喂食，连咀嚼也不能，几乎各种功能恢复得极慢，至二三星期才下地，勉强自理。我们治疗各种急症和慢性病，恢复这样迟缓者还不多，何况他由失却知觉而软瘫才数小时，这样的一位精壮汉子，是何病毒，致人虚弱如此？这是我思索不解的疑问。根据他就诊时思维、回忆的能力几乎没有影响，则病毒的侵袭，似又不在大脑，与一般血管栓塞病不同。愈后只是虚弱，无任何后遗症。

当我为他诊治仅1个月，他自觉病后数月的疲乏状态已完全消失，以精神饱满、洋洋得意的感谢情态来告辞时，我心中却不坦然，"治病必求其效"，他算暂时取效了；但"治病必究其本"，本就是"病因"，我却茫然未能究得，病因不除，不能称"治本"，就不能知道其是否复发了。此例根据年龄、症状而言，也可归于狂躁型的更年期的一种，我的用药也是以脏躁的甘麦大枣汤为主要配合。

● 【校注】

[1]觉（jiào）：睡眠，指从睡着到睡醒。

[2]诮（qiào）：责备，讥讽。

[3]前治疗：原为"卷二、卷三"。然书未分卷，疑误。

[4]医门黑锡丹：即出自《医门法律》之黑锡丹。方由黑锡、硫黄组成，有镇纳浮阳功效。

【评析】

脏躁一证出自《金匮要略·妇人杂病脉证并治》，症见"喜悲伤欲哭，有如非己所作，数欠伸"，治用甘麦大枣汤。此方养心益气，润燥缓急，性平无偏胜，何时希尤喜用之，作为治疗脏躁的基本方。他认为脏躁多系心经气血两虚，又血不濡则肝火炎，火旺则克金，故肺气不清而魄不静，此所以百合病与脏躁病有相关之病理与表现，因此他常以百合地黄汤合用之，并随证加减，如玄府不固汗出多者，加二至丸、五味子、龙骨、牡蛎等药；肝郁痰气甚者，加逍遥丸、苏子、香附；血虚有热者，加丹皮、知母、黄柏；阴阳失平衡者，用仙灵脾、苁蓉、巴戟之阳药，与龟板、地黄、萸肉之阴药为配合，使阴平阳秘为善后，此亦是常见之证候。

三十五、眼疾

（一）睑腺阻塞出黏丝

鲁某，男，63 岁，主编。

初诊：1975 年 8 月 11 日。

结膜出血，年必一发，发则延久，已三载矣。得之于强灯光下校读，字黑纸白，反差极强，又字小，凝视太过之故。现象羞明喜暗，泪多则舒，干则甚；平时迷糊如在五里雾中，写信且须放大镜；纳、便平。脉左弦尚不甚，右手平缓；苔腻。

眼科检为玻璃体混浊点太多。

生白芍 9g，大生地 12g，黑料豆 30g，甘杞子 12g，川石斛 12g，密蒙花 12g，谷精珠 12g，甘菊花 6g，木贼草 6g，生石决 15g（先煎），左牡蛎 30g（先煎），怀牛膝 12g，二至丸 15g（包煎）。7 剂。

二诊：同年 8 月 25 日。

结膜出血已止，羞明大好，目力见增，已能校读矣。下睑板腺阻塞，分泌黏液，以巾擦而抽之，如线，可长三寸许，则目糊暂清；复糊则复抽之，此亦数年旧恙也。素有高血压病，今已平。脉左弦较平。

原方去密蒙花、牛膝；加夏枯花 15g，龙胆草 6g，蕤仁 12g。7 剂。

三诊：同年 9 月 12 日。

目下睑中间腺阻塞，分泌黏液，过去曾用挤法及他药，皆无效。今服药已大减，日抽黏丝不过二三次，大都在校读逾 1 小时后，如中间小休，则无黏液，自云宿恙今愈其九矣。旧有肺结核病、肺气肿，音低声怯，渴饮。脉左强于右，须兼清润肺金。

太子参 16g，南沙参 12g，北沙参 12g，天冬 12g，麦冬 12g，野百合15g，大生地 12g，甘杞子 12g，蕤仁 12g，谷精珠 12g，炒丹皮 9g，甘菊花6g，木贼草 6g，左牡蛎 30g（先煎），川石斛 15g（煎汤代茶）。14 剂。

按：病者言：自服第一方，即见显效；邻居助其买药者，抄方予 40 余岁目力不足者服之，亦大效，遂在药肆作为秘方而传之（过去药店中皆有秘方簿，遇名医效方，则录而存之。或病人不求医者，则按方付药，亦颇有投合，故有"药店出名医"之事，今则无此风气矣）。此症首方用滋养肝阴、清肝祛风为法，实亦平常，不虞其得速效如此。我尝与眼科名家上海俞岐山、杭州韦文贵（中医研究院同事）过往甚密，多闻高论，但于黏液如线之症，实未之闻。以病家言医院曾与金霉素油膏点之，意或亦肝热所致，故加重清肝之药而见愈。

（二）老眼双目暴盲

王某，女，91 岁，家务。

初诊：1978 年 8 月。

平时目力尚不弱，近因读文件过多，致一夕之间双目暴盲。余无所苦。其婿来述如上。以年老目盲不能行，未经亲诊。拟方如下：

生黄芪 12g，潞党参 12g，炙升麻 3g，大麦冬 12g，蕤仁 12g，大生地12g，炒当归 12g，生白芍 9g，甘杞子 12g，女贞子 12g，谷精珠 12g，潼、白蒺藜各 12g，木贼草 6g，川石斛 30g（煎汤代茶）。7 剂。

复诊：同月一周后。

据云：服药至第 3 剂，已见阳光及灯光，其孙女以花手帕舞弄，能辨色矣。7 剂尽，目已复明。不更方，复予 7 剂。

按：初曾自思《内经》云"五脏六腑之精，皆上注于目"[1]，病人年逾耄耋，无疑精气之早衰；又过视而竭其泽，何能使脏腑之精得有充余，上承以养其目。然《灵枢·决气》曰："气脱者目不明。"《素问·藏气法时论》曰："肝病者，虚则目䀮䀮[2]无所见。"从此启发，姑以补气升清、养肝明目二法为治：升麻、木贼二药为之使，一以升清气而充精明；一以通肝气于目，不意竟奏骤效也。此媪越二年而后卒，虽其寿未享夫期颐[3]，然能看电视、书报，而目疾竟不发。

余学治眼之学于绍兴俞岐山先生，初闻其能治胬目（俗称田螺眼），丁济万先生次子，幼时持剪自桌上跳下，目破液流，睛胬而目遂失明。俞先生曰可治，刺破其目，液复流尽，封之以药膏，内服补气血、充精明之药 30 剂，一月而揭视，得见天日，毫不逊夫旁人，远观略有斜视耳。又闻其得"金针拨内障"之绝手于东阳，俞岐山欲得其人而传之，知我谨饬[4]，嘱常去谈谈，然久之而无内障者求教，此术遂未得传。仅有一次，余患目求治急，因二三日须登台演出也，俞先生谓服药慢，不如针取，乃取如箭镞之三棱针，就厨房煤炉上消毒而刺之，果然肿红俱退，得以粉墨如常。及 1956 年余受聘于卫生部，与眼科韦文贵先生同事，正是东阳人，岐山乃学于韦家者，文贵斯时已以"金针拨内障"术与北京同仁医院协作，驰声名于海内外矣。既为大同乡（在北京称为"华东人"），又有岐山关系，遂日夕相亲，又殷殷以内科治目之方相询，每有文章必求修正而后发表，有他乡知己之感。我用补气以明目，亦由韦屡屡得以证验者，彼录我内科医话成帙，读之令人感动，前辈好学有如此者。

● 【校注】

［1］五脏六腑之精，皆上注于目：语出《灵枢·大惑论》："五脏六腑之精气，皆上注于目而为之精。"

［2］䀮（máng）：目不明。

［3］期颐：指百岁老人。

［4］谨饬（jǐn chì）：严谨修饬。指言行检点而有节制。

● 【评析】

肝开窍于目，故治目疾当从治肝入手，如何时希用清肝祛风法治实证，药如密蒙花、谷精珠、甘菊花、木贼草、龙胆草等；用养肝升清法治虚证，药如生地、当归、白芍、枸杞、黄芪、升麻等。

三十六、皮肤病

（一）颈部顽癣

沈某，男，68岁，教师。

初诊：1974年1月5日。

1952年始，颈枕部顽癣作痒，甚则红疹，挠之出水；两尺肤及腿内面、头面部分，或同发，或间作，已历20余年，痛苦万状。视理发为畏途，以肥皂洗头则触发益甚也。最难受者为俯仰屈伸皆受掣牵，动作均失自由。食物中鱼、虾、蟹类及酒最易触发，而生长于江南濒海之区，佐膳皆此类物。惟牛奶、糖等，日光、风吹，尚无影响云。其病好发于春季，曾用激素亦未能控制。脑力疲劳后其癣亦发。

有怵惕怔忡、健忘神衰等象；足腿常转筋，耳鸣头眩，血压偏低；眠、纳、二便如常。脉弦右甚，苔厚黄腻。

病员系脑力劳动者，心血多所耗损。病虽诱发于洗头肥皂之刺激，而遍及腿、肘、头面，则血分之湿热为患也。因缺乏体力劳动，脉弦者血管已征硬化。治当养血润肤为先，佐化湿热。

细生地12g，肥玉竹12g，熟女贞12g，旱莲草12g，黑料豆30g，炒赤芍9g，炒白芍9g，黑芝麻15g（炒，研），制首乌12g，炒当归12g，地肤子12g，炒丹皮9g，茯苓皮15g，川槿皮3g，炒苍术6g。14剂。

复诊：同年2月17日。

颈部过敏减，癣瘢亦平滑，肌肤之痕迹渐泯；过去每洗头则剧作，今两次未发；记忆力有所增加。脉仍浮弦数右甚，苔黄腻厚略化。

原方去丹皮、二芍、川槿皮；加甘杞子 12g，绿豆衣 12g；改细生地为大生地 12g，桑椹子 12g。14 剂。

三诊：同年 7 月 7 日。

顽癣未发。前改方以养血泽肤，滋补肝肾为主，可不更动。云同事闻其顽癣得愈，颇有抄方去者，已愈数人。守方。

四诊：同年 11 月 24 日。

颈癣不发，已逾三季，且尝食蟹腥，亦无所变，精神既快，饮食禁忌能开，容颜亦见红胰。唯苔常厚腻，恐系吸烟之故。

茯苓、苍术、二皮除湿，仍当续用。余药同上。

随访：1975 年 7 月 26 日。

因撰写工作紧张，顽癣部分作痒，服前药三五剂，其病即止。

随访：1978 年 12 月 24 日。

顽癣久不作，已淡然忘之。因食鸡及羊肉多，有小发象。服药即止。

按：此例经 5 年之观察，食物触发之原因甚明显，又情绪焦扰，处境拂逆，亦足致发。余在中国中医研究院专研哮喘一题，能饮食清淡，严禁发物者，可减少发病次数，当其发时治喘，而喘止则可进补，以增其抵抗力，即减少发病率。故拙见治病当分三步法：即病时以治病（攻去各种实邪，亦可称为攻法）为主；病退以调理为主（即安抚其因病而受损致虚，进行气血阴阳针对之补，然用药勿滋腻过猛，一边仍须照顾其邪，可谓攻补兼施法）；第三步则以补为主（邪去毋须顾虑，当以复康法为治），持之以恒，或可免于陈痼宿疾之复发。

川槿皮治顽癣、湿疹等甚有效，量不须大，某次用至 9g，则胃不安而作吐，又宜用川产，不可以土槿皮代替，因其有毒，然可作为外洗剂。据记载：槿树之下，虫蚁不生，蛇类避去，故可用作杀虫治癣之要药。

（二）湿疹

杨某，男，58 岁，技术干部。

初诊：1974 年 3 月 21 日。

新患湿疹，腿弯[1]为甚，红痒异常，恐系北人来南，多食鱼腥发物有关。有时心极慌，率[2]不齐（62～110 次／分），眠惊惕不安，有时噩梦；劳则腰酸溺多。现清晨练 1000 米长跑，嘱减半，随练太极拳，做到动静结合。性食咸甚，嘱宜速减淡，以免引起肾病。脉缓，先旺后弱，左寸关沉，右关旺；舌淡而多裂纹，示心肾两亏、阴阳俱不足之象。耳垂沟深。

检查：脑动脉左边硬化；胆固醇 290mg/dl；慢性泪囊炎；血压 140/80mmHg。

①湿疹方：细生地 12g，炒赤芍 9g，炒丹皮 9g，金银花 15g，净蝉衣 3g，川槿皮 2g（注意：不能以土槿皮代用），地肤子 12g，白藓皮 12g，茯苓皮 15g，苦参片 3g，绿豆衣 12g，杜赤豆 30g。7 剂。

②治本常服方：甘杞子 12g，大生地 12g，桑椹子 12g，制首乌 12g，川石斛 12g，淮小麦 30g，炙远志 9g，炒枣仁 12g，灵磁石 30g（先煎），煅龙骨 30g（先煎），大麦冬 12g，五味子 6g，焦山楂 15g。30 剂。

③降脂方：三七粉 1.5g（分两次吞），山楂肉 15g，炒麦芽 15g（二味煎汤代茶）。30 剂。

④泪囊炎方：甘菊花 3g，木贼草 3g，蔓荆子 3g，焦决明 15g，茺蔚子 6g（煎服）。明目地黄丸 12g（吞服）。剂数随症用。

再嘱此去新任领导工作，事必繁重，须劳逸结合，更防冠心病及脑血管意外。

随访：同年 4 月 3 日来信：

湿疹方服第 4 剂后就完全好了，在沪仍不免食海腥，到京后亦不再发，剩药 3 剂带京郑重保存备用。

同年 4 月 17 日来信：

心脏方已服 10 剂，头晕有减轻，活动后心跳似有震颤之象，午饭休自觉心跳很吃力，60～100 次／分，一般在 70 次／分。因畏增胆固醇而减食，嘱须加食两小餐，免致能量不继，工作正在烦剧，恐营养与消耗不平衡。

生黄芪12g，炒党参9g，炙甘草6g，炒枣仁12g，炙远志6g，淮小麦30g，炒丹参9g，炒当归12g，干菖蒲12g，广郁金9g，大生地12g，大麦冬12g，地鳖虫12g。7剂。

同年11月4日来信：

云10天前发现心绞痛，忆起我的嘱言，即去急诊，诊为冠状动脉供血不全，在积极治疗中。问服人参、茶树根法，答以人参红、白均可，因血压不高，红参亦不妨，每日3g。茶树根见报告：顿服浓煎30g，每致异常兴奋，比咖啡尤甚，其去脂作用不比山楂、麦芽之平稳，可勿服。

人参3g（煎服或水泡代茶均可，勿一次浓服），三七粉3g（分2次吞服）。试服10天，如适应，可连续服。

按：此例病员任国家测绘领导，工作之繁重可知，由脉舌而言，宜调治一个阶段，方能负重。又责任心切，运动锻炼，减食减肥，三方面消耗同时进行，我对其可发冠心病是有预见的，故医嘱谆谆，与治疗同样尽力。又其妻与子此时分别患脑萎缩及痴呆症，此后来信，均求为其家属处方，不赘。其子痴呆程度：一碗多少钱买酱，一碗多少钱买醋，店员若搅错，必起争吵，故心绪拂郁，亦可怜也。

● 【校注】

［1］腿弯：指腿关节屈侧部位。

［2］率：原为"律"。据文意改。

● 【评析】

皮肤湿疹是由多种内外因素引起的疾患，急性发作期多责之于湿热作祟，日久反复迁延则多为虚实夹杂，故何时希据辨证施治，或为养血润肤为先，佐化湿热；或为清化湿热为主，辅以凉血润肤。

附录

（一）支气管性气喘 20 例的中药疗效观察

支气管性气喘，是过敏性气喘的一类，在中医名之为哮喘，但在中医病理学说上，哮喘的发生，一般都和痰饮、冲气、肺痹以至外寒内热等相因并作，换言之，即是哮吼与气急、咳嗽、痰多等证象同时出现，所以在临床试验时，要把哮喘成为一个典型的独立病，不与痰饮、冲气、肺痹等相混，是很难下以界说的。我们参考到西医方面的说法，这种具有呼吸困难"再发性"症状的慢性疾患，有些由于过去曾患慢性支气管炎、肺炎和长期感冒症，以及支气管性气喘经常发作或持续过久时，可以形成支气管扩张、肺气肿、心脏机能不全、慢性肺机能不全等症，那些支气管性气喘的病型，以及季节性、花粉、羊毛、异气、异味、异状的引起过敏性发作，和其他并发症每每同时出现，假如要严格的把那些病型加以划分，事实上可能有些困难的。我在中医研究院的图书馆里，找了一百多种篇目有关哮喘的中医记载，除了紫金丹一类（用砒剂治喘的药方很多，近传的寒喘丸，亦名紫金丹），似乎属于单纯性的哮喘。此外，很多是与痰饮、冲气、肺痹等混同论说，要写一篇单独的哮喘文献记述，我摘录的资料还不够。因此，在中医的哮喘学说方面，不敢多所称引，仅想在通过中医研究院喘息组临证研究中，说一些我对此病的实验和体会。

1. 病例的选择

关于我们选择病例的情况，大约是这样的：中医研究院从去年 12 月建院后，设立了内科、外科、针灸、中药等 4 个研究所，同时在内科所分 9 个组专题研究，喘息组是其中之一，喘息病的对象，就是支气管性气喘类型的哮喘病。这些对象的来源，是中央直属各西医院的哮喘病员，曾经治疗失效或是屡效屡发，那些顽固性值得共同研究的病例，先经过书面病历摘要的研究，然后接受中医中药治疗，也有些不放弃西药同时服用。

我是本年 7 月份从上海调到中医研究院参加这个研究工作的，虽然是短短的 4 个月，但恰巧正是喘病频发的季节，得以抓到较多的治疗和观察机会。

初起我们只想吸取 100 个病例作为试治和研究，但很快地就超出了原定的数字，以后又因东北、山西、河南、广东等地医疗机构，专诚介绍了不少病员来，这些病例中有很多不符合我们的试治范围，如并有结核性、后期肺气肿、支气管扩张等，所以在我们近期可做的研究小结中，仅以58人作统计对象，其有效率为92%，本篇则仅采我们研究小结的一部分资料——20例。

在我们研究的过程中，存在着的缺憾，是通过住院观察的例子不多，对于发作最剧烈时的情况，我们体验还不够（不久我们即将解决这个问题），虽然在苏联塔列耶夫和瓦西连科所著的《内科学》上，都说的是"因气喘发作而死亡的例子，通常是没有""有的病人发作频繁，但从未看到有因此病而致死者"，而且在剧烈发作时服用中药，有些病例也能得到缓解和减少苦痛，但只是得诸病员事后的口诉，未能从目见的体验中得出其规律性。

2. 病例的分析

症状	例数	附注
咳嗽	20	发作时
胸闷	20	发作时
呼吸困难	20	发作时
吼音	20	
白色黏痰	17	将愈时亦有此现象
灰粘厚痰	3	
胸胀痛	6	
口干	6	一般不喜饮水
咽痛	8	
喷嚏鼻涕	11	易感冒
小便频清	5	发作时
大便频数	2	发作时（不溏）
失眠心悸	16	
手足抖颤	2	
腹胀消化不良	2	
冷汗	3	汗甚多
手足青紫	4	需要输氧
呕吐水液	3	

在 20 例中，6 例是女性。年龄自 9 岁至 57 岁，其 20～40 岁者占 14 例（在我们经治的全部病例中，绝大多数是中年人）。患病年数，30 年以上者 1 人，20 年以上 2 人，10 年以上者 6 人，5 年以上者 9 人，2 年以上者 2 人。

这 20 例，均是支气管性气喘，内中并有肺结核病者 2 例，并有肺气肿者 5 例，并有胃肠病者 2 例，并有轻度梅毒者 1 人；其他如梅毒性、风湿性、高血压、动脉硬化，肺原性等心脏病症状的气喘，和因支气管性气喘而致肺机能不全、心机能不全等官能性损坏的各种类型，我们暂时都没有接受。

3. 治疗情况

在我们接受研究的许多支气管性气喘病例，他们都曾经过不少次数的发作，有过多次的急症住院，或是输过氧气，有连续住院 10 个月以上者，也有由医院迁入疗养院者，或有当天出院，夜间又急症住院者，他们的共同点就是在我们试治前，都已是经过很多的理疗和西药治疗。例如：本身皮肤埋藏氯化钙脊椎封闭、自血疗法、脱脂牛奶注射疗法、自尿疗法、溶血疗法、烤电（直流紫外线照射电放射，超短波）、封闭疗法颈封闭、腰封闭、颈动脉腺神经结摘除疗法、超音波疗法、浆、液注射疗法、喷雾疗法、脊柱旁氯化钙皮内注射疗法、血浆疗法、氧气疗法（这相类于睡眠疗法）、伤寒疫苗注射法（曾有在患伤寒高热的阶段中，气喘停发的例子，所以注射伤寒疫苗试之）、肾上腺素、胎盘素、睾丸素等组织疗法、组织埋藏疗法；和副肾素、副肾皮质素、氨基茶碱、苯海拉明、麻黄素、鲁米那等药的注射和服用，以及其他疗法。

这些病员们，通过频繁的发作，和这样的无数次的对症疗法，虽然他们已经产生一种共同的概念：想把支气管性气喘治疗到断根，不做过高的要求了，但减少发作的次数，减轻发作时的苦痛和增加体力的支持，则是他们一致的愿望和要求，而我们就这样担起了任务。

大家知道：哮喘病发作最频繁的季节，是每年的白露、秋分节开始，至立冬、小雪节，大约是阳历 9～11 月间，二三个月的阶段中；其他如忽寒忽热，气候突然转变，只要是四时不正之气，不论是在秋天、冬天的寒冷季节，乃至很热的夏天，它随时都会防不胜防地发作起来，其他可能发作的因素更是太多了，所以我们目前所结出的 92% 疗效，虽然说已经过了频发的季节，我们所观察的病程，多数是经过 3～10 个月了，好些外省的病员，纷纷愉快地回去，但我们总是惴惴然地觉得这个疗效，还不能说到巩固和达到我们预期的指标。因此，下面所举出的那些中药治疗的方法，只能是供给同道们的研究资料，而伫候着不吝珠玉的指教。

《丹溪心法》的喘证论治："凡久喘之症，未发宜扶正为主，已发用攻邪为主。"这说明了我们中医学对此病很早已有"再发性、常发性"的认识。我们的治疗方法，完全遵从这句规例。我们又自己补充了两句是"气喘稍缓时即须攻补兼施，气喘停止时急须全力进补"。同时又订出三个步骤："发作时治肺胃（如胃热用石膏、芦根），缓解时治肺脾（裕纳食以杜生痰），恢复时治肺肾（固很本）。"其中攻补的先后转变，大概就是这样；至于轻重配合，则在随证施用了。下面抄了一个我们常用治喘方药的纲领，我们错综用之，也只能说是举隅而已。

（1）本症（肺）

①实

痰饮：小青龙汤、越婢加术、加半夏汤、苓桂术甘汤、去桂加姜辛半法、射干麻黄汤、厚朴麻黄汤、橘红丸。

热：麻杏石甘汤、大青龙汤、泻白散、千金苇茎汤、越婢汤、甘桔汤、小青龙加石膏汤、葶苈大枣泻肺汤、黛蛤散、款冬花散、定喘丸。

寒：紫金丹、麻黄汤、三拗汤、甘草干姜汤、麻黄附子细辛汤、麻黄散、温肺汤。

②虚

气：补中益气汤、玉屏风散、钟乳补肺汤、人参款冬膏、人参定喘汤、细辛五味子汤。

阴：补肺阿胶汤、麦门冬汤、清燥救肺汤、太平丸、苓贝秋梨膏、百合地黄汤、百合知母汤。

（2）并症

心：人参归脾汤、天王补心丹、甘麦大枣汤、炙甘草汤、柏子养心丸。

肾：金匮肾气丸、黑锡丹、河车大造丸、左归饮、右归饮、麦味地黄丸、人参鹿茸丸、人参蛤蚧散、人参胡桃肉汤。

脾胃：苏杏二陈汤、苓桂术甘汤、小半夏加茯苓汤、胡椒理中汤、香砂六君丸、平胃散、五苓散、栝楼薤白桂枝汤。

肺肾：局方钟乳丸、鹅梨饮。

上面所列的几十个方剂，我想都是大家习用以为常的，实在没有什么出奇，甚至古方中定喘的特效药，如信石、罂粟壳、皂荚等，我们遵守安全、便宜、简便的原则，都不很采用；曾经试用了一时的至宝丹（消炎镇咳）、洋金花（又名颠茄、曼陀罗花，用板烟斗吸 1 次，可以缓喘约 1 小时）、蛤蚧等几味，或因药价太贵，或因药种脱销，后来都不多用了，惟洋金花安全有效，病人很信服。

4. 通过实验后的体会

接着我想谈一些通过治疗和其他方面所得到的体会：因为我是在南方行医20 余年，一切用药的习惯，乍到北方，不免要碰到许多生疏与困难，在摸索的过程中，赵锡武大夫是在北京开业 30 余年的老前辈，他给我不少的指导和帮助，这种关怀与热情，是最堪感谢的。其次在支气管性气喘症，我个人过去常用的桔梗（因为开提肺气）、海浮石、秋石（都因为味咸），这 3 味药都有增加喘发的可能；白术动喘是大家知道的，我们改用苍术或於术；薄荷因香气和凉性的刺激，我改用紫苏叶。

麻黄宣开肺气，放松支气管的痉挛，增促分泌物来滑利气道，是一味要药；防风、荆芥的祛除感冒，觉得比桂枝较易利用；初起对发作时冷汗过多的症例，麻黄、防风、荆芥同用，有些顾虑，但从玉屏风散、参苏饮等化裁，同时加入黄芪或人参后，扶正托邪，虚实兼顾，也很能收到预期的要求而没有壅邪的流弊。

我们摸索出一个不成熟的理论，认为支气管性气喘持续太久或经常发作，即可以致肺气肿和支气管扩张，拿《内经》的说法，是谓"肺张叶举"，久久之后，肺脏功能只张而不收，其弹力纤维失掉了它的收缩能力，自然喘之不已了。这样损伤了肺的实质，也就是我们中医说的伤了"肺体"，连带也损失了"肺用"，于是启发我们从仲景小青龙汤方中，采用了芍药、五味子的酸收，以敛其肺体，相对的干姜、细辛的辛散，可助其肺用；触类旁通地如白果、诃子、胡桃肉、乌梅之酸涩，生姜、桂枝、防风、紫菀、薤白头之辛通，也都试用得很好。同时也须参入甘润之品，来滑润气道，像甘草、冰糖、白蜜、南沙参、梨膏等味。

在仲景学说里，我们看出他有"渴或咳而烦者加石膏"的规例，在我们的用药中，支气管性气喘发作紧张时，每每可以造成暂时性的发炎（我们的化验，痰和白细胞的嗜伊红细胞，在轻发时都不大增高），那时"肺张叶举"，喘急借因而更甚，石膏辛凉而不遏邪、不闭痰，很能于此发生功用。

支气管性气喘的发作原因，除了上面所说的气候变化以外，苏联塔列耶夫的《内科学》里，举的最多而且详细，我节录一下："支气管性气喘是一种性质复杂的疾病，通常以神经机能性疾病的形式发病。在气喘的原因中，除了大都是家族性的、神经系统及新陈代谢方面的特别素质（所谓神经关节炎性体节）的意义之外，久已注意到外界因素的作用，例如与动物或植物的接触后发生气喘。随着过敏和变态反应学说的发展，逐渐将气喘也认为是对于一定过敏原的变态反应，从这一个观点，得以解释久已熟知的各种气喘类型，如猫性气喘、干草性卡他、樱草（毛皮加工时所用的一种特殊染料）、鸭绒毛枕头等引起的气喘，以及所谓传染性气喘，也就是对呼吸道内普通细菌的代谢产物的敏感，都获得了科学的解释。我们都熟悉各种反射性气喘的病例，在鼻腔疾病（息肉、鼻中隔弯曲）、肺脏疾病（支气管周围炎、肺硬化）、胆道疾病、妇女生殖器及其他与肺脏远隔的器官的疾病中，各该器官黏膜上的一些特殊的气喘原点（引起气喘的点）的刺激而发生的。气喘患者对于寒冷性荨麻疹、某些普通食物（牛乳、鸡卵）、吸入的空气，与皮肤接触的某些物体有过敏性。支气管性气喘患者，常有副交感性植物性神经系统占优势的症状（像在类似黏液性肠绞痛和各种血管神经官能症一样）。它的发病率男女相同，初次发生往往在青春发动期中。此外，神经元因素，也是跌入冷水以后以及支气管炎、肺炎、肺硬化等时所引起的气喘的基本原因。"

真可令人十二分佩服的，苏联医学家竟能找出这许多支气管性气喘的发病因素。我再补充一些在临证中所见到的：过度的疲劳、不安定的情绪、在身体不好时的性交后、遗精后、地区或生活的转变，饮食方面像海鱼、海虾、螃蟹、蒜、生葱、辣、酸、芥、过甜、过咸、雪菜、芫荽（即香菜，京剧家姜妙香先生的夫人，就有这种敏感）、山楂（北京称为红果，京剧家小翠花畏见山楂，轻则抖战，重则作喘）等，以及凡是久未尝试的新鲜食物，都可以引起喘病。女同志们在月经将来之先，也每有一阵发喘。但气候不稳定，仍是发喘的最大因素，在小雪节气已过的北京地区，我们所诊的喘病，很大多数已经不喘了，这也可说是对气候因素的一点证明。

最后须要有一个说明：我们中医研究院内科部分，在分组专题研究时，很多采用了西医的病名，这是便于国际友人们参观图表和各地医疗机构的访问，解释时易于交流的关系，也就是我本文采用支气管性气喘为题目的缘故。

同时在我们研究的过程中，张坦和史庆敦两位西医师，也协同我们作出了诊断方面的决定，这样的实践，可以为中西医合作的问题，得到一个很良的答案（那时张、史二位是研究生）。

（二）矽肺 6 例治疗的研究

矽肺（后称硅肺），这个工业卫生方面，吸受 SiO_2 粉尘所致的疾病，是中医学浩如烟海的书籍中找不到记载的一个新课题，全世界的医学权威在当时也认为是"不治之症"。1957 年我接受了这个科研题目。

矽的粉尘小于 2 微米，为目测不到的，但悬浮在空气中，可成为蔽日遮光的浓雾，戴 6 层厚的口罩也滤不掉，200 支光[1] 的电灯，可见度仅如色黄的 5 支光。多发这种疾病的行业有冶金（主要是有色金属的贵金属）、建筑材料（包括玻璃、水泥、翻砂、凿石等）等部门。其袭入人体，由呼吸而入于肺，着于肺泡，日久积累成为结节，自上而下，最后弥漫到肺的底部，则全肺俱病了。检验以 X 片为依据，起初以两肺分为上下左右 4 块，后分为 6 块，后又以结节的大小为标准，诊断为"可疑、Ⅰ～Ⅳ期"，共 5 期以定轻重。以合并肺结核或喘息、气管炎、支气管扩张等疾患为最可厌。症状最初见为咳嗽痰多，次则胸闷、气喘，次则胸痛憋气，同时逐渐丧失劳动力，蔓延到各神经、器官俱病，以至于危亡，其胸痛叫号而死的情况，闻之可惨，是一个残酷可恶的疾病。

我用了一个月时间的准备，"上穷古代下明清，古籍茫茫无可见"；当时西医的著作也仅有一种可读，幸委托部门送来了一大堆内部资料，得以深入了解得一些国际、国内的过去和目前情况。尤其是一批罹病者可悲的惨状，和病员低落悲观，以至怨恨、愤怒、吵事等情堵，从而闹出医院管理上的麻烦，若没有较好的疗效，这个情绪不安是增加疾病进展的大问题。西医主治大夫的研究生也提供我不少助力，以上只能说是初步得到的概念。待接受了钨矿、钼矿、建材等外地和北京地区的18个病员后，经过诊断，发现了书本、资料所不载的症状，特别是中医诊断的阴阳气血、五脏六腑之虚，而认识其特定的、不同的体质，从而对治疗上应有标本先后、温凉攻补不同的用药是很重要的。

病员有不服水土的厌食泄泻者，有遗精病者，有数十年的慢性支气管炎兼喘息的，有患失眠症者，有兼关节炎的，有胃脘痛的，有口舌溃疡、咽痛的，常易感冒等，这些我都列为标症，矽肺才是本症。我们选择的是Ⅰ、Ⅱ期病员，原则上是不接肺结核病人。其症状：咳、痰、喘、胸闷、胸痛（没有咯血的），也有轻重的不同，非一方可治者。我们采用标本同治法，标症或兼用治本法，或用对症治法，经过3个月的调理，基本上都已平定。

我们把体质调整和治矽作为治本，粉尘应当认为实邪，其人在未受粉尘之前，其体质是壮实的，何以故？因为分析矿工之受病者，有4个工种：凿岩工、爆破工、支柱工、运输工，担任这4种工种的，必须体力充实，有坚强的意志和牺牲精神的共产党员和骨干分子，才能冲上生产的第一线。但吸受矽尘之后，则实邪削弱了体力，首先是肺部质的变化，活动量逐步缩小，担负不了吸取氧气、改善血液的功能，因而致成全身性虚弱，这应认为素体本实，因实而致虚的主要方面。矽尘不去，结节愈坚，譬犹城狐社鼠，掘狐则坏城，熏鼠则伤社，不能攻杀，以虚其虚，不能补益，以实其实，那么攻补兼施，标本并顾，当是最可采用的一策，不过还是应当对标本、攻补，有先后偏重的权衡。

治标：治痰、咳、喘是主要的第一步，我采用小青龙汤、三拗汤、杏苏饮、华盖散、《时病论》的温润辛金法等，分别寒、温而投之，很见效果。也偶用葶苈泻肺汤、泻白散、千金苇茎汤等以化痰热而泻肺。这是病员们最有精神负担的症状，因为病员间相传，矽肺病的轻重，表现在咳喘的轻重，现在得咳喘见轻，甚至不咳，精神方面就如释重负，这是《内经》"临病人问所苦[2]"之理，给以情绪的稳定，减少其恐惧心，而提高其信心，也是一种手段，事实上矽结节不去，癥结尚存，主要问题仍未解决也。

接着我们用攻补兼施法，是于治标法中逐步加入补肺益气、健脾育肾等法，而那些兼见症仍予密切注意，不让它反复，以玉屏风散、参苏饮等治则为主导，用补中兼攻法照顾之，这时病员精神面貌就大大的改善了。这些病员初在中医研究院门诊，诊室在二楼，有位病员终是抱怨上楼吃力；有位病员在广安门外，到大街要跨过一道水沟，他宁愿绕道走石板桥，不能跨沟。乃至住入病房是 3 楼，症状、体力改善了，就不以登陟[3]为苦矣。这个过程中曾用日量红人参 3g，参三七 3g，均吞服，鲜金钱草 30g 煮饮（根据《本草纲目拾遗》以鲜者为佳，所以向成都空运购取的）。

标症既除，体质渐复，病之根在矽结节，于是在老同事冉雪峰、赵锡武、岳美中、蒲辅周等提供资料，和从《神农本草经》《千金》《外台》诸书中，选取解石毒、软坚积之品，制成"矽肺膏"。方用：

硝石、甘草、葶苈、栝楼、郁金、枳壳、荸荠、海蜇、麦冬、沙参、冬葵子、瞿麦、大青叶、绿豆、黑料豆、扁豆、薄荷叶（以蜂蜜熬膏，日服一两，分两次冲服，饭后服，服后仰卧勿起坐）。

这些药物除是从消石软坚、解石毒等治则外，同时有 3 个次要设想：一是宽胸，矽肺的死征是气憋，故须宽其胸宇。二是归经，故用好些药引入肺经，特别是薄荷轻清入肺，全部药味不选质重，希望能载药以上浮，多逗留于胸中。三是出路，当我参加北京市几次职业病专家会议，和全国性防治矽尘会议后，受到许多西医专家的鼓励，以为治疗方法很对头，这时我带去的文件，对肺功能、肺活量、肺残气、一切呼气量等，都符合正常人的标准，个别人还超过（因为我们以"坐高体重"为根据，而不用"身高体重"的旧法）。专家们最感兴趣的是，全天尿留量穆生沙氏试验，尿比重一般在 1030 左右，最高达 1033，所用中药没有石类，可以排除食物的影响。按国际上对矽肺的治疗，药物比较少，大都是着重营养，借此以"苟延残喘"，所定标准很高，牛肉、猪

　　　　　　　　　何时希医著三种校评

肉、鸡肉，蛋等日量多在半斤，牛乳任饮。当时国内许多地区个人标准也已超过 5 元，但我则决意以昂贵的营养费用于医疗，人参、三七是贵重药，鲜金钱草空运费也很大，所以每人仅比普通病员增加 5 角伙贴，每天另加 1 瓶牛乳、两只鸡蛋为点心，开始病人有些情绪，及至体重日增，面色红润，就口服心服了。这些体征已具备了说服力，但引起专家们注意的是尿比重普遍超过平人，认为是矽尘可能由膈膜渗透到大小便而出路的苗子（可惜没有微量分析天平，没能做定量定性，后来协和医院愿意合作而未成），因为国际上想到的就是找矽尘出路的途径，决不能依赖咳痰吐出的一些些，而想到由膈膜向下渗透，但没有药物发明，对我在软坚消石之后，用通利大小便（如瞿麦、冬葵子、硝石，具有消石、通便二种作用）之法，表示欣赏，所以认为是"苗子"。这次会议之后，我又在全国中华医学会内科、工业卫生、肺科、放射 4 个分会上作了学术报告，也广泛地接受了一些建议。

X 片，本是矽肺病分期最重要的依据。这次我们疏忽了，病员带来的摄片都是几个月以前的，收治之初没有摄片，收治以后 6 个月才摄片，对比下似乎改善不大，有些或说无改善。协和医院和湖南医学院的两位放射专家则仍抱乐观，有两点解释：一是 II 期矽肺应 3 个月摄片一次作对照，现已八九个月，对照旧片无变化，也许即是中药的效果；二是投影仅能摄到平面，其厚度是否改善，无法知道（因当时似乎没有分层摄片的检验），所以不能诊断为无改善，可能先有量的变化，而后有质的表现。这两点意见，当时放射小组的许多专家，都没有提出异议。此后，可惜我因病休养了很久，这个研究没有完毕，其小结则发表于中医研究院《学术研究》第一号上。以上是我作为一个老年中医，在国际新课题研究中所得到的教益和体会，写供同道贤达参考。

还有一个是调动其主观能动力，也起了重要作用。当时刚在提出"综合疗法"，我曾指导他们气功和太极拳，但限于文化水平，他们不易接受。于是改从上肢运动可以增加肺的活动量着想，练习单杠和羽毛球，他们兴趣很高。又考虑到他们都从农村、工地来，多接触大自然，对肺有好处，现虽住在病房，不能与一般病员等同对待，西苑医院尽多空地，就鼓励他们种庄稼蔬菜，这个办法也成功，卧床时间少了，活动时间多了，我想对肺功能、肺活量的提高，必然有关。曾找天津、上海等地及海外资料，对矽肺病员主张卧床者；以及用提高营养来安慰、迁就病员者，这两点和我们是基本不同的。

以上是我1974年所写的资料，为提供上海某报要为我发《内参》时作参考的，因他撰文限于800字，不需更详。但很可惜，当时在治疗中的症状、检验数据，在冶金工业部、全国防治矽尘会议（由卫生都、冶金部、建材部、劳动部召开的）、中华医学会（由在京的4个分会召开的学术报告会）、中医研究院（全院第一次学术报告）4次发言稿，及遵从上级指示，有些当时属于保密级材料，可于口头补充的讲稿，都保存无缺，而不能写入。现已找到，故移录于下。排矽不可能像排结石那样出现沙样沉淀物，有待于进一步治疗、观察和仪器检验。

北宋孔平仲《杂说》中曾有宫中冶银匠都患胸痛早死，谓"中银毒也"，这是类似矽肺成因的记载；但笔记中有石匠劳力辛苦早亡的记录更多，当然没有涉及治疗的方法，是文学家语，不能作治疗的参考。古代服食金石炼丹的中毒（"石发"），庶几近之，但他们是吞服丹药入胃，与矽肺吸入肺部而结聚成结节者又不同。我认为最理想的方法，是软坚解毒消石，使矽尘从膈膜下透，以大、小便为出路，是比较最得到专家们欣赏的方法，也符合中、外医学家求之不得的一致设想。

可惜我治疗到7个月后，因自己患消化道出血甚久，协和医院内科及放射、肺科来信愿和我合作，接替我的沈仲圭老友，他自有任务，不愿兼任研究下去，这件研究矽肺的中医大工程，就见头不见尾了。——1992年5月记

以上仅提到6个病例的情况。其余建筑材料部12个病例怎么样呢？因是北京人，虽设病房在香山，但毕竟离家近，其年轻未育子女者，大都自由入城，到我会诊那天，才回病房"应卯"，思想不以治病为主，而专心于嗣续，勤房劳，冒风雪，他们单位不能说服，我就"敬谢不敏"了。

表格摘要：人数：6人；年龄自27～45岁；工龄7～21年；诊断：Ⅱ期矽肺4人，Ⅰ期矽肺2人；工种：风钻工4人，爆破工1人，打锤工1人（当时约有4种重要工种，凿岩工相当于打锤工，支柱工这6位病员里没有）。工种、工龄与年龄似找不出绝对关系，例如31岁、7年风钻工龄，得Ⅱ期矽

肺；39 岁、20 年风钻工龄，也是Ⅱ期矽肺；45 岁、12 年风钻工龄，也是Ⅱ期矽肺，而其人有肺结核史、肺气肿，常发慢支咳喘，更有肺弱深染的可能，何以亦仅Ⅱ期。

我们选定的症状有 10 种：胸痛、气急、心悸、咳嗽、咯痰、咯血、发烧、厌食、疲乏、盗汗。以 6 例分析：胸痛 4 人（其中 1 人为Ⅰ期矽肺）；气急 3 人（其中 1 人却是Ⅰ期）；心悸者 2 人，都是Ⅰ期，因 2 人都患遗精、神经衰弱；咳嗽（++）者为慢支病人，其余 4 人非必见；咯痰咯血亦然；均无发烧，因他们都是东北人，对北京气候能适应；疲乏者 4 人。以上症状经 6 个月的治疗后全部转（−），尤其使他们恐怖的症状都消除了，精神上就认为有救了。

最理想者是肺活量的改善，一般标准当时都用身高加体重取得，而我们采用坐高加体重取应有值，以 6 人为例：①应有值 3838，治疗前 2650，6 个月治疗后现有值 3050mL，百分比 79%；②应有值 3370，治疗前 2800，现有值 3000mL，89%；③应有值 4443，治疗前 3050，现有值 3250mL，73%；④应有值 3596，治疗前 2750，现有值 3550mL，99%；⑤应有值 3645，治疗前 3200，现有值 3400mL，93%；⑥应有值 3713，治疗前 3100，现有值 3450mL，98%。效果在恢复全部肺活量，或恢复至 3/4，是具有很大说服力的。

在中外医学界，大家期望的矽尘排出体外（中医说法是邪的出路），似乎"解石毒""治石发"等汉晋隋唐医书的记述，只说到无形之毒，没有说到把实质性石粉排出体外。这次我采用全天尿留量、尿比重的穆生沙试验，奇迹出现了：6 个人的尿比重，均在 1020（常人服药中或有的可能值）以上，自 1024～1038 不等，绝对超过了或有值。所以许多参与大会的评价很高，认为再治疗下去，真有使矽尘排出的希望。当时我曾向卫生部要求配一架微量分析仪，部长说：只有三架进口，一架在使用，但技术水平有问题，所以不能替我们做分析，等以后培养好合格人力再说。专家们说：尿比重化验室尚可做，应再从大便里找，则就非仗分析仪不可了。还有一点，这些病员的小便都是色清，蛋白、糖、红、白细胞均阴性，使大家承认有矽粉排出的可能性。（文共四篇、节）

[1] 支光：灯泡耗电功率的旧说法，即"瓦（W）"。

[2] 临病人问所苦：语出《灵枢·师传》："岐伯曰：入国问俗，入家问讳，上堂问礼，临病人问所便。黄帝曰：便病人奈何？岐伯曰：夫中热消瘅则便寒，寒中之属则便热。胃中热，则消谷，令人县心善饥，脐以上皮热；肠中热，则出黄如糜，脐以下皮寒。胃中寒，则腹胀，肠中寒，则肠鸣飧泄。"

[3] 陟（zhì）：登高。

（三）古今人用甘麦大枣汤之经验

1.《普济本事方》（宋·许叔微）："乡里有一妇人数欠伸。无故悲泣不止，或谓之有祟，祈禳请祷备至，终不应。予忽忆《金匮》有一症云'妇人脏躁悲伤欲哭，象如神灵所作，数欠伸者，甘麦大枣汤'，急令治此药，尽剂而愈。古人识病制方，种种妙绝如此，试而后知。"

2.《三因极一病症方论》（宋·陈言）："小麦汤，治妇人脏躁，喜悲伤欲哭，状若神灵所作，数欠呻。小麦一升，甘草三两，上为锉散，每服半两，水二盏，枣四枚，煎至六分，去滓，空心温服。亦补脾气。"

3.《妇人良方》（明·薛己注）："许学士云：一妇无故数次悲泣，是谓脏躁，用大枣汤而愈。"

另条载："程虎卿内妊娠四五个月，遇昼则惨戚悲伤泪下，数欠，如有神凭。医巫兼治皆无益，与大枣汤一投而愈。"

又"程虎卿内妊娠三月，惨戚悲伤，亦投大枣汤而愈。"（大枣汤方全同甘麦大枣汤，二条简繁不同）

4.《沈氏女科辑要》笺正（张山雷）："此血少而心气不安，神虚气馁，故多悲伤。此方极验，近人医案有之（是否指王孟英）。颐已录入《医案平议·神志门》）。"

5.《产科心法》（明人）："孕妇无故悲泣，为脏躁也，用大枣汤治之妙。小麦、甘草各三两，大黑枣十枚，以水六分煎至三分，分三四次服。"

6.《金匮篇解》（程门雪）："甘麦大枣汤是治心虚、养心气、泻虚火的好方。亦是肝苦急，急含甘以缓之；损其肝者缓其中之意。如进一步与百合地黄汤同用（百合病也有如有神灵见症），治神志不宁的一类疾病，更有殊功。"

7.《古今医案按》（叶天士）："嘉善朱怀音兄患癫狂，用消痰清火药而愈。越三年复发，消痰清火不应，用天王补心丹而愈。越二年又发，进以前二法皆不应（可见叶天士也有经验主义），用归脾汤而愈。越一年又发，发时口中哼哼叫号，手足牵掣搐掉，如线提傀儡，卧则跳起如鱼跃，或角弓反张，其喊声闻于屋外。而心却明白，但以颤掉之故，口欲语时已将唇舌嚼坏。如此光景半刻即止，止则神识昏愦，语言谬妄。又半刻而发如前矣。一吴姓名医用人参、鹿茸、肉桂、熟地、龙齿、青铅、远志、茯苓等药，服之甚相安，然匝月不见效。乃就正于叶天翁，叶笑曰……吾以轻淡药，二十剂当减半，四十剂当全廖耳（可见用甘麦大枣当持之以恒，非寻常十剂八剂可期望者，此是一重要点，如许叔微'尽剂愈'，薛己言'一投而愈'，疑为夸语）。因叩其掣掉作则心明，掣掉止则神昏之故。曰：'操持太过，谋虑不决，肝阴胆汁两耗，阴蹻阳蹻奇脉风动，非虚寒也。'用白芍、萸肉各一钱五分，白石英、淮小麦、南枣肉各三钱，炙草五分（仲景原方淮小麦与甘草大量，大枣10枚，今叶氏用量，甘草1/50，小麦1/12，南枣约1/3）。病人见其方殊不信，旁人亦以药太轻淡，并两帖为一帖服，十帖病减半，二十帖全廖矣。"（萸、芍补肝肾，石英镇定，6味药亦是复方）

8.《松心医案》（缪宜亭）："治五精相并证，如并于心则喜，并于肺则悲，并于肝则怒等，对时笑时哭、喜怒无常之病，以甘麦大枣汤加萱花治之有效（五精相并，或即五志过极，若癔症则喜怒歌哭不常，不必强以七情合五脏，如脏躁症喜悲伤欲哭，"喜"字作动词可，作形容词亦可，病本哭笑无常，不必拘泥于五脏，而限制用药的范围），即根据'象如神灵所作'一语而来。"（《金匮篇解》引）

9.《金匮要略释义》（日人）："多抑郁，善思虑，致病发心脾，寝汗减飧，晡寒夜热，咳嗽胁痛，肌削神疲。而平昔畏药者，不可强药以伐其胃，宜以此汤加藕，以红枣易大枣，令其频饮弗辍，久服自愈。盖红枣色赤补心，气香悦胃，藕能舒郁怡情养血，又可益气润燥缓急，且性极和平，不滞不寒不热，无恶味，不妨久任（按：此方以甘淡取胜，不可杂入当归、阿胶等香腥之药）。凡病久脾胃弱不任药饵者，皆可用此。不必拘于妇女（叶天士即治男子），亦毋须具有悲伤欲哭等证也。他如阴虚木火上亢，而见面赤自汗，心悸头疼口燥等证者（我以甘麦大枣作心脏病之主要佐使药），以甘麦大枣汤加减，取效甚捷，不可以果类药而忽之也。"

10.《方舆𫐐[1]》（日人）："此方《金匮》虽主妇人脏躁，然不拘男女老少，妄悲伤啼哭者，一切用之有效，凡心疾急迫者概可用也。近有一妇人笑不止，诸药无效。于是予沉思笑与哭是皆病出于心，因与甘麦大枣汤，不日而得愈。"

11. 同上："某小儿昼夜啼哭不止，甘连紫丸甘草芍药等无寸效。试与甘麦大枣汤，一两日而止。自后用此治小儿啼哭甚多。此本疗妇人脏躁悲伤之方，然有利于婴儿又如此，凡药，无老少男妇之别，方书所称云妇人、称小儿者，切勿拘执。"此说又矫枉过正，使有法变无法，究竟男妇老少之病，有时须严格区别，不可混同者。

12.《生生堂治验》（日人）："某女妊娠至五月患水肿，及分娩，尚甚，尔后发痫，狂呼妄骂，昼夜无常。将脉则张目举手，势不可近。因与甘麦大枣汤，服数百帖（医者有恒心，病人有信心，此最不易者），渐渐得复故。

13.《洛医汇讲》（日人）："一妇人年二十四五，尝患痎疟，愈后乃患一种奇症，请予诊之，诊脉候腹无大异，饮啖便溲亦如常，但其月水时或衍期云。于是诊毕，俟少顷，病妇自告曰：今病方将发矣，趋就枕席，则其喉内有一种声响，非喘非哕，非呕非噫，不可名状，作甚苦闷烦扰之态，继而左手拇指自然回转旋戾，如木偶戏之机关；渐次遍及五指，互相回转；次则腕臂肩，而右足跗胫腿、而右手、而左脚，以及眼球、鼻尖、两耳、头、颈、腰、髋，皆顺次回转振摇。予于是提其掌曰：有是哉，汝之病情余今尽得之矣。征之仲景所说妇人脏躁，若合符节（按：无一症状有合《金匮》者，不过像如神灵所作，无以名之耳），而兰医（原按：日本先与荷兰人通商，其西医亦先从荷兰传入，故曰兰医）乃谓之子宫痫。即投以甘麦大枣汤，一二日而神志条畅，不旬日即不复发。其后两三年中，更试治二妇，亦随愈。"

14.《古方便览》（日人）："一妇人年二十八，无故悲泣不止。余诊云，腹皮挛急，小腹有块（与《洛医汇讲》同，日人早已用腹诊）。即作此方及硝石大圆与之，四五日而痊愈。"

15.《方极》（日人）："甘麦大枣汤治急迫而狂惊者。"急迫义不明，或为被迫而受惊发狂。乃不取乎镇定，而用此甘柔滋养之法，甘、枣尤能补心气而安惊，亦大妙。或系指腹中急迫？

16.《方机》（日人）："心中烦躁，悲伤欲哭，腹中濡者，紫圆或解毒散兼用。"按：此与《古方便览》同，皆有腹部合并症。

17.《金匮要略今释》（陆渊雷）："癔病西医无药可疗，惟务安静病人，使精神上不受刺激，以预防发作。或用精神疗法，如催眠术，向病者解释病理等，药物则用镇静、催眠、镇痛等剂，然其效验皆不尽确实。不若甘麦大枣汤之较有特效也。"

《药征》谓甘草主治急迫，故治里急、急痛、挛急；大枣主治挛引强急；程林云甘以缓诸急，是二说者实二而一也。凡运动神经之作用，古人属之肝；知觉神经之作用，古人属之心。大脑皮质为知觉中枢，癔病为其官能病，云小麦养心气者，犹言小麦恢复大脑皮质之官能耳。古方药理难晓者多，独本方之治癔病，则病理药理能丝丝入扣，有玉盒子底盖相合之妙。癔病为常见之病，本方平缓而效速，今之医者乃有弃置勿用者，何哉。

18.《王孟英医案》（清王士雄）

治朱氏妇案[2]（须查）。

19.《妇人良方》（薛己按）四则："脏躁或因寒水攻心，或肺有风邪，治当审察。"

按：此二因皆与甘麦大枣汤不合，沈明宗、尤怡皆谓血虚有风，非纯实症。至于痰浊蒙蔽心包，本与脏躁不涉，薛氏好炫奇如此。

"一妊妇无故自悲，用大枣汤二剂而愈。后复患，又用前汤，佐以四君子加山栀而安。"

"一妊妇悲哀烦躁，其夫询之，云我无故但自欲悲耳。用淡竹茹汤为主，佐以八珍汤而安。淡竹茹汤治妊妇心虚惊悸，脏躁悲伤，或作虚烦：麦门冬，小麦，半夏各一钱五分，人参，白茯苓各一钱，甘草五分，姜、枣并竹茹少许，水煎。"

"治脏躁悲哭，用红枣烧存性，米饮调下。"

20.《医效选录》（何时希）

已见前面医案四则。

（病名、病因、症状、方药、配合施用四篇、节）

● 【校注】

［1］舆輗（yú ní）：舆，车中装载东西的部分，后泛指车。輗，古代大车车辕前端与车衡相衔接的部分。

［2］治朱氏妇案：朱氏妇，素畏药，虽极淡之品，服之即吐。近患晡寒夜热，寝汗咽干，咳嗽胁疼。月余后，渐至减餐经少，肌削神疲。始迓孟英诊之。左手弦而数，右部涩且弱，曰：既多悒郁，又善思虑，所谓病发心脾是也。而平昔畏药，岂可强药再戕其胃，诚大窘事。再四思维，以甘草、小麦、红枣、藕四味，妙想可以益人神志。令其煮汤频饮勿辍。病者尝药大喜，径日夜服之。逾旬复诊，脉证大减。其家请更方。孟英曰：毋庸。此本仲圣治藏燥之妙剂，吾以红枣易大枣，取其色赤补心，气香悦胃，加藕以舒郁怡情，合之甘、麦，并能益气养血，润燥缓急，虽若平淡无奇，而非恶劣损胃之比，不妨久任，胡可以果子药而忽之哉！恪守两月，病果霍然。（清·王士雄《回春录》）

后记

　　此录系作者自 17 岁开始临床，60 余年来自己认为尚有疗效的一部分病例记录，初自限百例，而剔选不严，不免于溢数了。

　　岁以增老，已刊书逾千万言了，而犹劳形案牍，不离笔札，岂书生之结习难改乎。自己认为追忆是有好处的，使大脑思维运动活跃，思维这个器官愈使用则愈敏捷，健脑之法不在补药，而在于运动。宋·黄庭坚云："士大夫三日不读书，则语言无味，面目可憎。"读书即思维运动之一种，不能让它荒芜的。

　　我对这些往日诊例（很多是数十年前的），有些能把临床闻问切望的情况，理法方药的设想，其间因证触发，随变改辙，而方由症异，不拘故步的思路，利用追忆，竟自历久如新，似在眉睫之前。我唯力求能翔实，有条理地补记下来，以作我的医话和医案。

　　常自惭怍，这些不够成熟的述作，能以尘污世贤的法眼么？敝屣不自弃，敝帚犹自惜，老而舞墨，不辞无盐施粉之诮，只是求教而已。

1992 年 8 月七八叟何时希写于海上皆春楼

读金匮札记

何时希 著

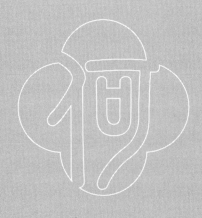

📖 本书提要

    本书是何时希集50余年学《金匮》讲《金匮》的心得、体会，并结合临床经验而成，即如他说："忆昔白裕讲经，年惭最少；而今穷经皓首，补读毋迟。"足证他不断学习的历程和精神。

    本书将《金匮要略》22篇内容，分列为88个专题，其中主要为病证专题，分成上、中、下三卷。每个专题以《金匮要略》原文为纲，下设各家注说，或《内经》《难经》引文，本书引用文献颇多，可拓宽研究视野，然尤为精彩的是何时希的按语，其内容既有对原文的阐释、自己临证体会和经验，亦有对引用文献的评价，有理有据，贴合实际，有较大的参考价值。

    本书按节分门，对篇章内容做【校注】和【评析】，除适当对仲景原文内容做纲领性概括外，尤其对何时希按语的内容做提炼归纳，以突出其学术观点和诊疗特色，便于读者学习、领会。

校评说明

《读金匮札记》所依据的版本是由学林出版社 1988 年 8 月出版的，本次出版对其中的一些舛误和不妥处做了修正，主要有以下几点：

1.《金匮要略》原文以宋本（明·赵开美复刻）为校本，凡有文意出入者，出校注；反之，直接修改，不出校注。

2. 原载于卷下起首的关于本书分卷及书中所引注家等情况说明，移入卷上起首。

3. 书中除《金匮要略》原文用加深字体外，所引后世医家说文，字体均不加深。

4. 书中《金匮要略》原文中有所加方药组成，或煎服法等，均以括号标示，且字体不加深。

5. 书中所引《伤寒论》条文号码，原为中文，现改为阿拉伯数字。

6. 书中引用文献，如《内经》《难经》《伤寒论》《诸病源候论》等，引文与原著文义有不合者，出校注说明，如个别文字有误，则修正不出校注。如查无此文者，不用引号。

7. 原书中多有"证""症"不分，据文义改之。

8. 对于错别字、通假字、异体字改正不出校注，如劄→札、蚘→蛔，濬→浚、藏府→脏腑等。

目录

何时希医著三种校评

题诗

甲子岁首，怀时希，并题大著《读金匮札记》，时同客吴门。

别来十八易裘絺[1]，握手真成乐不支，相看笑貌无多改，白首穷经两教师。

常忆当年共事时，俨然白袷[2]讲经诗（注一），赢得一堂声寂静，是何语妙竟能斯。

粉墨衣冠早擅场，醇醪三爵更清狂；自是英雄能俊雅，风流占尽一周郎（注二）。

快读新书与旧编，丝阑[3]细字手丹铅。共忻[4]盛世勤修述，愿为人民贡耄年（注三）。

注一：君时授《金匮》《伤寒》两科。

注二：君演周瑜，英姿俊发，东坡"大江东去"妙词，我能体会之。

注三：《释名》《礼记》七十、八十、九十皆称耄。

海昌吴克潜甫草

● 【校注】

［1］絺（chī）：细葛布。

［2］袷（jié）：指白大衣，即医生工作服。

［3］阑（lán）：印刷页纸上的分行线条。

［4］忻（xīn）：同"欣"。

自序

岁戊寅至丁亥间，余受聘上海中医学院（今上海中医药大学）、中国医学院[1]、中华国医专科学校[2]为《金匮》《伤寒》师，三校同时兼课，累逾四十学期。彼时长教务者黄文东先生，谢世今才数载；钱君公玄则中年不寿，墓木早拱矣；惟吴克潜先生耆[3]龄硕德，肖然弥健，犹得序吾书而共说往事也。

所作为讲义者，程师门雪所授也，时盖边读边学，贩古人之说以讲之，偶出新意，则写为讲堂笔记，拮据之情，思之颡[4]犹泚[5]也。所读诸家《金匮》，以赵、周二注，程、沈、魏、李、高诸注，吴氏《金鉴》，尤氏《心典》，二丹波《释义》与《述义》，陆氏《今释》等为心喜，有所得则札之，有所疑则记之，以俟续考。劫乱之余，诸稿散佚殆尽，乃搜逋[6]追记而葺[7]存之。

忆昔白袷讲经，年惭最少，于今穷经皓首，补学毋迟。清吴让之[8]及吾程师皆有"晚学轩"之号，亦吾志也，勉旃[9]勉旃。附之以诗。

南阳探赜[10]未穷奇，廿五惭为众士师，辜负人家贤子弟，好书补读悔应迟。

祖庭趋对记犹新，立雪程门又廿春；转益多师专带下，心传绝诣尚津津。

何幸能窥中秘书，光阴壮岁乐三余[11]，京尘十载无虚过，虚己聊医腹笥[12]虚。

六十年来寝馈[13]斯，从容医海一蠡窥；网罗文献知甘苦，援笔何妨一写之。

老学求知敢不前，无辞继晷更膏煎。汗颜汗简多疏略，匡正端期海内贤。

甲子初春时希序于东吴客次，时年政七十

● 【校注】

[1] 中国医学院：今不存。

[2] 中华国医专科学校：今不存。

[3] 耆（qí）：年老，六十岁以上的人。

［4］颡（sǎng）：额，脑门儿。

［5］泚（cǐ）：出汗。

［6］逋（bū）：逃亡。

［7］葺（qì）：累积。

［8］吴让之（1799-1870）：即吴熙载，清代篆刻家、书法家，代表作品为《再生人三乐三忧帖》。原名廷飏，字熙载，后因避穆宗载淳讳更字让之，号晚学居士，江苏仪征人。他长期寓居扬州，以卖书画刻印为生，晚年落魄穷困，栖身寺庙借僧房鬻书，潦倒而终。

［9］旃（zhān）：文言助词，相当于"之"或"之焉"。

［10］赜（zé）：深奥。

［11］三余：冬者岁之余，夜者日之余，阴雨者时之余。

［12］笥（sì）：容器。

［13］馈（kuì）：进食。

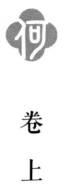

卷
上

《金匮要略》分卷，自《宋史·艺文志》始，历来著作皆作三卷二十五篇，后世注家卷数，则人自为异。其可知者：元·赵以德《金匮方衍义》二十二卷；明·卢之颐《金匮要略摸象》九卷；清·徐彬《金匮要略论注》二十四卷，程林《金匮要略直解》三卷，《医宗金鉴》吴谦《订正金匮要略注》八卷，周扬俊《金匮要略补注》二十二卷（补赵《衍义》也），沈明宗《金匮要略编注》二十四卷，魏荔彤《金匮要略本义》三卷，尤怡《金匮要略心典》三卷，高学山《注金匮要略》二十五篇不分卷；日本丹波元简《金匮玉函要略辑义》六卷，丹波元坚《金匮玉函要略述义》三卷，近人陆渊雷《金匮要略今释》八卷。予兹《札记》依尤氏《心典》为三卷，以其篇幅相等也。尤氏删末三篇"杂疗""禽兽鱼虫禁忌""果实菜谷禁忌"而不释，从之。其有关食物禁忌，已于拙著《雪斋读医小记》"饮食宜忌篇"中，为之分类论之，此亦不记。但引起上述十余家之言。

一、上工治未病

原文：问曰：上工治未病，何谓也？师曰：夫治未病者，见肝之病，知肝传脾，当先实脾。四季脾王[1]不受邪，即勿补之。

《金匮要略心典》尤怡：《素问》云："邪气之客于身也，以胜相加。"肝应木而胜脾土，以是知肝病当传脾也。实脾者，助令气王，使不受邪，所谓治未病也。

时希按：夫人之受病也，其因有三，见于下文，而五脏胜克之因不在其内。此段言治未病者，当为五脏偏胜之相克，及五脏偏虚之受克，非谓外邪之客也。邪客于腠理，当从外解，而乃研及五脏生克之理，是曰小题大做；病在腠理而治脏腑，亦是故作高深，离题反远。尤氏此段经文引用不切。

此"见肝之病，知肝传脾，当先实脾"三句，当分三段解：病有虚实，虚则受制于人，实则始能克人。若肝虚则不胜于人，何能传脾，而当虑肺胜之相加，此解"见肝之病"一句（《内经》《难经》《金匮》凡言五脏生克，均喜举肝脾为例，相沿已成文字之习惯。非谓五脏惟肝能传，惟脾受传也）。既能传脾，必是肝实，实则克人，必传脾土，可将肝虚证排除，此解"知肝传脾"一句。既知肝病当传于脾，亦当诊脾之虚实，脾气若实，或适当长夏脾王之时（"四季脾王不受邪"），即勿补脾，如是则"治未病"之法不中用矣。若其肝旺而脾虚，而又病不在长夏，则宜先安其未受邪之地，即以甘药补之，《难经》所谓"先实其脾气，无令得受肝之邪"，此能治其未病，是谓上工，此解"当先实脾"一句。

二、中工治已病

原文： 中工不晓相传，见肝之病，不解实脾，惟治肝也。

时希按： 肝病治肝，亦能愈病，不可厚非。使人人为上工，见一病即论生克，恐涉于诪张为幻[2]，转滋变端。但能明辨肝病之虚实两端，实则泻肝，使不克脾之虚；虚则补肝，令无受肺实之传，岂不暗合于上工治未病之旨。此四句原文乃《难经·七十七难》"中工治已病者，见肝之病，不晓相传，但一心治肝，故曰治已病也"五句之缩文。

三、治肝补脾之要妙

原文： 夫肝之病，补用酸，助用焦苦，益用甘味之药调之。酸入肝，焦苦入心，甘入脾。脾能伤肾，肾气微弱，则水不行；水不行，则心火气盛；心火气盛[3]，则伤肺，肺被伤，则金气不行；金气不行，则肝气盛，故实脾[4]，则肝自愈。此治肝补脾之要妙也。肝虚则用此法，实则不在用之。经曰："虚虚实实，补不足，损有余。"是其义也。余脏准此。

尤氏： 肝之病补用酸者，肝不足，则益之以其本味也，与《内经》以辛补之之说不同。然肝以阴脏而含生气，以辛补者所以助其用；补用酸者，所以益其体（**时希按**：此二语极有用，须记取之）。助用焦苦者，《千金》所谓心王则气感于肝也（**时希按**：焦苦者苦温之品，所以助心阳者。所谓心旺则气感于肝，言五行相生之道则不通，火能生木乎？言君相同炎则可释，然拨动二火，岂治肝之道乎）。益用甘味之药调之者，越人所谓损其肝者缓其中也（**时希按**：甘味补脾，知为肝实脾虚病，则与肝损之义不符，肝损者肝虚也，不能克脾，何用甘味以补脾）。

时希按：酸、苦、甘三法不能同施于一病，如酸与苦温合法，酸以补肝为肝虚，苦以补心，心旺后可致火克金，金伤而不侮肝，肝虚可复，一也；亦可致心旺则不盗母气，而木气可以自复，二也；然肝虚则不忧克脾，而再用甘，是实其实。《素问·五运行大论》云："气有余则制己所胜，而侮所不胜。"脾所不胜者肝也，重实之后，当虑其侮肝。肝实证则酸、苦二法皆不宜，惟可用甘药实脾，以御肝之传。如是酸与苦治肝虚，甘治肝实，三法各治其病则可，合治一病则不可。"酸入肝"以下十八句，当分三节解，至"此治肝补脾之要妙也"为一节，最不通顺，用甘入脾法者，必是肝实脾虚证："脾能伤肾，肾气微弱则水不行（土克水，人为造成之肾虚）；水不行则心火气盛（水不制火，心实）则伤肺；肺被伤则金气不行（火克金，肺虚）；金气不行则肝气盛（金不制木，肝实者更实），则肝自愈。"此论也，盖虚实未能判明之医，无端补脾以伤肾，纵火以刑金，又重实其肝，五脏俱伤，肝病何尝能愈。此犹盲人骑瞎马，而恣意横行，其祸可胜道哉。不知何代注释家造此谬论，使发卷读《金匮》者，为之迷惑不得其解，废读而兴叹也。此为第一节。"肝虚则用此法，实则不在用之"二句为第二节，既用甘药，便是肝实，岂非自相矛盾。末节引《难经·八十一难》文字"假令肺实而肝虚，微少气，用针不补其肝，而反重实其肺，故曰实实虚虚，损不足而益有余，此者中工之所害也"，而窜改成"虚虚实实，补不足，损有余，是其义也，余脏准此"五句，虚虚实实是反义，补不足损有余是正义，乃纠合于一处，令人虚实难辨，正反不明。故我谓此十八句当以怀疑之态度研读，而后扬弃之，则仲景之精义乃出，陆渊雷氏直斥为迂谬。

四、肝脏虚实之治

尤氏： 盖脏病惟虚者受之，而实者不受；脏邪惟实则能传，而虚则不传。故治肝实者，先实脾土，以杜滋蔓之祸；治肝虚者，直补本官，以防外侮之端。

时希按： 此说甚是。治病之法，先治本脏，常规也。不效，则进而察每一脏之虚实，以求胜复生克之治。如治肝实者：一法曰泻肝；一法曰补脾；又一法则《八十一难》所谓"假令肝实而肺虚，肝者木也，肺者金也，金木当更相平，当知金平木"，谓助金以制木法，如魏玉璜之一贯煎治肝用沙参、麦冬，如王旭高之抑肝法用桑皮、苏子是也，是为治肝实之三法。肝虚者当补肝，一法也；或肾虚者，则补母以养子，滋水以生木，此二法也；火生于木，养其心火，子健则不盗母气，母体可以自复（此系养阳法，须肝阴不亏者宜之），此三法也。其中有常规治法，有益火生土、滋水生木、助金制木等隔一治法[5]，皆简易可遵者也。

五、循环相胜动态平衡

时希按： 此上工治未病文字，乃《金匮》开宗明义之第一章，其源盖出于《难经·七十一难》，文清理顺，可不烦辩释而自明。今引宋·丁德用[6]之注：

丁氏：《素问》曰："春胜长夏，长夏胜冬，冬胜夏，夏胜秋，秋胜春。"此四时五行相胜之理也。

时希按： 人之一生，决非日日于相胜中挣扎以求生者，必也战斗一番，休整一时，于生气蓬勃、生趣盎然中始能生存。则春生夏，木生火也；夏生长夏，火生土也；长夏生秋，土生金也；秋生冬，金生水也；冬生春，水生木也。得四时五行之递更煦育，始可以安其生。虽然此五脏相生之道，必兼相克之理，所以循环相生，是造物之静态，暂得平衡。若一潭冷水，凝静不波，必自待于朽腐，故又有《素问》春胜长夏等之循环相克，以胜相加，于是始有挣扎求生之斗争，以取得平衡。复胜克，复挣扎，复平衡，此动态中之平衡，乃能战斗不息，而有生生之气，或者老子所谓"圣人不死，大盗不止"，佛家所谓"不增不减，不垢不净，不生不灭"等等，理或相通欤。

拙著《雪斋读医小记》中"亢则害、承乃制浅释"一篇，于此虚实生克，略有一孔之见，可以参看。

六、疾病三因

原文： 夫人秉五常，因风气而生长，风气虽能生万物，亦能害万物，如水能浮舟，亦能覆舟。若五脏元真通畅，人即安和。客气邪风，中人多死。

时希按： 此节文词明白，说理条畅，然全不似汉人文笔。吾友蔡正华教授乃章太炎弟子，长于古文，既就吾治病，亦喜谈医，以为辨仲景条文之真伪，唯以是否汉魏人文气为准鹄[7]，颇得之。即"客气邪风，中人多死"，仲景《伤寒论》《金匮》于中风皆出治法，未尝言死，可见非仲景语。故此节末二句"腠者是三焦通会元真之处，理者是皮肤脏腑之文理也"，其义虽通，而文尤非古。

原文： 千般疢难，不越三条：一者经络受邪，入脏腑，为内所因也；二者四肢九窍，血脉相传，壅塞不通，为外皮肤所中也；三者房室、金刃、虫兽所伤。以此详之，病由都尽。

时希按： 一为邪外受而内薄脏腑，核以《内经》"邪之所凑，其气必虚"之义，则实中夹虚者，内因也；二为皮肤、血脉、官窍、肢体受邪之外因；三为房室、金刃、虫兽所伤之不内外因也，斯中国病因学成为有系统之理论，然而未尽允妥之矫[8]矢。其后，11世纪之陈无择以五脏情志所伤（七情，然未明确五脏之虚实）为内因；六淫邪气所触为外因（吾尝试欲加入近代各种污染为七淫）；饮食、房室、跌仆、金刃所伤为不内外因（形寒饮冷伤肺、过饥过饱伤脾，《内经》早已言之。房室不谨则伤肾，皆当属于内因），比之仲景似为完善。

七、色诊

原文：鼻头色青，腹中痛，苦冷者死。

时希按：鼻为脾之部，木色见于土位，则腹痛。苦冷则土无火温，土虚有贼邪，而失母气之养，故死也。

原文：鼻头色微黑者，有水气。

时希按：土所以制水，土败则不能制水，水气反见于土位，是肾阳不温于脾，火衰土败之象。

原文：目正圆者痉[9]，不治。

时希按：目正圆者直视呆木，目无表情，瞳仁放大之类，原因不一，而皆为恶候，宜作痉字解。痉者，症象之险恶者也，决非为痉病，虽痉病亦可有此症状，然究以筋脉强直挛急为主症也。尤注以为"目正圆者阴之绝也"，夫此象虚实皆有之，温热、肝风、痰闭、肺闭、癫痫，以至痉病之津伤筋燥，皆非阴之绝也。

八、辨息

原文：息张口短气者，肺痿唾[10]沫。

时希按：肺叶既因热而痿，则肺泡可供呼吸之功能减少，故息气之出入加频。又以热势之上迫，肃降之令不行，则张口喘息，气促而短，其声喝喝然，书所谓喝喝而喘也。

原文：吸而微数，其病在中焦，实也，当下之即愈；虚者不治。在上焦者，其吸促，在下焦者，其吸远，此皆难治。呼吸动摇振振者，不治。

尤氏：中焦实，则气之入不得下行，故吸微数，数犹促也。下之则实去气通而愈。若不系实而系虚，则为无根失守之气，顷将自散，故曰不治。《金匮要略今释》渊雷陆氏：其虚者，乃因隔膜无力鼓动之故。《金鉴》：谓吸促与吸远，促、远两字互易，方合病义。

时希按：微字可议，若为吸气微弱无力，则不当云"实也，当下"。若谓微而无力，致吸气稍数，即使肺气之馁，下元之虚，何以便谓不治。余意此微字是衍文，去之则无所疑矣。

此条举实证[11]一而虚证三，中焦有痰食之阻，而致气促，下则痞窒去而气道通，故愈。然如痰、食之厥，脉不出者，有吐之而脉出，不仅恃乎下也。虚证当分上中下三焦，中虚者吸气不足，则息微弱而短，有生脉散、独参汤等可用，尚非不治。在上焦者肺气虚也，有麦门冬汤、河车大造丸之类在。下焦肾气虚弊无根，冲气因而上逆，则人参蛤蚧散、钟乳石散、七味都气丸、八味肾气丸之类亦可治。即使上虚不肃，下虚不纳，临床于老年咳喘，二者常同见之，若未至汗出脉微，中无所守，心气困绝者，亦有可能挽救，不可便谓不治，于绝处求其生路，医者之职也。

九、辨脉

原文：病人脉浮者在前，其病在表；浮者在后，其病在里，腰痛背强不能行，必短气而极也。

时希按：前者关前，寸脉浮为邪伤于阳经。后者关后，尺脉浮为邪伤于阴经，故病在腰以下，背膝腿足强痛。若阴经先虚，或邪伤久而肾虚，则短气而疲乏，极者疲之剧也。

尤氏：关后脉浮者，以阳居阴，故病在里，然虽在里，而系阳脉，则为表之里，而非里之里。（**时希按：**牵缠阴阳，舞弄笔墨，如是注释，反使真意晦涩矣。）

原文：寸脉沉大而滑，沉则为实，滑则为气，实气相搏，血气入脏即死，

入腑即愈（**时希按**：二句与后重复，删去之，文理反顺），**此为卒厥。唇口青，身冷，为入脏，即死；如身和，汗自出，为入腑**（当云出腑），**即愈。**

时希按： 寸脉即寸口，仲景惯例，常以寸口（或作寸脉）、趺阳、少阴（或是太溪，或即尺脉，仲景文中未自说明）对举。由脉沉大滑实，而知邪实，且已入里，气血交并于脏，不在表也。由唇口青、身冷，而知邪袭厥、少至深之处，故死。如见身不冷而温和，又自汗出，则阳气来苏，阴气来复，能振发驱邪而自汗，则由脏而出腑，故自愈。

原文：问曰：脉脱入脏即死，入腑即愈，何谓也？师曰：非为一病，百病皆然。譬如浸淫疮，从口起流向四肢者可治，从四肢流来入口者不可治；病在外者可治，入里者即死。

尤氏： 脉脱者，邪气乍加，正气被遏，经隧不通，脉绝似脱，非真脱也，盖即暴厥之属。经曰："趺阳脉不出，脾不上下，身冷肤硬。"又曰："少阴脉不至，肾气微，少精血，为尸厥。"即脉脱之谓也。厥病入脏者，深而难出，气竭不复即死；入腑者浅而易通，气行脉出即愈。

时希按： 尤氏解释脉脱之义甚明。病在外者可治，"在"字当作"往"字解。浸淫疮，湿热小患也，发于口则知脏腑蕴结之深，能由口而流四肢，是由脏腑而达于躯表，可为喜。若浸淫疮本在躯表，而流入口，一以见邪气之炽盛，有所郁蔽而不得外达，则闭而入内；一以见正气之虚馁，致令躯表之邪得以内侵，此犹奔豚之入腹，脚气之冲心，儿科痘疮、痧疹之内陷，近世毒血重症之类，故为不治也。

十、病种数字

原文（节）：阳病十八，阴病十八，五脏病各有十八，合为九十病；人又有六微，微有十八病，合为一百八病。五劳、七伤、六极，妇人三十六病，不在其中。

时希按：此节病涉上下表里，气血阴阳，无门类可归，无系统可寻，无症[12]状、治法、病因、病理、意义可见，徒立许多明目。古之人常有此哗众取宠之习，研究之有何益哉？人有信为仲景文而引用者，吾则疑之。妇人三十六病，在《巢氏病源论》及《千金方》等皆著录其名，而各有出入，吾尝考为一论，见拙著《女科一知集》中。

十一、缓急先后喜恶诸治

原文：**问曰：病有急当救里救表者，何谓也？师曰：病，医下之，续得下利清谷不止，身体疼痛者，急当救里；后身疼痛，清便自调者，急当救表也。**

时希按：此以身疼痛为表实，下利清谷为里虚，仲景举以示表里虚实之证例，又启人以治疗先后之规范。其曰急曰救，实无如此严重，乃先治之同义。下利清谷而兼表，失治则表邪里陷，同属寒证则麻黄附子细辛、桂枝附子、甘草附子等方，可温里以发表也。不过里寒之变为缓，表证之变为急，故先治表。是为表里病先后之治。

原文：**夫病痼疾加以卒[13]病，当先治其卒病，后乃治其痼疾也。**

尤氏：卒病易除，故当先治；痼疾难拔，故宜缓图，且勿使新邪得助旧疾也。

时希按：尤注甚透彻。此新旧病先后之治，与上条皆可诵记。

原文：**师曰：五脏病各有所得者愈，五脏病各有所恶，各随其所不喜者为病。**

时希按：经论喜恶、禁欲、补泻诸说颇多机陧[14]难喻，虽全元起、王冰等所注，亦有不可尽解者：如《素问·脏气法时论》肝宜食甘，脾宜食咸，补其所胜也，此仲景所谓治未病法；心食酸、肾食辛，补其母也；肺食苦，补其所不胜，则火旺更克于金矣，此为难解。

心病禁温食热衣，若今之心血管神经疾患，凉食寒衣正是发病原因之一，若以心本火脏而遂恶热，不问体质受病如何而一概禁之，真成陈规与戒律矣。脾病禁饱食、湿地、濡衣，皆是也，然脾喜温食，若寒食正伤中阳矣，却有温食之禁。肾病而阳虚者正须热食温衣，否则伤阳而洞泄寒中矣，却禁犯焠[15]、煨[15]、热食、温炙衣。肺病禁寒饮食、寒衣，是符形寒饮冷则伤肺之旨。肝病禁当风，则岂但肝病，凡病皆当禁之，王冰注谓"以风气通于肝，故禁而勿犯"，则太迂矣。

又：《素问·脏气法时论》："肝苦急，急食甘以缓之。"肝急，全注谓"是其气有余"，则肝实当患其犯脾，故宜甘以缓脾，先实其脾气，毋令得受肝之邪也。又曰："肝欲散，急食辛以散之，用辛补之，酸泻之。"王冰注谓："以脏气常散，故辛发散也。"肝居内近下，何以须发散，辛既补肝，肝虚者宜发散乎？而《素问·宣明五气》正谓"酸入肝"，又《灵枢·五味》亦谓"肝病禁辛"，则辛补酸泻之旨，岂不与常法相悖？

又："心苦缓，急食酸以收之。"全注谓："心苦缓是心气虚。"酸能补木以生火，此理可解；然心虚之缓，而加酸收，岂不重增其缓？临床心动过缓之病，治当辛甘以助阳，如桂枝、生姜、党参、甘草、麦冬之属是也，若多用芍药、五味子，即不宜矣。又曰："心欲软，急食咸以软之，用咸补之，甘泻之。"王注谓："咸补取其柔软，甘泻取其舒缓。"心既以缓而病矣，何以复加舒缓？况咸补水，正以制火，《灵枢》正谓"心病禁咸"也。

又："脾苦湿，急食苦以燥之。"谓燥其脾土之湿也。又曰："脾欲缓，急食甘以缓之，用苦泻之，甘补之。""甘入脾""脾病禁酸"，此皆相合。则此"苦泻"之说，仍是苦以燥湿之义，泻其实邪也。

又："肺苦气上逆，急食苦以泄之。"全注谓："肺气上逆，是气有余。"苦以泄肺平逆，则半夏、杏仁、枇杷叶、葶苈子之类是也。又曰："肺欲收，急食酸以收之，用酸补之，辛泻之。"酸补辛泻之义，浅入则不易得解，试以咳喘为例：咳则气上而肺举，咳则气震而肺张，酸所以收其肺体；咳久则耗气而伤肺，酸以敛之；咳则肺燥，酸以润之，皆所谓补也。邪伤于肺，必得辛以散发之，则麻黄、百部、紫菀之类是也。风寒袭于皮毛，非辛无以散发；水饮聚于膈上，非辛无以温化。辛以开肺气之壅滞，辛以通津液而上承，虽曰辛能泻肺，实所以助其肺用，而泻其肺实也。又辛酸合法以治肺，五味子与细辛、干姜，可为此法之准则，亦小青龙汤方中之主要臣佐也，说见后痰饮篇中。苦泻是治病，与《灵枢》"禁苦"似相捂[16]，然同一病也，而有虚实之分，禁苦是肺虚，恶助火以刑金也；苦泄是泄其肺实之邪耳。

又："肾苦燥，急食辛以润之，开腠理，致津液，通气也。"王冰注："辛性津润也。然腠理开，津液达，则肺气下流，肾与肺通，故云通气也。"此盖以辛通肺经之津液，使金以生水，是隔一之治也。又："肾欲坚，急食苦以坚之，用苦补之，咸泻之。"夫苦味有苦寒、苦温之殊，肾虚有阴虚、阳虚之异，前言肾苦燥者，阴虚也；此言肾欲苦者，亦阴虚也，惟阴虚而有相火之上炎，非苦寒之味，无以泄降相火而坚肾阴，不然，则血溢而伤阴络，扰精室而致遗泄，故黄柏、知母、泽泻等，皆其治也。王冰注："咸泻，取其软也，软，湿土制也，故用泻之。"语晦涩而不明，咸是软心补心之法，何又牵涉于脾，若谓脾以制水，则是甘药乃可。仍从肾阴虚而相火旺着[17]想，则如龟版、鳖甲、淡菜、秋石、牡蛎等，均具咸寒软润之性，正符此用。"咸入肾""肾病禁甘"二说，与此尚无矛盾。

以《金鉴》、程林[18]之注，涉于四季十二时辰之愈期，无助于实用，若从而深入，则多耗精力，非临床家所能任。尤氏引《素问》《灵枢》而无所释明，故诠说如上。

原文：病者素不应食，而反暴思之，必发热也。

《金匮玉函要略辑义》丹波元简：病人素不应食以下，必是别条。沈、尤辈接上为义，未免强解。差后劳复病篇曰："病人脉已解，而日暮微烦，以病新差，人强与谷，脾胃气尚弱，不能消谷，故令微烦。损谷则愈。"（《伤寒论》第398条）正可与此条相发明。《金匮直解》程林：若病人素不食而暴食之（**时希按**：楼全善亦作暴食之，是也。思之何能发热？此实是食复发热之类。又食读如饲，谓家人强饲之也），则食入于阴，长气于阳，必发热也。

原文：夫诸病在脏，欲攻之，当随其所得而攻之，如渴者，与猪苓汤。余皆仿此。

时希[19]按：此"所得"与前条"所得"，意截然不同，此曰得者，指两邪相得，所得何病，得自何邪之"得"，易言之，即谓"随其因而治之"也。此"攻"字非攻下之义，仲景常有当攻其表之语，表为无形之邪，岂可攻耶？盖与补对待之文。读仲景书，此等处当活看而理会之。猪苓汤滋阴利水，利水仅苓、泽，亦不能谓之攻，水去则津复，治其因也。以上条文有义晦者，从《金鉴》例，阙而不释。

● 【校注】

[1]脾王：宋本（明·赵开美校刻）《金匮要略·脏腑经络先后病脉证》作"脾旺"。

[2]诪（zhōu）张为幻：诪张，欺诳。欺骗迷惑别人。《尚书·无逸》："民无或胥诪张为幻。"

[3]心火气盛：原无此句，据宋本（明·赵开美校刻）《金匮要略·脏腑经络先后病脉证》加。

[4]故实脾：原无此句，据宋本（明·赵开美校刻）《金匮要略·脏腑经络先后病脉证》加。

[5]隔一治法：指利用五脏五行相生关系，或相克关系的治法。如欲补肝木，治用滋肾水法。

[6]丁德用：北宋医家。济阳（今山东省济阳县）人。撰《难经补注》5卷，此书乃对唐·杨玄操《黄帝八十一难经注》的补注，凡经文隐奥者均加绘图说明。另著《伤寒慈济集》3卷。

[7]鹄（gǔ）：射箭的目标；靶子。

[8]矫（jiǎo）：揉曲为矫。矫矢累弦，即正曲使直。文中指《金匮要略》病因三分之法仍有不完善之处。

[9]痓（zhì）：《博雅》痓，恶也。《集韵》一曰风病。

[10]唾：原为"吐"。据宋本（明·赵开美校刻）《金匮要略·脏腑经络

先后病脉证》改。

[11] 证：原为"症"。据文意改。下同。

[12] 症：原为"证"。据文意改。

[13] 卒（cù）：同"猝"。仓促，急速。下同。

[14] 扤陧（wù niè）：困厄。

[15] 烉（āi）：热；火盛。

[16] 捂（wǔ）：古同"迕"。逆，对面。

[17] 著（zhuó）：同"着"。

[18] 程林：清代医家。字云来，休宁县（今安徽休宁）人。著有《即得方》《医暇卮言》《金匮要略直解》，并将《圣济总录》加以删订，编成《圣济总录纂要》。医理主宗《内经》《伤寒论》。

[19] 时希：原文无此二字。疑漏。

● 【评析】

何时希将《金匮要略·脏腑经络先后病脉证》篇的内容分为 11 节来论述，每节的标题可谓内容的中心。对仲景原文，何时希结合自己的理解和临床经验加以阐释，多有发明，如他认为治病之法，首先要辨明所病脏腑之虚实，一般先治本脏，此乃常规；不效，则进而以求脏腑胜复生克之治。如治肝实者，先泻肝以治本脏；其次可补脾以御肝，或助肺金以制肝木。如治肝虚，先当补肝；不效，或肾虚者则补母以养子，滋水以生木，或养其心火，子健则不盗母气，母体可以自复。可见治已病和治未病两者相辅相成。又如辨息，喘吸微数者，《金匮》原文虽云虚者不治，但何时希以为不可轻易放弃，并补充上、中、下三焦虚证之诊治对策，有症有方，可供选用。

有些疑难处亦有独到见解，如"痉"者，决非为痉病，而属症象之险恶者也。又如原文所谓酸、苦、甘三法，此"治肝补脾之妙法"，何时希解释认为酸补肝，以治肝虚；苦补心，心旺不盗母气，肝木可复；甘补脾，肝实脾虚当用之，因此，酸、苦二法治肝虚，甘法治肝实。其分析有理有节，颇合临床，可参考运用。

对于仲景提出的五脏各有喜恶，治病当得其喜，去其恶，以维护和健全五脏功能，此亦是中医诊治疾病的基本目标。然如何实施？何时希从寒热、饥饱等生活起居方面，以及五味入五脏的作用等方面做了阐述，其依据多从《内经》，有些说法似有不妥，可斟酌选取之。

十二、痉病

原文：太阳病，发热无汗，反恶寒者，名曰刚痉。太阳病，发热汗出而不恶寒，名曰柔痉。

时希按：痉与瘛应有界限，痉之定义为风强病，即筋络间强急之象。篇中刚痉、柔痉之病，如项背强几几然，以至脚挛急，角弓反张，凡太阳行身之背所见者；一为见症在四肢，凡蠕动，循衣摸床，以至抽搐、瘛疭，凡厥阴、少阴行身之侧所见者，以热病后期为多，即动风痉厥也。瘛之定义为险恶症状之通称，每一病皆可有之，此病见此险恶症状即可称为瘛。仲景书中二字俱用之，读者宜知其区别。字形相近，下笔尤当审慎。

尤氏：太阳病发热无汗为表实，则不当恶寒，今反恶寒者，则太阳中风，重感于寒为痉病也，以其表实有寒，故曰刚痉。太阳病发热汗出为表虚，则当恶寒，今不恶寒者，风邪变热，外伤筋脉为痉病也，以其表虚无寒，故曰柔痉。然痉者强也，其病在筋，故必兼有颈项强急，头热足寒，目赤头摇，口噤背反等，仲景不言者，以痉字该[1]之也。《活人书》亦云："痉证发热恶寒，与伤寒相似，但其脉沉迟弦细，而项背反张为异耳。"**《金匮要略论注》**徐彬：治痉病，刚柔之辨最为吃紧，故特首拈无汗反恶寒为刚，有汗不恶寒为柔，以示辨证之要领耳。**《医宗金鉴·订正金匮要略注》**吴谦：太阳病发热无汗、恶寒，为实邪，名曰刚痉者，强而有力也（**时希按：**强字读去声，谓木强、强直也）；发热汗出、不恶寒，为虚邪，名曰柔痉者，强而无力也。

时希按：可知见太阳实邪、虚邪，皆不能谓之痉病，必见痉病强直之象，而有太阳实邪、虚邪之症，二者同见，而后可分为刚、柔二痉。若仅见强直之痉症，而不见太阳证状，则或为产后、疮家、亡血家或小儿之痉，非刚痉、柔痉也。

原文：太阳病，发热，脉沉而细者，名曰痉，为难治。

时希按： 此条若仅察沉细之脉，不能指为痉病，必以项强、脚挛急、角弓反张为主症。若不见痉病主症，发热而脉反沉细，表热而里虚，症势险恶，此痉字则宜作痓字解。如下文栝楼桂枝汤亦脉反沉迟，以有身体强几几然之痉症，故出方而不云难治也。

《千金方》： 太阳中风，重感于寒湿，则变痉也。痉者口噤不开，背强而直，如发痫之状，摇头马鸣，腰反折，须臾十发，气息如绝，汗出如雨，时有脱易。得之者新产妇人及金疮，血脉虚竭；小儿脐风，大人凉湿，得痉风者皆死。

时希按： 风兼寒湿，乃《内经》"诸痉项强，皆属于湿"之痉，与葛根、桂枝加栝楼根之太阳刚痉、柔痉不同，为寒湿直伤于太阳之经，明人易大艮《易思兰医案》中，载有用东垣羌活胜湿汤一例，有脉迟、苔白等症，是又痉之见迟脉者。原《脾胃论》中未记脉象，文曰："如脊痛项强，腰似折，项似拔，上冲头痛者，乃是太阳经之不行也。以羌活胜湿汤主之：羌活、独活、甘草、藁本、防风、蔓荆子、川芎。如身重，腰沉沉然，乃经中有湿热也，更加黄柏、附子、苍术。"此可以于刚、柔二痉以外，补出一寒湿之痉，皆太阳经病也。

原文：太阳病，发汗太多，因致痉。
夫风病，下之则痉，复发汗，必拘急。
疮家虽身疼痛，不可发汗，汗出则痉。

时希按： 此三条发汗太多、下后复汗、疮家亡血后发汗，皆因于重伤津液，以致筋络燥急之痉。第一条虽曰太阳病，发汗多则表邪或已罢；第二条风病者，风为燥邪，已可伤筋，既下复汗，筋更燥急而痉；若不发热者，均不当作太阳刚、柔二痉治，以其表邪或已解也。

原文：病者身热足寒，颈项强急，恶寒，时头热，面赤目赤，独头动摇，卒口噤，背反张者，痉病也。若发其汗者，寒湿相得，其表益虚，即恶寒甚。发其汗已，其脉如蛇。

夫痉脉，按之紧如弦，直上下行。

吴谦：诸家皆以刚、柔二痉列为首条，今以此为第一条者，盖刚、柔之辨，俱从此条分出，痉病之最备者宜冠诸首。**尤氏：**痉病不离乎表，故身热恶寒；痉为风强病，而筋脉受之，故口噤、头项强、背反张，脉强直，经云"诸暴强直，皆属于风"也。头热足寒，面目赤，头动摇者，风为阳邪，其气上行而又主动也。寒湿相得者，汗液之湿，与外寒之气相得不解（**时希按：**仲景不云乎"风湿相搏，法当汗出而解，若发其汗，汗大出者，但风气去，湿气在，是故不愈也"，若因汗而表虚，寒又中之，而汗大出者湿气在，新寒与湿相得者此也），而表气以汗而益虚，寒气得湿而转增，则恶寒甚也。其脉如蛇者，脉伏而曲，如蛇行也，痉脉本直，汗之则风去而湿存，故脉不直而曲也。《金鉴》引李彣[2]：上下行者，自寸至尺皆见紧直之脉也。《脉经》亦云："痉病脉坚伏，直上下行。"[3]

时希按：如蛇之脉，言其动如蛇之流利迅滑，手不可以捉摸。所谓紧如转索者，索为粗绳，或二股或三四股，用人力或物力以绞紧之，既直且坚，绳索绞动时按之，则每一股均在指下转动，或突出，或凹下不一，变动无常，此股过去，彼股又来，亦似上下行动之状。蛇形直窜，并不弯曲，尤氏"风去湿存而见曲脉"，不知其何所指也。吾于痉病未遇此脉，却于一妊妇得之，不但如蛇之状确然，且按之，奔腾窜动之态，自下而上，其脉甚长，若欲出于鱼际者，力强拒指，令人惊心，可见实有此脉也。

原文：暴腹胀大者，为欲解。脉如故，反伏弦者，痉。

时希按：此条《金鉴》及《今释》皆以为衍文，然《伤寒论》中有之，上文曰："发其汗已，其脉如蛇。"联此共二十五字。痉病发汗后而脉更弦劲，宜痉症更甚，何能欲解。即使风去湿存，由太阳之经，而内并于太阳之脏（魏荔彤注），而致于腹暴胀大，正是坏证，未必是欲解之象，因发汗已伤表阳及筋络之阴液，而寒湿由经入脏，痉脉反甚，正恐病进耳。或者末一痉字依赵开美、杨以德、陆氏诸本作痓字，谓若外势似欲解，但脉不如故，而反伏弦，为恶候，似尚可通。

原文：太阳病，其证备，身体强，几几然，脉反沉迟，此为痉，栝楼桂枝汤主之。

《金匮玉函经衍义》赵以德：太阳经脉自足上行，循背至头项，此是其所过之部，而为之状者，皆是其症也。

尤氏：脉反沉迟者，为风淫于外，而津伤于内。

时希按：几几然者，项背强之甚者。太阳病当发热恶寒，此独沉迟，盖津伤络虚也。然表未撤，仍当以桂枝发其表，故服法中曰："取微汗，汗不出，食顷，啜热粥发之。"栝楼与芍药合，生津柔筋以止痉，且使勿过汗也。

原文：太阳病，无汗而小便反少，气上冲胸，口噤不得语，欲作刚痉，葛根汤主之。

时希按："而"字语法甚好，汗多者可致尿少，仲景有不可利小便之戒；今无汗而小便不多，故曰反，反者必有所阻遏，为有病也，辨证何等简明，洵足垂训于后世。然常见医者之治表邪，既发其汗，又利小便、通大便；又因胸闷苔腻而燥其湿，一方之中，于上下内外无处不夺其津液，故或不得效，若效则内外交耗，其人必疲不易复。是宜于仲景汗与利小便、与下之训深思之焉。

是证有口噤，为阳明经络间热也，葛根乃是要药。服法中言"覆取微似汗，不须啜粥"，知此是表实为重，与柔痉不同。然皆取微汗，则汗究属伤津燥络，为痉家之所应忌也。

原文：痉为病，胸满口噤，卧不着席，脚挛急，必齘齿，可与大承气汤。

时希按：痉病在项背，太阳所经也。温热动风抽搐之瘛疭，病在四肢，厥阴所发也，是不同者。故温热动风而内有燥屎者，亦用承气以釜底抽薪，实去而风止。此条脚挛急，卧不着席，是太阳痉证，而胸满口噤，齘齿，则阳明胃家实也。解太阳阳明之经邪用葛根汤，此则阳明腑实（兼有舌垢、便闭之燥屎症），与太阳经[4]证二者并见，故用承气急治其里，实热泄则阳明清。若无身热足寒、恶寒头热等太阳经症，则里和而表自解矣。

尤氏：痉病多在太阳阳明之交。

时希按：此"交"字疑有误，寻此二经所行，似无可交之处。常见以太阳之痉与厥阴少阳肝胆风火之痉混淆，不加区别者，风火之痉在四肢，宜属瘛疭。喻嘉言于《寓意草》中，痛斥当时医家混痉病与惊风为一谈，治痉亦用金石镇定法，可见其难辨也久矣。又痉与瘛可以同见，六〇年余尝专题研究子痫，则每多角弓反张，项强目窜，并见四肢抽搐，搐停则踡卧，少顷复作，心中未有不恻然者。若中无痉、瘛之识见，不知其表有邪热，里有风火，故痉、瘛而同见，将惶惑无可措手矣。治以桑、菊、钩藤、天麻与石决、羚羊等，及平肝清心之品，多能解其瘛而舒其痉，顺利分娩。自此而复读吴又可、方中行诸论，于子痫之思路，渐觉宽广矣。

亦有太阳经、腑同病之痉，不关阳明者，寒伤太阳之经，水蓄太阳之腑，故发则寒水上泛于太阳经行之项背，即《内经》"诸痉项强，皆属于湿"之谓也，治见前按中。

凡程师门雪《金匮篇解》中所论者，此皆不复涉及。此盖当时讲课时所备之补充资料也。——时希附识

● 【校注】

[1] 该（gāi）：通"赅"。完备，包括一切。

[2] 李彣（wén）：清代医家。撰《金匮要略广注》三卷，刊于1682年。此书以《内经》理论为指导，参考《金匮》历代注家之说，结合个人心得，注文简明精当，颇有独到见解。

[3] 痉病脉坚伏，直上下行：语出《脉经·卷八·平痉湿暍脉证第二》："痉家，其脉伏坚直上下。"

[4] 经：从上文义看，当为"痉"。

● 【评析】

本节对痉病的概念、辨治以及鉴别诊断等均做了较详细的论述。首先，何时希认为痉与瘛应有区别，痉之定义为风强病，即筋络间强急之象；瘛之定义为险恶症状之通称，每一病皆可有之。此二者作为病名而言，有认为瘛同痉，亦有认为是二种病证，如《杂病源流犀烛·破伤风源流》："痉者，筋劲强直而不柔和；瘛者，口噤而角弓反张。"结合何时希所言看，痉病较重，血气内虚亦甚。其次，关于刚、柔二痉，何时希提出当为太阳实邪、虚邪之证，同时必见痉病强直之象，才可称之，并补充寒湿之痉，亦属太阳经病。表邪未解之痉病，治当祛风解表发汗，但应取微汗，以免伤津燥络，于痉病不利。如表邪已解，里热亢盛，风动筋急，则治宜用大承气汤釜底抽薪，实热去而风息痉止。

此外，痉病当与惊风、瘛疭鉴别。惊风即惊厥，是儿科常见疾病之一，以搐、搦、掣、颤、反、引、窜、视等症为特征，多见于5岁以下幼儿。有急、慢惊风之别，急惊治以疏风解毒、开窍豁痰、平肝镇痉为主；慢惊治以回阳救急、逐寒荡惊、温中健脾为主。瘛疭又名抽风，指手足伸缩交替，抽动不已，多由热盛伤阴，风火相扇，痰火壅滞所致。如何时希所举子痫一证，痉与瘛可以同见，此乃表有邪热，里有风火，治用羚角钩藤汤加味，以祛风清热，平肝清心，收效颇佳。

十三、湿病

原文：太阳病，关节疼痛而烦，脉沉而细者，此名中湿，亦名湿痹。湿痹之候，小便不利，大便反快，但当利其小便。

尤氏：中湿者必先有内湿，而后感外湿，故其人平日土德不及，而湿动于中，由是气化不速，而湿侵于外，外内合邪。

时希按：湿之为病，南方之人，以饮食水稻，土气卑下之故，诚如韩文公所谓"常常有之，不足以为忧也"。惟值脾胃不运，或感时邪，或逢雨季乃作耳。北人则不然，地高风燥，多食麦、黍、牛、羊、辛辣之品，几[1]有不知湿为何物者，故仲景见舌上有苔则特书之，不若南人常见有薄黄舌苔也。尤氏所谓"先有内湿，后感外湿，平日土德不及，湿动于中"之说，是非足以知仲景之论湿者（仲景为名医于长安，其地未必先有内湿，土德不及也）。况本篇之论湿，凡所谓湿家、风湿、太阳病、伤寒等语，已明指为表湿无疑；虽或兼阳虚，或兼里湿，征以其厕[2]篇目于痉、暍之间，决同为外感，故当以表湿为范畴也。

又湿为四时特定之邪，《内经》虽定为长夏之太过，然作为湿季，则各地不一，以雨季自南而北，粤于初春，汉中已初夏，上海在四五月所谓"梅子黄时雨"也；鲁地迟一月，北京又迟一月，率在秋孟矣。当其雨湿之至，天地如雾，中人如霉，困困顿顿，心中愦愦，几乎人人有纳呆烦满、四肢疲重之象，此岂尤氏所谓先由内湿以召致乎？唯脾不运、内有湿者，则其困更甚耳。湿之困人，里重则治里，而水湿质重，性喜下流，必以小便为出路；又湿胜则濡泄，故仲景云："小便利，大便反快，但当利其小便。"利小便即所以实大便，小便正是湿之出路耳。东垣亦云："治湿而不利小便，非其治也。"然本证湿痹于关节，故疼痛而烦，又非一利小便所可了事者，其五苓散法乎，桂枝外温太阳之经，内助膀胱气化，内外兼治矣。

原文：湿家之为病，一身尽疼，发热，身色如熏黄也。

时希按：此湿遏于表，外不得泄，而三焦有热，湿遏热伏，故罨[3]而发黄也。熏黄则微带烟熏色，正是湿郁化热之征，若热黄则油亮如橘皮矣。身热而疼，犹有表证，则茵陈五苓之治矣。

原文：湿家，其人但头汗出，背强，欲得被覆向火。若下之早则哕。

时希按：寒湿郁于太阳之经，故背强且寒，似有《内经》"皆属于寒"之诸痉项强症也。病在表，本不当下（故早字为衍文，若按原文解，则下迟便不哕，或竟迟则当下乎），下之为哕。以伤其胃阳，寒湿踞而不去，则哕。

原文：或胸满，小便不利，舌上如苔者，以丹田有热，胸上有寒，渴欲得

何时希医著三种校评

饮而不能饮，则口燥烦也。

尤氏：或上焦之阳不布，而胸中满；或下焦之阳不化，而小便不利。舌上如苔者，本非胃热，而舌上津液燥聚，如苔之状，实非苔也。盖下后阳气反陷于下，而寒湿反聚于上，于是丹田有热而渴欲得饮；胸上有寒而复不能饮，则口舌燥烦，而津液乃聚耳。

时希按：此节与上节本合为一条，注家皆以两条意义本不衔接者，合为一条而解之，以致牵强附会，无法贯通，支离不整，无以自圆矣。余故截为两条，或字起乃是另一病，文气甚明。若尤氏以舌苔、渴饮、不欲饮从前段阳气、津液解释，便处处扞格[4]矣。

其实此为湿而兼热之病，当于吴鞠通《温病条辨》中求之，所云"热踞于湿下"，则仲景"丹田有热"之互词；"湿遏于热上"，则胸上之"胸上有寒"也。由于热伏，故口燥烦，渴欲得饮；由于湿遏，故漱水不欲饮，甚或饮入即吐；湿遏于上，则上焦之气不宣，故胸闷；上焦不宣则下脘不通，肺气不布则膀胱之气不化，热伏于下，则小便为之不利矣。此渴欲得饮也，胸闷也，漱水不欲饮也，小便不利也，皆湿热病之主症，治之当开湿于热上，渗热于湿下，湿家之治，当兼读温热诸书，则无往不合，触处皆通矣，此经生家所不能强解者。

原文：湿家下之，额上汗出，微喘，小便利者，死；若下利不止者，亦死。

赵氏：妄下之，因致此逆，盖逆则真阳自上越，阴自下脱。其额上汗出，微喘者，阳之越；小便利与下利不止者，阴之脱也。阴阳离决，必死之兆也。自此而推之：下之虽额上汗止微喘，若大小便不利，是阴气不脱，而阳之根犹在也（**时希按：**阴为阳根，有根则阳虽上越，犹可归窟，此语甚要）；下之虽大小便利，若额上无汗出与喘，是阳气不越，而根犹在也，则非离决，可以随其虚而救之。

时希按：下既夺其水，当小便不利，若利者是肾失摄纳也。下则夺其肠液，当大便闭，今下利不止，是脾失关阑也，脾肾阴阳大伤，又见喘汗，上下交征，亡阳夺液，虚脱之变在即矣。

原文： 风湿相搏，一身尽疼痛，法当汗出而解。值天阴雨不止，医云此可发汗，汗之病不愈者，何也？盖发其汗，汗大出者，但风气去，湿气在，是故不愈者。若治风湿者，发其汗，但微微似欲出汗者，风湿俱去也。

时希按： 此节文词通顺，精义迸发，清彻无不可解处，真仲景至妙之文也。此言先伤风湿，又值阴雨，湿复外袭，汗之为当。但汗亦有法，不求如水淋漓，漉漉之汗，当津津微微，似欲汗，则风与湿偕出矣。此天时及汗法，皆医者所当知。

原文： 湿家病身疼发热，面黄而喘，头痛鼻塞而烦，其脉大，自能饮食，腹中和无病，病在头中寒湿，故鼻塞，内药鼻中则愈。

时希按： 此寒湿伤于头面，得之雨淋或新沐伤风之类。身疼发热，头痛而烦，皆表象也。头面被寒湿所郁，肺气闭而不塞，故鼻塞而面黄。其"自能饮食，腹中和无病，病在头中寒湿"三句，亦是最好辨证法。

原文： 湿家身烦疼，可与麻黄加术汤（麻黄、桂枝、甘草、白术、杏仁）发其汗为宜。慎不可以火攻之。

时希按： 火熨或烧针、灸[5]艾以发汗之法，今不传，可勿论。方用麻黄汤以发汗，白术以除湿固卫，其妙处令人惊叹。喻西昌曰："麻黄得术，则虽发汗，不至多汗；而术得麻黄，并可以行表里之湿。"诚哉是言！麻黄汤发汗，可致汗而湿不去；尤与湿家取微汗之义不符，得白术可以制之。麻黄发汗走卫，或不能到分肉湿聚之所，则白术于中，正可得引经之用。可知五苓散二苓、泽泻行水，得术可以行皮；而术得桂则尤可温卫分而去分肉之湿，使从苓、泽之利水而去之，真既有引经，又得报使矣。例以玉屏风散三味亦是麻黄加术之义，而固卫之力强，以芪、术相得也；而行皮祛风之力亦不弱，则以防风得芪之强卫也。古人方之简而精者，读之意味无穷，可触类而旁通其义。此等处欲以白术走分肉，当生用，使改健脾为化表湿，若得苍术皮则更妙。白术动气壅中，如痰多或有气喘者，古人引为大忌，临床必须慎之。尤以虚老人下焦有动气，气从少腹上冲者，尤为不宜。

原文：病者一身尽疼，发热，日晡所剧者，名风湿。此病伤于汗出当风，或久伤取冷所致也。可与麻黄杏仁薏苡甘草汤。

时希按：治湿必须予以出路，或汗、或利小便、或下是也。以下法为较少用，湿为黏腻之邪，苟无瘀滞痰癖实质之积与相凭藉，则无可下之据，下之未必能去湿，徒伤脾气耳。表湿一汗可解，易治。治里湿为难，久渍又易化热，湿与热合，如油入面，更为掣肘。湿踞于内，约有三处：三焦少阳、膀胱太阳、脾太阴也，而以三焦决渎失渎，湿浊留潴为尤难治。治之须三法并举，一开上、二宣中、三导下是也。辛温以开上焦之肺气，芳香以宣中焦之胃气，淡渗以导下焦膀胱之气。开肺之法有三善：肺主皮毛，主头面，肺开则表湿解，一也；肺能通调水道，下输膀胱，肺开则膀胱之气化，水湿可泄，二也；肺为水之上源，上焦如羽，肺开则无湿浊之蔽，上源疏则下流通，上源清则下流洁，三也。中焦如沤，沤者水流停洼之处，浊气迷漫之乡，赖上焦肺气以通之，下焦膀胱以浚之，则胃气宣畅，能行其受盛之职。下焦如渎，指膀胱也，州都之官失职，或由于肺气之失调，或由于肾气之失化，或由于湿热之淤潴，及其失于渎泄，则一身内外上下之水湿，无由出路，泛滥而成灾矣。导而渗之，味求甘淡，经所谓"甘淡利邪"也。湿浊排泄于下，则上中二焦自然清空，肺得行其治节，胃能熟腐水谷矣。故开上、宣中、导下三法，当相辅而行，以治三焦之湿。

湿在三焦，最易化热，治之不宜大寒凉以折热，因寒可助湿也；亦不宜辛热以燥湿，以燥从热化也。须辛温与苦寒合化，苦从燥化，可以从热中以化湿，寒随苦化，可以清湿中之热。又辛温能开发上焦之气，苦寒能清导下焦之热，用药如生姜、厚朴、半夏、橘红之辛温，黄连、黄芩、山栀之苦寒是矣。从仲景此条麻杏苡甘汤而言，麻、杏开上而有余，苡、甘导下，宣中则阙如也。此治湿之法已可启人思路，导三仁汤、杏苏散之先河，开辟草莱[6]，仲景北人导之于先，南方多湿，得吴鞠通而光大之，使今之治湿者得有遵循矣。三仁汤以杏开上，以朴、半、蔻、橘宣中，苡、滑、通、竹叶导下，其开上之力弱；杏苏散以苏叶、前胡、姜、杏、桔梗开上，半、橘、枳宣中，苓、甘导下，则导下之功薄。用者知所择焉。

原文：风湿，脉浮身重，汗出恶风者，防己黄芪汤主之。（防己、甘草、白术、黄芪、生姜、大枣）

尤氏：风湿在表，法当从汗而解，乃汗不待发而自出，表尚未解而已虚，汗解之法不可守矣。故不用麻黄出之皮毛之表，而用防己驱之肌肤之理。

时希按：尤氏解说甚精。防己利湿消肿，得芪则行于卫分，以去皮湿；得术则行于肌肉，以治身重；芪得术佐，则可以固卫密表，而治汗出恶风，此危氏玉屏风散法所由裁化也。此方又可与《金匮》防己茯苓汤相辅而行，然苓之行肌不如术，而桂枝则此方加法中亦有之，谓"气上冲者加桂枝"，桂枝治奔豚为特长也。服法云："服后当如虫行皮中，从腰下如冰，后坐被上，又以一被绕腰以下，温令微汗，差。""如虫行皮中"语形容甚当，盖卫阳得通，则寒从孔泄，湿由皮行，故发痒也。从腰下如冰之象，一以知皮湿得以下行，二以见下肢亦有陈寒沉痼，故方中有加细辛之法。"后坐被上"语似不易解，盖北地卧炕，借之者砖土或木板，硬冷不温，故嘱下垫以被也。

原文：伤寒八九日，风湿相搏，身体疼烦，不能自转侧，不呕不渴，脉浮虚而涩者，桂枝附子汤主之。（桂枝、附子、生姜、甘草、大枣）

时希按：此条出《伤寒论》174条。以身体不利转侧，知表湿甚重；见浮虚而涩之脉，知卫阳不振。故桂枝汤去芍以免碍湿，加附以振表里之阳，桂得姜、附之助，则阳虚有邪者之要法也。此条证方相合，文义亦明。

原文：（承上条）若大便坚，小便自利者，去桂枝加白术汤主之。（白术、附子、甘草、生姜、大枣）

尤氏：若大便坚，小便自利，知其在表之阳虽弱，而在里之气犹治，则皮中之湿，自可驱之于里，使从水道以出，不必更发其表，以危久弱之阳矣。故于前方去桂枝之辛散，加白术之苦燥，合附子之大力健行者，于以并走皮中，而逐水气，亦因势利导之法也。

时希按：此条大便坚一症，诸家皆依文作解，渊雷陆氏亦谓以尤氏之说近之，无有质疑者。门雪程氏独谓大便坚当为溏，大便溏而小便自利，知脾肾之阳内弱，则正当去桂枝而用术、附之治也。若云大便坚，坚者津少肠结，能任术、附之温燥乎？且白术附子汤服后亦有反应："分温三服，一服觉身痹，半日许再服、三服都尽，其人如冒状（明·赵以德《衍义》作如蝟状，解谓"阳虚不胜夫邪药之相逐而然"。既曰阳虚，术、附正合，何能云为邪药。明·赵开美本亦作冒状），勿怪，即是术、附并走皮中，逐水气，未得除故耳。"夫用桂枝合附子而未见此反应，用白术合附子而见之，可知欲使皮中水湿不由毛孔泄，改道由尿便，亦非易事，卫阳肌肉与水湿之相逐，亦自有一番肌体上之争搏耳。今合大便溏、小便自利之症状，白术附子汤之治法，与服后逐水皮中之反应，三者而下一结论曰：盖是表分之风湿未除，而脾肾之阳已虚，用术、附不独内温脾肾，且逐皮中之水气云。

又：从《伤寒论》服法中，得文字甚多，大堪佐证，"勿怪"以下文曰："此以附子、术并走皮内，逐水气未得除，故使之耳。法当加桂四两。此本一方二法，以大便硬，小便自利，去桂也。以大便不硬，小便不利，当加桂。附子三枚恐多也，虚弱家及产妇，宜减服之。"得此"大便不硬"一语，则白术有着落矣。此段文字，虽为《金匮》所无，然《金鉴》、程林、徐彬、魏、尤、丹波兄弟及陆氏等，皆尝释注《伤寒论》，何不移彼以释此，破大便坚之惑哉。

原文：风湿相搏，骨节疼烦掣痛，不得屈伸，近之则痛剧，汗出短气，小便不利，恶风不欲去衣，或身微肿者，甘草附子汤主之。（甘草、附子、白术、桂枝）

时希按：治湿伤太阳，汗为正治，然湿邪非多汗可解，汗多反伤阳而湿不去，故皆取微汗，本方服法："温服一升，日三服。初服得微汗则解，能食。汗出复烦者，服五合。恐一升多者，服六七合为妙。"谆谆恐其多汗，盖必须顾及阳气，此仲景治湿病之主义也。尤氏篇中六方虽用桂而无用芍者，知芍为湿家所忌。其胃中不和加芍者，亦尝以为疑，酸能阻湿，通常亦不宜用也。归纳本篇甚好，见后。

尤氏：风湿在表，本当从汗而解，麻黄加术汤、麻杏薏甘汤其正法也。而汗出表虚者，不宜重发其汗，则有黄芪防己实表行湿之法，而白术附子，则又补阳以为行者也。表虚无热者，不可遽发其阳，则有桂枝附子温经散湿之法，而甘草附子则兼补中以为散者也。即此数方，而仲景审病之微，用法之变，盖可见矣。

【校注】

[1] 几：几乎。

[2] 厕：夹杂在里面；杂置；参与。

[3] 罨（yǎn）：掩盖，覆盖。

[4] 扞（hàn）格：相互抵触，格格不入。

[5] 灸：原为"炙"。疑误。

[6] 草莱：杂生之草。开辟草莱指开创先河之意。

【评析】

《金匮》所论湿病，何时希认为是属外感，当以表湿为范畴，其治疗他亦提出诸多看法，颇有指导价值。例如，治以发汗、利小便、攻下，虽均为了予湿以出路，然如无瘀滞痰癖等实积之邪，则不宜用下法，因湿性黏腻，下之未必能去湿，而徒伤脾气。表湿可汗，但当津津微微，似欲汗，则风与湿偕出，不可令如水淋漓。他尤欣赏麻黄与生白术相配，既可汗而祛湿，又不致过汗，且可引药到分肉湿聚之所。如湿遏热伏，可郁而发黄，则可以茵陈五苓治之。如热踞于湿下，治之当开湿于热上，渗热于湿下。如湿在三焦，治之须三法并举，一开上、二宣中、三导下，即辛温以开上焦之肺气，芳香以宣中焦之胃气，淡渗以导下焦膀胱之气；又湿在三焦，最易化热，治之不宜大寒凉以折热，亦不宜辛热以燥湿，须辛温与苦寒合化，方如三仁汤、杏苏散。

桂枝附子汤去桂加术之辩，各家论述甚多，对于大便坚，加白术之意，需知白术可以燥湿止泻，然亦有润肠通便之功。仲景治湿痹之三附子汤，再合

《伤寒论》少阴病篇之附子汤与《金匮要略》桂枝芍药知母汤，核心药物为桂枝、附子、白术，其祛风、散寒、除湿之意甚明，提示湿痹证组方选药的基本格局。此与何时希主张"湿痹于关节，又非一利小便所可了事，宜用五苓散法，内外兼治"颇为相合。

十四、中暍病

原文：太阳中暍[1]，发热恶寒，身重而疼痛，其脉弦细芤迟。小便已，洒洒然毛耸，手足逆冷，小有劳，身即热，口开，前板齿燥。若发其汗，则恶寒甚；加温针，则发热甚；数下之，则淋甚。

时希按：暑之为病，《内经》最详，曰："气虚身热，得之伤暑。"曰："形盛脉虚，得之伤暑。"此言暑病人之体质也。曰："暑当与汗皆出，勿止。"言暑之治法也。曰："因于暑，汗，烦[2]则喘喝，静则多言。"是暑病有动、静二种之分也。曰："先夏至日者为病温[3]，后夏至日者为病暑。"言病暑之季节也。曰："暑、湿热、三气合至成暑。"[4]此言暑气之杂合，不同于其他邪气也。夏至以后，雨季方完，高热盛至，故天之热气下逼，地之湿气上蒸，而另有一种特有之气，乃草木墙土，陈荤腐积之物，先为水气所浸渍，复经大热之蒸化，而为秽恶污浊，霉变氤氲之气（殆与山林瘴疠之气相类），是即暑气也。此三气合至而感人，则为暑，故其邪之成分，乃三种之合化。暑字之定义，则既有三种合邪之总名，又有此一季节之通称，更当指出，则为此氤氲秽恶之气，须用芳香解恶而非他法所能治之暑气。

人当盛暑，既因壮火食气，耗其无形之气阳，又以热蒸汗泄，伤其有形之阴液，故当感暑之先，其气阳、阴液实已俱虚，是说也，喻西昌言之颇详，《内经》仅指出气虚耳。故治暑者专于天一、生脉一类，虽何尝非夏日之甘露醴泉，然清凉之散，究非全面之方，当从寒凉清热、苦温化湿、芳香祛暑三法，再参气阳、阴液之偏虚，而辨其偏胜以治之，方无顾此失彼之憾。

此条文字，气虚阳虚之象甚明，从其治误之变，可知不宜汗下，不宜温燥，则清暑益气，白虎加参之类是矣。而尤氏之注，乃有"暑虽阳邪，而其恒与湿合，阳求阴之义也。暑因湿入，而暑反居湿之中，阴包阳之象也"离奇玄虚之说，反使意义晦失，仲景有用之辨证，转成无用之空论矣。

暑气之症状，如昏昏沉沉，晕不能支，抬头欲倒，垂头欲卧，困顿倦懒，一无精神，呕呕[5]泛恶，见食即吐，皮肤灼热，时有寒意，与一般湿热之症不同，可以为辨。

原文： 太阳中热者，暍是也。汗出恶寒，身热而渴，白虎加人参汤主之。（知母、石膏、甘草、粳米、人参）

尤氏： 恶寒者，热气入则皮肤缓，腠理开，开则洒然寒。

时希按： "气虚身热，得之伤暑"，此条证治极明确，乃尤氏无端牵入皮肤之缓急，而反忘气虚之要义。又正见身热，何云热气入？肤既热矣，应为紧张，何以能缓？一涉空论，便昧精义。

原文： 太阳中暍，身热疼重，而脉微弱，此以夏月伤冷水，水行皮中所致也。一物瓜蒂汤主之。

时希按： 水行皮中，本可汗解，今脉微弱，知其气虚，故以瓜蒂去水为主。方法简洁，然瓜蒂近人不甚用之，则局方藿香正气散芳香驱暑，轻燥去湿而不伤阳，合以四苓、五皮之类，以去皮中之水，或亦可用。

● **【校注】**

［1］中暍（yē）：即中暑。

［2］烦：原无此字。据《素问·生气通天论》加。

［3］温：原为"热"。据《素问·热论》改。

［4］暑、湿、热三气合至成暑：语出《素问·六元正纪大论》："四之气，溽暑湿热相薄，争于左之上，民病黄瘅而为胕肿。"

［5］呕（wà）：呕呕，反胃欲呕的声音。

何时希医著三种校评

● 【评析】

暑为阳邪，多在夏季致病，何时希认为暑字之定义，既有湿、热、暑气合邪之总名，又有此一季节之通称，乃总为氤氲秽恶之气，须用芳香解恶法治之。具体有三法，即寒凉清热、苦温化湿、芳香祛暑，再参气阳阴液之偏虚，方如清暑益气、白虎加参汤。

十五、百合病

原文：论曰：百合病者，百脉一宗，悉致其病也。意欲食复不能食，常默默，欲卧不能卧，欲行不能行，欲饮食，或有美时，或有不用闻食臭时，如寒无寒，如热无热，口苦，小便赤。诸药不能治，得药则剧吐利，如有神灵者，身形如和，其脉微数。

尤氏：百脉一宗，分之则为百脉，合之则为一宗。悉致其病，则无一非病矣。

时希按：肺朝百脉，病因由于肺阴不足，魄脏不宁，以肺为解尚可通，如尤注简直是说灯虎[1]，可称百合，何不称为百分耶？此病迷离惝恍[2]，不宗一格，初无定名，以百合能治之，故以百合名病，如桂枝证、白虎证之类，仲景即常用之也。

《千金方》：百合病者，皆因伤寒、虚劳大病已后，不平复，变成斯病。

时希按：孙氏真经验有得之语，与后世之向壁虚构者大异。其致病之因确有两类：一为伤寒热病后之余波，即近人所谓之热病后遗症，余热稽留，已非大实之热，故虽涉神志，而不至狂瞀；然过去壮热或久热伤烁其阴液，阴亏则不能消其余热，故余热犹能作态，蒸肺动魄，熏脑灼髓，伤人神志，使精神恍惚而不安，如有神灵。然能辨口苦，能知头痛，可见非狂瞀之比，故曰身形如和也。《脉经》症状有"或如强健人，欲得出行而复不能行"，此象可为身形如和之注解。其云以六十日、四十日、二十日愈者，见其余邪不复炽张，疾病已入慢性恢复期，阴液亦能渐次滋长，阴复则虚热退，非必克以此日而愈也。若用药能先清其热，早复其阴，则可以速其愈期。此在热病后常可见之，惟症状或轻或重，或暂或久，稍涉情志之不宁，饮食美恶之好恶，医者有时漏诊耳。热病后调理，本不外养阴清热，虽或不用百合，治之如法，亦多不期而愈者。

《千金方》又云：其状恶寒而呕者，病在上焦也，二十三日当愈。其状腹满微喘，大便坚，三四日一大便，时复小溏者，病在中焦也，六十三日当愈。其状小便淋沥难者，病在下焦也，三十三日当愈。

时希按：所谓上焦，热在肺胃；所谓中焦，热在肠胃；所谓下焦，则热在膀胱也。肺与膀胱之热易清，踞在肠胃之热，则或有凭依，故愈期迟。孙氏克期于二十、三十、六十之外，又加三日，以为涉于玄妙，不可思议云。

百合病另一致病之因，则为虚劳大病之后，《千金方》前谓"皆因伤寒、虚劳大病已后不平复"，伤寒即上文之热病后也。或情志之久伤，或夺精不藏，或失意不遂，其阴虚内烦与热病后同，惟其积也渐，其来也缓，本文所谓"其证或未病而预见，或病四五日而出，或病二十日，或一月微见者，各随证治之"。此虚劳之后则诸证以渐而出，或比本文所说为尤渐尤缓耳。

原文：每溺时头痛者，六十日乃愈；若溺时头不痛，淅然者，四十日愈；若溺快然，但头眩者，二十日愈。

时希按：必于小便与头痛，以卜愈期者，盖余毒稽留于肺，上熏于脑则脑为不清，移热于膀胱则小便赤，故于头痛、或淅淅、或眩以知上熏之重轻；亦可征于小便赤、或黄、或清，以知热移之多少。上熏为重，下移为热得出路，故百合七方中，有滑石、牡蛎、赭石等引热下行，因势而利导之也。其取证于小便者，仲景于已发汗不可利小便，多有垂训，知阴伤者多致小便短少而变赤，非一利之可解，当裕其水液，清其上源。百合病症状不可捉摸，病者之言恍惚难凭，惟小便赤可以见之。

赵氏：夫百合病自见《金匮要略》后，诸方书皆不收，独朱奉议[3]收之，谓伤寒变成斯疾，此乃病由之一端尔。窃尝思之，是病多从心主，或因情欲不遂，或因离绝菀结，或忧惶煎迫，致二火郁郁所成。百脉既病，故百体皆不安，所以见不一之病状。自今观之，诸方书不收百合病，乃有劳瘵之名，殆将以百合病与劳瘵同形状，或瘀血积于脉亦同，因而不收，但并其方而弃之，深为可惜。《金鉴》引李彣：《活人书》云：伤寒大病后，气血未得平复，变成百合病，今由"百脉一宗，悉致其病"观之，当是心肺二经之病也。如行卧、饮食、寒热等证，皆有莫可形容之状，在《内经》解㑊[4]病似之。

时希按： 关于解㑊，《素问·玉机真脏论》曰："冬（肾）脉太过，则令人解㑊，脊脉痛而少气不欲言。"《平人气象论》曰："尺脉缓涩，谓之解㑊。"王冰注曰："尺为阴部，腹肾主之，缓为热中，涩为无血，热而无血，故解㑊并不可名之，然寒不寒，热不热，弱不弱，壮不壮，亦不可名，谓之解㑊也。"《灵枢·论疾诊尺》曰："尺肉弱者，解㑊。"此指诊尺肤也。解㑊所列症状，无《金匮》百合病之详，然其神志恍惚、身体如和与百合病同，病因为无血而热中，与百合病之阴虚有热者亦同，李氏引之甚恰，惜经文简略不详，孤证而无所助益耳。观篇中有如神灵者，岂非以心藏神，肺藏魄，其人神魄失守，斯有恍惚错妄之情乎？又《内经》云："凡伤于寒则为热病。"[5]热气遗留不去，伏于脉中，则昏昏默默，反行卧、饮食、寒热，皆有一种虚烦不耐之象矣。

尤氏： 全是恍惚去来，不可为凭之象，惟口苦、小便赤、脉微数，则其常也。所以者何，热邪散漫，未统于经，其气游走无定，故其病亦去来无定（时希按：当为遗热留于肺，肺主百脉，故可见形体寒热诸象；又上熏于脑而使魄不宁，则有神志恍惚等证，何尝游走去来无定耶）。而病之所以为热者，则征于脉，见于口与便，有不可掩然者矣。**陆氏：** 伤寒、热病后神经衰弱者，为百合病。《千金》云："百合病者，皆因伤寒、虚劳大病已后，不平复，变成斯病。"是即西医所谓伤寒流行性感冒所引起之神经衰弱也。医药多起于单方，单方多病人所自发明。病后神经衰弱者，偶食百合而愈，传之同病，屡试辄验，于是确定百合能治此病。病状既恍惚难名，乃以药名名之为百合病耳。

时希按： 上海郊区浦东有河白病，小儿寒热腹膨如疳状，初不知何名，以河白草能治之，故乡间通称为河白病，颇类此。

原文：百合病，不经吐、下、发汗，病形如初者，百合地黄汤主之。（百合、地黄汁）

尤氏: 此则百合病正治之法也。盖肺主行身之阳,肾主行身之阴,百合色白入肺,而清气中之热;地黄色黑入肾,而除血中之热。服后大便如漆,则热除之验也。

时希按: 生地黄汁既生阴液,又清血热,尤氏何必牵涉及肾,若然,则百合病岂与肾有关乎?服后大便当如漆,此地黄汁之故,《外台》谓"大便当出黑沫",是矣。

原文:百合病发汗后者,百合知母汤主之。

百合病下之后者,滑石代赭汤主之。

百合病吐之后者,百合鸡子汤主之。

百合病渴不差者,栝楼牡蛎散主之。

百合病变发热者,百合滑石散主之。

百合病一月不解,变成渴者,百合洗方主之。(百合一升,以水一斗,渍之一宿,以洗身。洗已,食煮饼,勿以咸豉也。)(《活人书》注云:煮饼,即淡熟面条也。)

时希按: 所谓发汗后、下后、吐后者,此病前曾所用之治法也。汗、吐、下皆伤阴液,惟所伤阴之部位不同,故调理略异。若其未经汗、吐、下,则百合地黄汤是矣。综百合七方而考之:百合清肺养阴;地黄清血养阴;栝楼清肺生津;鸡子黄养心气,安吐后;知母、滑石清气分;赭石除胃热;牡蛎敛阴、泄阴分之热,知每药之特性,可知此八药义皆可用,即同集于一方,亦不为多也。惟百合病"意欲食复不能食,饮食或有美时,或有不用闻食臭时",可知胃气虚馁不安,而又有留热促之上逆,鸡子黄服法须慎,虽《本草纲目》谓"卒干呕者,生吞数枚良",然腥腻最易引吐,仲景"煎百合取一升,去滓,内鸡子黄搅匀,煎五分,温服",如此则蛋已煮熟,恐予病者色、气、味之嫌,吾尝试嘱病家改为壶饮,则目不见,鼻不闻,较易接受。其次则为瀹[6]煮鸡子既熟,去白留黄,而入药包煎,则养心之力较著,而服之自安。百合地黄汤治神志不安之病(魄不宁),与甘麦大枣汤,各极其妙,可以媲美,用治反侧不安,心情急躁,有时骂詈,症偏于躁者,百合地黄为佳,甚者合三甲复脉;其喃喃不休,刺刺[7]不尽,常欲悲伤,症偏于静者,甘麦大枣为胜,甚者合炙甘草汤。二方性味和平，可以合用，此治近时所称神经官能症，颇得意外之效。即或效不速显，静以守之，勿投杂药，所谓杂药者：如多用苦寒，则苦从燥化而助其过极之火，当宗《内经》用阴和阳之旨，以甘润、甘淡为主；若多佐化痰，既克其阴，又助其燥，如麦门冬汤中之半夏，温胆汤中之半、陈，亦宜少用，不如蒌、贝之解郁除烦，清气化痰为得。

原文： 百合病见于阴者，以阳法救之；见于阳者，以阴法救之。见阳攻阴，复发其汗，此为逆；见阴攻阳，乃复下之，此亦为逆。

徐彬：《内经》所谓"用阳和阴，用阴和阳"，即是此义。故诸治法，皆以百合为主。至病见于阳，加一二味以和其阴；病见于阴，加一二味以和其阳。《千金方》：百合病，见在于阴，而攻其阳，则阴不得解也，复发其汗，为逆也。见在于阳，而攻其阴，则阳不能解也，复下之，其病不愈。

时希按： 阴阳二字，于此可做正邪解，亦可作表里解，亦可作凉润、温补解；救字可作补复、和养之义；攻字于表则为汗法，于里则为下法，姑先定此义。则为之解曰：见内虚阴不足者，以阳法和之，如百合补肺益气（考百合：《本草经》曰："味甘平，主邪气，利大小便，补中益气。"《大明本草》："安心定胆，益志养五脏，治癫邪狂叫惊悸。"）之类；见阳浮发热者，以阴法滋养之，如地黄汁、鸡子黄之类。见阳证（如热无热等）而用下法，复发其汗，内外夺液，此为逆；见阴证（如寒无寒、常默然等）而用汗法，乃复下之，亦内外夺液，为逆。若见阳证而用凉润，见阴证而用补肺气，则合于《内经》养阴和阳、养阳和阴之旨矣。

吴氏： 见阳攻阴，或攻阴之后，表仍不解，复发其汗者，此为逆；见阴攻阳，或攻阳之后，里仍不解，乃复下之者，此亦为逆也。

时希按[8]：《金鉴》于攻字误解，见阳攻阴，攻阴为下其里，既下复汗为逆；见阴攻阳，攻阳为汗其表，既汗而复下，亦为逆也。

● 【校注】

[1] 灯虎：即灯谜。比喻暂时被隐瞒着的事物。

[2] 惝（chǎng）恍：模糊不清，恍惚。

　　[3] 朱奉议：即朱肱。宋代医家。字冀中。乌程（今浙江吴兴）人。1088年进士，曾为奉议朗，故称之。撰《南阳活人书》20卷，主张以经络论六经，重视证脉合参和辨证处方，并汲取汉以后方药对《伤寒论》加以补充，对伤寒学有一定的发展。

　　[4] 解㑊（xiè yì）：病证名。指肢体困倦，筋骨懈怠，肌肉涣散无力。

　　[5] 凡伤于寒则为热病：语出《素问·热论》：“人之伤于寒也，则为病热，热虽甚不死。”

　　[6] 瀹（yuè）：煮。

　　[7] 剌剌（lālā）：形容多言。

　　[8] 时希按：原无此三字，因意不明，故加之。

● 【评析】

　　百合病的病因，何时希归为两类：一为伤寒热病后之余热稽留，或阴亏不能消其余热；二为虚劳大病后，阴虚内烦。其治疗原则当从补复、和养，即见内虚阴不足者，以阳法和之，如百合补肺益气之类；见阳浮发热者，以阴法滋养之，如地黄汁、鸡子黄之类。并认为百合地黄汤与甘麦大枣汤用治神志不安之病，各极其妙，如症偏于躁者，百合地黄为佳，甚者合三甲复脉汤；症偏于静者，甘麦大枣为胜，甚者合炙甘草汤。二方性味和平，可以合用，此治近时所称神经官能症，颇得意外之效。此外，百合七方合用治百合病之见解亦甚合临床，尤能照顾到百合病因汗、吐、下后所致的多种变化，对百合病的治疗当有更好的疗效。

十六、狐惑病

　　原文：狐惑之为病，状如伤寒，默默欲眠，目不得闭，卧起不安，蚀于喉为惑，蚀于阴为狐，不欲饮食，恶闻食臭，其面目乍赤、乍黑、乍白。蚀于上

部则声嗄，甘草泻心汤主之。（甘草、黄芩、干姜、人参、半夏、黄连、大枣）

尤氏：狐惑，虫病，即巢氏所谓䘌[1]病也。默默欲眠，目不得闭，卧起不安，其躁扰之象，有似伤寒少阴热证，而实为䘌之乱其心也。不欲饮食，恶闻食臭，有似伤寒阳明实证，而实为虫之扰其胃也。其面目乍赤、乍黑、乍白者，虫之上下聚散无时，故其变色更不一，甚者脉亦大小无定也。盖虽虫病，而能使人惑乱而狐疑，故名曰狐惑。甘草泻心不特使中气运而湿热自化，抑亦苦辛杂用，足胜杀虫之任。**程林**：此证因伤寒而得斯疾，故初得犹状伤寒，病后犹肠胃空虚，而有热则虫上下作，虫上作则蚀咽喉为惑；虫下作则蚀二阴为狐。《灵枢经》曰："虫动则令人悗[2]心。"是以起卧不安。**吴氏**：狐惑、牙疳、下疳等疮之古名也，近时惟以疳呼之。下疳即狐也，蚀于肛、阴；牙疳即惑也，蚀咽腐龈，脱牙穿腮破唇。每因伤寒病后，余毒与湿䘌之为害也，或生斑疹之后（**时希按**：陆氏有麻疹闭毒在内，不得透泄，咽痛后，肛疮又作，仅一星期许而肠肛腐烂蚀死一例，可证此），或生癣疾下利之后，其为患亦同也。外治之法：苦参汤、雄黄散解毒杀虫，尚属有理。内用甘草泻心汤，必传写之误也。**郭白云《伤寒补亡论》**：狐惑，䘌病。多因医者汗吐下太过，又利小便，重亡津液，热毒内攻，脏腑焦枯，虫不得安，故上下求食；亦有不发汗，内热焦枯而成者。凡人之喉及阴、肛，比其他肌肉津润（此即近世所谓黏膜也），故虫缘津润而食之。䘌病又不止因伤寒而成，多自下感，或居湿地，或下利久而得。

时希按：蛔虫求食，其令人之痛也，有剧有微，而微痛隐隐，令人哭笑不得，亦殊不可受，况其或蚀于阴、肛，则隐曲之处，爬搔不得，更为难耐，不仅卧起不安，心乱如麻，影响性情，亦致喜怒无常，或致眠食失时，变为精神状态者。试从蚀字思之，其困人实有出于痛痒之外者矣。

湿热酿虫，以致上下腐蚀，其声嗄者必咽喉有病，如肺劳之喉痹、肿瘤之苔癣之属。惟蚀于下部则咽干，尤氏引《千金》"咽门为肝胆之候"，亦不可解，惟从苦参洗法推之，或为阴干。此书所谓阴䘌蚀疮，近时阴唇白斑、阴唇干痒或者口腔前阴二联症之类，尝遇数例，不过对症治之，见咽喉症则清润利咽，见下部痒则清化湿毒，其发非一时上下同见者，故思路未及"于中取治"，而今日思之，可谓疏失。甘草泻心安胃降逆者，甘草、人参、姜、枣也；清热杀虫者，芩、连也；化湿热而除烦止呕，开胃和中者，姜、半、芩、连之苦辛合化也。三甘、二辛、二苦，交错配佐，组药绝妙，治胃方之上选也。狐惑病病因由脾胃之热、肝胆之热蕴酿而成虫，所谓湿热蒸腐之变也，虽侵蚀于上下，然其道如咽门、肛门，为消化系统之两端，前阴亦糟粕污浊之泄道，其被蚀也，亦循于消化之道。故甘草泻心者，盖上下交病，独治其中之义。解此，则此方非如《金鉴》所谓传误，犹虚劳五脏俱虚者之独建其中，不必循刻舟之痕而求剑，则又增一思路矣。

原文：蚀于下部则咽干，苦参汤洗之。（煎水去滓，熏洗，日三）

时希按： 咽干或为阴干之误，姑设此想，未见于前人之注也。《伤寒总病论》亦有苦参汤洗方，有狼牙根、槐白皮，姑不论其药，知此方古人确用以治阴蚀者。《名医别录》云："苦参止渴，疗恶疮、下部䘌。"正是对证。

原文：蚀于肛者，雄黄熏之。（筒瓦二枚合之，烧，向肛熏之）

时希按： 雄黄，《本草经》云："主治恶疮疽痔死肌。"风俗以五月五日熏之，以杀蛇虫五毒，古人烟熏消毒法也。《脉经》云："病人或从呼吸上蚀其咽（按：则为外呼吸道传染病矣，语有误）；或从下焦蚀其肛、阴，蚀上为惑，蚀下为狐。狐惑病者，猪苓散主之。"考《证类本草》猪苓条，引《图经》：张仲景云，黄疸病及狐惑病，并猪苓散主之：猪苓、茯苓、术。此亦清湿热与和脾胃同法之方也。

原文：病者脉数，无热微烦，默默但欲卧，汗出，初得之三四日，目赤如鸠眼；七八日，目四眦黑，若能食者，脓已成也，赤小豆当归散主之。

时希按： 记程师所告：手诊温病热毒发斑，目赤如斑鸠，非一般之赤眼，乃其瞳子通红，中复有无数小眼，如蜻蜓眼者然，其症其将发狂，投犀角地黄汤而愈。此条烦而无热，已有热毒内闭之势，默默但欲卧，亦近乎昏蒙之象矣。用药当化瘀清热，以透斑毒为宜，赤小豆当归散方意极是，或嫌轻钦。又七八日目眦变黑，则瘀毒更甚之征，痘疮倒靥^[3]之状亦见之，则赤小豆、当归，尤若不及。文中所谓脓已成者，不知成于何处。此条《脉经》《千金》《总病论》皆列为狐惑病，而注家颇有疑言，亦未改。

● 【校注】

　　[1] 䘌（nì）：小虫。又作病名，指阴蚀，症见阴部溃烂，形成溃疡，肿胀坠痛，多伴有赤白带下等，治宜清热利湿杀虫。

　　[2] 㥄（mán）：迷惑；烦闷。

　　[3] 靥（yè）：指面颊上的微涡。引申为凹陷。

● 【评析】

　　狐惑病由脾胃之热、肝胆之热蕴酿而成，或因感染虫毒，所谓湿热蒸腐之变，侵蚀于上下，如咽喉、肛门、前阴、目睛等，以循于消化道黏膜溃疡为主。治用甘草泻心汤，具"上下交病，独治其中"之义。本病类似"口、眼、生殖器三联综合征"；或谓本病系虫病之一种，即䘌病；又有谓本病是牙疳、下疳的古病者。

十七、阴阳毒

　　原文：阳毒之为病，面赤斑斑如锦纹，咽喉痛，唾脓血。五日可治，七日不可治。升麻鳖甲汤主之。（升麻、当归、蜀椒、甘草、雄黄、鳖甲）

　　阴毒之为病，面目青，身痛如被杖，咽喉痛。五日可治，七日不可治。升麻鳖甲汤去雄黄、蜀椒主之。

　　时希按：从五日可治，七日不可治，知是急性病变。咽痛、吐脓血、面赤斑斑诸象，亦颇似热毒不达于肌表，发斑不出，而肠中蓄积化脓之象。所用升麻鳖甲汤有蜀椒、雄黄之大热，虽曰从里托毒，颇有增热之弊。徐大椿主用《活人书》阳毒升麻汤（犀角、射干、黄芩、人参）、大青升麻汤，或气分有热者则白虎化斑汤（即白虎加参汤）之类，似颇贴切，此谓阳毒。

阴毒面青咽痛，身如被杖，似属瘀寒凝毒，宜以温透，何以反去蜀椒、雄黄，意者正是两条用方互错之处。阴毒徐大椿主用庞氏附子饮（附、桂、归、术、半、干姜、生姜）、霹雳散（附子、蜡茶、蜂蜜）、正阳丹（附子、干姜、甘草、麝香、皂角），得徐氏之论，证治于以分明，对仲景一方治两毒之惑可释矣。明·何渊《伤寒海底眼》书中论阴毒、阳毒之证因治法颇多，皆经验有得之言，颇可参证。

然而阴毒、阳毒二证，自来医家为仲景同用升麻鳖甲汤一方为治，而滋惑不解，难以区别。二证若不明辨，何言证治？今略引诸家之说如下：

叔和《脉经》有平阳毒阴毒二条，其脉法可作《金匮》之补充：阳毒为病，身重腰背痛，烦闷不安，狂言，或走，或见鬼，或吐血下痢，其脉浮大数；面赤斑斑如锦纹，喉咽痛，唾脓血。五日可治，至七日不可治也。有伤寒一二日便成阳毒；或服药吐、下后变成阳毒。升麻汤主之。阴毒为病，身重背强，腹中绞痛，咽喉不利，毒气攻心，心下坚强，短气不得息，呕逆，唇青面黑，四肢厥冷，其脉沉细紧数，身如被打。五六日可治，至七日不可治也。或伤寒初病一二日便结成阴毒；或服药六七日以上，至十日变成阴毒。甘草汤主之。

时希按：其脉阳毒浮大数，阴毒沉细紧数，已有表里、阴阳（不一定是寒热）之异，而阴毒伤寒初病一二日便结成，可见必非纯寒之证，以其脉亦数也。

葛洪《肘后方》：初得伤寒，便身重腰背痛，烦闷不已，脉浮，面赤斑斑如锦纹，咽痛，或下痢，或狂言欲走，此名中阳毒，五日可治，过此死。宜用此方：雄黄、甘草、升麻、当归、椒、桂。若身重背强，蛰蛰[1]如被打；腹中痛，心下强，短气呕逆，唇青面黑，四肢冷；脉沉细而紧数，此名中阴毒。五日可治，过此死。用此方：甘草、升麻、当归、椒、鳖甲。阴毒伤，口鼻冷者，干姜、桂、当大热，差。凡阴阳二毒，不但初得便尔，或一二日变作者，皆以今药治之。得此病多死。

时希按：阴毒方，《千金》名升麻汤，比《金匮》为以桂易雄黄，性热相

　　　　　　　　　　　　　　　　何时希医著三种校评

等；阳毒方，《千金》名甘草汤，比《金匮》留一蜀椒，反不用桂心，药性和平，不能判其偏温或凉也。

《巢氏病源》伤寒阴阳毒候：夫欲辨阴阳毒病者，始得病时，可看手足指：冷者是阴，不冷者是阳。若冷至一二三寸者病微，若至肘膝，为病极，过此难治。阴阳毒病无常也，或初得病便有毒，或服汤药，经五六日以上，或十余日后不瘥，变成毒者。其候身重背强，喉咽痛、糜粥不下，毒气攻心，心腹烦痛，短气，四肢厥逆，呕吐，体如被打，发斑，此皆其候，重过三日则难治（按：此是阴阳二毒共有之症）。阳毒者，面目赤，或便脓血；阴毒者，面目青而体冷。若发赤斑，十生一死；若发黑斑，十死一生。阳毒为病，面目斑斑如锦纹，喉咽痛，清便脓血。七日不治，五日可治，九日死，十一日亦死。又**时气阴阳毒候：**此谓阴阳二气，偏虚则受于毒。若病身重腰脊痛，烦闷，面赤斑出，咽喉痛，或下利狂走，此为阳毒。若身重背强，短气呕逆，唇青面黑，四肢逆冷，为阴毒。或得病数日变成毒者，或初得病便有毒者，皆宜依证急治，失候则杀人。

时希按：巢氏虽分伤寒、时气二类，其病或初起即是，或数日而变成，或经治不瘥而成，皆相同。

《千金方》文字悉同于《脉经》，惟文之次序稍变，首冠"阳毒汤"三字，又曰"宜服升麻汤"，药亦同，而服法可记，曰"温覆手足，毒出则汗，汗出则解，不解重作服之，得吐亦佳"。又"阴毒汤"下曰"甘草汤"，服法："温覆取汗，毒当从汗出，汗出则愈。若不汗则不除，重作服"。从服法而知，不论阴毒阳毒，皆当汗解，阳毒且得吐亦佳，可知其病自外入，在阳者且可上越，在阴者亦可汗，则非纯为虚寒之证矣。

《医经溯洄集》：考之仲景书，虽有阴毒之名，然其所叙之证，不过面目青、身痛如被杖、咽喉痛而已，并不言阴寒极重之证；况其所治之方，亦不过升麻、甘草、当归、鳖甲而已，并不用大温大热之药。是知仲景所谓阴毒者，非阴寒之病，乃是感天地恶毒异气，入于阴经，故曰阴毒耳。后之论者，遂以阴寒极甚之证，称为阴毒，乃引仲景所叙面目青、身痛如被杖、咽喉痛数语，并而言之，却用附子散、正阳散等药以治。窃谓阴寒极甚之证，固亦可名为阴毒，然终非仲景所以立名之本意。观后人所叙阴毒，与仲景所叙阴毒，自是两般，岂可混论。后人所叙阴毒，亦只是内伤冷物，或不正暴寒所中，或过服寒药所变，或内外俱伤于寒而成耳，非天地恶毒异气所中者也。（**时希按：阴毒作为阴寒，而用附子散、正阳丹、霹雳散者，其说殆出于庞安常《伤寒总病论》，后世喜之者多，如徐大椿、丹波元简、陆氏等皆是也。**）徐大椿《兰台轨范》：蜀椒辛热之品，阳毒用而阴毒反去之，疑误。《活人》阳毒升麻汤用犀角、射干、黄芩、人参，无当归、蜀椒、鳖甲、雄黄，颇切当。**丹波氏**：阳毒不得不用《活人》阳毒升麻汤及化斑汤之类；阴毒不得不用庞氏附子饮、霹雳饮、正阳丹之类。而以升麻鳖甲汤一方主之者，可疑。**董西园《医级》**：此汤兼治阳毒、阴毒二证，大抵元阳之岁多阳毒，流衍之际[2]多阴毒也。但每遇此证，按法施治，曾无一验，多以不治之证视之。

时希按： 以上诸家对仲景以一方加减，而治截然不同之二毒，致以怀疑，或且另出方治，如《活人书》之阳毒升麻汤，《总病论》之附子饮等三方，皆持之成理，颇为后人遵循而得效，如积薪木，殆后来者居上矣。

关于病因:《脉经》首为《金匮》补出脉法，由脉以求证，则阳毒脉浮大数，为表、为实、为热；阴毒沉细紧数，为里、为虚而仍为热，或谓沉寒化热，但伤寒初病一二日即得阴毒，可见非化热也。其病程自初起一二日直至十日，但至七日，阴毒阳毒皆云不可治，尤可征为急性传染病。凡内因杂证少此急变也。《肘后方》于病程尤急，谓"五日可治，过此死"，治方虽略同于仲景，然阴毒比仲景加一蜀椒，可谓无大出入。巢氏提出鉴别诊断，如手足指不冷者，又面赤斑出、狂走者为阳毒，手指冷者，又唇青面黑、四肢逆冷者为阴毒，皆极明确可循，症状亦胪列较多；又有十生一死，十死一生等死候，及赤斑吉、黑斑凶，指冷一二三寸为病微，过肘膝为病极等辨证法，重过三日则难治，以至十一日之死期；分病源为伤寒、时气（即温热、痰毒之类）二类；病邪为受毒之外因及阴、阳二气或虚之内因，巢氏四条文字，内容极富，虽未言治法，已予人启发多矣。

《千金》治方，于前人无所增益，而于服法中，使人得知阳毒可汗可吐，乃邪毒之外受为实；阴毒亦"汗出则愈，不汗则不除"，与温毒化斑透斑之治相同，惟后者重在清透，若白虎汤之清郁热而沛然汗出，不须温覆也。至朱奉议、庞安常乃使阴阳二毒病因，如冰炭之判然，徐大椿、董西园、丹波氏，尤此说之后劲之极大支持者。何渊《伤寒海底眼》中，论及阴阳毒发斑者甚多，分经、分期、分证、分法，经验必多，读之有益。

阴阳二毒，自汉以后，沿称已久，然论者是否亲曾经验，则不可知，其如丹波元坚所谓"古特有而今绝无者"乎？盖遇之者不少，而今之所称非此病名也，如明弘治间之何渊，谓是温毒发斑；清嘉庆间之董西园，谓是喉证（见后）；近世丁仲祜[3]谓是小儿麻疹；陆渊雷谓是男子斑疹伤寒。盖名殊而病同耳（说皆见后）。

《医级》：百岁老人袁云龙曰：细详此二证俱有咽喉痛三字，窃论疡科书有锁喉风、缠喉风、铁蛾缠三证，其状相似，有面色赤如斑者，有面色凄惨而青黑者，有吐脓血者，有身痛如杖，有气喘息促，谵语烦躁者，总以咽喉痹痛为苦。一发之间，三五日不减，即无生理，岂非阳毒、阴毒之类乎。再详其脉，缓大者生，细促者死。予见此二证，先用咽喉科利痰方治之，全活甚众。**陆氏**：丁仲祜以麻疹当《金匮》之阳毒，然阳毒与阴毒对举，而麻疹绝少阴证，且主发于小儿，则与阳毒发斑自异（**时希按**：小儿麻疹甚多阴证，其无阴证之说不确）。又：当以斑疹伤寒为近，多发于壮年男子，发斑之见于历来医案者，亦皆男子为多。其身热常至四十度以上，面色发红，眼充血；重者或谵妄狂躁，是即属于实热之阳毒。又最易呈衰弱证，心搏衰微，血压低减，脉微而数，面色暗晦，瞪目偃卧，循衣摸床，是即属于虚寒之阴毒。又：要之，阴阳毒即后世所谓发斑，机能亢进，属实热者为阳毒阳斑；机能衰弱，属虚寒者为阴毒阴斑。《金匮》但于阳毒言面赤斑斑如锦文，于阴毒不言发斑者，盖因当时医家习用阴阳毒之名，举阴阳毒，则已知发斑，不必更言也。

时希按：陆氏常今而非古，于此则引今以证古，以为阳毒即阳斑，阴毒即阴斑，而皆男子斑疹伤寒也。复引名注三家以为参考，使阴阳毒证，得愈辨而愈明。

尤氏：毒者，邪气蕴蓄不解之谓。阳毒非必极热，阴毒非必极寒，邪在阳者为阳毒，邪在阴者为阴毒也。而此所谓阴阳者，亦非脏腑气血之谓，其邪著而在表者谓之阳，其邪隐而在表之里者，谓之阴耳。故皆用辛温升散之品，以发其蕴蓄不解之邪，而亦并用甘润咸寒之味，以安其邪气。《金匮编注》沈明宗：阴毒者非阴寒之阴，即阴血受寒为阴，而血凝不散，故成阴毒，拟用霹雳散、正阳丹（此意徐氏、程氏亦同），皆是未入仲景藩篱耳。惟元时王安道辨非阴寒直中（按：已见前引），可谓言直理正。惜其又云天地恶毒异气，混淆未明，使后人无所措手（**时希按：**末段盖本于巢氏时气之说，正是《活人书》《伤寒海底眼》"温毒所发"，合之临床，适最确切，正使后人有所措手耳）。

《金鉴》：阴阳平，正气也；阴阳偏，邪气也；阴阳变，异气也。正气者即四时令平之气也，中人为病，徐而浅（**时希按：**正气为病，自内生，非中亦不浅，用语不当）。邪气者即四时不合之气也，中人为病，速而危。异气者非常灾疠之气也，中人为病，暴而死，所以过五日不治，以五脏相传俱受邪也（**按：**恐言之过甚，暴急之病不待五脏相传也）。此气适中人之阳则为阳毒；适中人之阴则为阴毒，非后人所论阴寒极、阳热极之阴毒阳毒也。

● 【校注】

［1］蛰：意指安静。

［2］流衍之际：水运太过之纪的名称。《素问·五常政大论》："土曰敦阜，金曰坚成，水曰流衍。"

［3］丁仲祜：即丁福保（1873–1950）。近代医家。字仲祜，江苏无锡人。曾在京师译学馆任教。对医学有研究，著有《丁氏医学丛书》，其内容包罗甚广，有自日本翻译西医各科书籍。编辑出版《中西医刊》，对西医在我国的传播有一定贡献。还著有《说文解字诂林》。

● 【评析】

关于阴阳毒病的释名与病因，各家论述纷纭，如明·何渊谓是温毒发斑；清·董西园谓是喉证；近世丁仲祜谓是小儿麻疹；陆渊雷谓是斑疹伤寒。何时希经论证认为阴阳毒当是急性病变，或急性传染病，即感受疫毒所致的病患，有表里、阴阳之异，阳毒为表、为实、为热；阴毒为里为虚，然非纯为虚寒之证。此说更合临床。关于治疗，仲景同用升麻鳖甲汤治阳毒与阴毒，后世多有疑惑，并有所发明，如《千金方》，不论阴毒阳毒，皆当汗解，阳毒且得吐亦佳，可知其病自外入，在阳者且可上越，在阴者亦可汗;《活人书》之阳毒升麻汤，《总病论》之阴毒附子饮等。何时希尤推崇先辈何渊《伤寒海底眼》中论及阴阳毒发斑者甚多，分经分期分证分法，经验必多，读之有益（参见本套丛书《何氏伤寒温病六书校评》）。

十八、疟病

原文: 师曰: 疟脉自弦，弦数者多热，弦迟者多寒。弦小紧者下之差，弦迟者可温之，弦紧者可发汗、针灸[1]也，浮大者可吐之，弦数者风发也，以饮食消息止之。

尤氏: 疟者少阳之邪，弦者少阳之脉，有是邪则有是脉也。然疟之舍，固在半表半里之间，而疟之气，则有偏多偏少之异，故其病有热多者，有寒多者，有里多而可下者，有表多而可汗、可吐者，有风从热出而不可以药散者，当各随其脉而施治也。**喻昌《医门法律》:** 仲景既云弦数者多热矣，而复申一义云: 弦数者风发，见多热不已，必至于极热，热极则生风，风生则肝木侮土，而传其热于胃，坐耗津液，此非可徒求之药，须以饮食消息，止其炽热，即梨汁、蔗浆，生津止渴之属，正《内经》"风淫于内，治以甘寒"之旨也。**吴氏:** 弦小紧者之小字，当是沉字，则有可下之理。

时希按: 改小为沉，以与浮大可吐相对，然此小字或可作短小有力解，有力乃可下耳。

原文: 病疟以月一日发，当以十五日愈，设不差，当月尽解。如其不差，当云何? 师曰: 此结为癥瘕，名曰疟母，急治之，宜鳖甲煎丸。（药二十三味（见后）又煅灶下灰，清酒）

时希按: 一日发，十五日愈，诸家解者皆不熨切: 程氏谓"五日为一候，三候为一气，一气十五日也"；尤氏谓"天气十五日一更，人之气亦十五日一更，气更则邪当解也"；吴氏谓"人受气于天，天气更则人身之气亦更，更气旺，则不受疟邪，故愈也"；陆氏谓"盖谓疟病不服药，大抵节气一更而自愈，否则，节气再更而自愈。然亦约略之词，事实上并不尽然"。夫七情六淫、内因外因诸病，从未有结合节气之规定，何疟疾独然？况寒病自夏入秋冬，节气不利于病体，自冬入春夏，节气有助于人身，热病则反之。凡治病岂可皆待节气为主宰，而不尽人力，则何用医为？知必不如此也。意者伤寒以七日为一候，疟之发也日作轻，三日为重，而以间日为常。间日疟七作，则当伤寒之一候，为十四日也，疟作七次，当衰当愈。否则，当行截疟之法矣。如不差，再期七次，故曰月尽解也。

魏氏：寒热杂合之邪在少阳，而上下格阻之气结厥阴，聚肝下之血分，而实为疟病之母气，足于生疟而不已。**程氏：**疟母者，邪气内薄于脏腑，血气羁留而不行，息而成积（**时希按：**疟邪内薄[2]于脏腑，横连于募原，募原者少阳之分，为胁下大气难到之处，故邪痰凝瘀，而结为癖积痞块之属，休作有时之邪，与痰瘀凭隅而负固，疟母之成因或如此也），故内结癥瘕，而外作往来寒热。《内经》曰："坚者削之，结者散[3]之。"以鳖甲主癥瘕寒热，故以为君；邪结于血分者，用大黄、芍药、䗪虫、桃仁、赤硝、牡丹、鼠妇、紫葳，攻逐血结为臣；邪结于气分者，厚朴、半夏、石韦、葶苈、瞿麦、乌扇、蜂房、蜣螂，下气利小便以为佐（**时希按：**邪结血分、气分之说，以为当疟邪夹痰湿之积，或夹血瘀之结）。调寒热、和阴阳，则有黄芩、干姜；通营卫则有柴胡、桂枝；和气血则有阿胶、人参，六味又用之以为使也。结得温则行，灶灰之温（此煅铁炉灶腔中之灰，不特性温，其中亦有散落之铁屑，《名医别录》所谓"兼得铁力，主治癥瘕坚积"），清酒之热，所以制鳖甲，同诸药而逐癥瘕疟母。《内经》曰："治有缓急，方有大小。"此急治之大方也。**丹波氏：**此方合小柴、桂枝、大承气三汤，去甘草、枳实，主以鳖甲，以攻半表之邪，半里之结，无所不至焉。然《三因方》云："古方虽有鳖甲煎等，不特服不见效，抑亦药料难备。"此说殆有理焉。

时希按：是丸或有畏其峻者，实不必，盖昆虫灵动之药四：鼠妇、蜂窠、䗪虫、蜣螂共重十八分（每四分为一两），为全丸九十二分十之二；攻下之药二：大黄、赤硝共十五分，占百之十六。即使灵动与攻下合化而破血，亦有三分之二药物，以缓其攻而牵掣之，不足畏也。临床常于截疟退热方中，加入三四钱包煎，亦未见下瘀血见黑便者。至于药料难备，如求冶铁灶下灰，及煮鳖甲令泛烂如胶漆，皆非咄嗟[4]之事，则仲景名此为煎而又曰丸，可以知制丸剂以备用，和汤药而共煎之意矣。

原文：师曰：阴气孤绝，阳气独发，则热而少气烦冤，手足热而欲呕，名曰瘅疟。若但热不寒者，邪气内藏于心，外舍分肉之间，令人消烁脱肉。

时希按： 此是《素问·疟论》二段文字，乃合而为一，反失原意，试分述之：一是[5]"其但热而不寒者，阴气先绝，阳气独发，则少气烦冤，手足热而欲呕，名曰瘅疟"，但将仲景第二节首句"若但热不寒者"移在文首"阴气孤绝"句之上，即自然通顺，不烦解说。以为此或非疟，殆阴虚劳瘵之发热耳，盖除有一疟字外（瘅字王冰注为"热也，热极为之也"，又《素问·通评虚实论》曰："消瘅仆击，肥贵人，则膏粱之疾也。"[6]瘅字本非疟疾之专称），病因、症状，皆无疟邪可见，故当属于阴绝阳发之内因。二是"瘅疟者，肺素有热，气盛于身，厥逆上冲，中气实而不外泄；因有所用力，腠理开，风寒舍于皮肤之内、分肉之间而发，发则阳气盛，阳气盛而不衰则病矣。其气不及于阴，故但热而不寒，气内藏于心，而外舍于分肉之间，令人消烁脱肉"。此节为仲景缩文之所本，亦病因、病理、症状、文义明晰无杌陧[7]处，盖先由肺热之远因，召致风寒之近因，由皮肤分肉之潜伏；风寒与肺热同化，则纯热而无寒；其气内应于心，仍外出于分肉，热盛而极，则肌肉为之消烁矣。具此内外远近诸因，潜伏同化，而后成为瘅疟也。至如程氏所谓"肺素有热而成瘅疟；热藏于心，而成瘅疟，瘅疟之所舍，属心肺两经"之注，比之尤氏混合为一者，已具只眼，然热藏于心，则为凿解经文，心岂可藏邪者？心包受邪，已足昏蒙矣。《金鉴》以此与下条均有脱简，《内经》已详，而不释。余则仍借《素问》以补之。

原文：温疟者，其脉如平，身无寒但热，骨节疼烦，时呕，白虎加桂枝汤主之。

时希按： 其脉如平，尤氏谓："病非乍感，故脉如其平时也。"此决不通，杂病内伤都非乍感，必形之于脉，岂有发热、骨疼、时呕而脉平哉？程氏但释为"非平也"；《脉经》迳云"其脉平"，并无如字，尤为肯定；陆氏谓："疟脉自弦，如平谓不弦也。身无寒但热，可知疟脉之弦，必在恶寒郁血时矣。"

温疟病因，仍当求之《素问·疟论》："先伤于风，而后伤于寒，故先热而后寒也，亦以时作，名曰温疟。"此与一般潜伏之病同，有伏邪，有新邪；有潜因，有诱因。其先热后寒者，前文所谓"寒者阴气也，风者阳气也"，先伏之风已化热，后感者为寒邪，理当后感者先发，先伏者后透，则先寒而后热也。故先热而后寒之病理，当如《素问》之另一证，如下："温疟者，得之冬中于风，寒气藏于骨髓之中，至春则阳气大发，邪气不能自出，因遇大暑，脑髓烁，肌肉消，腠理发泄，或有所用力，邪气与汗皆出，此病藏于肾，其气先从内出之于外也。如是者阴虚而阳盛，阳盛则热矣；衰则气复反入，入则阳虚，阳虚则寒矣，故先热而后寒，名曰温疟。"此条经文，义理敷畅，无烦辞费，与经文"冬伤于寒，春必温病"、冬不藏精，春必温病二条，有相互发明之义。温疟《金匮》谓为但热无寒，《内经》谓为先热后寒，其寒者壮热退后常有之现象，暂见即止，仍当以热为主症。至前条经义先伤于风，后伤于寒者，一则新寒得汗可去，二则寒从热化，尤以热象为主，寒亦暂见之症。则知二书三条温疟颇与温病相同，恶寒为暂见而发热为主症也。伏气温病之冬伤于寒，与温疟之冬中于风寒同，冬不藏精而病温，乃邪伏于少阴，一发即呈肾阴先竭之象，为伏气温病之剧证，若此温疟之冬寒藏于骨髓，至春当出不出，至夏脑烁肌消之时，伏邪已历三季，无可藏匿而始出，真伏气晚发之尤晚者也。其发病之剧，殆不逊于冬不藏精之温病。凡疟之特征，以寒热往来、休作有时为主，若此温疟，邪既藏于骨髓，不连于募原，则无寒热往来，亦非休作有时，热高不下，精液先夺，病邪又舍于至深之地，故一发而剧，不可轻忽者也，此理喻氏《尚论后篇》《温症朗照》中辨之甚多，须加参看。

再学诸家之释桂枝白虎：**尤氏：** 骨节烦疼，时呕者，热从肾出，外舍于其合，而上并于阳明也。白虎甘寒除热，桂枝则因其势而达之耳。**程氏**：加桂枝于白虎汤中，引白虎辛寒，而出入营卫，制其阳邪之亢害。**赵氏**：用白虎，治其阳盛也；加桂疗骨节痹痛，通血脉、散疟邪、和阴阳以取汗也。**陆氏**：《疟论》以先热后寒为温疟，但热不寒为瘅疟；《金匮》则瘅疟、温疟似无别，且瘅疟但热不寒，厥逆上冲（陆原注：谓冲逆非厥冷之厥），以证候论，亦是白虎加桂枝汤所主，然则虽无别，可也。

时希按：桂枝白虎仅能治先伤于风、后伤于寒之温疟，桂枝占全方二十四两之三两（八分之一），作为助甘凉以行荣，引新寒以出卫，引经反佐之义，用药皆当量小也。若治冬伏夏发之温疟则不合，当求之温病方，则如青蒿鳖甲汤、黑膏[8]（吴鞠通治瘅疟用五汁饮或三甲复脉）始可，故治温、瘅二疟，而不汲取于温病，殆为未备。

原文：疟多寒者，名曰牝疟，蜀漆散主之。（蜀漆、云母、龙骨等分，未发前以浆水服半钱。温疟加蜀漆半分，临发时服一钱匕）

时希按：此条《外台》引仲景作牝疟，吴崑《医方考》云："牝，阴也，无阳之名，故多寒名牝疟。"然《脉经》、赵以德、赵开美、尤氏诸本皆作牡，当从《金鉴》改之。

尤氏：疟多寒者，非真寒也，阳气为痰饮所遏，不得外出肌表，而但内伏心间。心，牝脏也，故名牝疟。蜀漆能吐疟痰，痰去则阳伸而寒愈；取云母、龙骨者，以蜀漆上越之猛，恐并动心中之神与气也。**程氏**：蜀漆，常山苗也，得浆水，能吐疟之顽痰。三阴者其道远，故于未发之先服，令药入阴分，以祛其邪。属心肺者其道近（指温疟），故于临发之时服，令药力入心肺，以祛其邪。此方乃吐顽痰，和阴阳之剂，故牝疟、温疟俱可服。**陆氏**：此方用以截疟，无论寒多、热多，但脐下有动者，甚效。若胸腹有动者加牡蛎。

时希按：今人治疟，大都用小柴胡、达原饮（槟榔、厚朴、草果、知母、芍药、黄芩、甘草）、草果知母汤（半夏、厚朴、黄芩、乌梅、花粉、姜汁）、截疟七宝饮（常山、厚朴、青陈皮、甘草、槟榔、草果）之类。化痰水之阴邪，清募原之伏热，当辛燥与苦寒配合为用，如厚朴、草果、半夏、陈皮、槟榔与知母、黄芩、花粉等相配是也。而蜀漆则视为截疟之主药，截疟当在四五次至七次，当其日发日早，或寒少热多时，则截之可止。前文所云疟发以七次为一候，未及一候则稍早，亦无效也。透疟邪以柴胡为主药，寒多加桂枝、生姜；热多加葛根、青蒿、地骨皮、白薇也。

疟疾服药法：仲景极重视之，盖出于《素问·疟论》曰："夫疟者之寒，汤火不能温也，及其热，冰水不能寒也，此皆有余不足之类（谓热为有余，寒为不足）。当此之时，良工不能止，必须其自衰乃刺之。经言无刺熇熇之热，无刺浑浑之脉，无刺漉漉之汗，故为其病逆未可治也。""病之发也，如火之热，如风雨不可当也，故经言曰：方其盛时必毁，因其衰也，事必大昌，此之谓也。夫疟之未发也，阴未并阳，阳未并阴，因而调之，真气得安，邪气乃亡，故工不能治其已发，为其气逆也。"此二段经文反复论述不治已病之理，与今日疟发不可服药，服之非徒无效，战栗躁烦更甚，历时增久，或且狂越，临床所见正如此也。然则治疟当以何时而始可，《素问·刺疟》曰："凡治疟先发，如食顷乃可以治，过之则失时也。""先其发时如食顷而刺之，一刺则衰，二刺则知，三刺则已。"刺法大都求其出血，见效速，故食顷（一餐饭时，不过半小时）前刺之，约半小时内可刺三次。如服汤药，则见效缓，须两小时以上乃可。又当知疟发之形势，日发日早抑日发日晏，须逆其发而两小时前投药，有药症恰合，此日至时竟不发者，则经所谓"三刺则已"也。或服药及时而发作较轻者，则经之"一刺则衰，二刺则知"也，临床常能得此效果。又曰："刺疟者，必先问其病之所先发者，先刺之：先头痛及重者，先刺头上及两额、两眉间出血（下节）。"得此启发，凡头痛者宜加防风、蔓荆；脊背痛者加羌活；腰痛加独活；足胫痛加牛膝、威灵仙；胁痛者加青皮、橘叶；肢节痛者加桑枝、晚蚕沙等药是也。见其经之病，则加其经引经之药，内部之症亦同。尝治疟渴甚者加白虎，渴而引热饮、欲如沸汤者加苍术、草果、川朴、干姜，取效皆如应桴，从此深求，思过半矣。

书皆载蜀漆能作吐，近日所用炒常山反应较轻，又与半夏、陈皮、川朴、蔻仁等和胃之药同进，虽量至三钱，亦无吐者，可见复方佐合，能减轻其副作用也。

关于附方，以《千金》《外台》而下，可附者多矣，我从《金鉴》例，旨在不录，但疟疾三附方，谓皆是仲景方，故录之：一是仲景《伤寒论》牝症，多寒者名牝疟，牡蛎汤主之：牡蛎、麻黄、甘草、蜀漆（《外台秘要》）。

尤氏：此亦蜀漆散之意，而外攻之力较猛。**赵氏**：牡蛎软坚消结，麻黄非独散寒，且可发越阳气，使通于外，结散阳通，其病自愈。

时希按：《外台》以此方列在蜀漆散前，云"并出第十五卷中"。盖以《金匮》此卷列为《伤寒论》之卷十五，二书原相续不分，总名曰《伤寒卒病论》也。余谓截疟用蜀漆，或如七宝饮有朴、槟、草果、青、陈皮之相佐，甚得其力；或如桂枝去芍加蜀漆龙骨牡蛎救逆汤之制，有桂、姜、甘、枣之振强心阳，有龙、牡之镇怯。以为蜀漆散与牡蛎汤皆不如也。

二是张仲景《伤寒论》：疟病发渴者，与柴胡去半夏加栝楼根汤：柴胡、人参、黄芩、甘草、栝楼根、生姜、大枣（此见《外台》。《经心录》云"疗痨疟"）。

喻氏：渴虽阳明津竭，而所以致阳明津竭者，全是少阳之邪，故即小柴胡去半夏加栝楼根也。**徐氏**：谓少阳而兼他经之证则有之，谓他经而全不涉少阳，则不成其为疟矣。所以小柴胡亦为治疟主方，渴易半夏，加栝楼根，亦治少阳成法也。攻补兼施，故亦主劳疟。

时希按：方无桂枝、半夏，而黄芩、栝楼皆苦寒，故当渴属热多，而非因痰水者始合。

三是柴胡桂姜汤，治疟寒多，微有热，或但寒不热，服一剂如神：柴胡，桂枝、干姜、栝楼根、黄芩、甘草、牡蛎（即《伤寒论》147条）。

赵氏：是用柴胡为君，发其郁伏之阳；黄芩为佐，清其半里之热；桂枝、干姜所以通肌表之痹（**时希按**：赵氏谓"风寒湿痹于肌表，肌表既痹，阳气不得通于外，遂郁伏于荣血之中"，其语于疟疾病理，为无所根据。即从药辨证，干姜亦非通肌表之药，当是温里阳以通表，治其多寒）；栝楼根、牡蛎除留热，消瘀血。**徐氏**：小柴胡本阴阳两停之方，寒多故加桂枝、干姜，则进而从阳，痹着之邪可以开矣（**时希按**：亦谓"胸中之阳气，散形于分肉之间，今以邪气痹之"。若以疟多寒者痰多为解，虽俗说却较通畅）；更加牡蛎以软其坚垒，则阴阳豁然贯通，而大汗解矣。《医通》：小柴胡汤本阴阳两停之方，可随疟之进退（**时希按**：此非疟之进退，乃疟邪寒热之多少），加桂枝、干姜，则进而从阳；若加栝楼根、石膏，则退而从阴，可类推矣（**时希按**：此属《伤寒论》，文曰："伤寒五六日，已发汗，而复下之，胸胁满微结，小便不利，渴而不呕，但头汗出，往来寒热，心烦者，此为未解也，柴胡桂枝干姜汤主之。"可为参考）。

时希按：《金匮》疟病，周扬俊[9]《金匮玉函经补注》中，有千五百字长文作总结，亦可参读。然《素问》《金匮》之论疟，与近今疟原虫之病因，殆多格格难合之处，而古今所有治疟之方，若施用得当，效则极显。又《疟论》："夏伤于暑，热气盛，藏于皮肤之内，肠胃之外，此荣气之所舍也。此令人汗空疏，腠理开。因得秋气，汗出遇风，及得之以浴。水气舍于皮肤之内，与卫气并居。卫气者，昼日行于阳，夜行于阴，此气得阳而外出，得阴而内薄，内外相薄，是以日作。""其间日发者，由邪气内薄于五脏，横连于募原也。其道远，其气深，其行迟，不能与卫气俱行，不得皆出，故间日而作也。"此疟疾之普遍病理，既言之以成理，又千百年相传而不以为忤也。其述发病之状，曰："疟之始发也，先起于毫毛，欠伸乃作，寒栗鼓颔，腰脊俱痛。寒去则内外皆热，头痛如破，渴欲冷饮。""夫病者之寒，汤火不能温也，及其热，冰水不能寒也。""病之发也，如火之热，如风雨不可当也。"皆形容恰切，古今无以易之。而寒栗鼓颔，其状战栗而至齿牙相击作声，振振掉动，床席为之撼摇者，与血液检验肯定为疟原虫之发病何其相同耶！故《疟论》之精要，《刺疟》之简捷，仲景小柴胡、鳖甲煎丸、蜀漆散诸方，以及温病家所出达原饮、草果知母饮等方，诚有益于临病，可信步而徜徉，取之有余，无或疑焉。

● **【校注】**

［1］针灸：原为"温针"。据宋本（明·赵开美校刻）《金匮要略·疟病脉证并治》改。

［2］薄（bó）：迫近；靠近。

［3］散：原为"行"。据《素问·至真要大论》改。

［4］咄嗟（duō jiē）：谓时间仓卒；迅速。

［5］是：原无此字，据文意加。下同.

［6］消瘅仆击，肥贵人则膏粱之疾也：语出《素问·通评虚实论》："凡治消瘅仆击，偏枯痿厥，气满发逆，甘肥贵人，则高粱之疾也。"

［7］杌陧（wù niè）：困厄。此意指疑问。

［8］黑膏：出自《肘后备急方》卷二方。由生地黄、豆豉、猪脂、雄黄、麝香等药组成，有凉血解毒作用。

［9］周扬俊：清代医家。字禹载，江苏苏州人。钻研仲景之学，辑有《温热暑疫全书》，撰《伤寒论三注》，对元代赵以德（良仁）所衍义的《金匮玉函经》加以补注而成《金匮玉函经二注》（1687刻行），另对葛可久《十药神书》加以注释。

● 【评析】

《金匮》疟病篇提出了瘅疟、牝疟、温疟、疟母等病证名，亦出了治疗三方，以及附方三张，何时希认为《素问》《金匮》之论疟，与近今疟原虫之病因，殆多格格难合之处，然古今治疟之方，若施用得当，效则极显。他的观点和经验主要有：一是关于疟病的辨治。疟之特征，以寒热往来、休作有时为主，治疗需化痰水之阴邪，清募原之伏热，法当辛燥与苦寒配合为用，如厚朴、草果、半夏、陈皮、槟榔与知母、黄芩、花粉等相配。蜀漆为截疟之主药，透疟邪以柴胡为主药，寒多加桂枝、生姜；热多加葛根、青蒿、地骨皮、白薇。温疟颇与温病相同，恶寒为暂见而发热为主症，热高不下，精液先夺，不可轻忽，桂枝白虎汤仅能治伤于风寒即发之温疟，而治冬伏夏发之温疟，或瘅疟，当求之温病方，如青蒿鳖甲汤、黑膏、三甲复脉汤等。二是关于汤方的煎服法。服药时间须逆其发而两小时前投药，可使不发，或发作较轻。鳖甲煎丸是治疟母，或癥瘕病证的有效方药，据方名可知当为制丸剂以备用，和汤药而共煎，在截疟退热方中，加入三四钱包煎，亦是可取之法。

十九、中风病

原文：夫风之为病，当半身不遂，或但臂不遂者，此为痹，脉微而数，中风使然。

尤氏：风彻于上下，故半身不遂；痹闭于一处，故但臂不遂。以此见风重而痹轻，风动而痹着也。在阳者则为风，在阴者则为痹。吴氏：中风之人，因虚而召风者，未有不见微弱之脉者也；因热而生风者，未有不见数急之脉者也（**时希按**：此当是外风内风两证之脉，不可混为一谈）。

时希按：半身不遂者非谓上下半身，乃左右肢半体也。风中于脏，岂非在阴，四肢为阳，何得谓阴，尤氏此二解皆不妥。若谓风动而痹着，是又不然，风中经络为痹，亦非着而不移，伤于风为行痹；伤于寒为痛痹，颇能游走；惟湿痹一种着而不移耳。然湿邪非能独伤人，其气常兼，故近今以关节痛名为风湿热也，痹久则一节之病蔓而为一肢之病，遂成偏枯，则《内经》岐伯皆称为中风。风中脏腑则窍隧闭阻，亦着而不动，则所谓风动而痹着者，亦不妥也。此微数之脉，仅以见气血少而伤于风，数脉非必见，惟在关节疼热，所谓风湿热发作时乃见数脉，则发热之反应耳。

原文：寸口脉浮而紧，紧则为寒，浮则为虚，寒虚相搏，邪在皮肤。浮者血虚，络脉空[1]虚，贼邪不泄，或左或右；邪气反缓，正气即急，正气引邪，喎僻不遂。

尤氏：邪气反缓，正气即急者，受邪之处，筋脉不用而缓，无邪之处，正气独治而急，缓者为急者所引，则口目为僻，而肢体不遂。是以左喎者邪反在右，右喎者邪反在左。

时希按：以上中风脉法，以血虚脉络空，而寒邪搏袭为定义。其文字常有格格难解之处，如既云络脉空[1]虚，则邪伤于络，而反云邪在皮肤。因正气缓故邪气急，今正邪二字反之，意盖谓中邪之侧面，颊肌弛缓；未中邪之侧面（即所谓正气），颊肌反急。仲景文常有此也。

原文：邪在于络，肌肤不仁；邪在于经，即重不胜；邪入于腑，即不识人；邪入于脏，舌即难言，口吐涎。

尤氏：络邪病于肌肤，而经邪病连筋骨，甚而入腑，又甚而入脏，则邪递深矣。

时希按：四中之说，为仲景一大发明，使中风外中之学，有一纲统可寻。中虽有四，实仅经络、脏腑二中可分，经络外也、浅也，脏腑内也、深也。尤氏乃以为由浅入深，入于络者以次入经入腑入脏，非临床所常见。所常见者中经络，侵连筋骨，甚至偏枯，大都神不侵，志不乱，病仍在筋骨之间，食便如常，或且带疾而反延年（与内风脑溢血，先伤脑神经之神识昏迷者不同），未尝依次而入脏腑。惟风中脏腑，气血闭塞，经络不通，则必见经络之病，以经络受营于脏腑，为脏腑之隧道也。

肌肤不仁，见于《素问·痹论》曰："皮肤不营，故为不仁。"注曰："不仁者皮顽不知有无也。"又《逆调论》曰："荣气虚则不仁，卫气虚则不用。"言肌肤，言营气，则经络之互词也。

原文：寸口脉迟而缓，迟则为寒，缓则为虚；营缓则为亡血，卫缓则为中风。邪气中经，则身痒而瘾疹；心气不足，邪气入中，则胸满而短气。

时希按：上条为中经之轻证，乃一般风热入血之肤疹；即下条亦非中脏，盖心虚人胸满短气，亦是常见，皆不足以称中风。迟缓二脉，《金鉴》以为不能常见，迟当是浮，必是传写之误。尤氏以为"迟者行之不及，缓者至而无力，不及为寒，而无力为虚也"，二脉可以同见，惟无浮脉，则不足以见外风耳。

原文：风引汤：除热瘫痫。（大黄、干姜、龙骨、桂枝、甘草、牡蛎、寒水石、滑石、赤石脂、白石脂、紫石英、石膏。原注：治大人风引，少小惊痫瘈疭，日数十发，医所不疗，除热方）

尤氏：此下热清热之剂。孙奇[2]以为中风多从热起，故特附于此欤。然亦猛剂，用者审之。《外台秘要》：此本仲景《伤寒论》方，《古今录验》、范汪同。丹波氏：此方非宋人所附，风引即风痫瘈引之谓，而为仲景之方甚明，程氏、尤氏辈亦何不考也。

时希按： 此方诸药，以姜、桂祛外来之风；大黄、石膏、寒水、滑石清气分之热；牡蛎去痰水；赤、白石脂、石英、龙、牡安精神，定魂魄，以镇坠见长。方虽杂合，尚有理法可寻，与仲景制方之简练不同。然鳖甲煎丸、薯蓣丸等，机杼[3]岂不亦然。

原文：防己地黄汤：治病如狂状，妄行，独语不休，无寒热，其脉浮。（防己、甘草各一分，桂枝、防风各三分。上四味，以酒一杯，渍之一宿，绞取汁。生地黄二斤，咬咀，蒸之如斗米饭久，以铜器盛其汁，更绞地黄汁，和，分再服。）

时希按： 仲景中风门未出方，其侯氏黑散、风引汤，诸家皆以为宋·孙奇所附，《金鉴》且不收，惟丹波元简引巢氏以为黑散出仲景经，引《外台》及崔氏以为风引乃仲景《伤寒论》方。今读二方，主治不明，药不符证，黑散治大风，四肢烦重、心中恶寒不足者，大风古谓麻风病，非以四肢烦重为主症；心中恶寒不足，又是何象？方则以菊花、桔梗、防风、细辛、川芎、桂枝为治表，白术、黄芩、干姜、人参、茯苓、当归、牡蛎、矾石以治里，尚可理解。温酒调服，却须冷食六十日，以为冷食自能助药力，即药积腹中不散也，热食即下矣。病热风而冷食，则滞于胸中而不散，令药力能积二月，胸胃能忍受乎？可谓匪夷所思。风引汤（已见前）治大人风引（丹波谓即风痫瘈引），少小惊痫日数发，巢氏谓治脚气，本非中风之方，故药以石类镇定为主耳。头风摩散以附子末与盐同摩疾上，不注何疾，当是头风痛。必后人附方，《千金》《外台》均载之，不言是仲景也。古之编书者好以己意纂改原文，如防己地黄汤，赵开美刻书号称善本，却改分为钱，人颇讥之，分者四分之一两也，改钱则太轻矣。又好以所喜之方附入古书，如上述四方中，后二方皆足疑也。

然防己地黄汤配合甚美，以生地蒸取汁，四药酒浸取汁，和汁饮。血虚有风，以荆芥炭调生地汁，或以姜汁和生地汁，古常用之。今此方用防己去湿，防风去风，桂枝去寒，皆能行经络肢节，用以治风寒湿三气杂至而成之痹，得生地以养血引经，诚为可喜之佳方。《金匮》四中，纯为外风真中，与近世最多之内风类中不同，故治法为未备。陆氏却以脑血管疾患解之，内外未易明也。

● 【校注】

[1] 空：原为"真"。据宋本（明·赵开美校刻）《金匮要略·中风历节病脉证并治》改。

[2] 孙奇：北宋医家。河阳（今河南孟县）人。尚药奉御孙用和，有二子，孙奇、孙兆，父子皆以医闻名。奇、兆皆登进士第，官至殿中丞，两人对《素问》等古典医籍更多所研究。

[3] 机杼（zhù）：比喻心思、心意。

● 【评析】

古代医家对中风病的认识范畴较宽泛，除了因感受风邪而发病者外，凡病起急骤，而又见证多端者，均属之。《金匮》中风病提出中经、络、脏、腑概念，其证候鉴别至今仍有指导价值。如何时希所说：中经络，侵连筋骨，甚至偏枯，大都神不侵，志不乱，病仍在筋骨之间，经络外也、浅也；惟风中脏腑，气血闭塞，经络不通，则必见经络之病，脏腑内也、深也。本篇中风病虽有外受风邪而诱发，然中腑中脏有不识人、舌难言之表述，恐不全是外风真中。细考所述脉证，多属正气亏虚，气血瘀阻，不能濡养经脉脏腑所致，可见中风病的发生与内伤积损、机体本虚相关，亦是后世类中风病机的奠基之论。

二十、历节病

原文：寸口脉沉而弱，沉即主骨，弱即主筋，沉即为肾，弱即为肝。汗出入水中，如水伤心，历节黄汗出[1]，故曰历节。

趺阳脉浮而滑，滑则谷气实，浮则汗自出。

少阴脉浮而弱，弱则血不足，浮则为风，风血相搏，即疼痛如掣。

尤氏：寸口一条为肝肾先虚，而心阳复郁，为历节黄汗之本也。郁为湿热，汗液则黄；浸淫筋骨，历节乃痛，历节者遇节皆痛也。盖非肝肾先虚，则虽得水气，未必便入筋骨；非水湿内侵，则肝肾虽虚，未必便成历节。仲景欲举其标，而先究其本，以为历节多从虚得之也。**沈氏**：趺阳脉浮，浮为风邪入胃；滑为水谷为病，此乃素积酒谷湿热招风，为谷气实。**陆氏**：趺阳，胃脉也，诊在冲阳。**程氏**：少阴，肾脉也，诊在太溪。若脉浮而弱，弱则血虚，虚则邪从之，故令浮弱。风血相搏，则邪正交争于筋骨之间，则疼痛如掣。

时希按：《金匮》脉法，寸口趺阳少阴三处合诊者，有历节、水气、黄疸三篇，故此处三脉当合而解之，不当分论也。合诊三处，取得诊断为肝肾不足、筋骨素虚之体，其人阳明谷气实，善汗出，汗出入水中（例如夏日得之于浴，伤于冷水），水气侵袭于血脉（所谓"如水伤心"），流薄于筋骨，既肝肾之素虚，则寒湿着而不去，筋骨弱者血少不足以润之，风寒中伤，则风血相搏，而疼痛如掣矣。肝肾、筋骨、血脉皆不足，虚也；谷气实、受风、水气侵入，实也。具此数因，乃成历节。

吴氏以趺阳浮滑所主为黄汗，少阴浮弱所主为心虚受风，以为不然。尤氏谓："趺阳少阴二条合看，知阳明谷气盛者，风入必与汗偕出（**时希按**：风已与汗偕出，则不为病，何必列为历节之脉）；少阴血不足者，风入遂着而成病也。"此说为丹波氏、陆氏所引用，吾亦谓未是。

原文：盛人脉涩小，短气，自汗出，历节痛，不可屈伸，此皆饮酒汗出当风所致。

时希按：注家多以盛人与酒客牵合作解，如尤氏谓：缘酒客湿本内积，而汗出当风，则湿复外郁，内外相召，流入关节。徐彬谓：肥人固多湿，何以脉骤涩小，岂非酒湿困之乎？吾谓：盛人短气，自汗，其脉涩小，说明形盛而脉虚之素体，而患历节痛，其近因则由于饮酒汗出当风所致。气虚人暴饮而内聚湿热，复汗出当风而风邪伤于筋骨，原文未尝有酒客之意，不过示人莫惑于体丰，而内实气虚，又遏风湿，而成此病，文义显豁自明。

原文： 诸肢节疼痛，身体尪羸（陆氏作魁羸），脚肿如脱，头眩短气，温温欲吐，桂枝芍药知母汤主之。（麻、桂、附、防、芍、知、甘、术、生姜）

时希按： 尪字从尢从王，读如汪，原即部首之尢字，有尫、尪诸俗写。《礼记》："天久不雨，吾欲暴尪。"注谓："以尪羸之人暴之日中，以祈雨也。"身体尪羸，见其痛极而瘦，甚符病情。又脚肿如脱，故尪羸之象，正有对举之意。独《今释》以为羸瘦非历节主症，故改为魁羸，引《脉经》魁羸主症，魁之于症象，仲景似少有见用者，必《脉经》文字之讹误者，不必以讹复传讹也。

《金匮》于属热之历节，方治缺如，此证历节肿痛，足部症象较剧，又有湿久化热，湿热上冲之势。方中有一知母，则正是通用桂枝白虎法之微意。惟此方仍是温多于寒，治表重于治里，然从此裁化，则丹皮、赤芍、牛膝、地龙以及三黄、石膏等，正可为热多于寒者，量宜选用耳。

原文： 味酸则伤筋，筋伤则缓，名曰泄。咸则伤骨，骨伤则痿，名曰枯。枯泄相搏，名曰断泄。营气不通，卫不独行，营卫俱微，三焦无所御，四属断绝，身体羸瘦，独足肿大，黄汗出，胫冷。假令发热，便为历节也。

时希按： 历节有湿热蕴于关节而黄汗出者，似非必见，故水气篇有黄汗症，则不发热，故历节以胫冷足肿，而又发热为主症。《金鉴》以次条乌头汤治之，为他书所无。

《脉经》以此条接前"寸口脉沉而弱，沉即主筋，弱即主骨，沉即为肾，弱即为肝"二十二字之下为一条。

《伤寒论·平脉法》林亿注云： 四属者谓皮、肉、脂、髓。成注同，赵以德亦同。

时希按： 大段文义均可顺释，惟"假令发热，便为历节也"二句，滋人惑议。若黄汗与历节有不可确分者，尤氏二说较顺。尤氏：《水气病》中云："黄汗之病，以汗出入水中浴，水从汗孔入得之。"合观二条（**时希按：** 历节亦曰"汗出入水中，如水伤心"），知历节、黄汗为同源异流之病，其瘀郁上焦者，则为黄汗；其并伤筋骨者，则为历节也（**时希按**：黄汗之见，在遍体，不仅上焦也）。由黄汗原文"久久其身必甲错；发热不止者，必生恶疮"而言，盖黄汗病在湿热郁于肌肉，久则气血营卫交乱，而历节则病在筋骨湿热。二者同有黄汗、胫冷、发热之象，不可不辨。大要：历节汗出当在关节痛处，发热亦在关节，而主症为痛；黄汗则必不历节疼痛也，此则不可疑移者。复当于黄汗篇中辨之。

尤氏：此亦内伤肝肾，而由于滋味不节者也。枯泄相搏，即筋骨并伤之谓。此病类似历节（按：历节二字疑衍文）、黄汗，而实非水湿为病，所谓肝肾虽虚，未必便成历节也。而虚病不能发热，历节则未有不热者，故曰假令发热，便为历节。尤氏[2]《水气病》中又云：黄汗之病，两胫自冷，假令发热，此属历节。（**时希按**[3]：盖即黄汗、历节而又致其辨也。）

原文：病历节不可屈伸疼痛，乌头汤主之。（麻黄、芍药、黄芪、甘草、乌头）

时希按：芪与芍合，益卫气而和营；芪与麻合，振卫气以发汗；芪与乌合，助卫阳而祛寒湿；乌与麻合，温经以发汗；芪与甘、蜜合，建中而奋胃气，辛甘发散为阳，辛散得甘，始能振发也。虽以乌头名汤，黄芪实为第二要药。祛寒湿，止关节疼痛，乌头第一，非桂枝、防风辈所能想望也。然戟唇麻舌，用者有戒心，如用量少，先煎半小时，可以免之。仲景制法云："㕮咀，以蜜二升，煎取一升，即出乌头"，余四药煎成，"去滓，内蜜煎中更煎之"，既有蜜以解毒，又多煎，煎后出乌头，仲景用药谨慎如此，可不佩绅[4]？

又：矾石汤治脚气冲心，考之《千金》，脚气之病，始自永嘉以后（三世纪初），至唐而盛，则仲景时何得有此病此方。此后又附《古今录验》续命汤治风痱、《近效》术附汤治风虚眩极、崔氏八味丸治脚气入腹、《千金》三黄汤治中风手足拘急、越婢加术汤治津脱汗泄，五方皆非历节所适应，不知宋人何以附之，宜从《金鉴》删去，以清篇目，故不论述。

[1]历节黄汗出：原为"历节痛，黄汗出"。据宋本（明·赵开美校刻）《金匮要略·中风历节病脉证并治》改。

[2]尤氏：原为"后"字，因意不妥，故改之。

[3]时希按：原无此三字，因意不明，故加之。

[4]佩绅：意指敬佩。

● 【评析】

历节病的发生，乃由正气亏虚、肝肾不足，外受风邪、水气入侵等数因相合而成。证有寒热之分，属寒者可用乌头汤；属热者宜用桂枝芍药知母汤，然此方何时希认为是温多于寒、治表重于治里，然可从此裁化，加入丹皮、赤芍、牛膝、地龙以及三黄、石膏等，正可为热多于寒者，量宜选用。

此外，黄汗既是症状，可出现于历节病中，又是病证名，作为病证当与历节鉴别，二者虽均有湿热为患，然历节病在筋骨湿热；黄汗病在湿热郁于肌肉，久则气血营卫交乱。二者同有黄汗、胫冷、发热之象，但历节汗出当在关节痛处，发热亦在关节，而主症为痛；黄汗则无关节疼痛，而可伴有身体肿、小便不利、黄疸等症，可参见水气病篇。

二十一、血痹病

原文：问曰：血痹病从何得之？师曰：夫尊荣人骨弱肌肤盛，重因疲劳汗出，卧不时动摇，加被微风，遂得之。但以脉自微涩，在寸口、关上小紧。宜针引阳气，令脉和紧去则愈。

时希按：首句妙极，尊荣人厚衣卫体，暖室取温，其肌肤虽盛，而卫外之能不强。又缺于劳动，筋骨亦遂内弱，故动辄汗出，易于受风。其脉微为气虚，涩为血少，受风则寸关见紧。此虚邪贼风，其中易，其入涉，故不必重发汗以伤其阳，但针以通阳，而其邪可解。若进则卫失所捍，荣无所御，血分为之阻痹，则为黄芪桂枝五物汤之治矣。

原文：血痹阴阳俱微，寸口关上微，尺中小紧；外证身体不仁，如风痹状，黄芪桂枝五物汤主之。（黄芪、芍药、桂枝、生姜、大枣）

尤氏：阴阳俱微，该人迎、趺阳、太谿为言。

时希按：尤氏故为高深，此阴阳俱微，殆为浮沉俱弱之互词，浮弱为卫气不足，沉弱乃营血有亏也。而又尺中小紧，盖言邪入已深之意，如用针引阳气，则其力薄，不足以祛邪，故行汤药，亦何必牵涉太谿、少阴。尤氏又引《经》所谓"阴阳形气俱不足，勿取以针，而调以甘药"，亦觉病轻而言之重也。是方药仅辛、甘、酸三味，而配合绝妙，芪、芍内益气血，外和营卫；芪、桂强营振卫，辛甘发散，扶正气以达邪；又有芪、芍以固表，则虽散而不伤正；桂、芍和营祛邪，即使得汗，亦不使过；姜、桂同气以治表；姜、枣合化以和中；芪、枣补中而卫外。酸以制辛，辛以行甘，甘以调酸，甘以发辛，即此三味五药，启人思路，妙绪无穷。故服后有如虫行皮中，微汗而愈。

● **【评析】**

《金匮要略》中以痹命名者有湿痹、血痹、胸痹，湿痹强调风寒湿三气杂至，以肢体疼痛为主，血痹强调气血不足而感受外邪，以肢体麻木为主，胸痹强调水痰瘀等阻滞上焦，以胸部痞闷胀痛为主，论治虽各有侧重点，但通阳却是相同的，桂枝、甘草都在所用之列。黄芪桂枝五物汤益气活血，是治疗血痹的主方，何时希方解甚详，用于治疗骨弱肌肤盛，外证麻木不仁如风痹状有较好疗效。

二十二、虚劳病

原文：夫男子平人，脉大为劳，极虚亦为劳。

尤氏：阳气者烦劳则张，故脉大。劳则气耗，故脉极虚。**李氏曰：**脉大非气盛也，重按必空濡，大者劳脉之外暴者也；极虚者劳脉之内衰者也。

时希按：虚劳者，气阳虚也，当微弱无力，所谓极虚者为其常。大而重按无力，大为其假象，若弦大搏指，亦按之无绝，气阳外越之重证矣。虚劳之为病，约有数类，肺劳，气虚、阴虚均有之；肾虚劳瘵，阴虚也；心脾伤之虚劳，气血虚也；劳倦伤中之虚劳，气虚也；脾肾阳虚之虚劳；妇人贫血之劳瘵或干血劳等。总为两门，阴血虚为劳瘵，气阳虚为虚劳也。《金匮·血痹虚劳病》气阳虚者为多（仅酸枣仁汤属血虚之烦，大黄䗪虫丸属干血），故脉见虚大、浮大、虚沉弦、浮弱而涩、极虚芤迟、芤动微紧、虚弱细微、沉小迟、弦大、脉大等，而无劳瘵细数虚弦之脉。仲景虚劳脉法，多至十种，核以症状，予学者启助极大，然其中沉浮、虚微、大小，有相反者何以故？曰是当从虚之轻重、气阳之能否内守为断，如阳虚而脉沉虚微为阳能内守，其病轻；若浮大而芤，以至弦浮数大，其下无根，则有阳气浮越之危，故须知常，亦当知变也。

原文：男子面色薄者，主渴及亡血；卒喘悸，脉浮者，里虚也。

时希按：是当以面色薄、脉浮二者，诊断系消渴、亡血，伤津夺血，故不华于色。脉浮或可为表实，若发热则面色必赤，今薄白无华，故诊为上述虚证之可能。喘者气虚，悸则血不养心也。

原文：男子脉虚沉弦，无寒热，短气里急，小便不利，面色白，时目瞑，兼衄，少腹满，此为劳使之然。

尤氏：脉虚沉弦者，劳而伤阳也，故为短气里急，小便不利，少腹满，面色白，而其极则并伤其阴，而目瞑兼衄。

时希按：瞑、衄、小便不利，易误认为阴虚有热，当统观全局。脉虚沉弦，面色白，可确认为虚寒，则眩者清阳不升，衄者气不摄血，小便不利者气化不及，短气者中虚气短，里急者下寒，皆非由于阴虚里热，其桂枝龙牡汤、小建中汤之例乎？尤氏以瞑衄为阴伤，误矣。

原文： 劳之为病，其脉浮大，手足烦，春夏剧，秋冬瘥，阴寒精自出，酸削不能行。男子脉浮弱而涩，为无子，精气清冷。

时希按： 仲景所言手足烦热四季不同，当以一日四时解之，日出为春，日中为夏，日昳[1]为秋，日暮为冬，故气阳虚者，日出、日中则虚阳得外热之感而浮越，故躁烦而热；日昳热衰，暮夜则反恶寒或且肢冷也。若阴虚之烦热，则作于日晡，或甚于暮夜，或则烘热自汗而恶寒也。见浮大之脉，则阳气不能内守之象显然。巢氏男子肾虚七伤：精速、精清、精滑、阴头寒、阴痿、里急小便苦数、阴下湿如牛鼻上汗，此诸象在本篇中多见之，皆阳虚虚劳也。脉浮弱与浮大虽若不同，然浮弱既为浮按无力，亦即浮而无力，虚阳尚能内守，视浮大为减等，而非即谓沉按有力也。兼涩则精血不足之象。

原文： 夫失精家，少腹弦急，阴头寒，目眩，发落，脉极虚芤迟，为清谷亡血，失精。脉得诸芤动微紧，男子失精，女子梦交，桂枝加龙骨牡蛎汤主之。（桂枝汤加龙、牡）

时希按： 此条一派虚寒之象，而处方似嫌力弱，以病之根本在肾，而治法偏于镇心，即使龙、牡能涩精，然久虚之体，岂固涩而能止，一止亦岂便能疗虚？天雄散始称其职，然方下无主治，故赵氏、《金鉴》、高学山本皆无此方。考《外台》有范汪疗男子虚失精三物天雄散，而无龙骨，方下云"张仲景方有龙骨，张文仲[2]同"，于是知仲景原有此方也。方为天雄、白术、桂枝、龙骨四味，配合甚切，天雄合白术，则温脾而涩其清谷；天雄合桂枝，则温肾暖精，温血去寒；天雄合龙骨，温涩固精；白术合桂，暖土助运，缓其里急，而温分肉；白术合龙骨，敛虚汗而涩大便；桂合龙骨，温胃以强表气。方仅四味，从甘温着笔，笔笔有力，而无浮躁狂越之弊。尝谓天雄温补阳精，与熟地之填补阴精，正是一对（北齐徐之才著有《雷公药对》一卷，已佚，以两味药作相辅、相异[3]、相制、相使等配伍，亦是一种选药功夫。拙著《六合汤类方释义》，仿王海藏妊娠六合汤之义，辑得药对二百余例，则以四物汤为基方，配以两味之药对，以治妇科诸疾者），又龟、鹿亦为一对，则为血肉有情之类。夫补阴阳之法，首在求其平衡，惟平乃治，故治肾虚者，或先补阳精，阳气稍复，当顾其阴，过于温则皓旱而亢阳遂起，转以烁阴；若先补阴精，阴气渐充，当顾其阳，过于润则潦湿而无生气，转以消阳。尝有一病，一前辈治之，舌红口燥，阴虚之象其明，投以清滋，数日甚快，如得甘露，十余日便泄神疲，纳呆口淡矣。复延一医，则阳虚之象甚显，惟宜温补，相安数日，盎然若有春气，十余日而阴虚焦躁之象复起。复请前医，则所见无可投温补者，仍以清滋进。如是此伏彼起，翻覆不已，医者各执己见，不论全局，病者为苦。后得一医治以甘平补中之法，遂阴阳两剂于平。实则前所投清滋、温补之法皆不误，亦悉得其力，但障一叶以自得，蔽全林而不见耳。故附记于虚劳篇中以自诫。以言脉法，前条极虚芤迟，一派虚寒之象，无疑义者，次条芤动微紧，芤、微（无力）、紧（阴寒）皆一致，动有数滑之意，何也？盖以见心君不安，神不内守，老子所谓"心动则神弛，神弛则精泄"，故男子失精、女子梦交也。

原文：男子平人，脉虚弱细微者，喜盗汗也。

周扬俊：虚弱微细，绝不见阳，阳虚甚矣。经云："阴气有余，身寒多汗[4]。"然所谓有余者，非诚余也，即阳之不足言之也。阳气衰，则卫不固而自汗出，至盗汗则阳衰因卫虚，而所虚之卫行于阴，当目瞑之时，无气以庇之，故腠开而汗；若一觉则行阳之气复散于表，而汗止矣，故曰盗汗也。夫至盗汗，而其虚可胜道哉。**尤氏：**脉虚弱微细，则阴阳俱不足矣。阳不足者不能固，阴不足者不能守，是其人必善盗汗。

时希按：尤氏之说甚合。何以见阳不足？盖脉虚弱微，状其鼓搏不足，是阳气虚也；而脉细则有形之阴血不充于脉也。阴虚则内热逼汗，阳虚则表卫不固，皆可致盗汗。

原文：人年五六十，其病脉大者，痹侠背行，若肠鸣、马刀侠瘿[5]者，皆为劳得之。

周氏：人生五十始衰，六十天癸竭，则已精少肾衰，故其脉则大而举按不实，其因则劳而元气不足（**时希按：**周氏注中牵涉太阳邪客为痹侠背行，则脉大为有邪矣，节去之）。经谓："阳气者精以养神，柔则养筋，开阖不得，寒气从之，乃生大偻[6]。"故痹侠背行也。又云："中气不足，肠为之苦鸣。"至陷脉为瘘，留连肉腠，为马刀侠瘿，瘿者即瘰疬也，以其形长如蛤，为马刀，或在耳前后，连及颐颔颈下，或下及缺盆，以及胸胁，皆谓之马刀，此手足少阳经主之也。总以动作忿怒，忧恚气郁过甚，而为风邪内凑。**陆氏**：马刀挟瘿，即颈部、腋部之淋巴腺结核病。

时希按：周氏一涉风邪，便觉虚实混淆，理路不清。痹侠背行者，肾虚督脉不足，阳维亦虚，故背脊酸冷，或且偻不能伸也。肠鸣亦下焦虚寒之征。马刀挟瘿，即瘰痰之狭长成串者，或伸入胁下，上连颈项，如戴帽结缨，两旁俱有之，故一云侠缨云。

原文：脉沉小迟，名脱气，其人疾行则喘喝，手足逆寒，腹满，甚则溏泄，食不消化也。

尤氏：脉沉、小、迟皆阴象也，三者并见，阴盛而阳乃亡矣，故名脱气。
吴氏：阳虚则寒，寒盛于外，四末不温，故手足逆冷也；寒盛于中，故腹鸣便溏，食不消化也。

原文：脉弦而大，弦则为减，大则为芤，减则为寒，芤则为虚，虚寒相搏，此名为革，妇人则半产漏下，男子则亡血失精。

尤氏：脉弦者阳不足，故为减、为寒；脉大者阴不足，故为芤、为虚。阴阳并虚，外强中干，此名为革。

时希按：原文明言"虚寒相搏"，未尝稍及于阴虚，而尤氏反牵涉之，便生罅漏。脉大者阴不足，其理尤缺，盖首章已明定"脉大为劳"，若依尤氏则脉大为瘵矣。

关于革脉：《甲乙经》曰："浑浑革革，至如涌泉，病进而色弊，绵绵其去如弦绝者死。"涌泉与绵绵，其外强中虚之状显然。《脉经》曰："三部脉革，长病得之，死；卒病得之，生"（如暴失血初产妇，脉管暂空，尚未缩为细小，未为危绝之候是也）。李时珍谓："此芤、弦二脉相合，故为亡精失血之候。诸家脉书皆以为即牢脉也，故或有革无牢，或有牢无革，混淆莫辨。不知革浮牢沉，革虚牢实，形与证皆异也。"考此，则尤氏所谓"革，又变也"，亦误。

寻译仲景此段脉法之主病，"虚寒相搏"，已明白昭示矣，虚寒在何脏，则当推想虚劳全篇文字共十七条，用阴药属虚烦者，仅酸枣仁汤一方，其余皆气阳虚证，则此条必属下焦阳虚无疑，故曰弦则为减，弦为虚弦也；大则为芤，芤不一定指脉名，不过状其外强中空之意，则大亦为虚大可知。此二句自作注解极重要，盖初按之为弦大，则盛实之脉也，然细寻之，则弦而无力，大而中空，乃是下焦虚寒之症，示学者勿为弦大之假象所惑也。下焦虚寒，则奇脉无以维系胎元而半产漏下，精关不固而失精，阳不温气，气不摄血而亡血矣。肾阳无以温其关键，关键皆失于钥固，男女精血之失必矣。

此条在《金匮》，一见于虚劳篇；二见于惊悸吐衄篇，则首少"寸口"二字，末删"失精"二字；三见于妇人杂病篇，则删去"男子则亡血失精"七字，而加"旋覆花汤主之"六字；复见于《伤寒论·辨脉法》。如此交错杂出，何夫子之不惮[7]烦？夫一人而著数书，其自得于心之论据或病例，时时征引，此学者所难免，亦必有繁有简，意同而文异。若《金匮》之三见此文，则必非无意，揣或一条为必须，他二处则诚如陆氏所言："为叔和之徒所附益矣。"

原文：虚劳里急，悸，衄，腹中痛，梦失精，四肢酸疼，手足烦热，咽干口燥，小建中汤主之。

时希按： 辨证之法，凡气血营卫、阴阳表里以及五脏之症，杂然并见者，当分主附，识正变，辨其真假，真象易知，假象易惑，有时假象多而真象少，必致引入迷途，犹紫之可以夺朱也。此证惟梦失精、里急、腹中痛、心悸为阳虚的象，而阴虚火炎之假象，似急于真象者。若能参以色脉认准阳虚，则其余皆虚阳浮越、龙雷不守之故也。

尤氏： 或问和阴阳、调营卫是矣，而必以建中者何也？曰：中者脾胃也，营卫生成于水谷，而水谷转输于脾胃，故中气立则营卫流行而不失其和。

时希按： 小建中汤之治此，乃《内经》气血阴阳俱不足者，当调以甘药，为五脏俱不足者独取其中之法。故方仅六味，而甘草、大枣、饴糖占其三，其调以甘药之义甚明，甘以建中，甘以安悸也。桂枝、生姜辛温者二，辛甘发散为阳，甘温能除大热也。惟生姜合桂，其人正衄，恐芍药一酸不能制二辛，则当改炮姜炭，则能引血归经而止衄矣。桂芍调和，则敛阴和阳，甘酸化阴，使燥渴能解。

原文：男子黄，小便自利，当与虚劳小建中汤。

时希按：此条从黄疸病篇移来，为萎黄面无华色之象，况小便自利，非疸也。

原文：虚劳里急，诸不足，黄芪建中汤主之。

时希按：诸不足，谓上条诸虚象蜂聚也，而里急为尤甚，见阴寒下胜，气虚下陷之象，故用黄芪以升之。吾治妇科经行少腹弦急作痛者，以归、芍、芪、艾有良效，艾犹此方之桂枝也。此证气虚无以固外，而足烦热；阳不温于四肢，而四肢酸疼，芪桂合用尤妙。

原文：虚劳腰痛，少腹拘急，小便不利者，八味肾气丸主之。

时希按：此条文义明晰，毋须辞费。肾虚精少，六味犹嫌泻热之多，有损于阳化之用。少腹拘急，知阴寒凝聚于下，则气化不及州都，小便不能出焉，用桂、附为特效。

仲景肾气丸为虚劳篇中肾虚之主方（天雄散赵以德、吴谦皆不收），亦今日补肾之名方也。历来方书各出主疗，悉为有得之经验，录之可为使用之助。如：《肘后方》云："疗虚劳不足，大伤饮水（渴也），腰痛，少腹急，小便不利。长服即去附子，加五味子，治大风冷。"《千金方》大伤作"大渴欲"，余悉同。注云："仲景云：常服去附子，加五味子。"《和剂局方》："八味圆治肾气虚乏，下元冷惫，脐腹疼痛，夜多旋溺，脚膝缓弱，肢体倦怠，面色黧黑，不思饮食。又治脚气上冲，少腹不仁。又治虚劳不足，渴欲饮水，腰重疼痛，少腹拘急，小便不利；或男子消渴，小便反多；妇人转胞，小便不通。"方后云："久服壮元阳，益精髓，活血驻颜，强志轻身。"

时希谓：《局方》主疗独多者，以药局制药发售，不免有宣传之意，然如男子下焦虚冷之消渴，女子转胞，以及小儿多溺，实为特效云。

《薛立斋医案》云："八味丸治命门火衰，不能生土，以致脾胃虚寒，饮食少思，或食而不化，经云益火之源，以消阴翳[8]，即此方也。"《医方考》云："今人入房盛而阳事愈举者，阴虚火动也；阳事先萎者，命门火衰也。是方于六味中加桂、附，以益命门之火，使作强之官得其职矣。"《小青囊》云："治下元冷惫，心火炎上，肾水不能摄养，多唾痰涎。又治肾虚齿痛。又治肾虚淋沥。"

原文：**虚劳诸不足，风气百疾，薯蓣丸主之。**（薯蓣、当归、桂枝、麯、干地黄、豆黄卷、甘草、芎䓖、麦门冬、芍药、白术、杏仁、人参、柴胡、桔梗、茯苓、阿胶、干姜、白蔹、防风、大枣）

尤氏： 虚劳证多有挟风气者，正不可独补其虚，亦不可着意去风气。

时希按： 诸虚不足者，贼风侵之，故风气二字，似不宜从《述义》引张文仲，确凿作风疾、气疾解。本方以四君、四物为主；薯蓣与白术功效相同，而用量乃五倍之，盖以其不热不润之性，上补肺胃，下滋脾胃，中润消渴，为阴润之要药，故与白术同中不同；又佐用芎、桂、防风、豆卷、柴胡、桔梗等大量风药。然此方杂合，又以祛风法用于虚劳，似非仲景简精之旨，如豆黄卷、白蔹等尤非仲景常用之药，而《外台》则云"张仲景方二十味"，则又不容疑矣。复录荔彤之解如下：

魏氏： 盖人之元气在肺，元阳在肾，既剥削则难以遽复矣，全赖后天之谷气，资益其生，是荣卫非脾胃不能通宣，而气血非饮食无由平复也。仲景故为虚劳诸不足，而带风气百疾立此方，以薯蓣为主，专理脾胃，上损下损，至此可以撑持；以人参、白术、茯苓、干姜、豆黄卷、大枣、神曲、甘草助之，除湿益气，而中土之令得行矣；以当归、芎䓖、芍药、地黄、麦冬、阿胶养血滋阴；以柴胡、桂枝、防风升邪散热；以杏仁、桔梗、白蔹下气开郁，惟恐虚而有热之人，资补之药上拒不受，故为散其邪热，开其逆郁，而气血平顺，补益得纳。勿以其迂缓而舍之。

原文：虚劳虚烦不得眠，酸枣仁汤主之。（酸枣仁、甘草、知母、茯苓、川芎）

尤氏：虚劳之人，肝气不荣则魂不得藏，魂不藏故不得眠，酸枣仁补肝敛气，宜以为君。

时希按：枣仁养心，人无异言，枣仁安眠，著于本草，尤氏独于肝字上作文章，多见曲折。本方配合之妙有难尽述者：枣仁酸以补心体；川芎辛以助心用；枣仁与炙甘草合则心营、心气并补；枣仁与生甘草合，则酸甘化阴矣；枣仁与知母合，则酸苦涌泄，除其虚烦；烦热则烁阴而为痰，痰阻于中，阻胆气之降，心火不能下交于肾，亦致烦而不眠，则茯苓合甘草之甘淡以泄痰；茯苓合知母则甘苦泄热，除脾胃之痰热。

而尤须特言川芎之配枣仁，川芎辛温入心包络，开心气，解郁结，祛瘀血，以振心之用；枣仁酸敛浮散之心气，柔养缺血之心体。原夫心脏之功能，收缩与舒张相间，一开一合，则肺脏供心之血，得依律而搏出，以养于全身者也，稍有稽迟，血即留滞，轻则郁血，重则梗阻，剧则栓塞。故养血柔润之品，虽心体之所喜，若不助其用，则血足而搏出不强，亦不免于留郁；反之，多用活血祛瘀，则无源之水，涸辙[9]可期，徒伤心体，无益于心脏之恢复。究竟瘀血几多，何堪日夕活之，活血如丹参、川芎、茺蔚、桃仁、红花、水蛭辈，无一有养血之能。即曰瘀血不去，新血不生，此辈亦非生新之品，必裕其生血之源，有破亦必须立也，枣仁与川芎同用，庶有此义。尤有进者，此证既为虚烦不得眠，补虚之品，非枣仁独力能任，则柏子养心丸、复脉汤、甘麦大枣汤、归脾汤、桂枝龙牡汤等，或强心气，或振心阳，或裕心血，或滋心阴，亦当量宜同用，斯法也，可移为冠心病之治。推此方而广之，则知母之外，有黄连、黄芩、山栀；川芎之外，有郁金、丹参、远志、菖蒲；茯苓之外，有瓜蒌、贝母、枳实、竹茹、半夏；枣仁之外，有淮小麦、柏子仁、阿胶；甘草之外，有麦冬、大枣、沙参之类。以俦[10]相从，以气相合，取用不尽矣。

原文：五劳虚极羸瘦，腹满不能饮食，食伤、忧伤、饮伤、房室伤、饥伤、劳伤、经络营卫气伤，内有干血，肌肤甲错，两目黯黑，缓中补虚，大黄

蟅虫丸主之。（大黄、黄芩、甘草、桃仁、杏仁、芍药、干地黄、干漆、虻虫、水蛭、蛴螬、蟅虫）

时希按： 此证大实致虚，实中有虚，其实也乃五劳［一般通谓五脏之劳；巢氏为志劳、心劳、思劳、忧劳、疲劳（原作瘦劳）］七伤（除原文外，巢氏又有肾虚七伤，及大饱伤脾，大怒气逆伤肝，强力举重、久坐湿地伤肾，形寒饮冷伤肺，忧愁思虑伤心，风雨寒暑伤形，大恐惧不节伤志之七伤），以及情志拂郁，气有阻滞，便为留瘀，或久痛入络而成瘀，或血不通则痛而为瘀，或行动闪气而留瘀，五志过劳，气张则孙系破而为瘀，所以致瘀之道多矣。一有瘀阻，则血流不畅，日以增积，此干血劳之所由来也，故虚极羸瘦，腹满（形瘦腹大）不能饮食（或脾胃无病，则饮食不为肌肤、水谷所化，反以助瘀），肌肤甲错（或曰索泽，即皮皴如鳞甲之相错，枯索之至矣），目眶黯黑等，为干血之的征。治法"缓中补虚"，注家多望文生义，谓此丸即补虚法者，张石顽且谓"举世皆以参、芪、归、地等为补虚，仲景独以大黄、蟅虫等补虚，苟非神圣，不能行是法也"，以为阿谀失义。吾见家藏枣木书板，板成偶有错字，则挖去之，另刻一字填入，日久则木质松坚不一，此挖补之字，时有脱落，每开户看之，常落字满地也。异日重印时，或拾脱落字补之，中与用相近，或误被嵌入，此一误也。又见板经久印，则字口磨散，用字四边蚀损，印刷不清渐成中字，凡多见石刻、木刻拓本者当常知之，余为此言，非缘空想，乃见实物而有悟者。"缓用补虚"即先用攻实之义也。

尤氏： 此方润以濡其干，虫以动其瘀，通以去气闭，而仍以地黄、芍药、甘草和养其虚，攻血而不专主于血，犹薯蓣丸之去风而不着意于风也。

时希按： 证既虚极羸瘦，又不能饮食，大盗盘踞于要害，而粮源断绝，不亡何待？然此时投补，何异藉寇以兵而赍[11]敌以粮，将益坚其窃据而负隅，故先用攻实之法，是矣。此丸有大黄、桃仁、干漆、虻虫、水蛭、蛴螬、蟅虫攻癖之药凡七；黄芩、杏仁之凉润；甘草、芍、地之和气血，徒为缓和之用，决非补虚之义。吾尝忧之，恐邪去而正脱，正邪两败耳，故每以归脾、八珍辈加入温行血瘀之药为汤，补其气血，裕其饮食，然后量其可攻之时，则加大黄蟅虫丸成药四钱，一周即止，仍用汤药。如是，有一月即经行者，有数月而经行者，有一月稍见血块，腹痛甚，次月大下而通者。此先补后攻，补中兼攻，大补小攻，且补且攻，以达干血去而正不伤之预期，以后专任于补，以至经行如常而愈矣。

喻氏言以琼玉膏助此丸，其意亦同。读丹溪霞天膏倒仓法而喜之，韩飞霞用之尤入神，惜此法耗黄牛肉太多，制作烦复，不易推行。然祛痼疾而不伤正，的是良法也。

原文：附方：《千金翼》炙甘草汤：治虚劳不足，汗出而闷，脉结悸，行动如常，不出百日[12]**，危急者十一日死。**（甘草四两，炙，桂枝、生姜各三两，人参、阿胶各二两，麦冬、麻仁各半升，大枣三十枚，生地黄一斤，酒七升）

时希按：汗出心悸而胸闷，此近见诸心脏病必有之征，脉亦见结代，甚则一分钟仅按得三四十至者，诸家甚言其危，然常见病数年犹能工作，殆所谓行动如常者欤。又见八十余老人脉结代，服维生素乙百片即止。又九十余老人见此，心为危之，其人擅气功，数日脉之，已如故，皆行动如常，而未见所谓不出百日死也。故不敢遽信《千金翼》之言，而寻按仲景原文：《伤寒论》177条："脉结代，心动悸，炙甘草汤主之。"178条[13]："脉按之来缓，时一止复来者，名曰结；又脉来动而中止，更来小数，中有还者反动，名曰结，阴也。脉来动而中止，不能自还，因而复动者，名曰代，阴也。得此脉者必难治。"前条未言死期，后条亦仅言难治，不如《千金翼》之恫人也。此结代脉今亦常见，不但缓中一止，且二三止、三四止者亦多，亦能愈，不知此症今何其多，又昔何其剧也？自愧识浅，常为疑之。

此方以队群取胜，养心血、润心体则生地、阿胶、麻仁；振心阳、强心用则桂枝、生姜、酒；补心气、救虚脱则人参、麦冬、甘草、大枣也。麦冬能止结代，近多用以注射。参、甘于大汗欲脱、怔忡心无所主时，用之每见奇效。姜、地相合，陈自明、许叔微交加散宗之。复脉汤盖救阳于阴，柔阴于阳，于血虚脉迟者，既充其脉，复助其搏，用治心动过缓，此方绝妙，十味药中得力在辛甘也。用此汤者，姜、桂、酒或不喜之，不知复脉之功正在于辛，夫补心血之药，柔润而腻滞，如此方之胶、地为尤甚，阴药不能自行，必待辛以助之行，此方以甘、地为君，而生地量至一斤，虽有养血之能，而乏行血之力，行之者姜、桂、酒也。阿胶凝血之力特长，而近世治冠心等病，却以抗凝血为主要，故颇不喜之，若用则胥[14]待于诸辛药以行之，故仲景以七升之酒，行二两之胶。考《东垣十书》曰："古之一升，即今之一茶盏；古言三两，即今之一两。"古瓷茶盏，今亦不传，假定以七茶盏之酒，融七钱之胶，则酒之量为多矣。凡欲复脉而增搏，如结代多及虚汗欲脱时，酸腻阴柔之品宜少用，如生脉散之五味、此方之阿胶、参附龙牡汤之牡蛎等是也。又当心虚已极之时，诸脏皆疲乏，脾胃运化能无忒[15]乎？此时用药，若非辛甘发散为阳者，恐入胃之后，亦必留滞而无益，则阿胶等其可多用乎？

尤氏： 参、桂、甘、姜行身之阳，胶、麦、麻、地行身之阴，盖欲使阳得复行阴中而脉自复也。后人只喜用胶、地等，而畏姜、桂，岂知阴凝燥气，非阳不能化耶。

时希按： 尤注甚妙，人有不解姜、桂、酒行阳强心之义，或不敢用，或用而量少，不知此时血行凝泣[16]，奄奄欲绝之际，不畏助热，而畏阳微；不患动血，而恐血不行，心阳不振，心律不整，心血不行。脉搏结代，不有强阳，何振颓危？《经》不云乎"血得热则温而去之"[17]？此时附子且须多用，又何畏夫姜、桂？独阿胶滞胃，使胃中多障碍，使气机有一窒滞，则增其掣肘，稽其救阳耳。

● **【校注】**

［1］昳（dié）：太阳偏西。

［2］张文仲：唐代医家。洛州洛阳（今河南洛阳）人。武则天时奉命主持撰写《疗风气诸方》《四时常服及轻重大小诸方》十八首、《随身备急方》三卷等，均佚，然在《外台秘要》引用了一百多条，可参。

［3］相异：相反。此指药性相反。

［4］阴气有余，身寒多汗：语出《素问·脉要精微论》："阳气有余为身热无汗，阴气有余为多汗身寒，阴阳有余则无汗而寒。"

［5］马刀侠瘿：结核生于腋下名马刀，生于颈旁名侠瘿，二者常相联系，

或称瘰疬。

[6] 偻（lǔ）：脊背弯曲。

[7] 惮（dàn）：怕，畏惧。

[8] 益火之源，以消阴翳：此句是唐·王冰对《素问·至真要大论》"诸热之而寒者取之阳"的注语。

[9] 涸辙（hé zhé）：原指干涸的车辙沟，后比喻穷困的境地。

[10] 俦（chóu）：等；辈。

[11] 赍（jī）：把东西送给别人。

[12] 百日：原下有"死"字。据宋本（明·赵开美校刻）《金匮要略·血痹虚劳病脉证并治》改。

[13] 178条：原为《伤寒论·辨脉法》。疑误。

[14] 胥（xū）：都，皆。《诗·小雅·角弓》："尔之教矣，民胥效矣。"

[15] 忒（tè）：差错。

[16] 泣（qì）：当作"冱"（hù）。闭，塞。

[17] 血得热则温而去之：语出《素问·调经论》："血气者，喜温而恶寒，寒则泣不能流，温则消而去之。"

● 【评析】

虚劳之病名即出于本篇，是指气血、脏腑等正气损伤所致的虚弱证（亦称虚损）和某些具传染性、表现为虚弱证（亦称劳瘵）的疾病。篇中张仲景列举了包括气血、阴阳、五脏等多种虚劳病证，何时希总归为两门，即阴血虚多为劳瘵，气阳虚多为虚劳。从仲景原文看，五脏虚劳病重在心、脾、肾，如心之气血阴阳亏虚者，治用炙甘草汤，何时希例举了脉结代临床预后的多样性，并对炙甘草汤阴阳配伍及应用技巧进行阐释，足以启发临床思路。脾虚气血不足者，可用小建中汤，乃《内经》气血阴阳俱不足者，当调以甘药，亦为五脏俱不足者独取其中之法。肾虚者，宜取八味肾气丸，主治肾虚精少，可补六味地黄丸阳化不足之短。此外何时希将酸枣仁汤移来以作心病之治，多有发明。对于大黄䗪虫丸治疗虚实夹杂的瘀血证，何时希的经验是合以归脾、八珍辈补其气血，裕其饮食，此补中兼攻法可免邪去而正脱、正邪两败之弊。总之，调补阴阳气血，是虚劳病的治疗要点，然何时希"补阴阳之法，首在求其平衡，惟平乃治"，诚为有得之语，临证可遵。

二十三、肺痿病

原文： 问曰：热在上焦者，因咳为肺痿。肺痿之病，从何得之？师曰：或从汗出，或从呕吐，或从消渴，小便利数，或从便难，又被快药下利，重亡津液，故得之。

曰：寸口脉数，其人咳，口中反有浊唾涎沫者何？师曰：为肺痿之病。脉数虚者为肺痿。

时希按： 有此汗、吐、下、消渴小便利数诸因，以竭肺家之津液，则肺燥叶痿，不能行其津液以四佈，反聚于口而时时吐出，肺痿之原因，原文甚明，虚数之脉，亦足为虚热之证。此证《金匮》无方，后人用《千金》甘草汤（一味甘草）及生姜甘草汤（有人参），盖以甘草、人参生肺津，而以生姜敷布津液；麦门冬汤亦可用，其中半夏化痰还津，亦犹生姜也。

原文： 肺痿吐涎沫而不咳者，其人不渴，必遗尿，小便数，所以然者，以上虚不能制下故也。此为肺中冷，必眩，多涎唾，甘草干姜汤以温之。若服汤已渴者，属消渴。

时希按： 本文言虚寒肺痿之证因极详明。治之以甘草、干姜二味，甘草甘先入脾，益母生金，使津能内守而不吐，经所谓甘守津还者此也。干姜温肺脾，与甘草相合，温中守液，肺寒得温，津液能守；上焦得温，可以制下；膀胱得约，水液不遗。甘草干姜汤不特为肺痿虚寒之要方，脾虚口不摄涎，或眠中流涎而不黄臭者、寒饮沫多者，皆为要方也。如深而求之，则麦味地黄合《金匮》肾气丸同用，上虚治下，金水相生，义更可取也。消渴，上消热烁肺胃之津，但以消水引饮而溲多为主症；若小便数而不渴者乃是肺痿，二证自有区别，本文末段云"若服汤已渴者，属消渴"，则知仲景亦尝误治，故得此训，然能不自讳言而著于书，乃此书朴素真实处，至可爱也。

附方：《外台》炙甘草汤：治肺痿涎唾多，心中温温液液者。

时希按： 斯方参、甘、麦、枣得甘守之妙；姜、桂、酒有通津之能；而地、胶、麻虽滋而不寒，得辛温以敷布之，正以补其已失之液也。当合生脉散用，得五味子则酸能敛液矣。

● 【评析】

《内经》论痿为肺热叶焦，津液失布使然，《金匮要略》论肺痿"重亡津液""口中反有浊唾涎沫"，则肺痿病机主要责之于肺阴亏虚、痰热留滞，则麦门冬汤或炙甘草汤为正治之方。甘草干姜汤温中化痰，为痰饮咳嗽病证常用药对，所治不一定是肺痿，而且病至肺痿，甘草干姜汤应为治标之剂，待痰去气畅，再进补肺之剂。

二十四、肺痈病

原文：若口中辟辟燥，咳即胸中隐隐痛，脉反滑数，此为肺痈，咳唾脓血。

脉数虚者为肺痿，数实者为肺痈。

问曰：病咳逆，脉之何以知此为肺痈？当有脓血，吐之则死，其脉何类？
师曰：寸口脉微而数，微则为风，数则为热；微则汗出，数则恶寒。风中于卫，呼气不入；热过于营，吸而不出。风伤皮毛，热伤血脉。风舍于肺，其人则咳，口干喘满，咽燥不渴（十句仲景忽作韵语），多唾浊沫，时时振寒。热之所过，血为之凝滞，蓄结痈脓，吐如米粥，始萌可救，脓成则死。

时希按：既云数实为肺痈，则前条反滑数之反字为衍文，滑数亦数实也。次条脉微而数，微则为风，以及微则汗出三微字，皆与数实滑数不符。读喻、尤二家之言而益疑。

喻氏：滑数者已成之脉，微数者初起之因也，脉微知其卫中于风而自汗，脉数知其营吸于热而畏寒。**尤氏**：凡言风脉，多浮而缓，此云微者，风入于营而增热，故脉不浮而反微。微则汗出者，气伤于热也。

时希按：仲景明言风中于卫，热过于营，风伤皮毛，热伤血脉，则尤氏风入于营而增热句，全出于臆说。若微则为风，必属卫虚，微则汗出，又为卫虚之虚汗，与首条脉虚数为肺痈岂不矛盾，与葶苈大枣汤、桔梗汤之治疗，如何能合？若以微字作浮字解，浮则为风，浮则汗出，其理正合，全条文字，亦通达无滞矣。

肺痈主义，风伤皮毛、皮毛者肺之合也，故作咳；热伤血脉，则口干咽燥，其不渴或渴不欲饮者，正热在血分之证也。及其热留不出，血为凝滞，蓄积结脓，则喘满，多唾浊沫。迫见时时振寒，则为一切外疡酿脓必见之象，盖其气血营卫纠乱也。吐如米粥，尚为始萌而可救，脓成之后，若治之得中，亦有可救者。徐大椿氏以为"全在用药变化，汉时治法或未全耳"。以言病因，则"风中于卫，热过于营，热之所过，血为之凝滞，蓄结痈脓"五句当为主文，义理已明，无烦辞释。

原文：肺痈，喘不得卧者，葶苈大枣泻肺汤主之。

时希按：乘其脓结未成，症状正急，而肺未大伤，当任逐泻者则用此方，贵在及时，不宜犹豫。

原文：肺痈，胸满胀，一身面目浮肿，鼻塞清涕出，不闻香臭酸辛，咳逆上气，喘鸣迫塞，葶苈大枣泻肺汤主之。（原注：三日一剂，可至三四剂，先服小青龙汤一剂，乃进。）

时希按：肺气胀满迫塞已甚，故水气壅滞，而为浮肿。可见鼻塞，则肺邪未解，肺窍不通，故先进小青龙一剂。表解则专于攻里，服葶苈大枣可至三四剂，历十日而痰热下降，肺气宣而皮毛开，水气泄，则脓不可成矣。葶苈泻肺气之壅滞，泄痰热之结聚，有独特之长，非桑皮所能及，不可畏其猛峻而勿投，失时则脓成矣。大枣甘腻壅邪，可改用生甘草，则清肺解毒，可阻其脓成，且以缓和葶苈，二者相得，诚今肺炎胸水之要法也。此与皂荚丸之峻攻，一凉一温，判然两途，而各极其致。

原文：咳而胸满，振寒脉数，咽干不渴，时出浊唾腥臭，久久吐脓如米粥者，为肺痈，桔梗汤主之。

时希按：振寒是蓄结痈脓已成之象，浊唾腥臭，吐如米粥，皆脓也。用桔梗轻开上焦以清肺，排脓使之吐出；甘草清热解毒。法是而力轻，然尝遇数证，皆主之而安，合泻白散、千金苇茎汤、苈贝散诸方，则法理同，而相得益彰，曾不敢迷信仲景而使甘、桔独任其艰也。

陆氏引《薛氏医案》云（节）："脉洪数而无力，胸满面赤，吐痰腥臭，汗出不出。余曰：得非肺痈乎？翌日，果吐脓，脉数，左右寸为甚。始用桔梗汤，一剂，脓数（殆指脉数）顿止；再剂，面色顿白。仍以忧惶，策曰：此证面白脉涩，不治自愈。又用前药一剂，佐以六味丸而愈。"此非以轻清去大实乎？**周氏：**桔梗可开之使下行，亦可托之俾吐出，甘草以消其毒可以长血肉，更可以益金母也。

时希按：桔梗可以开肺以吐痰，其能下行者，虽曰苦性，实赖开其壅阻，则肺气可以下行，若佐以桑皮、蛤壳、冬瓜子、瓜蒌、贝母之属，正可助之以坠痰；甘草则为外科生肌之要药也。读薛按及周注，于桔梗汤又勿轻而易之也。

附方一：《千金》苇茎汤：治咳有微热，烦满，胸中甲错（通解作胸间皮肤甲错），**是为肺痈。**（苇茎、苡仁、桃仁、瓜瓣。苇茎一物，今用作芦根；瓜瓣或作丝瓜，或作甜瓜，今通作冬瓜子。）

附方二：《外台》桔梗白散：治咳而胸满，振寒，脉数，咽干不渴，时出浊唾腥臭，久久吐脓如米粥者，为肺痈[1]。（桔梗、贝母、巴豆）

时希按：巴豆大毒大热之品，外科咬头膏以此为主，具有腐蚀作用，今以之治已成之肺痈，不虑以热济热，以实攻虚乎？峻攻热痰痈脓，亦非其所长，可置勿论。

苇茎汤则诚肺痈至妙之方，不缓不峻，统筹兼顾，方仅四味，具清肺化痰，祛瘀散结，利水润肠。方后之"当吐如脓"，常见得下稠痰脓浊，则下行为顺也。莫谓此方平淡，而可有意外之功，盖以苇茎、苡仁甘寒生肺胃之津，色白清肺，引肺热以从小便出；桃仁、瓜子化痰瘀之结，清肺排脓，且具润肠之性，使痰脓从大便出。尝见有医案记肺痈绝证，得一味瓜子仁多服常服，而其症霍然者，千古名方，效非偶然。甘、桔虽佳，犹觉轻清；葶苈力峻，脓成所忌；三物白散巴豆热毒，绝非所宜。若此则面面俱到，肺痈脓成不任攻劫，得此自佳。

● 【校注】

[1] 为肺痈：原无此句。据宋本（明·赵开美校刻）《金匮要略·肺痿肺痈咳嗽上气病脉证治》加。

● 【评析】

肺痈指肺部发生的痈疡，治宜清肺化痰，解毒排脓。何时希认为治疗当分阶段，肺痈初起，肺窍不通，可先进小青龙汤；表解而脓结未成，应急进葶苈大枣泻肺汤，如能使痰热降、肺气开，则脓不可成；如脓已成，则用桔梗汤合泻白散、《千金》苇茎汤、蒌贝散等方，始可奏清肺排脓之功。

二十五、咳嗽上气病

原文：上气面浮肿，肩息，其脉浮大，不治，又加利尤甚。

时希按：喘息抬肩见肿，为喘肿重证，先喘后肿者气阳大虚也。脉见浮大，已虑欲脱，加便泄，则脾肾之阳复从下脱，故不治。

原文：上气喘而躁者，属肺胀，欲作风水，发汗则愈。

尤氏：水性润下，风性上行，水为风激，气凑于肺，所谓激而行之，可使在山者也。故曰欲作风水，发汗令风去，则水复其润下之性矣，故愈。

时希按：风水喘躁，发其汗，水去则愈。病因证治均甚明简，尤氏迂腐之说，反觉离题以去。盖狃于风湿证发汗，如水淋漓，风去而湿存之例，不思此则为风水也。

原文：咳而上气，喉中水鸡声，射干麻黄汤主之。（射干、麻黄、生姜、细辛、紫菀、款冬花、大枣、半夏、五味子）

时希按：诸注皆以水鸡为蛙，或又谓是鹳，亦名庸渠；陆氏谓取其鸣声不绝。余尝见某书释水鸡乃唧筒[1]之名，其抽水之声，咭咭辘辘，即所谓水鸡声也，似比蛙鸣为合情，咳喘呷呀之声，以喉间有痰水渍之，故兼有水音，则唧筒之声唯肖矣。方以麻黄治咳平喘；紫菀、款冬温润辛金；半夏化痰水；细辛、五味开合肺气；姜、枣和中；独射干开咽利肺，除喉中紧窄而消痰涎，清热毒，实为此证、此汤之主药也。

仲景善以五味、细辛合用，《金匮》中有八方，三在本篇，此方与小青龙加石膏汤、厚朴麻黄汤是；五在痰饮篇，即小青龙及苓甘味辛汤四方加减。吾往尝畏酸之敛肺，畏辛之耗气，不敢用之，及至中医研究院专研哮喘，乃识五味酸敛肺体，收其耗散之肺气，细辛辛助肺用，宣其壅滞之邪痰，一开一合，相反而又相须，虽相监制，而能各行其是，相制而不相违，实是药中之妙对。肺为娇脏，咳则肺张叶举，故二药不仅久咳哮喘所必须，即新咳亦所宜用，吾用之久，未见有弊也。射干与麻黄相对，麻开肺气，射宽咽紧，不特此证咳逆上气所必用，亦为喉中痒、或鸣、或痛、或梗之要药。吾研喘二载，未尝一日离此方，盖缘冬季北京外极寒而室内爇[2]火，寒束于外，热伏于内，正此二药之对证也。唯以方论，姜枣须灵活用之，寒多者可用，内热则除之，反须合生甘草、茅根、芦根、竹沥之属，以配射干，斯为得之。

原文：咳逆上气，时时吐浊，但坐不得眠，皂荚丸主之。

时希按：皂荚荡腻涤垢，对痰稠胶固、吐如抽饧[3]、黏而不脱，胸闷气塞，目痛如脱，隐几而不能卧者，最为合拍。皂荚酥炙之法，《外台》云："肥皂两挺，好酥一两，以酥细细涂之，去火高一尺许，于火上炙，数翻复令得所，酥尽止。以刀轻刮去黑皮，然后破之，去子皮筋脉，捣筛，蜜和为丸。"牛、羊酥除胸中客热，能益心肺；蜜以缓皂之辛，饮以枣汤，以安其正。

仲景善用攻剂，然常以甘草、枣、酥、蜜缓和之，若葶苈泻肺汤之大枣，此丸之酥、蜜、枣则又能顾其正气。奈何后人以用峻剂为能事，曾见麻黄用至四两，附子至半斤，蜈蚣至三百条，柴胡至三两，若摒缓和，岂取法仲景乎哉？

原文：咳而脉浮者，厚朴麻黄汤主之。（厚朴、麻黄、石膏、杏仁、半夏、干姜、细辛、小麦、五味）

咳而脉沉者，泽漆汤主之。（半夏、泽漆、紫参、生姜、白前、甘草、黄芩、人参、桂枝）

尤氏：咳皆肺邪，而脉浮者，气多居表，故驱之使从外出为易；脉沉者，气多居里，故驱之使从下出为易。亦因势利导之法也。

时希按：就症论病，此二症实当以痰饮为主，脉浮者外表多，而沉者饮多，饮且化热也。饮为阴邪，若见沉脉，则知不兼他邪，可一意化饮；若见浮脉，则知痰饮之外，且多表邪，当兼祛表，此二条之区别甚明。饮为水饮所变，非温不化，故二方多用姜、桂、半夏，仲景所谓"病痰饮者当以温药和之"是也。然水饮久蓄，恒易化热，则又当于温化之外，佐以清热，重则石膏，轻则泽漆、黄芩也。

厚朴麻黄汤为小青龙加石膏、厚朴，乃祛表、化饮、清热三法并重之方。泽漆汤以紫菀、白前治咳；泽漆、黄芩清热，皆视上方麻黄、石膏为减等；姜、桂、半化饮，桂枝比厚朴，则温化之力为加，此方无祛表，又减清热而加温饮也。两方一用小麦，一用人参，知仲景不一意于治病，亦处处顾及正气。此两方与后越婢加半夏、小青龙加石膏共四方，治咳嗽上气，核以病因方治，以为皆当归入痰饮篇中为适。

原文：咳而上气，此为肺胀，其人喘，目如脱状，脉浮大者，越婢加半夏汤主之。（麻黄、石膏、生姜、大枣、甘草、半夏）

时希按：此方视厚朴麻黄汤，方药皆减等。目如脱状，知肺痰壅阻，肺气不降之甚，而治方则稍嫌轻。

麻杏石甘汤以治咳喘，甚有消炎镇咳之功，其得力不仅在麻黄之宣肺；如石膏之清肺，可以助肺行其清肃之令；甘草清咽解毒，可以润其叶举，使之痰润痒止；杏仁化痰，亦为肃润之品。四药合组，主要在宣发肺用，清润肺体。风燥热邪之咳喘，用此取效，常为他药所不及。

原文：肺胀，咳而上气，烦躁而喘，脉浮者，心下有水，小青龙加石膏汤主之。（麻黄、芍药、桂枝、细辛、干姜、甘草、五味子、半夏、石膏）

时希按：此证表寒较多，寒束则热不得泄，而烦躁见，故石膏乃是要药。表寒多，故辛温发散有麻、桂、姜、辛四药；虑辛散之过甚，则有芍药以监桂枝，甘草以抑麻黄，五味以制干姜、细辛。半夏与石膏相反，而蠲饮之意相同，盖饮既有热，非半夏之能清；单用石膏，则热清而饮更增，此其相反所以相成也。麻黄宣肺，可以发伏热，得石膏则内热可清，辛散可制。姜助半夏以蠲饮，甘助石膏以清润，此八种药对法，实复方之妙用也。

五味子酸能敛邪，细辛辛散太甚，畏之者多，吾用之久，乃知其妙。细辛能入气管之支部，而搜深部之邪，似比麻黄之开肺者为深一步，然辛宣或伤肺体，或津燥而失润，或叶举而气上，故佐以五味酸润肺体，使治节能行，肺津通降，则叶润而气不逆，气平而咳喘可已；合干姜则助细辛而辛温化饮之力增；合甘草则甘润肺燥之功显。如矢中的，诚仲景治咳最验之方也。

原文：大[4]逆上气，咽喉不利，止逆下气者，麦门冬汤主之。

陆氏：今考仲景书，凡云火逆者，皆谓烧针艾灸之逆，然后世所谓君火相火，则仍以大逆为是。**喻氏：**此胃中津液干燥，虚火上炎之证，治本之良法也。于麦门冬、人参、甘草、粳米、大枣大补中气、大生津液队中，增入半夏之辛温一味，其利咽下气，非半夏之功，实善用半夏之功，擅古今未有之奇矣。

时希按：降火利咽，如射干、石膏之类，仲景之法多矣。乃出此方，却无一味降火之品。虽曰甘、麦均属润剂，然合以半夏，终与火逆二字不符。尤氏、赵氏作火逆；程林、赵开美、日本诸书、陆氏均作大逆，宜从大逆。方中参、甘、粳米、大枣同用，大有培补脾胃之功，凡肺虚咳逆久者，得此最收培土生金之效。脾虚则为生痰之源，肺虚则为贮痰之器，若一派甘药，亦恐滞膈腻痰，半夏化痰而疏肺脾，全方正赖半夏而始灵活生通也。故仲景主此方为止逆下气者，惟半夏一药足以当之。然则半夏之苦辛，岂所以治火逆者耶。麦门冬汤为甘润之妙方，用者不少，却常捯去半夏，殆有买椟还珠之憾。

● **【校注】**

[1] 唧筒：水泵。

[2] 爇（ruò）：烧。

[3] 饧（xíng）：指用麦芽或谷芽等熬成的糖。

[4] 大：宋本（明·赵开美校刻）《金匮要略·肺痿肺痈咳嗽上气病脉证治》作"火"字。

● **【评析】**

咳嗽上气指咳嗽气逆，呼吸急促。证有虚实之分，实证多由外感风寒、痰饮内停或邪热炽盛所致，虚证多由久咳不愈，或病后肺气虚耗，肾不纳气，或心气虚衰所致。本篇仲景论治咳逆，以外邪和痰饮为主要病因，方如射干麻黄汤、厚朴麻黄汤、小青龙加石膏汤等。何时希认为咳嗽上气感邪发作，多见寒束于外，热伏于内，故射干麻黄汤等均能散寒清热，化痰平喘，且可据寒热多少而加减变化。他尤欣赏方中细辛与五味子相配，一开一合，与肺主呼吸合，有利于祛邪扶正，恢复肺之生理功能。又仲景善用姜、桂、夏以化饮，即"病痰饮者温药和之"之意。又祛邪同时处处顾及正气，如厚朴麻黄汤用小麦、泽漆汤用人参即是。如肺虚咳逆久，可用麦门冬汤，既甘润而益肺胃，又化痰而疏肺脾。

卷中

二十六、奔豚病

原文：师曰：病有奔豚，有吐脓，有惊怖，有火邪，此四部病，皆从惊发得之。

周氏：此仲景言奔豚之始本于惊，故并及他病之亦有因于惊者。

时希按：此段文字诸家皆疑有脱简，盖以吐脓如肺痈，何尝因惊？火邪起名，见于《伤寒论》第114条，盖得之于火熏，并不因惊。《金匮》下卷有火邪一条，用桂枝去芍药加蜀漆龙骨牡蛎救逆汤主之，若依伤寒例，亦是火熏，而用方则有安惊之药，此当因火而扰其心神，以致发惊，非因惊而发火邪也。

原文：奔豚病，从少腹起，上冲咽喉，发作欲死，复还止，皆从惊恐得之。

时希按：奔豚病或作贲独，音同而义亦同，从俗为宜。病从少腹起，上冲咽而复还则止，发作甚剧，有欲死之苦，然未言发病至死也。此条症状，当为主义。其原因，注家言人人殊，以非常见病，故大都得之经论而悬揣曲解，无经验证之，终不免失之想象，然獭祭[1]资料，总求得其允当，一则须客观，一则须宽博，惟《今释》为得之。今复参诸家而综录之如下：

一是《灵枢·邪气脏腑病形》：沉厥奔豚，足不收，不得前后。二是《难经·五十五难》：积者阴气也，其始发有常处，其痛不离其部，上下有所终始，左右有所穷处。三是《难经·五十六难》：肾之积名曰奔豚，发于少腹，上至心下，若豚状，或上或下无时，久不已，令人喘逆，骨痿少气。四是《难经·杨玄操注》：此病状似豚而上冲心，又有奔豚之气，非此积病也，名同而疾异焉。

时希按：综上四条，其义相类，而除《金匮》原文外，又有沉厥（殆即下寒之互词）之病因，与足不收、不得前后（指大小便），痛不离其部则痛处留在少腹，其上下左右之攻冲，均是积气，非谓实物也。奔豚之名盖得之积气奔冲于上时，肥硕如有一豚，既状其奔上之速，又见其气体之大，冲胸、冲心、冲咽，发势十分迅猛，故曰发作欲死也。另有一种奔豚气，名同而实异（杨玄操注），容后论之。

五是《**素问·骨空论**》：冲脉为病，逆气里急……此生病，从少腹上冲心而痛，不得前后，为冲疝。六是《**素问·举痛论**》：寒气客于冲脉，冲脉者起于关元，随腹直上，寒气客则脉不通，脉不通则气因之，故喘动应手矣。

时希按：《素问》二条皆指为冲脉所发，症状与《金匮》悉符，《金匮》仅言上冲咽喉，发作欲死，究其所苦如何？《素问》谓为喘动应手，里急冲疝，冲心作痛，二便不得，症状较多矣。

七是《**诸病源候论**》：夫贲豚气者肾之积气，起于惊恐、忧思所生。若惊恐则伤神，心藏神也；忧思则伤志，肾藏志也，神志伤动，气积于肾，而气上下游走，如豚之奔，故曰贲豚。其气乘心，若心中踊踊，如车所惊，如人所恐，五脏不定，食饮辄呕，气满胸中，狂痴不定，妄见妄言，此惊恐奔豚之状。若气满支心，心下闷乱，不欲闻人声，休作有时，乍瘥乍极，吸吸短气，手足厥逆，心烦结痛，温温欲呕，此忧思奔豚之状。诊其脉触祝，触祝者病奔豚也。

时希按：巢氏惊恐奔豚，相当于《金匮》，而所举症象则复有心中踊踊（忐忑不宁，惊恐难安）、狂痴不定、妄言妄见等精神情状，及食饮辄呕之消化系统症状。忧思所发，亦多由神志而牵涉饮食，此则巢氏所独有，为《金匮》及《内》《难》所无者。然既为《金匮》所无，遂无人证验，亦无治法，以仲景所论皆出经验，不加雕饰，而无向壁虚构之空论，可以信从也。

八是**陆氏**：综上所论奔豚者，《素问》以为病在冲脉，《灵枢》《难经》以为病出于肾，皆不言惊发，与《金匮》不同。杨玄操则以《素问》之冲疝，当《金匮》之奔豚，而以《难经》肾积为别一种奔豚。巢元方则牵合《金匮》《灵枢》《难经》而作调和之说。后世注仲景书者，胸中皆横亘一部《难经》，乃谓奔豚为肾气内动而上冲，谓桂枝加桂及苓桂草枣汤为泄肾气，伐肾邪。

时希按：冲任之脉皆系于肾，以治疗言，尤不可强分，陆氏以为肾与冲脉有别，不然也。《内》《难》皆以为是寒与气之积，《金匮》言得之惊恐，巢氏又举出惊恐与忧思之发有别。夫惊恐伤心肾，气积于肾，而上冲于心，与经络不相刺悖。若忧思伤心脾，气积于中，从巢氏所举之症状言，气满支心，心下闷乱，不欲闻人声，短气欲呕，心烦结痛，手足厥逆等等，病关心与脾胃为多，不复可寻肾气奔豚于上之象。则巢氏此症是否属于奔豚，犹在疑问。

病属惊恐伤肾，挟冲而上，冲与肾为一事，可无疑义，为气体而非实物，为循经而非由脏腑，或有脏腑之见症，则为神经所引起，以病因病理言，如此似可贯通。吾尝遇一病，本为经绝期综合征及冠心病，治之颇平善，忽以情志，而致少腹有寒气上冲，逾膈贯胸，冲心则悸；忽焉四散，或走四肢，或冲至脑腑，亦晕惚摇晃不安，当其散时已转为热，寒难忍受，热亦难当，不类疟，自知为神经之病；自发至散，不过一二十分钟，日凡三四作。余治以诸石纳肾安冲，七剂而全愈，复七剂，竟未再发。复有一病为近六十岁男子，症亦如之，亦治以前法，回外埠去，未经随访也。是以镇坠之法取效，与奔豚汤诸法不同者。

而《今释》谓一湘医治此，以丸药下之而愈，似为肠胃中食滞矣。东医亦谓奔豚可兼用三黄丸或硝石大丸者，是又一类也。

原文：奔豚气上冲胸，腹痛，往来寒热，奔豚汤主之。（甘草、芎䓖、当归、黄芩、芍药、半夏、生姜、生葛、甘李根白皮）

时希按：《名医别录》云："李根皮大寒无毒，治消渴，止心烦、逆奔豚气。"是乃本方之主药；芩、芍、甘、葛佐之，悉为清热药；以归、芎、芍、姜和血，则此条似为热证矣。其病理，于诸书无可稽合，汤名奔豚，是又当为主方。

陆氏：往来寒热，非奔豚必有之候，上冲腹痛，乃必具之候。**徐氏：**此乃奔豚之气，与外邪相当者也。兼腹痛，是客邪有在腹也，且往来寒热，是客邪有在半表里也。**尤氏：**此奔豚气之发于肝邪者，往来寒热，肝脏有邪，而气通于少阳也。

时希按：诸家或言邪在腹、邪在半表里、肝邪、通于少阳，众论纷纭。余谓此犹疝气之邪，多由表邪以引动之耳。

原文：发汗后，烧针令其汗，针处被寒，核起而赤者，必发奔豚，气从少

腹上至心，灸其核上各一壮，与桂枝加桂汤主之。

魏氏：意取升阳散邪，固卫补中，所以为汗后感寒，阳衰阴乘之奔豚立法也。与前条心动气驰（按：四字不贴切上条之症状），气结热聚之奔豚，源流大别也。**尤氏**：外寒从针孔而入，通于肾（想象之词），肾气乘外寒而上冲于心，而以桂枝外解寒邪，加桂内泄肾气也。

时希按：此条出《伤寒论》117条，而首多"发汗后"三字，则烧针为重发汗矣。《伤寒论》服法后，有"本云桂枝汤，今加桂满五两。所以加桂者，以能泄奔豚气也"，此语极要，合之痰饮篇小青龙汤救误数条中，言桂枝能平冲气，冲气止则去桂，可知仲景治冲气以桂枝为专药，今奔豚亦冲气也，故加桂。

原文：发汗后，脐下悸者，欲作奔豚，茯苓桂枝甘草大枣汤主之。

时希按：综观此三方，似觉皆非奔豚之主症、主方。前既云"皆从惊恐得之"，而三方均无镇惊安神之品，徒从夹热、外邪、汗后心虚着笔，是乃仅治其诱发之因也。即从《灵枢》之言沉厥，《难经》之言肾积阴气，《素问》之言寒气客于冲脉，则或祛肝肾之寒如吴萸、细辛、肉桂、附子之类，或从其上冲治，则磁石、石英、乳石、石脂、黑铅、铁落之类，略无一味治之。即以冲心而言，养心安神，苓桂甘枣其能胜任乎？我故曰三方似难以言恰合。

● **【校注】**

［1］獭祭（tà jì）：獭贪食，常将所捕的鱼陈列水边，俗称祭鱼。此引申为广积博采。

● **【评析】**

奔豚病之病因，历来诸说纷纭，《金匮》言得之惊恐，《内》《难》皆以为是寒与气之积，《诸病源候论》又举忧思之发。何时希认为病属惊恐伤肾，挟冲而上，为气体而非实物，为循经而非由脏腑。并介绍以镇坠纳肾安冲法之治验，颇有启发。以现今看，本病与心脏、胃肠神经官能症、抑郁证等病相当，仲景所出奔豚汤、桂枝加桂汤、苓桂草枣汤三方，似从夹热、寒邪、汗后心虚着笔，是乃治其诱发之因，若加入磁石、石英、乳石、石脂、铁落等镇坠之品，或能提高疗效。

二十七、胸痹心痛短气病

原文：夫脉当取太过不及，阳微阴弦，即胸痹而痛，所以然者，责其极虚也。今阳虚知在上焦，所以胸痹、心痛者，以其阴弦故也。

时希按：脉取太过不及，此诊脉之要诀也。余年十七，始临床，以半日诊二三十病，左手切脉，右手磨墨书方，常苦急迫；若右手切脉时，则左手闲置，右手更为忙乱，以后日诊病更多，常以切诊不能从容为恨。及游丁师济万门下，则日诊一二百人以为常者，疑其何以应付。尝于酒酣问之，则即此取太过不及法也，凡一息五至，无太过（浮、弦、数、大之类），无不及（虚、微、沉、结、代之类），便闲闲放过，不必深入研究。究竟一二百人中常病多，怪病少，或一日不数见，仲景所责"相对斯须，便处汤药"者，此类可以不致过失。一遇太过不及（即异乎平常之脉），凭经验及望、问、闻三诊，已知可从某点深求，如此则疑难重证亦不致疏漏，若耗心力于常病，则不能集精力于重证矣。然此指熟而能详者言，若诊病少者，正当三部九候深细推寻，先取经验为是。

阳微知阳虚，阴弦者寒气胜，以寒乘虚则痛，此理易明。痹者胸阳不展，痛者寒令脉阻也。

吴氏：下焦阴实之邪，皆得以上乘阳虚之胸，所以病胸痹心痛。胸痹之病，轻者即今之胸满，重者即今之胸痛也。

原文：平人无寒热，短气不足以息者，实也。

时希按：形脉充实如平人，而见短气之虚象，则形证不相合。知其素无疾苦，又无症状，当问其上焦有无结气，中焦有无结实，以阻碍其呼吸之道、升降之气，是则痰饮、瘀、食之类乎？

原文：胸痹之病，喘息咳唾，胸背痛，短气，寸口脉沉而迟，关上小紧数，栝楼薤白白酒汤主之。

徐氏：此段实注胸痹之症脉，后凡言胸痹，皆当以此概之。但微有参差不同，故特首揭以为主症[1]主脉主方耳。**尤氏**：关上数者，阳气失位，阴反得而主之，《易》所谓"阴凝于阳"、《书》[2]所谓"牝鸡司晨"也。**程林**：《内经》云：肺痹者烦满喘而呕；心痹者脉不通，烦则心下鼓，暴上气而喘。胸中者心肺之分，故作喘息咳唾也；诸阳受气于胸，而转行于背，气痹不行，则胸背为痛，而气为短也；寸脉沉迟，关脉小紧，皆寒客上焦之脉。数字误。

时希按：徐氏、程氏所解症脉，皆甚恰切，尤解数脉，则强为说辞，不知所云。此寸口、关上二脉，乃阳微阴弦之说明，意义甚顺。若不删去数字，则岂有迟、数二脉同见一病之理？胸痹之病，近今以为冠心病之的据，于是栝楼薤白之方竞相推用，成为续命之汤，使冠心病病因确认为阳虚夹寒实，而是胸痹局部之问题，岂仲景意料所及。

原文：胸痹不得卧，心痛彻背者，栝楼薤白半夏汤主之。（有白酒）

尤氏：胸痹不得卧，是肺气上而不下也；心痛彻背，是心气塞而不和也，其痹为尤甚矣。所以然者，有痰饮以为之援也，故于胸痹药中，加半夏以逐痰饮。

原文：心中痞坚，留气结于胸[3]，胸满，胁下逆抢心，枳实薤白桂枝汤主之（枳实、薤白、桂枝、厚朴、栝楼实）；**人参汤亦主之。**（人参、甘草、干姜、白术）

时希按：徐镕[4]本、俞桥本、尤氏本皆作"心中痞气，气结在胸"；《外台》引张仲景，为"心中痞坚，留气结于胸"；《图经》引《金匮》同《外台》，吾从之，以为多一"坚"字，知寒痰阻结之尤甚也。然《千金》及赵开美本，均同，比《外台》《图经》少一"坚"字。

魏氏：胸痹，自是阳微阴盛矣，再连胁下之气，俱逆而抢心，则痰饮水气，俱乘阴寒之邪动而上逆，胸胃之阳气，全难支拒矣。故用枳实薤白桂枝汤行阳开郁，温中降气。犹必先后煮治（**时希按**：先煮枳、朴，去滓，内诸药），以融和其气味，俾缓缓荡除其结聚之邪也。**张氏**：二汤，一以治胸痰外溢，用薤白桂枝以解散之；一以治胸中虚痰内结，即用人参理中以清理之。一病二治，因人素禀而施，两不移易之法也。**程氏**：此即理中汤也。中气强则痞气能散，胸满能消，胁气能下。人参、白术所以益脾，甘草、干姜所以温胃，脾胃得其和，则上焦之气开发，而胸痹亦愈。**赵氏**：同一病也，一用通痞去满之药，一用辛散补中之味，全不相谋，谓治一证，岂仲景自为矛盾耶。证有久暂，病有虚实也，不用甘温，为不足以益中州之气；不用辛散，且不足以破凝滞之阴。**吴氏**：胸痹病，心下痞气，闷而不通者虚也；若不在心下，而气结在胸，胸满连胁下，气逆撞心者实也。

时希按：一病二方，攻补判然，诸家皆谓同病异治，余谓当是先后治。当胸痰寒饮，阻遏阳气，痞坚而不通时，须辛温通阳、苦辛开气，以化痰展痹。迨其痛减，逆抢平，能卧，苔之白滑者化，脉之弦紧去，而心胸间痞满不除，脉仍阳微沉迟者，虚也，此为实者开而虚则现，先实而后虚也，故用人参汤继之。

栝楼薤白三方，移治冠心病，脍炙人口，其痰气所结，胸阳被痹，抑动脉变样，传导阻滞，病因与器质，古今认识殆难尽同。略考诸注如下：

陆氏：古书所称胸痹心痛，以心胸部特异感觉为主，赅括心绞痛（或译为绞心痛狭心症，或译为心胸绞窄痛）及大动脉之炎症瘤症，然心绞痛及大动脉之炎症瘤症，系不治之病。本篇诸方所治，盖胃神经痛、肋间神经痛及食管病耳。**巢氏**：胸痹候：寒气客于五脏六腑，因虚而发，上冲胸间则胸痹。胸痹之候，胸中愊愊[5]如满，噎塞不利，习习如痒，喉里涩，唾燥甚者，心里强痞急痛，肌肉苦痹，绞急如刺，不得俯仰，胸前皮皆痛，手不能犯，胸满短气，咳唾引痛，烦闷自汗出，或彻背膂，其脉浮而微者是也。不治，数日杀人。

时希按：陆氏解胸痹为肋间神经痛、胃神经痛、消化器官病，颇有见解（当与近今泛指为冠心病者划分）。有人认为胸痹方即可治冠心病，而称栝楼三方为特效，甚或作为冠心病唯一之治者，是后世事也。借胸痹三方，以治冠心病胸痹痛，而取得特效，是古方今用之收获，凡能活用经方者，常有此意外之得，诚乐事也。胸痹而痛为冠心病症象群之一，栝楼三方乃治症而非所以治冠心病。冠心病之病因，先由年龄、体质、焦思、劳动、饮食、情绪等因素以形成其器质上之病变；而后由劳动、焦思、情绪、气候、饮食、房室等诱因以触发之。盖当以衰退、劳伤为本，能谓之实证乎？至发作时亦虚实参见，而决非可以开豁胸痰，或祛瘀活血竟其全功者，何则？器质已变（包括衰退）也。所以栝楼三方是治冠心病胸痹痛之症状，而不是治病，易言之，乃是治标法耳。不但栝楼三方，尝以胸痹仲景九方试为统计（九痛丸明清诸注皆作后人所附，非仲景方）：全篇用药二十种，用栝楼、薤白者三，用白酒、半夏、枳实、桂枝、甘草、生姜、附子、苡仁者二，而厚朴、人参、干姜、白术、茯苓、杏仁、橘皮、乌头（可能为乌梅，说见后）、赤石脂、蜀椒等皆仅一方用之。既知以散寒化痰之药为多，参附龙牡汤、炙甘草汤等强心固脱、养血复脉之方竟无用者，则全篇主题所在，约可知矣。

今仍从《金匮》胸痹范围读之，栝楼三方以栝楼、薤白、白酒三药为主要。栝楼甘苦寒，开结豁痰；薤白辛苦温，散结气；白酒《千金》《外台》以为白醝[6]浆或白醝酒，程敬通疏云："醝音再，酢浆也。"《辑义》曰："白酒即是醝浆，合用米醋，极验。"考米醋，《名医别录》云："味酸苦温无毒，消痈肿，散水气。"陈藏器云："破结气、心中酸水痰饮。"南方自有老白酒，即酒酿和水，煮取而成，或称十月白，以初冬酿之，然城市中四季可有酒酿，掺水即可煮成，则不限季节矣。热饮之，顷刻面红体热，或且心跳，可见通展心阳之力甚捷，但力薄不久留，故农村有称为"一风吹"者，谓风吹即醒也。以言栝楼三方之别：第三方白酒改桂加枳、朴，则治胸胁痞坚逆抢心，症比前二者为重，以胸部当为心阳可达之所，而胁下则大气难到之处，故以桂振发心阳，又加枳、朴以宽气，法亦比前二方进一步。

从人参汤参、甘补气，术、姜温脾化痰言，则是善后修复之方，即服前方而阳通痰开，痞通得减，则人参汤继之，决非治病，盖用以调理也。若周扬俊所谓："不用甘温，必不足以益中州之气；不用辛散，且不足以破凝滞之阴。气足而清者自升，浊者自降，将结去而抢（抢心）消矣，将何痹之有？"则直视人参汤为补气以化痰、以展痹、以祛寒之方，恐不然也，人参、干姜展胸阳，不如桂、酒远甚。

浅田氏《方函口诀》：白酒汤以喘息胸痛为主，半夏汤以心痛彻背不得卧为主，桂枝汤则以胁下逆抢为主。**陆氏**：薤白三方之辨，浅田氏之说是矣。胸痹心痛，皆有喘息咳唾之证，然系消化器官病，而非呼吸器之原发病，故三方者，别无治喘咳之药。

时希按：陆氏之言，甚有理致，胸痹或冠心病之发，可有痰涎咳喘，其痰涎乃脾胃所化，肺不过停贮耳，尤不关心血管系统也。然不祛其痰，可壅塞呼吸，并增重心脏之缺氧也。以病理分三证，则白酒汤治阳微饮多，加半夏汤则痰饮更甚，加桂枝汤则痰饮支流胁下，胸阳为痹者也。

原文：胸痹，胸中气塞，短气，茯苓杏仁甘草汤主之；橘枳姜汤亦主之。

吴氏：胸中急痛，胸痹之重者也；胸中气塞，胸痹之轻者也。

时希按：此治轻证之二方，化痰之力多，散寒之力弱，而虚则未顾及也。上海故名医丁甘仁先生治上中下三焦之湿，用轻剂辛开、苦降、淡渗三法，曰杏朴苓，曰桔枳苓，曰杏蔻苡，其开上最佳者曰杏蔻桔橘。综观胸痹数方，知丁氏亦法乳仲景者也。

原文：胸痹缓急者，薏苡附子散主之。

赵氏：胸痹缓急者，痹之急证也。寒饮上聚心膈，使阳气不达，危急为何如乎（按：缓字未得其解）？**吴氏**：缓急者，为胸痹痛而时缓时急也。当审其缓急而施治，若缓而不急者，以栝楼薤白白酒汤主之。**程氏**：胸痹之所以有缓急者，亦心痛去来之义也。**李彣**：缓急者，或缓而痛暂止，或急而痛复作也。**尤氏**：阳气者，精则养神，柔则养筋，阳痹不用，则筋失养而或缓或急（按：牵涉于筋，莫解其义）。

时希按：诸家解缓急二字，或主在急字，或以为薏苡仁主筋急拘挛，有解为或缓或急者，则此方治其急，何必言缓？余谓此缓字宜作动词解，非形容词，谓缓解、缓和其急也。此方用附子以定痛，为以上七方所未用，可谓证之急矣，则苡仁或主筋急拘挛，或主除痹下气，或主渗泄水饮，以为佐使之用。如此，则其急痛者可得缓解。

原文：心中痞，诸逆心悬痛，桂枝生姜枳实汤主之。

时希按： 悬痛比结痛为轻，牵引作痛也。方与胸中气塞短气证之一方同，仅以橘皮改桂枝，易化痰为温阳耳。

原文：心痛彻背，背痛彻心，乌头赤石脂丸主之。（乌头、蜀椒、干姜、附子、赤石脂）

吴氏： 心痛彻背，尚有休止之时，故以瓜蒌薤白白酒加半夏汤平剂治之。此条心痛彻背，背痛彻心，是连连痛而不休，则为阴寒邪甚，浸浸乎阳光欲熄，非薤白白酒之所能治也，故以乌头赤石脂丸主之。方中乌、附、椒、姜一派大辛大热，别无他顾，峻逐阴邪而已。**尤氏：** 即经所谓"寒气客于背俞之脉，其俞注于心，故相引而痛"[7]是也。

时希按： 蜀椒、乌头、附子、干姜、赤石脂五味皆温热药，而石脂重镇摄纳，用以安诸热药，以制其躁发。《千金方》注云："范汪疗久心痛，有桂心无附子。"崔氏用桂为六味，《外台》同。故《续药征》谓："仲景方无乌头、附子同用者，二物同功，不如桂枝。"又以为乌头是乌梅之误，亦颇有理。

以九痛丸非仲景方，故篇名胸痹心痛短气，而心痛方少，元坚[8]以为真心痛固属不治，仲景略而不言，殆以此也。其实此篇皆论胸痹也，心痛则为胸痹症状之一，短气则为附症，非胸痹所必见者。心与胸字古书常通用，则心痛仍即胸痛也。

● **【校注】**

［1］症：原为"证"。据文意改。

［2］《书》：指《尚书》。又名《书经》。

[3] 心中痞坚，留气结于胸：宋本（明·赵开美校刻）《金匮要略·胸痹心痛短气病脉证治》作"胸痹心中痞，留气结在胸"。

[4] 徐镕：原为"徐熔"。疑误。明代医家。应天（今江苏南京）人。业医数十年，推崇仲景书，以为成无己只校注《伤寒论》而未注《金匮》，乃为之校注，即后收入《医统正脉全书》之《金匮要略》，徐氏序于1585年，并附有其按语等内容，为《金匮要略》之重要刊本。

[5] 愊（bì）：烦闷，郁结。

[6] 截（zài）：酢浆，醋。亦指带有醋味的酒。

[7] 寒气……相引而痛：《素问·举痛论》原作"寒气客于背俞之脉，则脉泣，脉泣则血虚，血虚则痛，其俞注于心，故相引而痛"。

[8] 元坚：指丹波元坚。其父丹波元简（1755—1810），号桂山，是日本著名汉医学家，其子元胤、元坚亦得心传，以医术名于世，出版多种医书。

● 【评析】

胸痹，一指胸膺部闷窒疼痛的一种病证，可见于冠心病、心绞痛等疾患；一指胃痹，可见于胃脘痛、噎膈等疾患。心痛，一指心前区或心窝部疼痛；一指胃脘痛。由此可见，本篇所述胸痹、心痛当包括心和脾胃病证，且仲景条文中亦有鉴别此二种病证之意，如："心中痞坚，留气结于胸，胸满，胁下逆抢心，枳实薤白桂枝汤主之；人参汤亦主之。"从临床实际来看，心绞痛误诊为胃痛者时有发生，然胃痛多不短气，心绞痛则有短气的特征，故胸痹、心痛、短气合篇恰合临床诊断要点。栝楼薤白三方通阳散结，化痰泄满，以治胸痹心病为是，何时希认为此三方乃治冠心病胸痹痛之症状，是治标之法，待实去虚现，则当扶正善后。胸痹病篇诸多方剂亦为调理脾胃常用方，从心脾关系看，人参汤调营卫之源可治心气虚弱之证，正合《难经》"损其心者，调其营卫"之论，补脾胃即可调营卫。

二十八、腹满

原文： 趺阳脉微弦，法当腹满，不满者必便难，两胠[1]疼痛，此虚寒[2]从下上也，当以温药服之。

时希按：《脉经》于"不满者"下作"下部闭塞，大便难"义即有别。盖趺阳脉微为脾胃虚寒，而见弦脉，是肝气侮之也，当腹满。若虚寒填塞之䐜胀，则下结而为便难，上逆而为两胠痛，胠腋乃肝之分野也，故温脾寒以消满。或谓虚寒在下，当以大便利为合，则忘夫寒实亦有便闭也。

原文： 病者腹满，按之不痛为虚，痛者为实，可下之。舌黄未下者，下之黄自去。

腹满时减，复如故，此为寒，当与温药。

吴氏： "当与温药"之下，当有"宜厚朴生姜半夏人参汤主之"十四字，必是脱简，阅《伤寒论·太阴病》自知（**时希按：** 此方出太阳病篇，属66条，文为"发汗后，腹胀满者"，无"时减复如故"语）。

时希按： 此二条辨别腹满寒热虚实，明白条达，有助鉴别，妙极矣。以下"病者痿黄"条，《脉经》列于呕吐下利篇中。"寸口脉弦"条、"中寒家善欠"条、"中寒其人下利"条、"瘦人绕脐痛"条等，似皆不关腹满，以无可归属，仍录诸家之说。

原文： 病者痿黄，躁[3]而不渴，胸中寒实，而利不止者，死。

尤氏： 痿黄，脾虚而色败也。气不至故燥，中无阳故不渴，气竭阳衰，中土已败，而复寒结于上，脏脱于下，故死。**吴氏：** 痿黄口燥不渴，寒实当不下利，若下利是寒虚也。寒虚胃气下脱，故死。

时希按： 此条《脉经》列于下利篇。下利篇中有"微热而渴，脉弱者，今自愈""下利脉数而渴者，今自愈[4]"，故知下利而渴，即使脉弱，亦可自愈。下失水，上应渴为吉，今不渴，李彣所谓"下利若燥而渴者为热，阳气尚存，犹为可治"是也。此证若在黄疸，亦为脾败之阴黄重证矣。

原文：寸口脉弦，即胁下拘急而痛，其人啬啬恶寒也。

程氏：弦，肝脉，阴也，肝脉循胁里，寒主收引，故胁下拘急而痛。以寒胜于内，而阳气不行于外，故外亦啬啬而恶寒也。

时希按：此肝气入络，或受寒闪气，常见之症，与腹满不相涉。尤氏谓与首条趺阳脉弦之两胠疼痛有别，则此又是鉴别诊法。

原文：夫中寒家，善[5]欠，其人清涕出，发热色和者，善嚏。
中寒，其人下利，以里虚也，欲嚏不能，此人肚中寒。

时希按：《千金》于此二条之间，尚有一条曰："凡觇病者，未脉望之，口燥，清涕出，喜嚏欠，此人中寒。"如是三条连读，文义较顺。吴氏云："中寒家，谓素有中寒病之人也。"凡受邪发热及疟发前，始作形寒，多呵欠连连，有阳气为寒所困，疲乏不振，此《素问·疟论》所谓"数欠伸"是也。斯时则面色惨淡而不和，若阳气得出，则发热色和、善嚏而清涕出，邪之轻者可解矣。或下利者则寒伤于里，以肚中寒，里虚，邪远而道深，故欲嚏而不能，如沈氏所注是也。

沈氏：阳和则嚏，而欲嚏不能，乃阴寒凝滞于里，所以肚中痛也（原文有注：一云痛）。

原文：夫瘦人绕脐痛，必有风冷，谷气不行，而反下之，其气必冲，不冲者，心下则痞。

时希按：风冷在下，亦可便闭，仲景意当温之而寒散痛止，谷气自行。今下之，故曰反，仲景意不当用下也。虚其下，则气动而为上冲，或寒凝而为心下痞，似当转为大建中之治。风冷之袭，肥人气虚者亦常有，初不关肥瘦，此程注所云"瘦人，虚弱人也"。

原文：腹中寒气，雷鸣切痛，胸胁逆满，呕吐，附子粳米汤主之。（附子、半夏、甘草、大枣、粳米）

《灵枢·五邪》：邪在脾胃……阳气不足，阴气有余，则寒中肠鸣腹痛。**尤氏**：下焦浊阴之气，逆于阳位，中土虚而堤防撤矣，故以附子辅阳驱阴，半夏降逆止呕，而尤赖粳米、甘、枣，培令土厚而使敛阴气也。**程氏**：盖脾胃喜温而恶寒，寒气客于中，奔迫于肠胃之间，故作雷鸣切痛，胸胁逆满呕吐也。

时希按：浊气自下而弥漫于中上二焦，方治症状均明顺易晓。与大建中之寒结于中，病理同而部位不同，大建中之胶饴及糜粥，与此方粳米、甘、枣之用亦同。然此汤服法极可注意，粳米半升与四药同煮，米熟，汤成，去滓温服。盖以满呕而痛，胃逆不安，宜暂不食谷，汤成去滓，则为米饮，使胃易受，细致入微。与大建中之服药后一炊顷（约进一餐之时间），已得温药之开通，寒气可散，可饮粥，此食糜粥，使呕不能食之胃，能渐渐安谷也，两种服法皆当记取，随证使用。腹满为虚寒之气所积，气为无形，宜不可下。如亦可下，何以别夫里实证，前条明揭"脉微弦，虚寒从下上，当以温药服之""腹满按之不痛为虚，痛者为实""腹满时减复如故，此为寒，当与温药"等文，条例何等分明，与可下之实证对举者，尤觉虚实如黑白之易辨，毫无含混之处，示人以可学可从之法。何以于腹满篇中，杂入可下之四方条文错扰？似乎腹满亦有里实里热、可下可寒之五证，不但自乱体例，虚实寒热令人何从遵循？此必非仲景原来章次，乃王叔和、林亿等编次之误。既觉其误，从而订正之，使各归其序，以免混淆，则易读易学，能记能用，何不可哉？故以此可下之四方，归入宿食门；温下之一方归入寒疝门，使各得其所，不知识者以为然否？

原文：心胸中大寒痛，呕不能饮食，腹中满，上冲皮起，出见有头足，上下痛而不可触近，大建中汤主之。（蜀椒、干姜、人参、胶饴。分温再服；如一炊顷，可饮粥二升，后更服。当一日食糜，温覆之。）

吴氏：心胸中大寒痛，谓腹中上连心胸大痛也，而名大寒痛者，以有厥逆、脉伏等大寒证之意也；呕逆不能饮食者，是寒甚格拒于中也；上冲皮起，出见头足者，是寒甚坚聚于外也；上下痛不可触近，是内而脏腑，外而经络，痛之甚，亦由寒之甚也。主之以大建中汤，蜀椒、干姜大散寒邪，人参、胶饴大建中虚。服后温覆，令有微汗，则寒去而痛止，此治心胸中寒之法也。**程氏**：寒气搏于肠胃之外，冲突见于皮肤膜原之分，如有头足，其痛则近于外，故不可以手触近也。**尤氏**：出见有头足，上下痛而不可触近者，阴凝成象，腹中虫物乘之而动也。故以蜀椒、干姜温胃下虫。

时希按：上下痛，言其寒凝之气，或上或下，非真如尤氏所云如虫物之有头足也。寒与气之凝聚为患，如有物行动迅捷，往还起伏，不亲诊此病，似有不能置信者。大建中盖以椒、姜温寒安胃为一类，参、饴建中且安胃为一类，盖辛甘合化之剂，辛得甘则发散而为阳，甘得辛则温中而能守，于是辛不患其散，甘不患其腻中。服后饮粥，既补胃气，使辛甘之药可留胃中较久，而助振发；又温覆以散寒，此治虚寒气痛极妙之方。服法有"当一日食糜"，示人虽呕止，当缓缓养其胃气，勿猛进食饮也。

原文：寒气厥逆，赤丸主之。（茯苓、半夏、乌头、细辛）

时希按：方取乌头、细辛，以温散厥少[6]上逆之寒气；又以半夏、茯苓汤化痰饮，殆有呕逆之症状。《金鉴》以为必有脱简，难以为后世法而不释，然可以见寒气上逆（下焦应见腹满之象），夹有痰饮，有此赤丸温寒化饮兼顾之法，亦可存也。

● **【校注】**

[1] 胠（qū）：腋下胁上部分。此处当指胁上。

[2] 虚寒：原为"寒气"。据宋本（明·赵开美校刻）《金匮要略·腹满寒疝宿食病脉证治》改。

[3] 躁：原为"燥"。据宋本（明·赵开美校刻）《金匮要略·腹满寒疝宿食病脉证治》改。

[4] 下利脉数而渴者，今自愈：《脉经·平呕吐哕下利脉证》为："下利，脉数，若微发热，汗自出者，自愈。"

[5] 善：宋本（明·赵开美校刻）《金匮要略·腹满寒疝宿食病脉证治》作"欠"。

［6］厥少：当为厥阴、少阴之谓。

● 【评析】

仲景辨治腹满，以虚实为总纲，通过问诊"腹满时减""腹满不减"；切脉"趺阳脉微弦""脉数而滑"；腹诊"按之不痛为虚，痛者为实"；望舌"舌黄未下者，下之黄自去"等以确定腹满证的寒热虚实。并以太阴阳明分虚实，太阴为虚寒，阳明为实热，阳明实热又可兼太阳或少阳，太阴虚寒多兼气滞或痰饮。

二十九、寒疝病

原文：腹痛，脉弦而紧，弦则卫气不行，即恶寒，紧则不欲食，邪正相搏，即为寒疝[1]。

尤氏：弦、紧脉皆阴也，而弦之阴从内生，紧之阴从外得。弦则卫气不行而恶寒者，阴出而痹其外之阳也；紧则不欲食者，阴入而痹其胃之阳也。卫阳与胃阳并衰，而外寒与内寒交盛。**魏氏：**平素阳虚阴盛，积寒在里，以召外寒，夹杂于表里而为患者也。表里之寒邪既盛，而正阳与之相搏，寒邪从下起，结聚于至阴之分，而寒疝成矣。

时希按：尤氏说脉，晦涩难明，弦为内寒，内寒则不能卫外；紧为外寒，而侵入于胃，故曰邪正相搏。《脉经》则为"弦紧相搏"，实即内外相搏也。魏氏说病理则清疏易明。复考寒疝如下：《素问·长刺节论》："病在少腹，腹痛不得大小便，病名曰疝，得之寒。"《素问·骨空论》："任脉为病，男子内结七疝。"

巢氏：疝者痛也，此由阴气积于内，寒气结搏而不散；腑脏虚弱，故风邪冷气与正气相击，则腹痛里急，故云寒疝腹痛也。**颜师古《急就篇注》：**疝，腹中气疾，上下引也。

时希按：合之临床，寒疝之病，大都厥阴寒气不泄而结，或有新寒，或由疲劳，引动而发。其病理，仲景、巢氏、魏氏皆说明为内外积寒，邪正相争之故。

原文：寒疝绕脐痛，若发则白津[2]出，手足厥冷，其脉沉紧者，大乌头煎主之。

时希按：沉、弦、紧皆为疝脉。白津出，有释作白汗、魄汗者，赵氏作"自汗出"，痛极而汗出是也。方为乌头蜜煮之，方后云："不差，明日更服，不可一日再服。"可知此方之峻猛。以为有不欲食之象，何妨用赤丸？有苓、半以和胃，细辛以疏泄。且乌头一味单行则骠悍而莫御，有佐使，则可以相制也。

原文：寒疝腹中痛，及胁痛里急者，当归生姜羊肉汤主之。（当归三两、生姜五两、羊肉一斤。水八升，煮取三升。若寒多者，加生姜成一斤；痛多而呕者，加橘皮、白术。加生姜者，亦加水[3]五升，煮取三升二合。）

尤氏：此治寒多而血虚者之法，血虚则脉不荣，寒多则脉绌[4]急，故腹胁痛而里急也。

时希按：《金匮·妇人产后病》亦用之，文曰："产后腹中疠痛，当归生姜羊肉汤主之；并治腹中寒疝，虚劳不足。"当归不仅补血，当是厥阴（或《素问》所谓任脉）之引经药，引羊肉以温补，生姜以祛寒也。其方后加法亦佳，曰："若寒多，加生姜成一斤（原为五两，三倍之矣），痛多而呕者，加橘皮、白术。"原方三药辛甘已能和胃，加陈皮以止呕，加术者以为引羊肉之甘以入脾，厥气盛必侮于土，故以甘扶土也。加生姜十一两，入水五升，而煮汁仅多二合，何其浓耶。

原文：寒疝腹中痛，逆冷，手足不仁，若身疼痛，灸刺诸药不能治，抵当乌头桂枝汤主之。（乌头、桂枝汤）

吴氏："抵当"二字衍文也。**陆氏：**乌头煎治寒疝之剧者，此则乌头煎证，而有身疼痛之表候，故合桂枝汤，《伤寒论》云"身疼痛，清便自调者，急当救表，救表宜桂枝汤"是也。寒疝剧证因感寒引发者，大抵宜此方矣。**徐氏：**灸刺诸药不能治，是或攻其外，或攻其内，邪气牵制不服，故以乌头攻寒为主，而合桂枝全汤以和营卫，所谓七分治里，三分治表也。

时希按：用乌头五枚，以蜜二升煮，此解毒至要之法。浓煮已成一升之稠汁，加桂枝汤五合融合之，仍煮成一升。"初服二合；不知，即服三合，又不知，复加至五合（尽剂矣）。其知者如醉状，得吐者为中病。"醉状是瞑眩也，《书经》："若药弗瞑眩，厥疾弗瘳。"古法治病用猛药，大都得此象乃愈，得吐则胃阳出，胃寒去，故曰中病。

陆氏：凡乌头得蜜，往往致大瞑眩。

原文：其脉数而紧乃弦，状如弓弦，按之不移。脉数弦者，当下其寒。

胁下偏痛，发热，其脉紧弦，此寒也，以温药下之，宜大黄附子汤。（大黄、附子、细辛）（**时希按：**此条自腹满门移来。）

夫脉浮而紧乃弦，状如弓弦，按之不移。脉数弦者当下其寒。胁下偏痛，其脉紧弦，此寒也，以温药下之，宜大黄附子汤。（此条出《脉经》，盖合二条为一者。）

时希按：数为热，紧为寒，浮而紧名曰弦，此脉法中最易知者。此条第一段数紧同见，诸家皆非之，《脉经》为浮弦，是也。大黄附子汤初决其非腹满证，今《脉经》合上条而为一，而脉法总有牴牾，以弦紧者为寒，以温下，则上文之浮与数又当何解？故《金鉴》乃删"其脉数"至"脉弦数者"四句十九字，谓当是衍文，而以"当下其寒"四字系在下条"心下坚"之下，而大黄附子汤仍自为一条。吾取《脉经》，以其文亦自出仲景，《伤寒论·辨脉法》曰："脉浮而紧者，名曰弦也；弦者，状如弓弦，按之不移也。脉紧者，如转索无常也。"

尤氏：胁下偏痛而脉紧弦，阴寒成聚，偏着一处（《金鉴》谓是满痛），虽有发热，亦是阳气被郁所致，是以非温不能已其寒，非下不能去其结，故曰宜以温药下之。**吴氏：**腹满而痛，脾实邪也；胁下满痛，肝实邪也。发热若脉数大，胃热实邪也；今脉紧弦，脾寒实邪也，当以温药下之。方中佐细辛，以散其肝邪，此下肝脾寒实之法也。

原文：脉紧大而迟者，必心下坚；脉大而紧者，阳中有阴，可下之。

双脉弦而迟者，必心下坚；脉大而紧者，阳中有阴也，可下之。（属承气汤证，此《脉经》文。）

尤氏：脉数弦者，当下其寒；紧而迟，大而紧亦然。大虽阳脉，不得为热，正以形其阴之实也，故曰阳中有阴，可下之。**吴氏：**脉紧大而迟者，必心下坚硬，乃寒实也，当下其寒。脉大而紧者，阳中有阴也，大者阳实，紧者阴实也，故可下之。

时希按：得《脉经》二条文字之或分或合（指与《金匮》本文言：以"其脉数"一条分为二；而以大黄附子条，与此条前段合并，后段自成（条），如此似觉天衣无缝，文义脉证治方，各得允洽矣。此条"脉紧大而迟，心下坚，阳中有阴"，可行温下，亦正为上文之说明也。

● **【校注】**

[1] 寒疝：病证名。一指因内脏虚寒，复感风寒所致的剧烈腹痛。二指阴囊肿大结硬疼痛。三为七疝之总称。

[2] 白津：宋本（明·赵开美校刻）《金匮要略·腹满寒疝宿食病脉证治》作"白汗"。

[3] 水：原无此字。据宋本（明·赵开美校刻）《金匮要略·腹满寒疝宿食病脉证治》加。

[4] 绌（chù）：不足。

● **【评析】**

寒疝顾名思义，为寒邪疑滞，致腹中拘急疼痛，疼痛特点为急痛、剧痛，仲景治以大乌头煎为主，另有乌头桂枝汤与当归生姜羊肉汤，则有偏表与偏虚的区别。如果从寒凝于脾胃来考虑，则大黄附子汤、大建中汤亦为可选之方。可以看出，乌头或附子散寒止痛，为治寒疝的主药。

三十、宿食病

原文：问曰：人病有宿食，何以别之？师曰：寸口脉浮而大，按之反涩，尺中亦微而涩，故知有宿食，大承气汤主之。

脉数而滑者，实也，此有宿食，下之愈，宜大承气汤。

下利不欲食者，有宿食也，当下之，宜大承气汤。

腹满不减，减不足言，当须下之，宜大承气汤。（此条自腹满门移来）

尤氏：寸口脉浮大者，谷气多也，谷多不能益脾而反伤脾，按之脉反涩者，脾伤而滞，血气为之不利也。尺中亦微而涩者，中气阻滞，而水谷之精气不能逮下也。脉数而滑与浮大同，盖皆有余之象，为谷气之实也。水谷不分……恶闻食臭，故下利不欲食者，知其有宿食当下也。周氏：中有所伤，阻抑中气不得宣越，遂令尺中亦微涩。张璐：《伤寒缵论》所谓亦微而涩，亦字从上贯下，言浮大而按之略涩，非涩弱无力之谓。见浮大中按之略涩，方可用大承气下之，设纯见微涩，按之不实，乃属胃气虚寒。丹波氏：微亦沉滞不起之微，非微弱之谓也。

时希按：浮大知胃家之实，数滑见宿食之甚，尚是可下之据。若尺中微涩，尺主下焦，微者气虚，涩者血少，岂是可下之征？尤、周二注皆指微涩为虚，张注则解微为略字之义。然仲景文曰"尺中亦微而涩"，此一"而"字，可证文义确为微脉，名词而非形容词也。此脉存疑。

原文：病腹满，发热十日，脉浮而数，饮食如故，厚朴七物汤主之。[厚朴、甘草、大黄、大枣、枳实、桂枝、生姜。呕者加半夏，下利去大黄，寒多者加生姜至半斤（原为五两）。]

尤氏：腹满，里有实也；发热脉浮数，表有邪也；而饮食如故，则当乘其胃气未病而攻之。吴氏：饮食如故，胃热能消谷也。因胃热里实，表热发热，故用厚朴七物汤表里均解，腹满发热两除也。此桂枝汤、小承气汤之复方也。

时希按：此条由腹满门移来。发热虽十日，犹在太阳之表；腹满而能饮食，实在阳明之里，故以厚朴七物两解之，解表用桂枝去芍药，攻里用小承气也。程氏谓"如伤寒之用大柴胡"，此何尝不是伤寒法？以脉浮故不用柴胡耳。陆氏以为"表未解者不可攻里，太阳阳明合病有葛根汤、葛根加半夏汤、麻黄汤三例，皆但治太阳，不治阳明，为伤寒之大法"，余谓杂病治里为急，或有异夫伤寒乎？方后加减三法甚好：呕者加半夏，下利去大黄，皆治里；寒多者加生姜三两，则治表也。

原文：痛而闭者，厚朴三物汤主之。（此条由腹满门移来）

时希按：方即小承气，但以理气舒痛为主，故以厚朴八两为君，仍"以利为度"，则宿食去矣。

原文：按之心下满痛者，此为实也，当下之，宜大柴胡汤。（此条由腹满门移来）

尤氏：心下满痛，则结处尚高，与腹中满痛不同，故不宜大承气而宜大柴胡。**陆氏：**腹膜之病，可用阳明、太阴一类之方；胸膜之病，即可用少阳一类之方。七物、三物，阳明之类方也，附子粳米、大建中，太阴之类方也。至于胸膜炎、肋间神经痛，则小柴胡汤、小柴胡合小陷胸、柴胡桂姜汤。大柴胡可治胸膜炎之实证，犹七物汤、三物汤治腹膜炎之实证矣。

时希按：柴胡、白芍一疏一敛，疏肝之用，敛肝之体，缓痛最妙，为肋间神经痛之要药，即原文心下满痛者是。

原文：宿食在上脘，当吐之，宜瓜蒂散。（瓜蒂一分，赤小豆三分[1]，杵为散。以香豉煮汁，和散一钱匕[2]，温服。）

周氏：食既云宿，决非上脘，既非上脘，何以用吐。今言上脘，又言宿食，则必有痰载物，不使得下，则为喘为满，故一吐而痰与食俱出矣。

时希按：瓜蒂大苦且有恶味，故催吐；香豉亦致吐，赤小豆似不关吐。方后曰："不吐者少加之，得快吐乃止。诸亡血虚家不可与之。"亡血者吐则气上，防其载血上浮。虚家畏以吐而汗出也。读仲景方，其方后医嘱之语，颇发深思，而助理解，故喜之。

原文：脉紧如转索无常者，宿食也。

《伤寒论·辨脉法》：脉紧者，如转索无常也。《脉经》：转索下有"左右"二字。**方有执**：转索无常，言左右旋转而不可拘也。**魏氏**：转索，宿食中阻，气道艰于顺利，曲屈傍行之象。**吴氏**：即所谓不端直也，端直则不能如转索，其为劲急则同。**尤氏**：脉紧如转索无常者，紧中兼有滑象，不似风寒外感之紧为紧而带弦也。食气所发者，乍紧乍滑，如以指按转索之状，故曰无常。

时希按：伤寒寒气严束，正气欲张不能时，常见此脉，"痉脉按之紧如弦，直上下行"即是。余尝于怀孕妇人见之，滑利紧转，流窜欲出鱼际，按之不住，如蛇脱手遁逃之象。《脉经》"左右无常"四字颇能形容之。而赵以德以为是"胃气垂绝之危象"，则误。

原文：脉紧，头痛风寒，腹中有宿食不化也。

《脉经》：在头痛上有"即"字，在腹中上有"或"字。

时希按：脉紧即风寒头痛，是外感病，或腹中有宿食不化，是食滞病。划然为表里两证，辨别时，则风寒浮紧，而食滞沉紧。头痛症象属于风寒，与宿食无涉，仲景合为一条，示人以辨别表里之法，惜无浮沉明文耳。

● 【校注】

［1］三分：宋本（明·赵开美校刻）《金匮要略·腹满寒疝宿食病脉证治》作"一分"。

［2］匕：原无此字。据宋本（明·赵开美校刻）《金匮要略·腹满寒疝宿食病脉证治》加。

● 【评析】

宿食病症状表现主要集中在脐腹部，故仲景对宿食病的治疗以承气汤攻下为主，如症状表现偏上部心下胃脘者可用大柴胡汤或瓜蒂散吐之。宿食病脉象表现不一，有紧脉、滑脉、涩脉、浮大脉，这与病程的久暂、积滞的多少、脾胃功能受影响的程度等诸因素有关，临证尤须用心。

三十一、五脏风寒积聚病

原文：肺中风者，口燥而喘，身运而重，冒而肿胀。

时希按：肺不能通调水道，下输膀胱，则水潴留而为肿胀，为身重。清气不升，浊气上干，则为晕（即运也）为冒。

原文：肺中寒，吐浊涕。

时希按：是即肺痿口中有浊唾涎沫之象，甘草干姜汤、《外台》炙甘草汤、《千金》生姜甘草汤之治也。

原文：肺死脏，浮之虚，按之弱如葱叶，下无根者，死。

时希按：葱叶殆与葱管不同，扦脉按如葱管，谓浮大而中虚，叶则扁而薄矣。浮按虚，沉按力薄，而又无根，肺之真脏脉见，不死何待？以下诸脏中风、中寒、死脏条文，颇多不可解者，诸注有阙而不释，有评为支离者，然大都望文生义，相习成风，多方牵缠，强作解人，苟义理之茫如，骋诐[1]辞其何益？方药不具于条文，空言奚裨[2]于实用？故有思致者释之，无则阙以存疑，而录存其原文，俟续考于异日。

原文：肝中风者，头目瞤，两胁痛，行常伛[3]，令人嗜甘。

肝中寒者，两臂不举，舌本燥，喜太息，胸中痛，不得转侧，食则吐而汗出也。

肝死脏，浮之弱，按之如索不来，或曲如蛇行者，死。

肝着，其人常欲蹈[4]其胸上，先未苦时，但欲饮热，旋覆花汤主之。（旋覆花、葱、新绛）

周氏：肝主疏泄，言其用也，倘郁抑不舒，势必下乘中土，土必弱而时满，气必结而不开，故喜人之按之揉之也。先欲饮热，热则能行，乐其散结。旋覆为君，主结气胁下满，消胸上痰，而以葱通阳气也。使徒治肝气而不及血，似与所着不宜，故取有色无质者，能入藏血之地而不着耳。**尤氏**：肝脏气血郁滞，着而不行，故名肝着。然肝虽着，而气反注于肺，所谓横之病也。胸者肺之位，蹈之欲使气内鼓而出肝邪，以肺犹囊箽[5]，抑之则气反出也。

时希按：周注言肝脾，尤注言肺脾，其实病在于肝气之入络，由痞胀而至欲抑欲压，盖肝络有郁血，即所谓着也。胸胁乃肝之分野，痞胀之甚，重压之则觉减，与肺不涉，脾在胁下亦无涉也。此近今肝炎慢性期常有之症状，唯无欲蹈其胸上之甚耳。

陆氏：《千金》无"旋覆花汤主之"六字，诸本皆不载方。其方治妇人半产漏下，与肝着之证不合，今从《千金》。

时希按：旋覆入肝络而舒肝气，新绛行络末之郁血，得葱管之色青入肝，芳香通络，以为引经，近治肝区胀满皆极有效，以为恰是肝着之治，而治半产漏下则甚不当。清·王旭高治肝，有一法曰疏肝通络，谓："如疏肝不应，营气痹窒，络脉瘀阻，宜兼通血络，如旋覆、新绛、归须、桃仁、泽兰叶等。"即可以治肝着。

原文：心中风者，翕翕发热，不能起，心中饥，食即呕吐。

心中寒者，其人苦病心如啖蒜状，剧者心痛彻背，背痛彻心，譬如蛊注。其脉浮者，自吐乃愈。

心伤者，其人劳倦，即头面赤而下重，心中痛而自烦，发热，当脐跳，其脉弦，此为心脏伤所致也。

心死脏，浮之实如麻豆[6]，按之益躁疾者，死。

邪哭使魂魄不安者，血气少也，血气少者属于心，心气虚者，其人则畏，合目欲眠，梦远行而精神离散，魂魄妄行。阴气衰者为癫，阳气衰者为狂。

时希按：旧说于神经衰弱、精神不安之症象，皆谓是邪祟中恶，如有神灵者，盖心血少则躁烦，心气虚则惕怯，仲景甘麦大枣汤，能持以恒，常收奇效，此所谓魂不宁也。若魄不静者兼润肺，则复以百合地黄汤，清肺热以安魄，生阴血以安魂，最为妙法。惟原文"阴衰则癫，阳衰则狂"二句，与经旨"邪入于阳则狂，邪入于阴则癫""重阴则癫，重阳则狂"相悖，注者巧为辩解，其词曲，不如存疑。舍此二句以从经旨，反觉明顺通畅。

原文： 脾中风者，翕翕发热，形如醉人，腹中烦重，皮目（目《千金》作肉）瞤瞤而短气。

脾死脏，浮之大坚，按之如覆杯洁洁[7]，状如摇者，死。

时希按： 据林亿注：五脏各有中风、中寒，惟脾无中寒，肾则中风、中寒俱不载，以为"古文简乱极多，去古既远，无文可以补缀也"。然肝有肝着病，心有心伤、邪哭，脾有脾约病，肾有肾着病，着者不移，亦风寒积聚之类也。

原文： 趺阳脉浮而涩，浮则胃气强，涩则小便数，浮涩相搏，大便则坚，其脾为约，麻子仁丸主之。（麻仁、芍药、大黄、枳实、厚朴、杏仁）

时希按： 麻仁丸乃常用之方，治肠燥失润之慢性便结有效。其要不在小承气，而在麻、杏仁、芍、蜜之润下。胃气强者，能纳而受盛多，脾约则运化迟，不能为胃行其津液，水精不布，故不润于肠，然何以致于小便数？数者有津液，则何以致于脾约？如谓肺虚不能制下，或脾气下陷而不举，乃方中无一味及之。诸家注解，皆无一语及此，或者小便少之误，则与涩脉相符矣。

原文： 肾着[8]之病，其人身体重，腰中冷，如坐水中，形如水状，反不渴，小便自利，饮食如故。病属下焦，身劳汗出，衣里冷湿，久久得之，腰以下冷痛，腰[9]重（诸本作腹中者多，《仲景全书》《千金》、赵本作"腰中"）如带五千钱，甘姜苓术汤主之。（注：一名肾着汤）

尤氏： 肾受冷湿，着而不去，则为肾着。诸症皆冷湿着肾，而阳气不化之征也。不渴，上无热也；小便自利，寒在下也；饮食如故，胃无病也。

时希按： 文中原因为身劳汗出，衣里冷湿，着肾而不去，久久得之，如巢氏所谓"强力举重，久坐湿地则伤肾"者亦是也。寒湿伤其肾阳，病属下焦虚寒。仲景又举不渴、饮食如故，以明上焦无病。腰以下冷痛，如坐水中，如带五千钱，沉重冷着之状，形容妙肖。惟病在肾而治在脾，方治不恰，而服法中却有"分温三服，腰中即温"，疑不能信。以姜、术、苓治脾湿或行皮水，治理可行，然药不及温阳，终隔一层。《千金》有肾着散，于此方加杜仲、桂心、牛膝、泽泻，既温肾利腰膝，又化气行水湿，视此为胜。尤氏谓："本非肾药，名肾着者，原其病也。"乃勉强作解耳。

原文：肾死脏，浮之坚，按之乱加转丸，益下入尺中者，死。

丹波《述义》：本篇所谓中风、中寒，与伤寒中之中风、中寒不同（**时希按：**仲景一手所写，何于《伤寒论》则如彼，于《金匮》又如此其岐异？诸家莫有究诘其故者。善古之人抄书以自娱，或侈富藏，或矜版本，藏家得善本医书，初不求内容之精正。抄书刻书者笔下鲁鱼之失，本属难免，又好以意窜改，彼之所谓惬意者，或非仲景之原意也。上如《千金》《外台》，中如《仲景全书》本、赵开美本，下如《医宗金鉴》本，《今释》本，疑古之风尤盛，改定之字极多，则何本是真面目耶？舞文弄墨，是否得古人精义，求自快其心意，或功或过，可不问乎？吾于校读之际，常为蹙额。于是于日本学者如大小丹波氏，其治学态度有可佩者，胪列各家学说，重在考证经文片段只字之异同，不大刀阔斧，而是精雕细斫，略叙己意，供读者自择，学者不当如是耶？若拆旧屋以就新意，不如自起炉灶，可随意经营，古人名著幸勿伤其片段只字，此关系人民生命，比之保存古迹文物，或又上之也），亦与半身不遂之中风自异，如《内经》五脏风稍似相近，而其证未必契合，则知此别是一义，不宜彼此牵凑。且其于风与寒之旨，注家不敢辨析，殊无可征验，姑阙其疑已。徐氏诸辈于脾、肾二脏补出其遗，又于肝着、脾约、肾着三方，特论其趣，要皆不免臆度也。

时希按：肝着、脾约、肾着三方，至今仍为遵用有效之名方，得诸家之发挥，亦未始非一助也。《内经》所论五脏之风，似比《金匮》为可解，因录于后，以助参考：

《素问·风论》：肺风之状，多汗恶风，色皏[10]然白，时咳短气，昼日则差，暮则甚，诊在眉上，其色白。心风之状，多汗恶风，焦绝善怒嚇，赤色，病甚则言不可快，诊在口，其色赤。肝风之状，多汗恶风，善悲，色微苍，嗌干善怒，时憎女子，诊在目下，其色青。脾风之状，多汗恶风，身体怠堕，四支不欲动，色薄微黄，不嗜食，诊在鼻上，其色黄。肾风之状，多汗恶风，面瘫[11]然浮肿，脊痛不能正立，其色炲[12]，隐曲不利，诊在肌上，其色黑。

原文：问曰：三焦竭部，上焦竭善噫，何谓也？师曰：上焦受中焦气未和，不能消谷，故能噫耳。下焦竭，即遗溺失便，其气不和，不能自禁制，不须治，久则愈。

时希按：胃气不和，不能消谷，及噫，皆中焦病也。肾虚而二便自失，岂不治而能自愈乎？明是中下二焦之病，而尤氏牵合为一，以为上虚不能制下。又云"不须治其下焦，俟上焦气和，久当自愈"，以为造化自然之妙，可谓善于设想者。关于竭字，赵氏以为涸也，吴氏作为虚竭，考《伤寒论·平脉法[13]》云："寸口脉微而涩，微者卫气不行，涩者荣气不逮，荣卫不能相将，三焦无所仰，身体痹不仁。荣气不足则烦疼口难言，卫气虚则恶寒数欠。三焦不归其部，上焦不归者，噫而酢[14]吞；中焦不归者，不能消谷引食；下焦不归者，则遗溲。"用仲景文字自相引证，则竭当是"不归"之义，而《金匮》未及中焦，似乎中间有缺文。

吴氏：不须治，久则愈，在善噫可也（**时希按：**偶稍伤食，但令忍饥及自运动，或一二日食转则愈。然积为坚黏焦煿、油腻肉食，能不药而愈乎？况已至二便俱失，不能自禁，若等闲视之，则误事矣），若遗溺失便，未有不治能愈者。恐是错简。**陆氏：**遗溺失便，事实上亦非不治可愈者，尤氏谓"俟上焦气和"，程氏谓"俟正气复"，魏氏、朱氏以为当理中焦脾胃。理中焦脾胃亦是治疗，不得云不须治。要之，原文支离已甚，虽欲强解，不可得也。

原文：师曰：热在上焦者，因咳为肺痿；热在中焦者，则为坚；热在下焦者，则尿血，亦令淋秘不通。大肠有寒者，多鹜溏[15]；有热者，便肠垢。小肠有寒者，其人下重便血；有热者必痔。

时希按：三焦、大、小肠诸寒热病，文皆清顺易解。惟热在中焦，则坚，吴氏谓"腹满坚痛"，则仍是下焦病耳。

原文：问曰：病有积，有聚，有谷气，何谓也？师曰：积者，脏病也，终不移；聚者，腑病也，发作有时，展转痛移，为可治。谷气者，胁下痛，按之则愈，复发为谷气。

《难经·五十五难》： 积者阴气也，五脏所生，其始发有常处，其痛不离其部，上下有所始终，左右各有穷处。聚者阳气也，六腑所成，其始发无根本，上下无所留止，其痛无常处。

时希按： 积者着而不移，聚者散聚无常，《难经》之语，正仲景之所本。谷气者谷食过剩之气。肝胃之气作痞，窜走胁下，按摩之则气化而食行。胃气未健，复食则复作，乃香砂六君之治也。

原文：诸积大法，脉来细而附骨者，乃积也。寸口，积在胸中；微出寸口（近鱼际），积在喉中；关上（正关中），积在脐旁；上关上（近寸口），积在心下；微下关（近尺），积在少腹；尺中，积在气冲；脉出左，积在左；脉出右，积在右；脉两出，积在中央。各以其部处之。

时希按： 以脉细沉至骨，为诸积之大法，可见久积虽有实邪，其必大伤气血，非可一意攻泻也甚明。吾于肿瘤之有癌变，冠心病之有郁血斑块，皆作如是观。

此脉法为仲景他处所未见，吾常考《素问》《灵枢》《难经》等，皆无此诊法，似为仲景所独有。寸有二候，关有三候，尺有四候，其法不取浮中沉，而在寸关尺三部之上下左右取之，故亦为三部而九候。拙著《雪斋读医小记》中列表以明之。《脉经》卷十有前如外、中央如外、后如外；前如内、中央如内、后如内；中央直前、中央直中、中央直后等九法，以候三阳三阴。又前部左右弹、中部左右弹、后部左右弹者，以候阴跷、阳跷、带脉，亦非浮中沉之候法，皆从部位推移取之，与仲景诸积脉法同。不知此诸积脉法，与瘤肿之诊断，亦有所助否？

【校注】

[1]诐（bì）：辩论。

[2]裨（bì）：益处。

[3]伛（yǔ）：原为"偃"。疑误。伛，曲背。

[4]蹋：足踏之意。此处指用手推揉按压，甚则捶打。

[5]橐籥（tuó yuè）：古代冶炼时用来鼓风吹火的装置，即风箱。

[6]麻豆：《医统》本作"丸豆"。

[7]洁洁：形容里面空无所有。

[8]肾着：宋本（明·赵开美校刻）《金匮要略·五脏风寒积聚病脉证治》作"肾著"。

[9]腰：宋本（明·赵开美校刻）《金匮要略·五脏风寒积聚病脉证治》作"腹"。

[10]皏（pěng）：浅白色。

[11]痝（máng）：肿起。

[12]炲（tái）：烟气凝结而成的黑灰。

[13]平脉法：原为"辨脉法"。疑误。

[14]酢（cù）：同醋。

[15]鹜（wù）溏：鹜，即鸭。意指如鸭的大便，水粪杂下。

【评析】

五脏中风中寒所列症状多有见仁见智之处，因未出具体方治，较难对应现今的病证。原篇中对肝着、肾着、脾约进行了论治，肝着重气血，肾着重表里，脾约重虚实。何时希据临证经验补充了一些论治，如心气血虚所致的心伤邪哭，可用甘麦大枣汤，或百合地黄汤；肺中寒可用甘草干姜汤；肾着宜用《千金》肾着散等，既显示了相关病证所涉脏腑的病理特点，也提示了积聚病的病理转归及论治要点，积聚早期宜攻宜泻，可活血，可消积，晚期则宜温补缓消。

三十二、痰饮咳嗽病

原文： 夫心下有留饮，其人背寒冷如掌[1]大。

时希按： 水气凌心，心阳被遏而不伸，则见此症。桂枝振发心胸间阳气，如苓桂术甘汤，有咳则小青龙也。常见于第三椎肺俞穴处，民间用艾绒或姜汁棉花制背心穿[2]之，可以取暖。

原文： 胁下痛引缺盆，咳嗽则辄已[3]。

时希按： 前文有"水在肝，胁下支满，嚏而痛"，嚏且痛，咳能辄已乎？水积胸胁，阻其大气，咳则肺张，引及肋间神经作痛，必不能辄已。故《脉经》《千金》皆以为"转甚"，程林、丹波元坚亦同此意。然任意而改，字形则相异而相似也。

原文： 膈上病痰，满喘咳吐[4]，发则寒热，背痛腰疼，目泣自出，其人振振身瞤剧，必有伏饮。

时希按： 伏饮为内因，发则必有新寒以引动，故见寒热体痛。尤氏引《活人书》"痰之为病，能令人憎寒发热，状类伤寒"者，非也。伏饮或停痰在膈上，则肺气被窒，呼吸不利，故咳则身振动，所谓肩息、胸息、喘息、抬肩也。陆氏引《伤寒论》"心下悸，头眩、身瞤动，振振欲擗地者"，以为是真武汤证，以姜、附散寒，苓、术化饮，甚切合。

原文： 夫病人饮水多，必暴喘满。凡食少饮多，水停心下，甚者则悸，微者短气。脉双弦者寒也，皆大下后里[5]虚，脉偏弦者饮也。

尤氏： 双弦者两手皆弦，寒气周体也；偏弦者一手独弦，饮气偏注也。

时希按： 痰饮之脉必弦，此尽人能知者。何以偏弦？以饮积于脾肺也。在右不在左，在左则肝旺矣。至于双弦则为虚寒之饮，属于体质之虚，而非如尤氏所谓偏注与周体之别也。里虚二字赵开美作"善虚"，陆渊雷作"喜虚"，赵以德与尤氏作"里虚"，从之。

原文：肺饮不弦，但苦喘短气。

支饮亦喘而不能卧，加短气，其脉平也。

时希按： 不弦与脉平，皆可疑。上文"脉偏弦者饮也"，后文有"弦数""沉弦""饮家其脉弦为有水"等文，皆与此脉平、不弦为矛盾。

原文：病痰饮者，当以温药和之。

时希按： 饮为水寒之气所变，非温无以化之，仲景加一"和"字极妙，温和知非温燥劫悍之品明矣，此为治痰饮之主法。

原文：心下有痰饮，胸胁支满，目眩，苓桂术甘汤主之。

时希按： 悸眩喘满，甚则胸痛，为饮病之主象。此方为温和之主方，我尤喜其能温脾化水，使水饮得有出路也，与五苓散相去仅一间耳。然本草、方书于白术，皆谓喘家所忌，即用乳石、仙茅时皆忌术，谓能令人上气也，治咳喘肾虚者须顾虑之。

原文：夫短气有微饮，当从小便去之，苓桂术甘汤主之；肾气丸亦主之。

时希按： 苓桂术甘汤温脾化水，令水饮从小便去。肾气丸则温肾而助膀胱气化，由治脾而进于治肾矣。虽有桂、附，以六味皆阴性，又有苓、泽利水，亦为温和之法。然下焦虚者，白术尤有动气之嫌，仲景虽曰"亦主之"，以为不同。

原文：病者脉伏，其人欲自利，利反快，虽利，心下续坚满，此为留饮欲去故也，甘遂半夏汤主之。（甘遂、半夏、芍药、甘草）

时希按："其人欲自利"等五句[6]，仲景解说甚清，故乘其方下而逐之，脉伏尤证其饮有下趋之势。尝治肥盛人偶遭拂逆，忽然神定呆讷，百般譬解而徜徉泽畔，屡欲赴水，其人脉素洪大，今反沉伏弦滑，三五至有一结代，投小半夏茯苓、白金丸合菖蒲、远志、郁金等，见瘥，而胸中烦满，抓搔不得，时时敞衣袒胸，加礞石滚痰丸，得利而神志豁然，舌本流利矣，亦甘遂半夏汤意也。

原文：脉浮而细滑，伤饮。

时希按：伤饮者暴饮水多，积水尚在胸中，故脉浮，是饮之属于外因者。

原文：脉弦数，有寒饮，冬夏难治。

尤氏：脉弦数而有寒饮，则病与脉相左，魏氏所谓饮自寒而夹自热是也。

时希按：病与脉正不相左，弦为寒饮之脉，而数则伏热也，如肺炎积水之类，今多见之，亦正仲景小青龙加石膏之治也，何等恰切！冬日则又兼外寒引动伏饮，既内外之皆寒，又伏热于其中，用麻、桂祛外寒，姜、辛、半温寒饮，进退治之，未为难治。若夏日而兼阴虚，则辛温无以用其力；冬日而兼阳虚，寒凉难为措其手，斯为难耳。

原文：脉沉而弦者，悬饮内痛。病悬饮者，十枣汤主之。（芫花、甘遂、大戟、肥大枣）

咳家其脉弦，为有水，十枣汤主之。

时希按：以十枣名方，可见甘缓之重要。其服法尤须记取。曰："强人服一钱匕，羸人服半钱，平旦温服之，不下者明日更加半钱。得快利后，糜粥自养。"既有强羸之分，又斟酌明日方可再服，谆谆之意，见当郑重处之也。虽然，次条仅以脉弦有水，不问轻重缓急，即用十枣，亦恐失当。

原文：夫有支饮家，咳烦胸中痛者，不卒死，至一百日或一岁，宜十枣汤。

陆氏：凡十枣汤之证，曰"心下痞鞕满，引胁下痛"（《伤寒论》），曰"悬饮内痛"，曰"咳家有水"，曰"咳烦胸中痛"，合而考之，乃浆液性胸膜炎也。虽有咳嗽，其病不在肺脏，若浆液之渗出甚多，则肺被压迫，不但干咳引痛，且发强度之肺循环障碍，心脏亦为之变其位置，是为险证，有卒死者。若取慢性经过而不卒死，则一百日一岁不足为久，宜十枣汤。

时希按：陆氏之言甚详，然近今气管支炎之痰饮，乃慢性病，若非甚虚老人、逢大节令、表寒严束，心力衰竭、肾气下夺，诸因杂凑而至，较少卒死，苟延残喘其至数年者比比也。故尤氏谓"与其事敌以苟安，不如悉力一决之"，即使虚中有大实，岂必背城而借一，譬如胸膜抽液，譬如葶苈大枣泻肺等，以保全心力为第一，宁无两全之策。况不卒死，而待至百日、一岁，已脱危境，缓则缓图可见也。吾思若除此"不卒死"起十字，则无害于上下文气，与《伤寒论》太阳篇一条、《金匮》三条症状结合，亦初无危状者，不相悖也，何必多所议讼。

且支饮咳烦胸中痛，尚无许仁则[7]《饮论》中所举"其状不限四时昼夜，遇诸动嗽物即剧，乃至双眼突出，气如欲断，汗出，大小便不利，吐痰饮涎沫无限，上气喘急肩息，每旦眼肿，不得平眠，此即咳家有水之证也。著有干枣三味丸方亦佳。即葶苈大枣汤加桑皮、杏仁，以大便通利为度"（以上尤氏引，可能出于《外台秘要》）。试看许仁则之方药何等力厚而稳，其症状又如何危重，读之则觉惬心中肯。以下文"久咳数岁，脉弱可治""脉虚，治属饮家"二节仲景文字，反证其"不卒死"十字，尤觉此方可疑可删矣。

原文：病溢饮者，当发其汗，大青龙汤主之,（麻黄、桂枝、甘草、生姜、杏仁、大枣、石膏）**小青龙汤亦主之。**（麻黄、芍药、五味子、甘草、干姜、细辛、桂枝、半夏）

尤氏：水气流行，归于四肢，当汗出而不汗出，身体重痛，谓之溢饮。

时希按：溢饮当是风水相搏，主要为有表邪，故当发其汗，若为水气归于四肢，是皮水、风水之类，仲景有防己黄芪汤、越婢加术汤、防己茯苓汤、麻黄附子汤等治之。究竟内有伏饮，故用青龙发汗以解外，且温化里饮，表多者大青龙，里多者小青龙，若夹伏热则小青龙加石膏也。

读小青龙法，又当从北齐徐之才《药对》之义，先言同类相从：则麻、桂为一对，开肺温表以发汗也；姜、桂为一对，温化内外也；姜、辛为一对，温里开结也；麻、辛为一对，从内发外也；姜、半为一对，温寒化饮也。相反相成，相与拮抗：则桂、芍为一对，调和营卫，汗之而不使过汗也；甘、芍为一对，和中化阴也；味、辛[8]为一对，细辛开肺助利气，五味敛肺助肃气，一开一敛，开者强其肺用，敛者敛其肺体，以为此一对最有深义，语详拙著《雪斋读医小记》及《程门雪医案》按语中。此二药人有畏用，余则喜之，用于老慢支、肺气肿、咳喘等症，未见有流弊也；味、甘为一对，甘酸生阴而润痰也；味、姜为一对，与味、辛义稍不同，细辛能开发，而干姜则温寒饮也；甘、姜为一对，甘守津还，温中守液，使脾胃精微，得甘温之守，不致尽化为痰饮也；麻黄、五味子为一对，以酸敛监发散，兼有止汗之义。似此寻求药对，颇觉意义深长，斟酌而损益之，有余思矣。

原文：咳逆倚息不得卧[9]，小青龙汤主之。

时希按： 治喘咳痰饮，自以小青龙为主方，兼表、夹热、气虚、阴虚，随证出入，吾于中医研究院喘息组研究，用之年余，百例中深得其效。

原文：膈间支饮，其人喘满，心下痞坚，面色黧黑，其脉沉紧，得之数十日，医吐下之不愈，木防己汤主之。（木防己、石膏、桂枝、人参）虚者即愈，实者三日复发，复与不愈者，宜木防己汤去石膏加茯苓芒硝汤主之。

尤氏： 其虚者外虽痞坚，而中无结聚，即水去气行而愈。其实者中实有物，气暂行而复聚，故三日复发也。**魏氏曰：** 以其既散复聚，则有坚定之物留作包囊，故以坚投坚而不破者（石膏不能作坚药），即以软投坚而即破也。

时希按： 两方以有结无结为辨，痰结多者，石膏寒抑心阳，反可助痰增痞，故后一方去之，而加芒硝之软坚，又使茯苓以为出路，加减之间，明显可学。

分析木防己二方诸药，似为苓桂术甘汤之进一步，甘、术补虚之力弱，进而为人参；苓、术之化痰，进而为软坚；而防、苓得桂枝之温化，可以通阳而利水，犹五苓散也。陆氏谓此方能治急性肾炎尿闭，及面色黧黑者（可能亦是肾炎症状），其理盖在此。

原文：心下有支饮，其人苦冒眩，泽泻汤主之。（泽泻、白术）

尤氏： 水饮之邪，上乘清阳之位，则为冒眩。

时希按： 眩之与冒，饮为浊水，中阻则清阳之气不升而作眩；胃为水渍则冒，亦为浊气不降。眩则耳目眩转，冒则头目昏蒙，或且面热如醉也。浙绍间方言，则冒即吐云。

《金匮》治饮凡十八方，为全书用方之最多者，核其用药：茯苓十方，甘草八方，桂枝、半夏皆七方，五味子六，细辛、干姜各五，杏仁、生姜各四，白术、人参、防己、大黄各三。从此可知脾虚为生饮之源，故用苓、甘厚土以杜其源，参、术之意同；已生之饮，则用桂、半、杏温而化之，己、黄逐以去之；泽泻虽仅二用，其除痞润下，去伏饮，利水道，不逊于防己，非甘遂之峻逐可比也，如泽泻汤仅术、泽二味，而厚脾利水，当为治痰饮和平方之最。

原文：支饮胸满者，厚朴大黄汤主之。（厚朴、大黄、枳实）

时希按： 病在胸，何以用下法？乃苓桂术甘汤、泽泻汤之治，故《金鉴》改为腹满。然胸满而胃家不实，亦当逐水如己椒苈黄丸、五苓散之类乃合。

原文：支饮不得息，葶苈大枣泻肺汤主之。

时希按： 支饮不得息，方用葶苈逐水，且加大枣以缓和之，可知前条仅见胸满，而用攻下为过剂矣。

张氏《医通》以支饮与肺痈同治，陆氏非之。考《本草经》葶苈"主癥瘕积聚"，李时珍谓"大苦寒而泄血闭"，一药一方不专一病，可借因而同用，可理同而借用，《药性本草》"疗肺壅上气，除胸中痰饮"，肺痈在胸，正葶苈所主之部位也。

原文：呕家本渴，渴者为欲解，今反不渴，心下有支饮故也，小半夏汤主之。（半夏、生姜）

时希按： 此条亦见于呕吐哕篇，改末句七字为"此属支饮"四字。

尤氏： 此为饮多而呕者言。渴者饮从呕去，故欲解。若不渴，则知其支饮仍在，而呕亦未止。半夏味辛性燥，辛可散结，燥能蠲饮，生姜制半夏之悍，且以散逆止呕也。**沈氏**：凡外邪上逆作呕，必伤津液，应当作渴，故谓"呕家本渴"，渴则病从呕去，谓之"欲解"。

时希按：呕家，须问所呕何物，食物在上脘者，吐之尽而作渴，可云已解。若饮为脾虚所生，吐之不尽，今日吐尽，明日可复生，不在渴不渴也。饮家本不渴，渴则饮暂去，饮复生而不渴矣。所见阴虚之饮，舌中光剥，边仍白腻，以阴虚而渴，然水既无济于阴，反闷满而呕，可知饮在内亦可作渴也。

原文：腹满，口舌干燥，此肠间有水气，己椒苈黄丸主之。（稍增，口中有津液。渴者加芒硝。）

尤氏：水既聚于下，则无复润于上，是以肠间有水气而口舌反干燥也。后虽有水饮之入（当包括本方之治疗），只足以益下趋之势，口燥不除而腹满益甚矣。渴者知胃热甚，故加芒硝，经云"热淫于内，治以咸寒"也。

时希按：口渴腹满，此亦常事，饮家本不渴，此证何以疑为肠间有水气，为另有主证始可。故程氏谓当是"水走肠间，沥沥有声"，日本浅田谓"此方有水肿证"，陆氏谓有腹水，皆是也。

防己配椒目，治腹水之佳，有胜于桂枝。以椒目"治水腹胀满"，见《唐本草》"治十二种水气，膀胱急"，见《药性本草》，借其温阳运脾之力，使防己得行去水之功。葶苈、大黄二味，徐之才《十剂》谓此是"泄可去闭"之专药。至加芒硝，决非尤氏咸寒治热淫之意，当是软坚以利水也。由稍增药后口中有津液而渴，及肠间有水气而口舌干燥，皆是假象，乃饮停于下而津不上承，不然，何以始方即用椒目之热，及增药后渴，加芒硝而不去椒？

原文：卒呕吐，心下痞，膈间有水，眩悸者，小半夏加茯苓汤主之。
先渴后呕，为水停心下，此属饮家，小半夏加茯苓汤主之。
时希按：症与方皆明顺易解，仲景文中之上品也。学仲景文字，其能望文而知义，症脉理方皆明顺者，不甚多得。其他须以症分主次、真假，多读各家注以助我理解，不能贯通，勿为假症所惑，亦勿强为说辞，存其疑以待多读书，多临床后证验。仲景书皆实践有验之方，必当善于解释方药之配合，若方不佳或不合，多纠缠亦无益。

次条先渴而呕，乃饮水多而水停心下，仍以痞、眩、悸为主症。又此条重见于呕吐哕篇，而无方名九字。

原文：假令瘦人脐下有悸，吐涎沫而颠眩，此水也，五苓散主之。

尤氏：瘦人不应有水，形体虽瘦，而病实为水，乃病机之变也。

时希按：肥人瘦人实无关宏旨。所见饮家，反以干瘦癯瘠者为多，盖脾气既虚，水谷所变，皆为水饮痰浊，则水津不布，无以充身泽毛，无以润肌丰体也。与体盛人多痰，由于湿聚为痰者不同。

痰饮人老弱气阳虚者，脐下悸为冲气，与此有水者不同，必动则气喘，若发汗利水，则有喘脱之变矣。当以眩与吐为有饮之眼目。

原文：久咳数岁，其脉弱者可治；实大数者死；其脉虚者必苦冒。其人本有支饮在胸中故也，治属饮家。

时希按："脉实大数者死"一句，宜在文末。弱与虚当无所区别，盖咳延数岁而不危重，必非剧证，亦非虚劳，惟因咳而致虚耳。从而知前条十枣汤证，若延百日至一岁，已非危急，则不应用十枣汤之峻攻，既不卒死，且以痰饮法治之可也。

至尤氏解脉实大数为"其邪犹盛，以犹盛之邪，而临已虚之气，其能久持乎，故死"，沈氏谓"邪热炽盛，阴气大亏，甚者必造于亡，故主死也"，赵氏谓"实大邪气盛，久病者正气已虚，若邪盛加之脉数，火复刑金，岂不死乎"，皆作为大虚夹实，邪盛正虚，且在久咳数岁之后，久病而脉大故死。

原文：青龙汤下已，多唾口燥，寸脉沉，尺脉微，手足厥逆，气从小腹上冲胸咽，手足痹，其面翕热如醉状，因复下流阴股，小便难，时复冒者，与茯苓桂枝五味甘草汤，治其气冲。

时希按："下已"，谓医投青龙汤后，亦即病人服青龙汤后也，下是下药，非攻下。自此以下四方，殆皆仲景投小青龙后，以致亡阳气冲，而自设救误之方。此条以"治其气冲"为主题，全条皆以气从小腹上冲胸咽为主症，而以小便难、口燥为假象；其手足厥逆、手足痹、其面翕热如醉状（戴阳）等，则为亡阳之重候；而多唾、时复冒，则痰饮仍存也（下流阴股之症，一般均指翕热下流，然亡阳者虚阳上浮，由股而上则有之）。诸误证皆由麻桂引起，而复用桂枝，似无引阳归阴、导龙入海之力，苓、甘力薄，仅五味为可喜，若从金匮肾气、七味都气、人参蛤蚧等，温肾纳气平冲，或者竟用参附龙牡、黑锡丹之类，较能救逆。今用苓桂味甘汤，以白术改五味，正说明术动气而味能纳气也。又仲景常以桂枝平冲，而不用镇纳，须记取。以下四条连续上条读之，乃仲景自写之一篇连诊六次（包括小青龙在内）之医案也，中有病理、药理，及药误、救逆之论说，证变而方随之，药误而自救之，此仲景书中所仅见，不自讳言其失手，真千古妙文也。医者写医案，多侈言而疗效为他医所不能，贤如喻嘉言且然，偶言某方不应而改某方，亦且隐约其词，岂有自记其失手乎？仲景投小青龙后曾有此变，然非必见者。学者则仍当信服小青龙，勿读此而缩手，乃示人以慎之耳。

原文： 冲气即低，而反更咳、胸满者，用桂苓五味甘草汤去桂，加干姜、细辛，以治其咳满。

咳满即止，而更复[10]渴，冲气复发者，以细辛、干姜为热药也。服之当遂渴，而渴反止者为支饮也。支饮者法当冒，冒者必呕，呕者复内半夏以去其水。（桂苓五味甘草去桂加干姜细辛半夏汤）

水去呕止，其人形肿者，加杏仁主之。其证应内麻黄，以其人遂痹，故不内之。若逆而内之者，必厥，所以然者，以其人血虚，麻黄发其阳故也。（苓甘五味加姜辛半夏杏仁汤）

若面热如醉，此为胃热上冲熏其面，加大黄以利之。（苓甘五味加姜辛半杏大黄汤）

时希按： 连续五方，是首诊用青龙汤后之变证。第二诊：为冲气，乃麻黄之失，救以苓桂味甘汤（即苓桂术甘汤，畏术动气而改五味者）。第三诊：下焦之冲气即低，而上焦之寒饮又动，咳满复甚，乃加干姜、细辛，配合五味以治饮（其配合之妙，见小青龙第一方后）；冲气平则桂枝可撤，见成无己注："桂枝泄奔豚，故桂枝加桂汤用五两，以主奔豚气从小腹上冲心者"（《注解伤寒论》），今冲气即低，乃桂之功著矣，故去之。然五味纳肾气之功，亦不可没。第四诊：咳满止，是细辛、干姜热药之功。一般热药治寒饮，若饮去当作渴，今渴反止，且冒且呕，为支饮未除，方不变，但加半夏以去水，而细辛、干姜则各减去一两（原各三两），是仲景预感胃热之将动耶，抑为其热药也。既支饮之尚存，当温饮之不暇（用半夏以加强治饮可知），何以减姜、辛之剂量，是一疑也。第五诊：水去呕止，是半夏之功也。加形肿，《金匮·水气病》有曰："无水虚胀者为气。水，发其汗即已。脉沉者宜麻黄附子汤，浮者宜杏子汤。"该条前文曰："水之为病，其脉沉小属少阴，浮者为风。"此本条所谓"其证应内（同纳）麻黄"是也，然麻黄发其阳，可使本已亡阳之人作厥，故改用杏仁。然《水气病》杏子汤（麻黄、杏仁、甘草）之主治为风水，为脉浮之表证，不如麻黄附子汤之有附子[11]也。今用苓甘味姜辛半杏汤，方仍治饮为主，考杏仁为发散（尤氏）；为利滞气（徐氏）；主治胸间停水，旁治短气结胸，心痛形体浮肿（《药征》）；解肌（《名医别录》）；发汗（《药性本草》）；下气，治寒心奔豚（《本草经》）；除肺热，治上焦风燥（《珍珠囊》）；消肿，去头面诸风气（《本草纲目》）。总之，以杏仁独任消肿，恐不负所望。第六诊：疑问最多，此证第二诊即见冲气亡阳，而此时见面热如醉，仲景乃自谓是"胃热上冲熏其面"，变大虚为大实矣。

丹波元简引赵以德《千金方衍义》：前四变随证加减施治，犹未离本来面目。至第五变，其证颇似戴阳，而能独断阳明胃热，乃加大黄以利之。按阳明病"面合赤色，不可攻之"（《伤寒论》），为其肾虚阳气不藏，故以攻为戒。而脉见寸沉尺微，洵非表邪怫郁，而为胃中热蕴无疑，意行涤饮攻热，不以阴虚为虑，而致扼腕也。（按：《千金方衍义》作者张璐，引赵以德所撰，则为《金匮衍义》，然查无此文。）

时希按：加大黄之义，注者皆随文敷衍，近贤陆氏反引酒齄、粉刺用下，以证面热用大黄之是。独持异议者惟元简所引一文，此面热用大黄之疑，一也。后四诊皆未及脉法，独首条见之，然寸沉而非浮，已见肺气之不振；尺微而无力，尤觉肾阳之不充，以首诊肺虚阳微之脉，若无改变，何能断为胃热，而用大黄之利？可疑二也。既知是胃热，何以不撤细辛、干姜之热药？若为寒饮夹胃热，仲景自有小青龙加石膏汤在，可疑三也。"阳明病，面合赤色者，不可攻"，仲景之训也，即使胃热，亦非肠中有结，尤非大黄之的证，而惟石膏为可用，则又有防己汤在，热在胃而攻肠，可疑四也。一套五法以应变，茯苓、甘草、五味三药始终不变，其间曾以里饮作而除桂枝之温表，但姜、辛、半、杏皆但加无减，知水饮之根不去，又冲气之因尚存。如此而用大黄，即使热在胃，而利其肠，以伐无辜之地，犯虚虚之戒，下夺之危，恐不下于麻黄之发其阳，可疑五也。

然于此得仲景特效之药与救药误：如青龙汤之动冲气与亡阳；桂枝、五味子之平冲气；干姜、细辛之治咳满；细辛、干姜之致渴（饮去见渴，本为欲解，不是药误）；半夏之止呕去水；杏仁治无水气虚之肿；麻黄发阳可致痹厥。即此数法，予人以精粹，已为多矣。

原文：妇人吐涎沫，医反下之，心下即痞。当先治其吐涎沫，小青龙汤主之；涎沫止，乃治痞，泻心汤主之。

尤氏：吐涎沫，上焦有寒也，不与温散而反下之，则寒内入而成痞，如伤寒下早例也。然虽痞而吐涎沫，则上寒未已，不可治痞，当先治其上寒，而后治其中痞，亦如伤寒例，表解乃可攻痞也。

时希按：此条与《伤寒论》158条误下成痞，用甘草泻心汤者证因相似，宜参看之。原文实是痰饮病，乃编者因有妇人二字，归于妇人杂病，体例不合，今仍归痰饮篇。吐涎沫与心下痞，本非妇人专有病。

林亿注谓"方见惊悸门"，即三黄泻心也，然既已误下伤其胃气而成痞矣，复下之可乎？故丹波氏据《千金》，以为当是甘草泻心汤。是也。

原文：气分，心下坚，大如盘，边如旋盘^[12]，水饮所作，桂枝去芍药加麻辛附子汤主之。

时希按：此并下条，从水气篇移来。尤本夺"水饮所作"四字，方亦简称，它本皆全。关于盘，不知汉代其大如何，须质之考古家。"边如旋盘"，旋字若作为旋转之义，则仅谓是圆形耳，不是名词；旋盘若作为便旋之盘，则器物中或有之，即小便盆也，北方人家大都露厕，富厚家则有此旋盘，铺以灰土，明日易之，其器或比通常之盘稍大耳。意者旋盘大于盘，而有边高起，甚合气分病中为水饮所结，而外为阳气痞阻之象，或且外无形而内结有形也。下盘字《肘后》《外台》、张文仲均同，《衍义》、陆氏作"旋杯"，亦不知何状。

尤氏：气分，即寒气乘阳之虚而结于气者。然不直攻其气，而以辛甘温药行阳以化气，视后人之袭用枳、朴、香、砂者，工拙悬殊矣。云当汗出如虫行皮中者，盖欲使既结之阳复行周身而愈也。

时希按：证与方甚切，诚如尤氏所言，温阳以化气，气化则水行，不斤斤于香燥之治标，而以桂、附、甘、枣治本，麻黄、细辛以宣气化水，盖合桂枝去芍药汤、麻黄附子细辛汤而为一方。陆氏谓"麻、附、细辛，俱能逐水"，从温阳化水言，则全方皆逐水也。其上条论气分百余字，似不指水饮，赵以德谓："是症与上条所叙不同，名气分即同，与下条亦同。"今留与血分病并论之。

原文：心下坚，大如盘，边如旋盘，水饮所作，枳术汤主之。

赵氏：心下，胃上脘也，胃气弱，则所饮之水，入而不消，痞结而坚。必强其胃，乃可消痞，白术健脾强胃，枳实善消心下痞，逐停水。

时希按：此与上条相较，一治气水之结于外者，故曰"当汗出，如虫行皮中，即愈"；而此条服后，则曰"腹中软，即当散也"，腹中或即心下之互词，古人于心、胸、腹常不确分也。

● **【校注】**

［1］掌：宋本（明·赵开美校刻）《金匮要略·痰饮咳嗽病脉证并治》作"手"。

［2］穿：原为"服"。疑误。

［3］胁下痛引缺盆，咳嗽则辄已：此条宋本（明·赵开美校刻）《金匮要

略·痰饮咳嗽病脉证并治》作："留饮者，胁下痛引缺盆，咳嗽则辄已。"

　　[4]吐：原为"唾"。据宋本（明·赵开美校刻）《金匮要略·痰饮咳嗽病脉证并治》改。

　　[5]里：宋本（明·赵开美校刻）《金匮要略·痰饮咳嗽病脉证并治》作"善"字。

　　[6]"其人欲自利"等五句：原为："其人欲自利"五句。因其义指条文中前五句，故当加"等"字。

　　[7]许仁则：唐代医家。撰有《子母秘录》10卷，佚。唐宋医家的著作如《外台秘要》《证类本草》等多引用该书内容。

　　[8]辛：原为"姜"，疑误。当为细辛。

　　[9]卧：原为"息"。据宋本（明·赵开美校刻）《金匮要略·痰饮咳嗽病脉证并治》改。

　　[10]复：原无此字。据宋本（明·赵开美校刻）《金匮要略·痰饮咳嗽病脉证并治》加。

　　[11]附子：原为"甘草"。疑误。

　　[12]旋盘：宋本（明·赵开美校刻）《金匮要略·水气病脉证并治》作"旋杯"，即覆杯。

● 【评析】

　　本篇论述痰饮和咳嗽，但重在痰饮，咳嗽仅是由痰饮引起的一个证候。痰饮有广义、狭义之分，广义痰饮概括四饮，即痰饮、悬饮、溢饮、支饮。此外，尚有留饮、伏饮，是指凡水饮留而不行或潜伏不去而名之。仲景据痰饮停留部位、所犯脏腑、寒热虚实等情况而施以不同方药，方剂多达20方，何时希分析提出仲景辨治特点：脾虚为生饮之源，故用苓、甘或参、术厚土以杜其源；已生之饮，则用桂、半、杏温而化之，己、黄逐以去之，泽泻利水道。虽云"病痰饮者，当以温药和之"，苓桂术甘汤是为代表方，但何时希认为泽泻汤厚脾利水，为治痰饮和平方之最。此外，他对于仲景方剂的药物配伍与主治症状，以及虚体服小青龙汤后的五种变化中所蕴含的精粹等均有诸多体会和心得，可资学习借鉴。

三十三、消渴病

时希按：此门编集者错误迭出，既杂取《伤寒论》之条文而入之，又误以渴饮消水之症状条文亦厕[1]入其中，如"厥阴之为病，消渴，气上冲心，心中疼热，饥而不欲食，食则吐蛔，下之利不止"条，乃《伤寒论》第326法，属厥阴篇；"寸口脉浮而迟，浮即为虚，迟即为劳，虚则卫气不足，劳则营气竭"条，必属虚劳门。"脉浮，小便不利，微热，消渴者，宜利小便发汗[2]，五苓散主之"条，乃《伤寒论》第71法；"渴欲饮水，水入则吐者，名曰水逆，五苓散主之"条，乃《伤寒论》第74法；"渴欲饮水不止者，文蛤散主之[3]"条，乃《伤寒论》第141法，三条皆属太阳篇。"脉浮发热，渴欲饮水，小便不利者，猪苓汤主之"条，乃《伤寒论》第223法；"渴欲饮水，口干舌燥者，白虎加人参汤主之"条，乃《伤寒论》第222法，二条皆属阳明篇。以上不属杂病者有七条之多，注者多知其非，然犹姑息不忍割剔，而强为之说辞，支吾犹豫，疑窦丛生，反使学者对消渴之面目，迷惑而不清。吾欲俱令还其旧处，置而不论。独白虎加参一条，则消渴病用之颇效，不妨借用也。

原文：跗阳脉浮而数，浮即为气，数即消谷而大坚。气盛则溲数，溲数即坚，坚数相搏，即为消渴。

跗阳脉数，胃中有热，即消谷引饮[4]**，大便必坚，小便即数。**（另一本同此，但消谷引饮作"引食"）

程氏：中热则胃中消谷，是数即消谷也。气盛，热气盛也。谷消热盛，则水偏渗于膀胱，故小便数而大便硬，则成消渴矣，此中消脉也。**尤氏：**寸口、跗阳[5]合而观之，知为虚劳内热而成消渴也。火盛则水谷去而胃乃坚，如土被火烧而坚硬如石也，故曰数即消谷而大坚。胃既坚硬，水入不能浸润，但从旁下转，而又为火气所迫而不留，故曰气盛而溲数，溲数则坚，愈数愈坚，愈坚愈数，是以饮水多而渴不解也。

时希按：消渴之证，当参考西医糖尿病理，陆氏言之甚详，不赘。此中消证始于胃热是也，因而消谷，以热移大肠，故大便坚（即原文所云"大坚"，《金鉴》指为夺一"便"字，是也），此一理也。胃热盛则消水引饮，以救渴吻，然饮水多而无济于如焚之火，水复下趋而流入膀胱，故溲数（此即近世所谓"三多"之小便多），此一理也。水入于胃，即趋而下，反洗濯胃中之津液而同泄，故消渴证由实热而致阴虚，虚则更饮水自救，水不能生津，徒饮多而无益，此一理也。消渴饮水之多，使平人难以想象，见有手提大铝壶来就诊者，处方未毕，已尽一壶水，数起溺矣。又见一人，未提水壶，强忍渴吻，而坐定即问小便处，然语未久即起溺，谈一事必断续数次。可见水入胃中，无暇稽留，更不必问吸收矣。古有所谓"滑稽"之物者，如吸水之泵，一吸如饮长虹，而中无所留，悉由彼孔而出，殆可为喻。又水液既悉趋于膀胱，无以润其大肠；胃热者除中，必消谷，糟粕既多，而肠失润，遂致大便坚，此又一理也。如是者，九曲黄河，如建瓴之势，泥沙杂下，然精华亦被冲去，故津液消烁（胃热与大便坚、小便数，皆耗津液）而消瘦随之矣，中医之言三消，既谓上、中、下之别，亦指消水、消食与消瘦，此又一理也。乃尤氏空想大坚如胃土被火烧而坚硬如石，又曰"胃既坚硬，水入不能浸润，但从旁下转，而又为火气所迫而不留"，真是痴汉说梦，令人哑然失笑矣。

原文：男子消渴，小便反多，以饮一斗，小便一斗，肾气丸主之。

《近效方·消渴论》（见于《外台秘要》）：消渴者，原其发动，此皆肾虚所致，每发即小便至甜（中医糖尿学说之初），医者多不知其疾所以，古方论亦阙而不言，今略陈其要：按《洪范》稼穑作甘，以物理推之，淋饧醋酒作脯法，须臾即皆能甜也，足明人食之后，滋味皆甜。留在膀胱，若腰肾气盛，则上蒸精气，气则下入骨髓，其次以为脂膏（糖多则转化为脂肪），其次为血肉也。其余别为小便，故小便色黄，血之余也；骚气者，五脏之气，咸润者则下味也。腰肾既虚冷，不能蒸于上，谷气则尽下为小便者也，故甘味不变，其色清冷，则肌肤枯槁也。犹如乳母，谷气上泄，皆为乳汁；消渴病者，下泄为小便。此皆精气不实于内，则便羸瘦也。又肺为五脏之华盖，若下有暖气蒸即肺润，若下冷极即阳气不能升，故肺干则热（此视《素问》脾气散精为更进一层，实后赵养葵辈学说之先河也）。（中节）火力者则为腰肾强盛也，常须暖将息；其水气即为食气，食气若得暖气，即润上而易消下，亦免干渴也。是故张仲景云：宜服此八味肾气丸。（中节）是太阳者，是膀胱之经也，膀胱者是肾之府也，而小便数，此为气盛，气盛则消谷，大便硬，衰则为消渴也。男子消渴，饮一斗水，小便亦得一斗，宜八味肾气丸主之。

时希按：此唐以前之消渴理论，已识小便作甜之理，陆渊雷极赏之，弥足珍视。《近效方》作者姓李，乃六朝人，其名未详，曾官祠部郎中，则其诊疗大都为膏粱中人，且距仲景未远，故能演绎仲景用肾气丸温阳化气，以治消渴之理。盖惟肥贵人膏粱之体，恣食肥甘者乃能患渴，《素问·奇病论》所谓"肥者令人内热，甘者令人中满，故其气上溢，转为消渴"，《腹中论》又云"热中消中，不可服膏粱"，是为上、中之消。亦惟肾阳衰竭于下，下消之甚者乃适用肾气丸，《近效方》言之甚详，可补仲景原文之简略。

尤氏：水液属阴，非气不至，肾气丸中有桂、附，所以斡旋肾中颓堕之气，而使上行心肺之分，故名曰肾气。不然，则滋阴润燥之品，同于饮水无济，但益下趋之势而已。驯至[6]阳气全消，有降无升，饮一溲二而死不治。夫岂知饮入于胃，非得肾中真阳，焉能游溢精气，而上输脾肺耶？

时希按：谷气盛则为上、中之消，肾气衰则为下消，皆致谷气之甘味不得转输心肺，尽趋于下，而为糖尿，此《近效》之论发其端，而颇同于今说。《衍义》言君、相二火炽盛，肺肾交涸，初疑八味丸中桂、附助火，又云"以火灭火"，可作"从治"，于肾气丸之义，仍不了然。而尤氏"桂附斡旋肾中颓堕之气，而使上行心肺之分"，其论最长，又曰："不然，则滋阴润燥之品，同于饮水无济，但益下趋之势而已。"反证尤极有力，是为深明消渴用桂、附之理者。

原文：渴欲饮水，口干舌[7]燥者，白虎加人参汤主之。

《医门法律》：此治火热伤其肺胃，清热救渴之良剂也，故治消渴之在上焦者，必取用之。东垣以治膈消，洁古以治能食而消者。**尤氏**：此肺胃热盛伤津，故以白虎清热，人参生津止渴。盖即所谓上消、膈消之证。

时希按：此《伤寒论》方，而治上、中二消，消谷消水之证甚验，肺胃热清，则不消谷，不消水，水入少则小便自减，谷入少则大便亦不过积，水液从膀胱以分润于肠，则大便不坚而自润，不烦攻下也。洋参、沙参、玄参皆可以代人参，石斛、花粉亦可。消证之小便，或有以清长、黄骚辨寒热者，是未尽然，热性急迫，多饮以自救，不暇变色变气，即直趋于下，以黄骚证其有热，则失之矣。若见黄浊质浓而气骚，则下消饮一溲二，精液随相火以下泄，危重之候也。

● 【校注】

　［1］厕：混杂。

　［2］宜利小便发汗:《伤寒论》71 条原文无此句。

　［3］渴欲饮水不止者，文蛤散主之:《伤寒论》141 条作:"意欲饮水，反不渴者，服文蛤散;若不差者，与五苓散。"

　［4］引饮：宋本（明·赵开美校刻)《金匮要略·消渴小便不利淋病脉证并治》作"引食"。

　［5］寸口、趺阳：尤怡《金匮要略心典》此句原作:"诊寸口而知营卫之并虚，诊趺阳而知胃气之独盛。"

　［6］驯至：逐渐达到，逐渐招致。

　［7］舌：原无此字。据宋本（明·赵开美校刻)《金匮要略·消渴小便不利淋病脉证并治》加。

● 【评析】

消渴之病，从证候、病理变化，可分为上、中、下消，故又名三消，即《素问·气厥论》"心移热于肺，传为鬲消"（上消)、《素问·脉要精微论》"瘅成为消中"（中消)、《素问·刺热》"肾热病者，先腰痛骱酸，苦渴数饮身热"（下消)。上、中二消多属肺胃热，谷气盛，治宜清热益气养阴，方如白虎加人参汤；下消多为肾气衰，治宜滋阴温阳，用肾气丸。

三十四、小便不利淋病

原文： 淋之为病，小便如粟状，小腹弦急，痛引脐中。

尤氏： 淋病有数证，云小便如粟状者，即后世所谓石淋是也。乃膀胱为火热燔炙，水液结为滓质，犹海水煎熬而成咸碱也。

时希按： 淋有如膏、如肉条、如精、如血、如砂石（即本文之如粟）、如乳糜，诸状不一，而淋滴不快，以至癃闭不通，小腹弦急，痛引脐中，腹胀气鼓，腰中冷，会阴冷，阴下酸急，或脐下热如沃汤诸症状，则以轻重各别见之。

原文： 淋家不可发汗，发汗则必便血。

时希按： 发汗不能解膀胱之热，水液少则膀胱热迫更甚，伤阴络而便血。以是知五苓散文中有"脉浮，小便不利，微热，消渴者，宜利小便、发汗"语，盖以太阳有表而脉浮发热，故可发汗，其消渴是渴饮之互词，其小便不利乃一般湿热，亦不能作淋病也。且不言此二条伤寒原文误入于此，其方却实有可喜处，凡有渴饮、小便不利症状者，其湿热下甚而气化不利者，桂枝与苓、术、泽同用，配合极妙，与猪苓散[1]之治"脉浮发热，渴欲饮水，小便不利者"，症状相同，则原因为阴伤，改桂、术为阿胶、滑石，变辛温为咸寒，方法亦佳，可为化阳与滋阴二方之代表，亦临床所当记取者也。又栝楼瞿麦丸原文"小便不利者有水气，其人苦渴"（赵本及尤本作"若渴"，诸本皆作"苦"），服后"以小便利，腹中温为知"，小便不利，又有腹中冷，颇似前列腺炎症状，以茯苓、瞿麦、附子治其下，而以栝楼、薯蓣治其上渴，乃上热下寒证，上阴伤而下阳虚，诚如尤氏所谓"上浮之焰，非滋不熄；下积之阴，非暖不消，而寒润、辛温并行不悖，此方为良法矣"。

原文：小便不利，蒲灰散主之（蒲灰、滑石）；**滑石白鱼散**（滑石、白鱼、乱发）、**茯苓戎盐汤并主之。**（茯苓、白术、戎盐）

时希按： 白鱼，诸家颇有作鳞类设想者，大误，此《本草经》之衣鱼也，"一名白鱼，味咸温，生平泽，治妇人疝瘕，小便不利；小儿头中风项强，皆宜摩之。"似是外用药，而非内服者。又有蟫鱼、蠹鱼、银鱼、壁鱼、蛃鱼诸名，《名医别录》作为堕胎忌药；《千金方》"治小便转胞不出，纳衣鱼一枚于茎中"，目前当视为冷僻之药。关于乱发，记老友陈某言：七十余岁时，回闽途次杭州，忽作淋癃，茎中痛，腹坠急欲死，止就杭医治，处方覆盆、益智、茯苓、白术、泽泻等九味，陈本知医，以为无奇，惟末有乱发一团，又诡其言谓一日可通，乃试服之，豁然通畅，哗然如崩，略无痛楚。此三十年前事，则滑石白鱼散的是通淋之方也。戎盐即青盐，见于《本草纲目》，为润下渗利之品，以化湿热、利淋止痛而言，不如秋石，以石膏、童便，颇利于老人及阴虚也。吾尝以盐水炒知母、黄柏，合苍术为三妙丸，以化湿热；合桂枝为滋肾通关丸，得温则助膀胱气化，得咸润则足以济术之香燥与桂之辛温也。

● **【校注】**

［1］猪苓散：当作"猪苓汤"是。

● **【评析】**

淋证据证候与病理变化，可分为石淋、血淋、膏淋、气淋、劳淋等五淋。本篇中内容较少，所出蒲灰散、滑石白鱼散方是为通淋方。何时希补充了五苓散、猪苓汤，此二方为化阳与滋阴之代表，亦为利水通淋基本方。又清化湿热之三妙丸，合桂枝为滋肾通关丸，皆经验之得，可参。

三十五、水气病总论

原文：师曰：病有风水、有皮水、有正水、有石水、有黄汗。

时希按：试分析五水：风水、皮水相类，以有表证则为风水，此其别也，是为表水。石水、正水皆里水，正水喘属肾，石水腹满属脾。黄汗以湿热为主，虽亦属表，但无恶风，以别于风水（风水无黄汗）；无历节痛，以别于历节（历节或有黄汗）。

原文：趺阳脉当伏，今反数，本自有热，消谷，小便数，今反不利，此欲作水。

时希按：此与消渴篇中"趺阳脉数，胃中有热，即消谷引饮，大便必坚，小便即数"，同义同病。若消水而小便不利，则水停而作水气，此水气之病，乃由胃热水停而得者。

原文：少阴脉紧而沉，紧则为痛，沉则为水，小便即难。

时希按：腹痛小便难，见下焦之沉寒，故水气为之结而不行，是当温阳散寒，以化水气。水气篇有脉证五条，有似剪辑《脉经》中语，文义不相属，《金鉴》及《今释》皆置之不释，余则就其略可理解者留此两节。

原文：夫水病人，目下有卧蚕，面目鲜泽，脉伏，其人消渴。病水腹大，小便不利，其脉沉绝者，有水，可下之。

时希按：此可从《素问·水热穴论》："肾何以能聚水而生病？肾者胃之关也，关门不利，故聚水而从其类也。上下溢于皮肤，故为跗肿。"又《素问·评热病论》："诸有水气者，微肿先见于目下也。水者阴也，目下亦阴也，腹者至阴之所居，故水在腹者，必使目下肿也。"并读以后，可得解释，因消渴饮水多，而大小便不利，则水停在腹，水在里故脉见沉伏也。

原文：问曰：病下利后，渴饮水，小便不利，腹满因肿者，何也？答曰：此法当病水，若小便自利及汗出者，自当愈。

时希按：水有出路，则肿满可愈。然利后脾虚，则犹未复也。

原文：师曰：诸有水者，腰以下肿，当利小便；腰以上肿，当发汗乃愈。

时希按： 此是绝妙法则，从此体会：则水在表者发汗，水在里者利小便；又咳不畅者开肺，小便不利者利小便；上下两病者，开鬼门，洁净府也。

原文：诸病此者，渴而下利，小便数者，皆不可发汗。

时希按： 此从风水、皮水、黄汗条移来，以为当居总论。渴而未言引饮，则上焦之津已少；下利、小便数，则前后两夺其液，故不可再汗，此禁例极明简可从。

原文：问曰：病者苦水，面目身体四肢皆肿，小便不利，（师）脉之，不言水，反言胸中痛，气上冲咽，状如炙肉[1]，当微咳喘（以上症状，是师诊脉后与病人之问答），**审如师言，其脉何类**（审核师言，皆符病情，诡而问师，诊得何脉）**？师曰：寸口脉沉而紧，沉为水，紧为寒，沉紧相搏，结在关元**（下焦少腹部），**始时尚微，年盛不觉，阳衰**（自盛年至阳衰，病历已甚久）**之后，荣卫相干，阳损阴盛，结寒微动，肾气上冲，喉咽塞噎，胁下结痛。医以为留饮而大下之，气击不去，其病不除。后重吐之，胃家虚烦，咽燥欲饮水，小便不利，水谷不化，面目手足浮肿。又与葶苈丸下水，当时如小差，食饮过度，肿复如前，胸胁苦痛，象若奔豚，其水扬溢，则浮咳喘逆。当先攻击冲气**（平冲），**令止，乃治咳，咳止，其喘自差。先治新病，病**（疑是疴字或瘤字）**当在后。**

时希按： 此病历已数年，记症甚详，陆氏断为"非仲景家言"。然或可为临床所注意者，误诊而吐下之，则成冲气，徐氏以为"当攻击冲气令止，如痰饮门苓桂术甘汤"；日本汤本[2]氏经验，以为"宜苓桂五味甘草汤"，是也。赵氏、徐氏、陆氏于此段皆有较详之释文，可参考。

原文：水之为病，浮者为风，宜杏子汤。

魏氏： 余谓"浮者为风"，仲景自言其证矣。杏子汤之治，内水湿而外风寒，其夹热者可用麻杏甘石汤也；其不夹热者，莫妙于前言甘草麻黄汤加杏子，今谓之三拗汤矣。

时希按：此从麻黄附子汤条分割而来。杏子汤方缺，尤氏疑是麻黄杏仁甘草石膏汤，症状不言烦热，当以魏氏三拗汤为是。

《素问·平人气象论》"面肿曰风，足胫肿曰水"，是肿不必遍于全身；又《水热穴论》"勇而劳甚则肾汗出……客于玄府，行于皮里，传为胕肿。本之于肾，名曰风水"；又《评热病论》以为肾风病名风水；又《大奇论》"肾肝并浮为风水"[3]皆与《金匮》风水属表可发汗者有异。《内经类证》[4]以为急性肾炎有外感引发者，此亦风水之一端也。

● 【校注】

[1] 状如炙肉：指咽中如有物堵塞。

[2] 汤本：即汤本求真（1876-1941），日本人。是日本古方派杰出人物，撰有《皇汉医学》。

[3] 肾肝并浮为风水：语出《素问·大奇论》："肾肝并沉为石水，并浮为风水，并虚为死，并小弦欲惊。"

[4]《内经类证》：秦伯未著。秦伯未（1901-1970），现代医家，名之济，别号谦斋。上海浦东人。早年毕业于上海中医专门学校（上海中医学院前身），曾任教于上海中国医学院、新中国医学院、北京中医学院（今北京中医药大学）。著有《谦斋医学讲稿》《内经知要浅解》《中医临证备要》《清代名医医案精华》等书。

● 【评析】

《金匮》水气病分为风水、皮水、正水、石水、黄汗五种类型。何时希将其归为表里两端，并做鉴别：风水、皮水是为表水；石水、正水皆里水，正水属肾，石水属脾；黄汗以湿热为主，虽亦属表，但无恶风，以别于风水，无历节痛，以别于历节。水肿之证，有因外感，有因内伤，有病在气分，有病在血分，总与肺脾肾三脏关系最为密切，治以发汗、利小便为主要祛邪之途径，或治肺通调水道，或治脾燥湿利水，或治肾化气利水。

三十六、风水

原文： 风水其脉自浮，外证骨节疼痛，恶风。

时希按： 此脉与证，只是言风，主要当有水状，如下文。

原文： 寸口脉沉滑者，中有水气，面目肿大，有热，名曰风水。视人之目窠上微肿[1]，如蚕新卧起状。其颈脉动，时时咳，按其手足上，陷而不起者，风水。

尤氏： 风水其脉自浮，此云沉滑者，乃水脉，非风脉也。

时希按： 此不然，若不见浮脉，何以知为风水。沉滑者里有水也，与风水不符。

关于"目窠上微肿，如蚕新卧起状"，以《灵枢》无蚕字，《脉经》《千金》《外台》亦然，故注家有从之者，然尤氏、丹波氏、陆氏皆留之。"新卧起状"是何状？虚人或有目泡微肿，强人从无见之者，岂有以偶见之状作譬喻者。蚕自生至老，蜕皮数次，每蜕一次，则突长大，皮蜕去，则体微青而透明，在浙湖间谓之蚕眠。而《素问》称卧蚕，以卧后之蚕，喻目下之肿，可谓惟肖惟妙，何辩之有？然二者各有所本，《素问·平人气象论》曰："颈脉动喘疾咳，曰水。目窠微肿如卧蚕起之状，曰水。"而《灵枢·水胀》则曰："水始起也，目窠上微肿，如新卧起之状，其颈脉动，时咳，阴股间寒，足胫肿，腹乃大，其水已成矣。"此条与另条文意，似《金匮》袭自《素》《灵》，非仲景之发明也。

原文： 脉浮而洪，浮则为风，洪则为气，风气相搏，风强则为隐疹，身体为痒，痒者为泄风，久为痂癞；气强则为水，难以俯仰，风气相击，身体洪肿，汗出乃愈，恶风则虚，此为风水。

时希按： 此风与水相搏于表分，发为洪肿，而文字佶屈，多生枝节，此读仲景书最为疾首者。后世注家多有谓是晋唐人之添注，殆非精义，不妨取其大意，而略其冗文。中十九字尤与水病无关。

何时希医著三种校评

原文： 太阳病，脉浮而紧，法当骨节疼痛，反不疼，身体反重而酸，其人不渴，汗出即愈，此为风水。恶寒者，此为极虚发汗得之。

时希按： 此段文义通畅，可不烦解注而自明。身重不渴，身重为表湿，脉浮为有风，不渴则有水，故可发汗。然汗太过则虚其表而恶寒矣。

原文： 风水，脉浮身重，汗出恶风者，防己黄芪汤主之。腹痛加芍药。

时希按： 此条与湿病篇重出，但改风湿二字为风水，二条实一证也。风湿条有"喘者加麻黄，胃中不和者加芍药，气上冲者加桂枝，下有陈[2]寒者加细辛"四种加法。彼气上冲与痰饮病之冲气以桂枝治奔豚气者相符，而彼胃不和加芍，湿在胃岂不忌酸，此条芍药治腹痛为要药，然非风水必见症也。

原文： 风水，恶风，一身悉肿，脉浮不渴，续自汗出，无大热，越婢汤主之。

时希按： 渴用石膏，无汗用麻黄，今不渴、续自汗出，此方不中与也。而陆氏乃谓"越婢之证，以渴为主，不渴者亦可服"，用药岂能模棱两可，无的而放矢耶？又原文有"恶风加附子，风水加术"，似乎此方非为风水所设者。

三十七、皮水

原文： 皮水，其脉亦浮，外证胕肿，按之没指，不恶风，其腹如鼓，不渴，当发其汗。

渴而不恶寒者，此为皮水。

尤氏： 水行皮中，内合肺气，故其脉亦浮；不兼风，故不恶风也；其腹如鼓，即《内经》"鼙鼙然不坚"之意。以其病在皮肤而不及肠脏，故外有胀形而内无满喘也。水在皮者，宜从汗解。**赵氏：** 皮毛病甚，则肺气膹郁，荣卫停滞不行，当发其汗，散皮毛之邪，外气通而郁解矣。此开鬼门也。**巢氏：** 肺主于皮毛，肾主于水，肾虚则水妄行，流溢于皮肤，故令身体面目悉肿，按之没指而无汗也；腹如故而不满，亦不渴，四肢重而不恶风是也；脉浮者名曰皮[3]水也。

时希按：皮水与风水之区别，主要有二：皮水无恶风、骨疼之表证，仅属水在皮分，肢胕面目尽肿以四肢肿为多，或有肢震动，或有肢厥冷，腹鼓非必见。以同有脉浮、身重之症，故均可发汗。渴亦非必见症，若渴者有伏热，为兼邪，发汗之外可兼治之。而风水则一身洪肿，面目肿大，脉浮恶风，骨节疼。言其病因，则风水从上从表，故见在头面肿多及有表证；而皮水则从下从四肢，故以肢胕肿为多，而无表证。

原文：皮水为病，四肢肿，水气在皮肤中，四肢聂聂动者，防己茯苓汤主之。（防己、黄芪、桂枝、茯苓、甘草）

尤氏：皮中水气，浸淫四末而壅遏卫气，气水相逐，则四肢聂聂动也。防己、茯苓善驱水气；桂枝得茯苓，则不发表而反行水，且合黄芪、甘草以助表中之气，以行防己、茯苓之力也。**赵氏：**《内经》云："肌肉蠕动，命曰微风。"以四肢聂聂动者，为风在荣卫，触于经络而动，故桂枝、甘草亦得治之也。

时希按：此方配合极妙，防己、茯苓行皮利水为一对；黄芪、桂枝补营卫为一对；桂枝、茯苓通阳化水为一对；黄芪、防己补卫行水为一对；黄芪、甘草和中补卫为一对；防己、茯苓利水行皮为一类，得芪之助卫气，得桂之通阳气，利水之药转为扶正达邪之用，虚人亦无妨矣，

原文：厥而皮水者，蒲灰散主之。（方见消渴）

尤氏：此水邪外盛，隔其身中之阳不行于四肢也。此厥之成于水者，去其水则厥自愈，不必以附子、桂枝之属，助其内伏之阳也。**赵氏：**厥者逆也，由少阴肾气逆上入肺，肺与皮毛合，故逆气溢出经络，经络之血泣，与肾气合，化而为水，充满于皮肤，故曰皮水。用蒲黄消经络之滞，利小便为君；滑石开窍通水以佐之，小便行则水下行，逆气降。与首章皮水二条有气血虚实之不同。

时希按：吾谓文义当为"皮水而厥"，厥者肢冷之症状，非厥逆之原因。其原因仍为皮水之水，遏阻皮腠之阳气，故治法仍专于利水，而不主于温阳，如尤氏之言是也。若赵氏从厥转为逆，又转而为肾气逆入肺，其理甚短，然则蒲黄、滑石岂能降肾气之厥逆？

三十八、正水

原文：正水，其脉沉迟，外证自喘。

赵氏：肾主水，肾经之水自病也。《内经》曰："肾者胃之关。"关不利故聚水成病，上下溢于皮肤，胕肿胀大，上为喘呼不得卧，标本同病也。

时希按：《金匮》正水仅此一条，症治不全。陆氏以为"脉沉腹肿而喘者为正水"。赵氏之论实出《素问·水热穴论》，原文反甚清顺："水病下为胕肿大腹，上为喘呼不得卧者，标本俱病，故肺为喘呼，肾为水肿，肺为逆不得卧。"盖根本在肾，上逆而为喘也。

三十九、里水

原文：里水者，一身面目黄肿，其脉沉，小便不利，故令病水。假令小便自利，此亡津液，故令渴也。越婢加术汤主之。甘草麻黄汤亦主之[5]。

尤氏：里水，水从里积，与风水不同，故其脉不浮而沉。以其身面悉肿，故取麻黄之发表；以其肿而且黄，知其湿中有热，故取石膏之清热与白术之除湿。

时希按：黄肿，《脉经》作洪肿。小便自利与渴非里水之主症。此证脉沉而用汗法，颇难索解，或谓水在里故沉，则里水岂可发汗耶？故诸书颇有谓乃皮水之误者，以水病篇首条，四水、一黄汗，原无里水之名，仲景何以目张而纲不举耶？

尤氏解湿中有热，是也。热遏在湿里，故令发黄，石膏或三黄，正其治也。此治理可借湿温之说，乃散湿于热外、清热于湿里之法。行皮利水之配合：前者有防己、茯苓，温阳利水有桂枝、茯苓，补卫行水有黄芪、防己，而发汗行皮，今得麻黄、白术之配。关于白术，妇科有畏其壅滞者，喘家有忌其上气者，盖不知白术生用，可免所虑。余于妊娠恶阻及喘家用之，略有会心，如玉屏风散、五苓散，恶阻之苓术及越婢加术，皆生用之，则内可以运脾化湿，外可以行皮湿而固肌腠，而喘家则改苍术，如平胃散之义，俱无所忌。

四十、石水

原文：石水，其脉自沉，外证腹满不喘。

时希按：《金匮》石水，仅此一条，当求之他书：

《素问·阴阳别论》：阴阳结斜（赵氏改斜为邪字），多阴少阳曰石水，少腹肿。《素问·大奇论》：肾肝并沉为石水，并浮为风水。《灵枢·邪气脏府病形》：肾脉微大为石水，起脐已下至小腹腄腄然，上至胃脘，死不治。《诸病源候论》：肾主水，肾虚则水气妄行，不依经络，停聚结在脐间，小腹肿大，靬[5]如石，故云石水。其候引胁下胀痛而不喘是也。**赵氏：**石水者，乃水积小腹，胞内坚满如石。《内经》曰："阴阳结邪，阴多阳少。"又曰："肾肝并沉为石水。"王冰注曰："肝脉入阴内，贯少腹；肾脉贯脊中，络膀胱，两脏并脏，气熏冲脉，自肾下络于胞。今水不行化，故坚而结，然肾主水，水冬冰，水宗于肾，肾象水而沉，故气并而沉，名为石水。"因水积胞内，下从足手（按："手"疑是"厥"字之误，因赵文中未涉及心也），少阴上逆于肺而为喘。《巢氏病源》："石水者，引胁下胀痛，上至胃脘则死[6]（按：此句出《灵枢》）"。看来上条虽同为石水，与此条少异，此偏于肾气多，肾为阴，阴主静，故病止在下而不动；彼则偏于肝气多，肝为阳，主动，故上行克胃脘也。

时希按：赵氏末句文字不醒透，意者《素问》有"肾肝并沉为石水"语，故谓石水当有在肾一种，即卵如石，脐以下至少腹睡睡然。亦有兼肝一种，则引胁下胀痛，上至胃脘者，均当不喘。前者类于肾水，后者近似肝硬变腹水（因果略异）及肝水。赵氏分石水为肝肾两种，颇合于《素问》，且为他注所未见。以水寒之邪结在肾，温肾宜为主法。又《素问》以肾肝脉之浮、沉，为风水、石水之区别，既示石水之为肝肾虚寒，而风水则为表邪之外，又须顾及肝肾，此说为诸家所遗者。

● 【校注】

［1］肿：宋本（明·赵开美校刻）《金匮要略·水气病脉证并治》作"拥"。

［2］陈：原为"阵"。据宋本（明·赵开美校刻）《金匮要略·水气病脉证并治》改。

［3］皮：原为"风"。据《诸病源候论·水肿病诸候·皮水候》改。

［4］甘草麻黄汤亦主之：宋本（明·赵开美校刻）《金匮要略·水气病脉证并治》无此句。

［5］軵（áng）：指木展；亦同"硬"。

［6］上至胃脘则死：语出《灵枢·邪气脏腑病形》："微大为石水，起脐已下至小腹睡睡然，上至胃脘，死不治。"

● 【评析】

风水、皮水同有脉浮、身重，故均可汗，两者区别是风水从上、从表，故见在头面肿多及有表证；而皮水则从下、从四肢，故以肢胕肿为多，而无表证。治宜发汗行水，方如越婢汤、防己茯苓汤。里水概念相对宽泛，主症水肿与小便不利并见，且较迁延反复，或因外感诱发加重，或正虚无力行水，如正水水肿而喘，脉沉迟，属阳虚水泛证；石水腹满不喘，脉沉，属脾虚或肝肾虚腹水。治宜扶正祛邪兼顾，方如麻黄附子汤、真武汤等。

四十一、黄汗

原文： 黄汗，其脉沉迟，身发热，胸满，四肢头面肿，久不愈，必致痈脓。

赵氏： 黄汗诸症各有所致，其因不一。大抵黄色属土，由阳明胃热，故色见于外，今之发热胸满、四肢头面肿者，正属足阳明经脉之症也。热久在肌肉，故化痈脓。**尤氏：** 得之湿热交病，而湿居热外，其盛于上而阳不行，则身热胸满，四肢头面肿。久则侵及于里而营不通，则逆于肉里而为痈脓也。

时希按： 赵氏言为胃热而色见于外，但无湿则不能郁蒸而为黄汗。尤氏以外湿里热，热蒸湿变，故身热、四肢头面肿、胸闷之症，皆指为热。致见痈脓，则湿热蕴郁血分无疑。然黄汗当不仅湿热实证一种，如状如周痹之脾阳虚，若两胫自冷，腰以下无汗者，诸本虽俱曰湿热闭遏阳气，然以方药论，皆当兼营卫之虚寒也。

原文： 身肿而冷，状如周痹，胸中室，不能食，反聚痛，暮躁不得眠，此为黄汗。痛在骨节。

魏氏： 黄汗者其脉亦沉迟，与正水、石水水邪在内无异也。然所感之湿，客于皮毛者，独盛于他证，故身发热；热必上炎，故胸满、头面肿；湿热肆行，故四肢亦肿；久久不愈，瘀窟蕴酿，致成疮痈，溃烂成脓，必至之势也。热逼于内，汗出于外，湿瘀乎热，汗出必黄，此又就汗出之色，以明湿热之理，名之曰黄汗。

时希按： 状如周痹，考《灵枢·周痹》："风寒湿气客于外分肉之间，迫切而为沫，沫得寒则聚，聚则排分肉而分裂也，分裂则痛（中略）。此内不在脏，而外未发于皮，独居分肉之间，真气不能周，故命曰周痹。"以其聚痛句，颇见仲景承袭《灵枢》此篇之迹。然周痹以痛为主症，并见痹冷，似乎历节属寒之证，与黄汗究易相混，宜以汗辨之：曰周痹（历节）、黄汗同有黄汗，而历节之寒证无汗，其热者汗亦在关节；身冷同，而黄汗两胫自冷；骨节痛同，惟历节之热者关节烙热，黄汗以汗黄为主症，痛非必见；黄汗不以发热为主症，若发热，则胫冷，久久变为甲错及恶疮，历节则以发热为多，故曰"假令发热，此属历节"云。二证之辨诊处在黄汗、身冷、骨节痛、发热四者。

原文： 问曰：黄汗之为病，身体肿，发热汗出而渴，状如风水，汗沾衣，色正黄如柏汁，脉自沉，何从得之？师曰：以汗出入水中浴，水从汗孔入得之，宜芪芍桂酒汤主之。

尤氏： 黄汗之病与风水相似，但风水脉浮，而黄汗脉沉；风水恶风，而黄汗不恶风为异。其汗沾衣，色正黄如蘗汁，则黄汗之所独也。风水为风气外合水气，黄汗为水气内遏热气，热被水遏，水与热得，交蒸互郁，汗液则黄。其郁久而热甚者，则身热而渴，小便不利，亦自然之道也。**李升玺** （《金鉴》引）：汗出浴水，亦是偶举一端言之耳，大约黄汗由脾胃湿久生热，积热成黄，湿热交蒸而汗出矣。（二说主以内因为多）

时希按： 黄汗之病因，《巢氏病源》见于黄病诸候门（巢氏诸黄有二十三候，黄汗属之）其所列病状，与此条同，而因略多，曰："此由脾胃有热，汗出而入水中浴，若水入汗孔中，得成黄汗也。"是当先有湿热内胜，然后外伤冷水，湿热不得泄，罨而成黄汗。其因与历节之"汗出入水中，如水伤心""饮酒汗出当风所致"，盖异病而同源。陆氏谓："依理皮肤当发黄疸，下文桂枝加黄芪汤治黄汗者，亦治黄疸，可以见焉。后人列为五疸之一，未尝不是。"是又同源而异病也。

时希按： 此方芪、桂、酒强卫以发汗，芍药敛营以止汗，斤斤以调和营卫为事，何尝顾及湿热？又虽有桂、酒，却加芍药以制之，黄芪以固之，明是外水寒、里湿热之实证，犹不如越婢加术之惬意也。故何梦瑶《医碥》曰："黄芪芍药桂枝苦酒汤无清热去湿之品，徒取固敛，能无壅乎？此方恐是简错，终不可用。"

时希按： 原方服后曰："当心烦，服至六七日乃解，若心烦不止者，以苦酒阻故也。"尤氏解为"欲行而未得遽行，久积药力，乃自行耳"，甚觉曲解可笑。"酒阻"即酒醉之象，若恶若晕，而心烦为主征。"苦"者动词，为酒所困也，苦酒及酢醋，日服一升，不耐酒力者当有醉意，故曰"当心烦"，又曰

"以苦酒阻故也"，仲景告人勿以为异，此为酒困，不另出其方，亦不止后服，无害也。

原文：黄汗之病，两胫自冷（二句是黄汗证，以下当分数段读，而剔出其不属黄汗者）**；假令发热，此属历节。食已汗出，又身常暮盗汗出者，此劳气也**（虚劳）**。若汗出已反发热者，久久其身必甲错；发热不止者，必生恶疮**（恶疮即痈脓，黄汗之变证也，以下为黄汗正文）**。若身重，汗出已辄轻者，久久必身瞤，瞤即胸中痛，又从腰以上必汗出，下无汗，腰髋弛痛，如有物在皮中状，剧者不能食，身疼重，烦躁，小便不利，此为黄汗，桂枝加黄芪汤主之。**

时希按：身重得汗而轻，是湿有所泄，然汗出伤阳，以致身瞤；其腰以下无汗，与胫冷同，又与腰髋弛痛（下坠而痛）俱为下焦阳虚之象；汗多则小便不利，其湿热之罨郁于皮中，久则肌理浸淫溃坏，而生恶疮；血虚则为甲错，属于病久之变。

陆氏：此方与前方皆主黄汗，所异者前方肿，此方不肿；前方之汗黄，此方之汗不必黄。夫主要三药同，方法同，何以有苦酒即治黄肿，无苦酒有姜、枣、甘即治不肿、汗不黄？如是血痹外证身体不仁之黄芪桂枝五物汤矣，不当再作黄汗证。此说颇近臆断。

时希按：尤氏仍取脉证第二条"不恶风者，小便通利，上焦有寒，其口多涎，此为黄汗"为释，以为始寒而后化热。何梦瑶以为"五句当是错简，删之"。《金鉴》则主删去"此为黄汗"四字，则四句皆指风水也。陆氏同意以为"非仲景之言也"，故不当牵缠而强释之。黄汗一证，与历节、风水有同因，有同症，仲景文中屡自纠误，即黄汗本文，亦多前后矛盾错杂，常列他病（如风水、周痹、历节、劳气、瘾疹、痂癞、甲错、恶疮、痈脓等，不一而足）为旁证、为比较、为参考，然而学者弥加困惑，无所适从矣。余试用"以药合证法"解之：《金匮》治黄汗有二方，通合而论其配佐：芪、甘、枣气药为一类；桂、芍、酒血药为一类；桂、姜、酒活血去寒湿为一类；芪、桂通阳发表为一类；甘、枣补中为一类；桂、芍调和营卫为一对；芪、芍补气血为一对；姜、枣振发胃气为一对（类谓同类相从，对谓异类配伍）。总诸功用，以治"汗出入水中浴，水从汗孔入"之黄汗正是合拍。

论其因：其湿当阻遏于营卫中，故遏卫则冷如周痹及胫冷，遏营则发热而汗出。然水湿久郁必致化热，故蕴蒸而身肿、汗出正黄如柏汁、口渴，均所当见（陆氏谓与黄疸同因，以黄汗肤亦黄，黄疸汗亦黄，相因则同见。其实黄疸为湿热在少阳，而黄汗则湿化热而在肌表，略有不同）。此时除汗黄为特征外，其他可与风水相混，然风水自有身重、汗出、恶风之主症在。水湿从外入者，初在肌表分肉，继则营卫为之不从，于是或热或冷或汗出，诸症象纷出；续则气血为之混乱，筋骨为之不利，与历节之原因相似，则自全身至腰髋诸关节疼痛矣。故即使汗出入水之原因同，而肝肾虚者为历节，脾胃有湿热蕴蒸者为黄汗，亦可谓湿热郁于筋骨者为历节，郁于肌肉者为黄汗也。其作痈脓、为甲错、为恶疮者，依外科病理言，即湿热浸淫于肌肉，而气血营卫为之瘀阻不通也。

病因由水湿而转为湿热；病所由肌表分肉而转入气血筋骨；病理则由寒化热，由实而致血虚、津伤以至卫阳虚、下焦阳虚；症状由身重而肿而痛而腰髋弛痛，由胫冷而冷如周痹，由口渴发热而烦躁，而其主症则为汗沾衣，色正黄如柏汁。治法芪芍桂酒汤为重，桂枝加黄芪汤为轻，基本芪、桂、芍三味相同，然前方芪五两，桂、芍各三两，又得苦酒之助；而后方芪、桂、芍各二两，反有甘草之缓，明其祛寒湿、和营卫之力皆减等矣。然湿在皮中，热在脾胃，二方皆未顾及，余谓五苓、五皮之去湿，三妙、败毒之清热，殆亦当加入而兼顾之。臆解如是，未知有否当？

水肿篇之黄汗，与历节篇之涉及黄汗者，皆未尝言身黄、面目黄者（仅《肘后方》"疸病有五种，黄疸、谷疸、酒疸、女疸、劳疸也。黄疸者身体四肢微肿，胸满不得汗，汗出如黄蘗汁，由大汗出，卒入水所致"，用猪脂润下法），《巢氏病源》列黄汗于二十三种黄候中，疸另有十七候，宋人诸方亦多以黄病与疸病分列者，正符合仲景以黄汗不属疸病门，而归于水气门之原意。

● 【评析】

黄汗不是临床常见病证，其病机以湿热蕴于肌表为主。然黄汗不仅湿热一证，当还可兼有营卫虚寒者，此证候当与周痹（历节）鉴别，鉴别要点在黄汗、身冷、骨节痛、发热四者，可参见历节病。黄汗日久则邪郁血虚，气血营卫为之瘀阻不通，则可作痈脓、为甲错、为恶疮。仲景所出方药以芪、桂、芍为主，重在和营卫，何时希认为湿在皮中，热在脾胃，宜加入五苓、五皮之去湿，三妙、败毒之清热，始为恰当。可参。

四十二、五脏之水

原文：心水者，其身重而少气，不得卧，烦而躁，其人阴肿。

水在心，心下坚筑，短气，恶水不欲饮。

陆氏：五脏之水与痰饮篇水在五脏，同一窠臼，多不可解。

时希按：仍取痰饮篇文字附于每脏之下，以相参对。然其症与脏有相合，有不可解者，又无治法，不必强为而作解也。

原文：肝水者，其腹大，不能自转侧，胁下腹痛，时时津液微生，小便续通。

水在肝，胁下支满，嚏而痛。

原文：肺水者，其身肿，小便难，时时鸭溏。

水在肺，吐涎沫，欲饮水。

原文：脾水者，其腹大，四肢苦重，津液不生，但苦少气，小便难。

水在脾，少气身重。

原文：肾水者，其腹大，脐肿腰痛，不得溺，阴下湿如牛鼻上汗，其足逆冷，面反瘦。

水在肾，心下悸。

四十三、血分、水分

原文：寸口脉沉而迟，沉则为水，迟则为寒，寒水相搏。趺阳脉伏，水谷不化，脾气衰则鹜溏，胃气衰则身肿。少阳[1]脉卑，少阴脉细，男子则小便不利，妇人则经水不通；经为血，血不利则为水，名曰血分（《脉经》注：一作水分）。

时希按：寸口、趺阳脉法及主病，皆明顺易晓。惟"少阳脉卑"一句解说纷歧，陆氏且谓"少阳脉不知诊在何处，卑脉不知是何脉象"，然《金匮辑义》有考甚多，简录之：

少阳：徐云：左关胆脉也。沈际飞云：右尺。《金鉴》云：左尺。赵氏：王叔和分两肾于左右尺部，皆以足少阴经属之。其表之腑，亦并以膀胱足太阳配之。但在左右足太阳下注：一说与三焦为表里。是故男子少阳脉卑，为三焦气不化，气不化则小便不利。

"少阴脉细"皆无解，大约仍依通常指为左尺。如是则所谓太阳为男子之左尺，少阴为女子之左尺，但云左尺可矣，何必别立太阳、少阴，布一疑阵？

卑脉：沈氏：即沉而弱。徐氏：低而弱。《伤寒论·平脉法》：荣气弱，名曰卑。王宇泰：营主血为阴，如按之沉而无力，故谓之卑也。

故合寸口、趺阳而并言之，盖由寒水在下，脾胃不化，生化不及，又有鹜溏、身肿，在男子则为淋癃，在女子则为经闭，名曰血分也。

原文：师曰：寸口脉沉而数，数则为出，沉则为入，出则为阳实，入则为阴结。趺阳脉微而弦，微则无胃气，弦则不得息。少阴脉沉而滑，沉则为在里，滑则为实，沉滑相搏，血结胞门，其藏[2]不泻，经络不通，名曰血分。

时希按：此条赵开美、赵以德、陆渊雷本皆无之，惟尤本有，乃出于《脉经》妇人卷中。以血分之病为人耳熟，其义尚可解。此乃肺气实，胃气虚，血结在胞门而不泻，其少阴之滑脉，殆又有蓄水之故。

尤氏：上条之结，为血气虚少而行之不利也；此条之结，为阴阳壅郁而欲行不能也。仲景并列于此，以见血分之病，虚实不同如此。

时希按： 原文似不见阴阳壅郁之义，仲景于下条定义曰："经水前断，后病水，名曰血分。"因肺实胃虚而经停，经停则水溢为肿也。

原文：问曰：病有血分水分，何也？师曰：经水前断，后病水，名曰血分，此病难治；先病水，后经水断，名曰水分，此病易治。何以故？去水，其经自下。

时希按： 此两证临床常遇之，姑各举其一：年近七七经绝之期，经前足胕浮肿，经水渐少，肿甚则腰带常紧，经行似有若无，颇有血虚及脾不运水之症。经前予全生白术散合防己黄芪汤，经临加胶艾四物汤，不数月即如常，此所谓水分也。又青年下乡务农，临经不避水，经遂不至，日以益胖，饮水少而溺尤少。经前予五苓散、五皮饮、鸡鸣散之类，水日以消，经遂至，以五苓、四物调理一二月而愈，此殆所谓血分欤。两证似不可截然分，皆非洪肿之骤起而可见者，多为肿日以加，或经水月以渐少，亦不戛然而止，如是欲确定两证似不易，而治之均甚易，未见所谓难治也，其详，记入拙著《医效选录》中。经绝期及青年病水，皆在内分泌紊乱之期，意当涉于阴阳五行之学说，而我所治着重在脾，虽曰培土生金，金生则水裕，而冲任以盛；又崇土以制水，以厚其卑监，泄其泛滥，水裕者裕其体，制水者制其用，乃一生一克之道，其精深吾尤未能知也。

四十四、气分

时希按： 气分病《金匮》有三条，一桂枝去芍加麻辛附证，一枳术汤证，文中均有"水饮所作"。又《巢氏病源》云："夫气分者，由水饮搏于气，结聚所成。气之流行常无壅滞，若有停积，水饮搏于气，则气分结而聚，故云气分。"故以此二证归入痰饮病。另一条无方，文词碟格[3]，陆氏谓"非仲景家言"，语涉血气营卫阴阳，回环反复，读之生厌，病不关痰饮与水气，姑置之。

● 【校注】

[1] 少阳:《金匮要略释义》(上海科学出版社,1963年8月)说:指和髎部位之脉。在上耳角根之前,鬓发之后,即耳门微前上方。

[2] 藏:原为"癥",出《金匮要略心典》。今据《脉经·平妊娠胎动血分水分吐下腹痛证》改。

[3] 磔(zhé)格:磔,分裂,割裂。磔格,难懂。

● 【评析】

水气病和痰饮病篇中均提到五脏病水的表现,然其症与脏有相合,有不可解者,临证还当观察辨析。关于血分与水分之辨,仲景用以讨论月经异常与水肿的关系,桂枝茯苓丸水血并治,临证又当灵活进退,先血后水,活血必不可少,先水后血,健脾尤为必要。后世宗其义,将活血法用于难治性水肿或水肿晚期,多有效验。水肿气分证,仲景治用枳术汤,以行气燥湿为主,为功能性水肿的主要治法,后世治疗妊娠水肿多宗此法,以束胎散(枳壳、甘草)、全生白术散等为主。

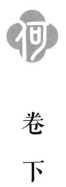

卷
下

四十五、黄疸总论

原文： 寸口脉浮而缓，浮则为风，缓则为痹。痹非中风，四肢苦烦，脾色必黄，瘀热以行。

时希按： 痹非中风者，中风在络则痹而不仁，此则风湿热痹在肌肉，虽痹而非中风也。脾色必黄者，脾主肌肉，脾色见于肌肉也。瘀热二字说明湿热在血，与西医胆色素流入血液而发黄者有相近。然"以行"二字恐有讹误，陆氏释为血液循环，谓瘀热之色流行于血液中。

原文： 脉沉，渴欲饮水，小便不利者，皆发黄。

尤氏： 脉沉者热难外泄，小便不利者热不下出，而渴饮之水与热相得，适足以蒸郁成黄而已。

时希按： 此当先推其致渴之因，渴者内有湿热也，饮水多而不能泄于小便，水菀于中，故脉沉者水在里也。湿热郁蒸，故湿热为内因，而水入为外因，水入不化，益增内因。

原文： 腹满，舌痿黄，躁不得睡，属黄家。

尤氏： 脾之脉连舌本，散舌下，腹满舌痿，脾不行矣（魏氏同此解）。赵开美本：舌痿疑作身痿，丹波及陆氏皆从之。

时希按： 腹满身黄，躁不得睡，见湿热发动之象，甚合。但疸才初发，何以见身痿或舌痿，痿字终可疑也。

原文： 疸而渴者，其疸难治；疸而不渴者，其疸可治。发于阴部，其人必呕；阳部，其人振寒而发热也。

尤氏： 疸而渴，则热方炽而湿且日增；不渴，则热已减而湿亦自消。**赵氏：** 湿热甚，脾胃之津液乏竭，无阴，热蒸不已，孤阳能独生乎？若不渴，则阴气犹存，故可治。

时希按： 二家之说皆不合意。疸为湿热所蒸，渴者热胜，不渴者湿胜。夫热易清而湿难化，人皆知之，盖热胜伤阴，救阴则碍湿，故难治，非其病之危，而用药之掣肘也。若湿胜则五苓、平胃等利之燥之，为易愈。余又有一解：胆胃有热，渴与呕乃是常见之症，病者多得水，使湿热从小便去，或从汗解，必须内有水液，乃能沛然而通也，故渴而饮水者易解。疸发之初可有寒热，既黄则热止，初期呕不能食，见渴反为易治，三黄、茵陈可施也，此常候，乃不牵涉阴伤之谓。若不渴，则湿遏而热伏，须开湿于热上，渗热于湿下，如湿温之治，反不易治。寒热与呕渴，皆少阳、阳明所宜见，尤氏以为"此阴阳内外，浅深微甚之辨"，或未然也。

徐氏：邪在胸膈胃腑之里，为发阴部，内逆上冲，其人必呕；其邪尽发皮壳之表为阳部，乃太阳所生，故振寒而发热也。

原文：诸病黄家，但利其小便；假令脉浮[1]，当以汗解之，宜桂枝加黄芪汤主之。

时希按：黄家利小便，乃是第一正法，仲景所谓"渴欲饮水，小便不利者，皆发黄"；又茵陈蒿汤下"小便当利，黄从小便去也"。至于发汗用姜、桂、芪、甘之甘温，实非得计，丹波氏引《外台》许仁则疗急黄方：麻黄、葛根、石膏、生姜、茵陈，或伤寒方麻黄连轺赤小豆汤，亦岂不佳？

原文：诸黄，猪膏发煎主之。（病从小便出）

赵氏：《伤寒类略》云："男子女人黄疸，饮食不消，胃中胀热生黄衣，胃中有燥屎使然，猪脂煎服则愈。"故诸黄起于血燥者皆得用之。而燥在下，小便难者，又须乱发消瘀，开关格，利水道，故用为佐。

时希按：丹波氏引《外台》《肘后》《圣惠方》《沈氏尊生书》等数条，皆云燥屎下即愈。可知此方乃治积垢或宿瘀之黄，则乱发仍作祛瘀之用也。又近世对肝炎禁食动物脂肪，况此猪膏用量至半斤耶！用者宜审。

原文：诸黄，腹痛而呕者，宜柴胡汤（赵开美注：必小柴胡汤）。

尤氏：腹痛而呕，病在少阳，脾胃病者，木邪易张也。故以小柴胡散邪气，止痛、呕，亦非小柴胡能治诸黄也。

时希按：仲景但曰宜柴胡汤，未言大小，或者腹痛可用大柴，呕则可用小柴。肝病以胁满胀痛为主象，而四逆散及《局方》逍遥散，与小柴胡当较，更为切实：归、芍、柴、枳疏通肝胁之络，而甘、术则扶脾助运，所谓"见肝之病，知肝传脾，当先实脾"也。脾胃能运，则肝胆之力稍苏（新说，胆汁为助消化也），得以休养生息；而痞痛能舒，胸气开朗，肝得遂其条达之性也。丹、栀加味，清肝胆之热，尤为要着，岂不愈于大小二柴乎？

拙著《雪斋读医小记》中有"慢性肝炎中期治疗"三十六法一文，一孔之见，或供参考。

四十六、谷疸

原文：阳明病，脉迟者，食难用饱，饱则发烦头眩，小便必难，此欲作谷疸。虽下之，腹满如故，所以然者，脉迟故也。

尤氏：脉迟胃弱，则谷化不速，谷化不速则谷气郁而生热，而非胃有实热。故虽下之而腹满不去，伤寒里实，脉迟者尚未可攻，况非里实者耶？

时希按：此属《伤寒论》195条，发烦作"微烦"。此黄疸常见之先驱症状，已有困顿不振之象，每食后则头眩、心烦，实亦已厌食矣。又肝炎未愈前亦见之，以为谷食入胃，则胆汁助其消化，受困于湿热之胃，不胜谷气，以已病之肝胆，而增加负担，故有此象也。疸家头脑不清醒，常感昏沉，初期有晕眩作呕者，以为血液不洁，浊气熏脑之故。陆氏谓是"胃因扩张而停水"，引痰饮苓桂术甘为证；又谓"因残留食物腐败，产生有毒物质，起自家中毒证状者"，恐皆非是，常见有饱餐一顿而发作黄疸者，非饱食之成黄疸，盖已有潜伏也。小便难，腹满，亦是疸病蕴发必见之症。

原文：趺阳脉紧而数，数则为热，热则消谷，紧则为寒，食即为满。尺脉浮为伤肾，趺阳脉紧为伤脾（陆氏谓："此二句当为旁注，混入正文。"乃引尺脉浮之女劳疸，与趺阳脉紧之谷疸作对比者）。**风寒相搏，食谷即眩，谷气不消，胃中苦浊，浊气下流，小便不通，阴被其寒，热流膀胱，身体尽黄**[2]，**名曰谷疸。**

尤氏：趺阳脉数为热者，其热在胃，故消谷；脉紧为寒者，其寒在脾，故满，满者必生湿，胃热而脾湿，乃黄病之原也。**程氏：**邪不消谷，得谷气则熏蒸头目，故作眩也。**《巢氏病源》：**谷疸之状，食毕头眩，心忪怫郁不安而发黄。由失饥大食，胃气冲熏所致。**陆氏：**脾指吸收，胃指消化，胃热脾寒者，消化功能亢行，而吸收机能退减也。小便不通，则黄色素无去路，故以为将发黄疸之候，《伤寒论》阳明篇187条[3]云"小便自利者，不能发黄"，又199条[4]云"小便不利，心中懊忱者，身必发黄"是也。"阴被其寒"指脾寒不吸收之故，致大便溏泄；"热流膀胱"仍指小便不利。取文句相偶，别无深意。

时希按：疸之早期，大都便难，入后溏泄，则已伤脾矣。

原文：谷疸之为病，寒热不食，食即头眩，心胸不安，久久发黄为谷疸，茵陈蒿汤主之。（茵陈蒿、栀子、大黄。小便当利，尿如皂角汁状，色正赤，一宿腹减，黄从小便去也。）

徐氏：头眩为谷疸第一的据也。不言及小便，然观方下注云"一宿腹减"，此亦必小便不快而腹微胀可知。

时希按：《金匮》黄疸方，用大黄、栀子者三，茵陈者二，用硝石者二，大黄、硝石皆利大便，茵陈、大黄皆利小便；而当以茵陈蒿汤、茵陈五苓散二方为治湿热之主方，使湿热从大小便去也。徐大椿《伤寒论类方》云："先煮茵陈，则大黄从小便出，此秘法也。"大黄本自泄热清小便，观青麟丸服后，小便黄可证，今得茵陈为引经，则利胆热以从小便出也。又用茵陈量宜重，此方用至六两，比大黄为三倍；茵陈五苓散比五苓散之一倍，为十分（二两半）。如按郑显庭《丸散膏丹集成》所谓"古之一两约当三钱，照汉时分量三折一"，则茵陈五苓散中当用茵陈八钱左右，而茵陈蒿汤用茵陈当为二两。又曾见某书谓用茵陈治疸，至少一两，至二三两，大得利胆之益，勿以其如絮如绒而少用也。

茵陈蒿汤之《伤寒论》条文，宜作参考：

阳明病，发热汗出者，此为热越，不能发黄也。但头汗出，身无汗，剂颈而还，小便不利，渴饮水浆者，此为瘀热在里，身必发黄，茵陈蒿汤主之。(236条)

伤寒七八日，身黄如橘子色，小便不利，腹微满者，茵陈蒿汤主之。(260条)

时希按：发热而汗出者，其热已能发越，不发黄。即使有头汗，而身无汗，又须小便不利，而饮水多，乃能发黄，此致黄之因素也，可补《金匮》。

四十七、酒疸

原文：心中懊侬而热，不能食，时欲吐，名曰酒疸。

夫病酒黄疸，必小便不利，其候心中热，足下热，是其证也。

酒黄疸者，或无热，清言[5]了了，腹满欲吐，鼻燥；其脉浮者先吐之，沉弦者先下之。

酒疸，心中热，欲吐者，吐之愈。

陆氏：酒疸所举证候，皆发自酒精中毒之胃炎，此亦病酒之候，非酒疸也。女劳疸、酒疸皆不言身黄者，省文也。**巢氏：**酒疸候：夫虚劳之人，若饮酒多，进谷少者，则胃内生热，因大醉当风入水，则身目俱黄，心中懊痛，足胫满，小便黄，面发赤斑。若下之，久久变为黑疸。

时希按：第一条症状，形容伤酒之状，惟妙惟肖，吾亦过来人也。然不发黄，便非酒疸，心中热，是酒热所留。"或无热，清言了了"，无热指不发热，了了则酒已醒矣。陆氏谓为酒精中毒发黄，是也。然或者伤酒急黄，其来也骤，其病也轻，酒毒清，则病易愈，为其无内因也。若宿积湿热，又小便少，则伤酒正可为之诱因，可一发而不可即愈，即巢氏面发赤斑，视熏黄、橘子色为尤甚也。

舒驰远《伤寒论集注》：酒中有湿有热，均足为患，因其本气而患之。本气虚寒者本不患热，惟患其湿；真阳素旺者，不患其湿，而患其热。

时希按： 是略同于巢氏虚人饮酒多、进谷少，谷少则酒精多刺激胃壁，而生热为多，又加寒湿，遏热不得透而发黄也。

关于吐下，前条谷疸有"虽下之，腹满如故"，下条"酒疸下之，久久为黑疸"，则知此条"沉弦者先下之"，脉沉弦虽与迟不同，然等是阴脉也，用下恐未恰切。吾尝病肝炎黄疸，初便灰白如墙土，大便既无胆汁之色，则下之能去邪耶？中期以后，以便溏为畏，以其脾虚也。尝先烦热胸满，数日仍作吐，吐者宿食，烦眩更甚，然后发黄，既黄矣，泛泛者数日，然后思食。自吐数日，既不解其邪，宿食尽去，亦无益于病，则吐法能愈疸乎？不清解湿热，消胆道之炎，亦未必能中病也。吾少时可称为酒客，醉而吐亦常事，吐频时食物去而出黄汁，味苦甜酸，殊不可堪，然不发黄，其或得吐之故欤？亦或谷疸所谓"胃中苦浊，浊气下流"，将作酒疸，得吐可愈，是又暴发外受原因者有效，若传染性病毒，或胆石症等，恐非或吐或下可已也。故吐下不作为常法，审慎用之乃可。

原文：酒黄[6]疸，心中懊侬或热痛，栀子大黄汤主之。（栀子、大黄、枳实、豉）

徐氏： 心中懊侬，为酒疸第一的据也。热而至痛，更甚矣。

时希按： 徐氏之语是也。吾伤酒多矣，每醉则心中懊侬，愦愦不知所可，头重眩，扶头乃能支持，若吐后心中虽稍快，然酒气在胃，确是烦热而痛者。栀子豉汤治心中懊侬为特效，《伤寒论》76条、221条、228条皆以为专方；77条治"烦热胸中窒"，是懊侬而加痞闷；78条治"身热不去，心中结痛"，则正是热痛也。本条栀子大黄汤亦即393条之治劳复加宿食法，是治酒疸用下也。前云大黄与茵陈合则利小便，此大黄与枳实合，则为承气法，必下大便矣。酒疸蓄热在胸，有痞无结，下法终属隔一，又中酒者湿胜则濡泄，大便已多，然不解其胸中之烦也。

四十八、黄疸

原文：师曰：病黄疸，发热烦渴[7]，胸满口燥者，以病发时火劫其汗，两热所（相）得。然黄家所得，从湿得之，一身尽发热而（面）黄，肚热，热在里，当下之。

尤氏：烦满燥渴，病发于热，而复以火劫之，以热遇热，相得不解，则发黄疸。然非内兼湿邪，则热与热相攻，而反相散矣（此句大误），何疸病之有哉？故曰"黄家所得，从湿得之"，明其病之不独因于热也。**吴氏：**但扪其肚热，其热在里，当下之。

时希按：尤氏"热与热相攻，而反相散"语，甚悖仲景批评火劫之意，稍捡《伤寒论》，其110条起，连续十条写熨其背、火劫、被火、火熏、灸、烧针、温针之害，第111条"太阳病中风，以火劫发汗，邪风被火热，血气流溢，失其常度，两阳相熏灼，其身发黄"，更说明两热相得，何尝能相散耶？惟火劫一也，主要应在第二原因，则有伏湿。腹部按诊，知热甚于腹部，诚栀子大黄汤之所合也。

原文：黄疸腹满，小便不利而赤，自汗出，此为表和里实，当下之，宜大黄硝石汤（大黄、黄柏、硝石、栀子）。

时希按：仲景此段文字，言简而意广，以为甚妙。有汗为表和，不云表解，盖无表邪也。腹满为里实，故用调胃承气法，小便不利而赤，故用栀子柏皮法，使湿热从二便去。

陆氏甚服浅田宗伯[8]治黄：先用茵陈蒿，次用茵陈五苓散，谓"此言深合治黄原理"，盖亦深合仲景"诸病黄家，但利其小便""黄从小便去也"之旨。余谓茵陈、栀、柏（近人多用银花、生甘、芍药，意甚可取）为治黄主药。或可轻下，如茵陈蒿汤中大黄，栀子大黄汤中之枳实、大黄；若大黄硝石汤中之硝石、大黄同用，则下之重者。而利小便则宜四苓，以及三仁、天水[9]之类为必用。

原文： 黄疸病，茵陈五苓散主之。

时希按： 为散剂，先食后服。茵陈十分（二两半），倍于五苓。茵陈味苦气香，为末，若食先服，则不易受，故先食而后服之。

原文： 黄疸病，小便色不变，欲自利，腹满而喘，不可除热，热除必哕。哕者，小半夏汤主之。

尤氏： 热气虽除，阳气则伤，必发为哕。哕，呃逆也。小半夏温胃止哕，哕止然后温理中脏，使气盛而行健，则喘满除、黄病去，非小半夏能治疸也。**魏氏：** 哕者胃阳为寒药所坠，欲升而不能也。**赵氏：** 脾太阴湿甚，土气不化则满；脾湿动肺则喘，有似支饮之状（以此释哕，不切）。**徐氏：** 此言黄疸中有真寒假热者，谓内实小便必赤，今色不变，加自利，虚寒也。虽腹热能满，虚亦满；实证有喘，虚亦喘。误以为热而攻除之，则虚其胃而哕，哕亦胃虚而气逆，逆则痰壅，故曰"哕者，小半夏汤主之"（按：痰壅之理极好，寒呃则上粘唾，生姜辛以散寒，为降逆之要药，半夏亦化痰而降逆也）。

时希按： 此是阴黄（《圣惠方》云治阴黄），或可用茵陈术附，或者直是虚劳之黄，非有湿热、瘀热之疸也，则投除热之药已误。

原文： 黄疸之病，当以十八日为期，治之十日以上瘥，反剧为难治。

尤氏： 土无定位，寄王于四季之末各十八日。黄者，土气也，内伤于脾，故即以土旺之数为黄病之期。盖谓十八日脾气至而虚者当复，即实者亦当通也。**陆氏：** 此条无理，不可信。

时希按： 塔列耶夫《内科学》：黄疸前期约五至七天，黄疸期约二周，全程总约三至四周；《金匮》"十日以上瘥"，与二周之期尚近，如十日以上不能退而反剧，是为重证矣。是皆实验之谈，未可厚非。如尤氏之解颇近穿凿；陆氏斥为无理，或亦太执。《伤寒论》中"发于阳，七日愈；发于阴，六日愈，以阳数七、阴数六故也""风家，表解而不了了者，十二日愈"，以及六经病欲解时，涉及三个时辰（如"太阳病欲解时，从巳至未上""阳明病欲解时，从申至戌上"等是也），此皆何所取义。然近日"子午流注"之说出，复有研究病

愈、病重及死亡日期者，可见此亦一门或合于科学之学说也，今日否定之，或
觉太早。

四十九、女劳疸、黑疸

**原文：额上黑，微汗出，手足中热，薄暮则发，膀胱急，小便自利，名曰
女劳疸；腹如水状不治。**

黄家日晡所发热（指一般黄疸可日晡发热）**，而反恶寒，此为女劳得之；
膀胱急，少腹满，身尽黄，额上黑，足下热，因作黑疸，其腹胀如水状，大便
必黑，时溏，此女劳之病，非水也。腹满者难治。硝石矾石散主之。**

时希按：综合两条症状：身黄、额上黑；微汗出、小便自利；膀胱急，少
腹满，腹胀如水状；恶寒、手足中热，薄暮即发；大便黑，时溏。病因为女劳
得之，然房劳所病，宜属虚劳，如《金匮》虚劳篇中里急、少腹满、喜盗汗、
腹满甚则溏泄、手足烦热诸症，此皆见之。陆氏谓为"即肾上腺病，所谓'阿
狄森氏病'也。因肾上腺有结核或萎缩而起，古人皆称劳"。血压降低，色素
沉着，日晡疲乏不振，声音怯嘶，虽曰预后不良，然吾用地黄饮子治数人，能
收面黑淡而神情得振、纳食旺、舌苔白胖或黯黑者转红之效。

巢氏：女劳疸之状，身目皆黄，发热恶寒，小腹满急，小便难。由大劳大
热而交接，交接竟入水所致也。又在黑疸候下曰：夫黄疸、酒疸、女劳疸，久
久多变为黑疸。

时希按：是巢氏不以女劳疸属劳瘵，以其先因为大劳大热，已有热伏；又
因房劳入水，则湿与热均乘虚而伏于肾，大实而兼大虚也。

《医门法律》：以女劳而倾其精，血必继之，故因女劳而尿血，其血尚行，
犹易治也；因女劳而成疸者，血瘀不行，为难治矣，甚者大腹尽满，而成血
蛊，尤为极重而难治矣。味仲景之文及制方之意，女劳疸非尽去其膀胱少腹之
瘀血，万无生路，蓄积之血为匪朝夕，峻攻无益。但取石药之悍，得以疾趋而
下达病所，硝石咸寒走血，可消逐其瘀热之血，故以为君；矾石，本草谓其能

除锢热在骨髓，用以清肾及膀胱脏腑之热，并建消瘀除浊之功，此方之极妙者也。

时希按： 陆氏以为喻说不为无理，则所谓得之女劳者，竟成大实须攻之证矣，既不必补肾，亦遂无肾上腺皮质减退之理。陆氏又引抵当汤证"屎虽硬，大便反易，其色必黑"为之证，然抵当证不又云"六七日不大便"乎？喻氏此说若以解黑疸为蓄瘀，则尚有可合，但又与女劳不合也。见某医学院报导：治黄疸久不愈，用可的松，服后食转佳，小便多者为吉，不尔，面如皮球，腹水起，面色黑者为难治，预后必恶，与原文前条"腹如水状不治"相符。此肾上腺激素治疸之末着也，如吾上文所用地黄饮子，则植物激素而无副作用者。苟相印证，则仍以肾虚夹湿热，如巢氏旧说为近。

尤氏： 肾劳而热，黑色上出，额于部为庭，《灵枢》云："庭者，颜也。"又云："肾病者，颧与颜黑。"女劳疸热在肾，膀胱急，额上黑，足下热，大便黑，皆肾热之征。

时希按： 此肾热之说有合于巢氏，用硝石矾石散亦合，然何以治其虚惫之肾，是当有赖于复方，或攻补有先后也。

综上诸说，可得数因：一是肾阳虚之虚劳（陆氏）；二是肾虚夹湿热（巢氏）；三是肾与膀胱瘀热（喻氏）；四是肾劳而热（尤氏）。而仲景治仅一方，则从实治。

原文：酒疸下之，久久为黑疸，目青面黑，心中如嚈蒜薤[10]状（它本皆如此，惟《心典》夺一"薤"字），**大便正黑，皮肤爪之不仁，其脉浮弱，虽黑微黄，故知之。**

尤氏： 酒疸虽有可下之例，然必审其腹满、脉沉弦者而后下之，不然，湿热乘虚陷入血中，则变为黑疸。诸症皆血变而瘀之征也。仍是酒家，故心中如嚈薤蒜状，一如懊憹之无奈也。**赵氏：** 酒疸之黑非女劳疸之黑也。女劳之黑，肾气之发也；酒疸之黑，败血之黑也。气耗血积，故腐瘀浊色，越肌面为黑**（时希按：** 败血之黑，他家未言）。**巢氏：** 黑疸之状，苦小腹满，身体尽黄，额上反黑，足下热，大便黑是。夫黄疸、酒疸、女劳疸，久久多变为黑疸。《千金方》：夫黄发已久，变作桃皮色。**陆氏**：黑疸者，黄色素久久沉著于肌肉中，愈积愈浓，自然转为黯黑色，一切疸皆如此，《巢源》《千金》说是。**《圣济总录》**：黄本脾病，脾者土也，脾病不已，传其所胜，肾斯受之。肾为水脏，其经足少阴，其色黑。病在肾，故小腹满，色黑，大便黑，足下热，是皆足少阴经受病之证。

时希按：巢氏、《千金》、陆氏谓久久黄转为黑，诸疸皆然，颇合肝炎晚期所见，湿热在肝，致肝体之久伤；传侮于脾，致脾气之日败，故黄如烟熏，虽黑而微黄，尤征陆氏色素浓积，自然转黑之过程。而《圣济总录》谓脾传之肾，亦符晚期腹水，脾肾两败之象。

至如尤氏、赵氏瘀热变黑之说，亦临床所常见。塔列耶夫《内科学》黄疸有涉及溃疡病者，忆吾少时，诊一老年瘀黄，其面亦虽黑而微黄者，如烟熏之不泽，心中懊侬甚，痞满不思食，苔垢腻。投以茵陈术附汤，黄渐退，胸中开，饮食渐香，老人大快。而忽然吐紫黑血如牛肚（即《千金》所谓"如豚肝状"），胸中豁然，然而虚疲有脱象。尔时经验不足，即谢之，嘱由西医救治，遂不知后果。此例殆蓄血发黄之类，或溃疡而兼黑疸欤？陆氏谓："本条久久为黑疸，宜即后世之阴黄，然病久多属虚寒，自宜温补也。"又云："尤氏、赵氏释本条为瘀血证，其说颇可信据，瘀血则不可补，施治者不可不知。"语虽两可，然确是有此两理。

古人黄与疸殆分两门，如《巢氏病源论》黄汗之外，又有黄候二十二；黄疸、酒疸、谷疸、女劳疸、黑疸（此通常所称之五疸）之外，又有九疸（有舌、肉、膏、体等疸）及其他三疸；《圣济总录》疸病有黄、酒、谷、胃、黑、女劳、急黄、阴黄八种，而黄病则有黄汗及三十六黄，名目怪异，莫喻其义，不足深研也。

女劳疸以《金匮》有文二条，罗列症象既详且多，多而且重，予人以研究之资料，而从总结之四种病因言，尚非疸证之极地。而黑疸从《巢源》"黄疸、酒疸、女劳疸，久久多变为黑疸"一语，可知黑疸斯为诸疸之末步。以症状相比：女劳额上黑，额上皮肤绷已急，黑易见；黑疸则面部黑，比额上为重。皮肤爪之不仁，见湿热浸淫久而成坏，与脱疽之断指而不疼者相似。而每黄疸愈时，必皮肤瘙痒，脱落白屑，由愈时之搔痒，以比危时之不仁，其重显然矣。

● 【校注】

[1] 脉浮：原为"发热"。据宋本（明·赵开美校刻）《金匮要略·黄疸病脉证并治》改。

[2] 身体尽黄：原无此句。据宋本（明·赵开美校刻）《金匮要略·黄疸病脉证并治》加。

[3] 187条：原为"195条"。据宋本（明·赵开美复刻）《伤寒论》改。

[4] 199条：原为"207条"。据宋本（明·赵开美复刻）《伤寒论》改。

[5] 清言：《脉经·平黄疸寒热疟脉证》作"靖言"。

[6] 黄：原无此字。据宋本（明·赵开美校刻）《金匮要略·黄疸病脉证并治》加。

[7] 渴：宋本（明·赵开美校刻）《金匮要略·黄疸病脉证并治》作"喘"。

[8] 浅田宗伯：日本德川幕府末期至明治初年的汉医学家。号栗园，又称栗园浅田。著有《勿误方函口诀》《伤寒论识》《杂病论识》《先哲医话》。

[9] 天水：即六一散。根据河图洛书五行生成之数，天一生水，地六成之，故六一散又称天水散。

[10] 虀（jī）：同"齑"。捣碎的姜、蒜、韭菜等。

● 【评析】

《金匮》黄疸病虽分谷疸、酒疸、女劳疸、黑疸等类型，然就其病因病机言，总由湿邪内留与热，或寒，或瘀等病邪相结而成湿热发黄、火劫发黄、燥结发黄、虚劳发黄等病证，其中尤以湿热发黄为重点。辨治湿热黄疸，当区分湿胜抑或热胜，大黄硝石汤、栀子大黄汤可用治热胜者；茵陈五苓散用治湿胜者；茵陈蒿汤治疗湿热两盛者，亦为代表方剂。对于虚黄，如女劳疸，何时希认为是属肾虚夹湿热，仲景用硝石矾石散除湿祛瘀，是取先攻，后补当用地黄饮子，并经验而获佳效。需注意的是本篇所论黄疸，还涉及有关病证，以与黄疽鉴别。

五十、惊悸

原文： 寸口脉动而弱，动即为惊，弱则为悸。

时希按： 动脉之义，施桂堂《察病指南》曰："属阴，居关上，指下按之无头尾，大如豆，沉沉微动，不来不往曰动。"李延昰[1]《四言脉诀》以为"动无头尾，其形如豆，厥如动摇，必兼滑数""动脉为阳，两头俯下，中间突起，极与短脉相似，且数且滑且硬也"。两家说动均以为无头无尾，不来不往，其形如豆，兼见滑数，显在关上，则是寸、尺无此脉，故无头无尾，不来不往。此定律为不全面，为失当。盖动脉最多见为两寸，惊则心肺气乱也，即连关、尺亦甚多，三部皆可见，非若豆粒动于关上一部之说为局限也。李延昰谓三部两手皆有动脉，所主不仅为惊，总以不安为主，故动见左寸为惊，左关为拘挛，为肝风惊气，左尺为亡血失精；右寸为自汗，右关心脾痛，右尺为龙火，于是肯定"旧说言动脉只见于关上者非也"，合于临床，此说诚是。尝屡见有所忧恐，而情绪不安；余悸不尽而有所防范；或所思未得决定，而踌躇[2]满怀；或期待尚未临至，而忐忑不宁；遇恶事而惊魂未定，临大事而进退两难。此种情况，常见动脉，或滑或数，或短或长，或微弱无力，或奔走欲脱，总由病经久缠，或属初惊而现其或阴或阳，以为不如豆之滑利，亦非无头无尾之短，"动摇不定，或晃动不安"二语，颇能形容之。

弱脉者，软弱无力，体不充，力不鼓，与细小不同。主气阳衰少，血虚无以充脉，如是者心失所营，悸所必见，而非悸之专脉也。

原文：火邪者，桂枝去芍药加蜀漆牡蛎龙骨救逆汤主之。

尤氏： 此但举"火邪"二字，而不详其证，按《伤寒论》云："伤寒脉浮，医以火迫劫之，亡阳，必惊狂，起卧不安。"（112条）又曰："太阳病，以火熏之，不得汗，其人必躁，到经不解，必圊血，名为火邪。"（114条）仲景此条，殆为惊悸下血备其证欤。

时希按：《外台》贲豚门引《小品方》云："师曰：病有奔豚、有吐脓、有惊恐、有火邪，此四部病者，皆从惊发得之。火邪者桂枝加龙骨牡蛎汤主之。"此纯是《金匮》原文，以桂枝汤发火劫未解之太阳经邪，以龙骨、牡蛎收亡阳散越之神，方极佳。芍能柔养而制姜、桂之助火，可以不去；蜀漆苦辛有毒，吐痰截疟，未解于惊恐何益。

原文：心下悸者，半夏麻黄丸主之。

尤氏：此治饮气抑其阳气者之法。半夏蠲饮气，麻黄发阳气，妙在作丸与服，缓以图之，则麻黄之辛不能发越津气，而但升引阳气；即半夏之苦辛，亦不特蠲除饮气，而并和养中气。**吴氏：**此方是治寒水心下悸者，与首条脉弱、悸病不合，必是错简。**陆氏：**《金鉴》说是。亡血家神经衰弱之悸，由于心脏之虚性兴奋，宜归脾汤、天王补心丹之类。本方所治则胃有积水所致，与苓桂术甘汤稍近，惟彼有头眩冲逆，此当有喘若呕，所以异耳。

时希按：此当悸而脉弦滑者，非弱脉。使治悸者不专于心虚之一理，亦仲景之经验。即使错简又何妨？痰饮病"卒呕吐，心下痞，膈间有水，眩悸者，小半夏加茯苓汤[3]主之"条，似可补此，且无麻黄之发表，而纯从饮治矣。

● **【校注】**

[1] 李延昰：清代医家。初名彦贞，字我生，一字期叔，号辰山，华亭（上海市松江）人。长于脉学，汇集脉学文献 70 余种，结合家学与个人经验，编成《脉诀汇辨》10 卷，包括脉论、四言脉诀、二十八脉、四诊合参等内容。

[2] 踌蹰（chóu chú）：同"踌躇"，犹豫不决。

[3] 小半夏加茯苓汤：原为"半夏加茯苓汤"。据宋本（明·赵开美校刻）《金匮要略·惊悸吐衄下血胸满瘀血病脉证治》加。

● **【评析】**

仲景以脉象分惊与悸，可知为两种病情，惊则气乱，故见动脉，何时希描述为"动摇不定，或晃动不安"；悸乃气血不足，故见弱脉。然悸者不专于心虚之一理，从仲景治用半夏麻黄丸可知，何时希补充可用小半夏加茯苓汤，无麻黄之发表，而纯从饮治。

五十一、吐血、衄血

原文：夫酒客咳者，必致吐血，此因极饮过度所致也。

徐氏： 此言吐血不必尽由于气不摄血，亦不必尽由于阴虚火盛。其有酒客而致咳，则肺伤已极，又为咳所击动，必致吐血，此非内因也，故曰极饮过度所致，则治之当以清酒热为主可知。**尤氏：** 酒之热毒，积于胃而熏于肺则咳，久之肺络热伤，其血必随咳而吐出。云此因极饮过度所致者，言当治其酒热，不当治其血也。

时希按： 治之当清酒热为主，是也，然肃肺降气，凉血止血，正是必需，见血宁有不治血乎？《金匮》此条未出方，则《兰室秘藏》葛花解酲汤、《十药神书》十灰散、《妇人良方》四生丸（生荷叶、生艾叶、生柏叶、生地黄）、《沈氏尊生书》茅葛汤（茅根、葛根）等均可用。解酒专药，则葛花、葛根、茅根、茅花、枳椇子、麝香（消酒格可用，血热咯血者不能用）等。

原文：病人面无色，无寒热。脉沉弦者，衄[1]；烦咳者，必吐血。

尤氏： 面无色，血脱者色白不泽也；无寒热，病非外感也。衄因外感者，其脉必浮大，阳气重也；衄因内伤者，其脉当沉弦，阴气厉也，虽与前尺脉浮不同，其为阴气不靖则一也。

时希按： 衄因外感，阴[2]盛者面当赤，脉亦当浮洪数大也。烦咳吐血，文在脉浮弱之下，易致误解，仍当以见沉弦为是，内伤吐血也。或见细数，则与烦咳之症合。

此节为仲景极简明之辨证法：先决内外伤，脉沉弦、无寒热，内伤证也，而面夭然无色，诊为衄血。又从烦咳而知其肺气热不得肃降，则阳络伤而血上溢也。

原文：吐血不止者，柏叶汤主之。（柏叶、干姜、艾、马通汁）

尤氏：《仁斋直指》云："血遇热则宣行，故止血多用凉药。然亦有气虚夹寒，阴阳不相为守，营气虚散，血亦错行者。"此干姜、艾叶之所以用也。而血既上溢，其浮盛之势，又非温药所能御者，故以柏叶抑之使降，马通引之使下，则妄行之血顺而能下，下而能守矣。**陆氏：**此即治血第一步止血之方耳，后人治血习用凉药，遂不敢用此方；又以其出于仲景方，不敢非难，遂以吐血寒证为说。不知柏叶、艾叶、干姜、马通，《本草经》皆明言止吐血，本条经文亦云吐血不止，可知意在止血，无寒热之意存焉。惟吐血热证显著者，本方有所不宜。

时希按：夫病因非一端，则治病不能胶守一法。见血投凉，乃是常法，若阳不温气，气不帅血，如前文虚劳篇中"脉虚沉弦，目眣兼衄""脉极虚芤迟，为清谷亡血失精""脉弦而大，妇人则半产漏下，男子则亡血失精""里急悸衄，小建中汤主之"等数条皆是，则姜、桂、天雄皆在用之。

柏叶汤中，姜或炮炭则引血归脾，或干用则温中守血；艾炭尤能温血止血，妇科胶艾汤中之主药也；尤妙在柏叶清肝温脾，马通凉营润降，相合相须，相反相成，并无偏胜之患。苟其阳虚气虚甚者，则去柏叶、马通二味亦可。阿胶助血中之黏度而止血，补失血之亏损，为血证要药，不论温凉止血药中，均可参入，《千金》此方有之，亦佳。至陆氏所谓"意在止血，无寒热之意存焉"，此或不然，治血岂有不辨寒热？热者暴者多实，寒者久者多虚，况前人有"不可见血而投凉"，缪仲淳有"止血用清降之品，多损脾胃"等说？久病须存仓廪，则用温血止血守血引血之法，如柏叶汤者，诚为可喜矣。

原文：心气不足，吐血、衄血，泻心汤主之。

尤氏：心气不足者，心中之阴气不足也。阴不足则阳独盛，血为热迫，而妄行不止矣。大黄、黄连、黄芩泻其心之热，而血自宁。《济众方》用大黄、生地汁治衄血，其下热凉血，亦泻心汤类耳。寇氏（疑是寇宗奭《本草衍义》，尤氏引)：“若心气独不足，则当不吐衄也。此乃邪热因不足而客之，故令吐衄。”以苦泄其热，以苦补其心，盖一举而两得也。《千金方》：心气不足作“不定”。**陆氏**：此证因心张缩强盛，血压亢进，身半以上充血，故令吐衄。治以泻心汤者，平其心悸，移其血液于身半以下，则吐衄自止。此所谓原因疗法，非若柏叶、黄土诸汤专以止血为事也。若上半身血压不亢进者，泻心汤慎不可用。**黄元御**：亡血皆虚寒病，此用三黄者，即经所谓急则治其标 (陆氏斥为谬妄)。**唐宗海**：柏叶汤与泻心汤，是治血证两大法门，因章节间隔，人遂未能合睹。不知仲景明明示人一寒一热，以见气寒血脱，当温其气；气清血逆，当清其血也。

时希按：尤、寇二家随文强释，无用也。《金鉴》改“不足”为“有余”二字，《千金》改为“不定”，皆可合。盖心气有余则不定，则躁烦生火，芩、连泻心气之有余，合大黄以引血下行，正是陆氏“移其血液于身半以下”之意，若退一步则导赤散、清水莲心饮之类皆可用。清心而避苦寒，《温病条辨》中俯拾即是，气味轻清如《妇人良方》四生饮者，尤能不伐脾胃。且泻心即以清阳络，而制血之上行；大黄制炭则清热毒而止血。然黄连甚苦，凡心阴虚而有心火者，苦从燥化，服之反致失眠，余数遇之矣，宜用水炒或盐水炒之，以合阿胶同用为尤佳。因本文心气不足而连类思及之。

原文：夫吐血，咳逆上气，其脉数而有热，不得卧者，死。

时希按：吐血而咳不止，震肺则络损难复，血不得止；况加上气，则肺失肃降之权，而无摄血之能，气上则载血而上浮，故咳逆不止则血不得止也；况脉数有热，热盛尤迫血而外出；不得卧者一则由于身热，一则阳不入于阴，既不得寐，惟有浮越，血何能静？如是者犯五忌：吐血忌咳，忌上气，忌发热，忌脉数，忌不得卧。血不得静，络不得宁，不尽不休矣，故死。又此条原文，著在《脉经》“诊百病死生诀中”。

原文：师曰：尺[3]脉浮，目睛晕黄，衄未止。晕黄去，目睛慧了，知衄今止。

尤氏：尺脉浮，知肾有游火；目睛晕黄，知肝有蓄热，衄病得此，则未欲止。盖血为阴类，为肾肝之火热所逼而不守也。若晕黄去，目睛且慧了，知不独肝热除，肾热亦除矣，故其衄今当止。**吴氏**：诸脉皆络于目（按《素问·五脏生成》篇有"诸脉者皆属于目"句），而血热则赤，血瘀则黄。**陆氏**：衄家目睛晕黄是事实，无非头面充血之故。**赵氏**：尺以候肾，属水，土克之（此句在此不知何义），则合相火逼其阴血从膀胱而升（此句以生理、病理言，皆不易解），故脉浮也。肾之精上荣瞳子，膀胱之脉下额中而作衄，故晕黄退而血亦降，所以知衄止也。

时希按：血热则目赤，血瘀则黄，是因肝肾之火上浮，迫阳络伤而血溢，由目黄知瘀热未去，去则目睛慧了矣。又，此条原文"尺"字，赵开美、俞桥本均作"夫脉浮"，我谓浮字更佳，盖咳血见脉浮，见气浮火升，络不能宁，不必定在尺脉见。若仅见于尺脉，则尤氏所谓"肾有游火"，病涉根本，为更重耳。临床血有暂止者，病家多问复欲吐否，医当正告之，可以释病者之忧焦，而平其矜火也，如目睛晕黄、面热升火，头痛目胀，口有血腥味、咸味，烦躁不得眠，咳嗽不止、气逆不平，胸闷、胁刺痛，口渴不欲饮，脉见浮、数、弦、洪、大、盛而不静，皆为血未止，必复吐也。医者治此，若能安神宁络，凉血清肝，肃肺清气，使瘀血能从膈间下渗于大肠，使由大便出，则最为理想，如桑皮、蛤壳、旋覆、红花、郁金、归须、瓜蒌、贝母、苏子、杏仁、竹茹、茅根、芦根、冬瓜子等药，颇具此意。

原文：衄家不可汗，汗出必额上陷脉紧急，直视不能眴[4]，不得眠。

尤氏：血与汗皆阴也，衄家复汗，则阴重伤矣。脉者血之府，额上陷者，额上两旁之动脉，因血脱于上而陷下不起也。脉紧急者，寸口之脉，血不荣而失其柔，如木无液而枝乃劲也。直视不眴不眠者，阴气亡则阳独胜也。经云"夺血者无汗"，此之谓夫。唐宗海：《金匮浅注补正》：此条垂戒，见凡失血者，皆不可发汗也。

时希按：此为《伤寒论》之86条。见此衄者必有伤寒发热，热、衄、汗三者夺其液，故变重如此。衄在发热人，或称为红汗，有得红汗而热解者，若热不解，亦不可即汗，须待其津液之来复而后再汗。不能眠者阴亡阳胜，尤以衄伤血，汗又伤心，心血耗则不眠也。

原文：从春至夏衄者太阳，从秋至冬衄者阳明。

唐宗海《血证论》： 鼻根上接太阳经脉，鼻孔下夹阳明经脉，阳络之血，伤于太阳者由背上循经脉，至鼻为衄，仲景所谓春夏发太阳者是也。伤于阳明者，由胸而上，循经至鼻，仲景所谓秋冬发阳明者是也。**赵氏：**《内经》"太阳为开，阳明为阖"，春夏主发生，以开者应之，故邪气逼血从升发冲出；秋冬主收藏，以阖者应之，故邪郁内极而后发出。衄为阳盛，独不言少阳，以太阳、阳明二经皆上交额中故也。**陆氏：** 经脉出于古人理想，不合血管之径路。血之出于鼻者，必由左右颈动脉之内颈动脉而来，岂有由胸由背之异哉？

时希按： 陆氏蔑视经络，岂知今日有如许科学根据发现乎？其所言衄者病理也，医者治病，须究其因而针对治之，或清肺胃，或降肝肾，则治其因也。能不问病因而但从颈动脉治疗乎？

从春至夏，血出自阳，其病在浅，秋冬诸阳潜伏，而犹见衄，殆为阴虚阳亢，浮火上炎，其病在里，此一解也。又诸血证之动发，率以二至、二分（夏至、冬至、春分、秋分）之际，此缘节气更迭，温热凉寒四气之转变，从冬至春者温气，从春至夏者热气，从夏至秋者凉气，从秋至冬者寒气，偏胜之节气，触动血中伏热，则阳络损而血上溢，如是者，当云春属太阳，夏属阳明，秋属太阴，冬属少阴，又非太阳、阳明可以概括者也，此又一解。《素问·金匮真言论》"春气者病在头，故春善病鼽衄"，却未及四季。

五十二、下血

原文：下血，先便后血，此远血也，黄土汤主之。（甘草、干地黄、白术、附子、阿胶、黄芩、灶中黄土）

尤氏： 下血先便后血者，由脾虚气寒，失其统御之权，而血为之不守也。

脾去肛门远，故曰远血。**吴氏**：先便后血，血在胃也，即古之所谓结阴（《素问·阴阳别论》："结阴者，便血一升，再结二升，三结三升。"），今之所谓便血也。**徐氏**：下血较吐血势顺而不逆，此病不在气也（陆氏以为"此说是"），当从腹中求治。故以先便后血，知未便时血分不动，直至便后努责，然后下血，是内寒不能温脾，脾元不足，不能统血，脾居中土，自下焦而言之，则为远矣。**赵氏**：肠胃，阳明经也，以下血言，胃居大肠之上，若聚于胃，必先便后血，去肛门远，故曰远血（按：胃血经酸变而色黑，此则鲜红或淡红为多）。

时希按：尤、徐之言均是也。此脾虚失统血之权，尤在于中气之不帅（徐谓"病不在气"，误也）。其状鲜血自下，有极多者，实不待于努责，若努责则挤破肠壁，血在近矣。黄土汤治下血，无侧柏、槐花、地榆、大蓟、棕榈等通常止血之品，而着重在温脾补血，其探本穷源之意可知。黄土汤临床用之极验，其配合：术、附、甘、土为一类，地、胶、芩为一类，气血之别也。胶、土为一对，温凉不同，止血则一；芩、附为一对，治肝热脾寒，而间接止血之义亦同。吾于芩、附二药常有增损，以炮姜炭易附子，则止血而引血归入脾经；以侧柏炭易黄芩，则苦寒减而止血之能增。灶心黄土（又名伏龙肝）温涩远血及脾虚之便溏，即近时所谓慢性结肠炎者极效，不仅如陆氏所谓"镇静止血剂"也。又治怀孕恶阻，效出一般辛苦相配如左金之类之上，然伏龙肝实为妊娠忌药，当于他药无效，"有故无殒"时用之。

原文：下血，先血后便，此近血也，赤小豆当归散主之。（即此二味）

尤氏：下血，先血后便者，由大肠伤于湿热，而血渗于下也。大肠于肛门近，故曰近血。**吴氏**：先血后便，谓血在肠也，即古之所谓肠澼，为痔下血（《素问·生气通天论》："因而饱食，筋脉横解，肠澼为痔。"），即今之所谓脏毒、肠风下血也。

时希按：此证以肠破痔血为多，赤小豆清解热毒，当归补血活血，一般以清肠凉血为主，然而于苦寒却有所不宜。尝闻痔科名医严君之言：痔血初起用凉血，若久痛之后，痛伤气，气亦不举，此时再用苦寒，必伤脾气，气复下陷，湿热浸淫于肠中，多成瘘管。故主清营血，化湿热而不涉于苦寒，反加补中益气以举之，可以免痔瘘翻肛之患。余试之，诚如所言，故忆记于此。

原文：病人面无色，无寒热。脉浮弱，手按之绝者，下血。

时希按：此节从前文析出，以归于下血。陆氏谓："血少而有上逆之势。"程氏谓："有阳无阴也，故知下血。"尤氏谓："血下过多，而阴脉不充也。"赵氏谓："是无阴也，无阴知血之下脱。"诸注以尤说为长。其脉浮弱，以为乃浮按无力之义，若谓是浮脉，合之沉按且绝，则阳不内守，气且外脱矣，而原文不言此危候，知为浮按弱、沉按如绝（欲绝而非已绝），以见阴阳俱已大虚之象。沉按如绝，亦见下血之极多矣，虚脱却是须防。

五十三、亡血

原文：寸口脉弦而大，弦则为减，大则为芤，减则为寒，芤则为虚，虚寒相搏[5]，此名曰革，妇人则半产漏下，男子则亡血。

时希按：此条已数见于本书，说解在前虚劳篇中，此条比彼条，末简"失精"二字。

原文：亡血不可发其表，汗出即寒栗而振。

时希按：亡血之义，不论上之吐、衄，下之溺、便，以及他处失血（衄在五官、下窍、皮毛皆见之），妇科崩、漏、胎、产，凡量之多者，皆可谓之亡血。今在此篇中，大都为指吐、衄。

尤氏：亡血者亡其阴也；更发其表，则阳亦伤矣。阳伤者外不固，故寒栗；阴亡者内不守，故振振动摇。前衄血复汗，为竭其阴（指"衄家不可汗，汗出必额上陷"条）；此则并亡其阳，皆所谓粗工嘻嘻[6]者也。**吴氏：**失血之初，固属阳热，亡血之后，热随血去，热虽消，而气随血虚，阳亦微矣（**时希按：**有形之血既去，无形之阳气随亡也，血脱益气，血脱救阳，此治血须知者）。若发其汗，则阳气衰微，力不能支，故身寒噤栗，而振振耸动也。**李彣：**

夺血者无汗，以汗与血俱属心液，血亡液竭，无复余液作汗也。

五十四、胸满瘀血

原文：病人胸满，唇痿舌青，口燥，但欲漱水不欲嚥，无寒热，脉微大来迟，腹不满，其人言我满，为有瘀血。

时希按：腹满证注家亦言是瘀血，既有胸满，则瘀血究在上，抑在下也，不可含混。

尤氏：胸满者，血瘀而气为之不利也；腹不满，其人言我满，外无形而内实有滞，知其血积在阴（**时希按**：用一阴字，似乎可以含混，不知胸与腹比，则腹为阴，积在阴，仍是腹部也），而非气壅在阳也，故曰为有瘀血。**吴氏**：腹不满，询之，其人言我满，在胸不在腹也（**时希按**：其意"言我满"之满，不指腹部，却牵强为胸满。由其问答之语气，与文法之结构而论，腹不满而言我满，答复之语必承上文而言之，盖文字省一腹字耳）。**陆氏**：此条当分两截，"无寒热"以上，言身半以上之瘀血。"脉微大"以下，言腹部之瘀血，《小品》《千金》皆截"脉微大"以下为别一证，可征也。

时希按：陆氏之注最合，当截分为两条。胸部之瘀，见症为唇痿、口燥，阴血不上承也，阴虚之口燥以漱水不欲嚥为要征。舌青者郁血也，虽有瘀，然未发热，亦无表证，此条未言脉法。瘀血在腹，外证未露，而病人自言我腹满，合之脉，微大而来迟，陆氏解之曰："心脏大作张缩，欲冲去血管中之栓塞也。张缩大则力不继，故济之以迟。"此说甚精，大者虚张声势，迟者余力不继也。

此条下，《脉经》有"当汗出不出，内结亦为瘀血"，此十一字为他本所无者。

原文：病者如热状，烦满，口干燥而渴，其脉反无热，此为阴伏，是瘀血也，当下之。

吴氏：如热状，即心烦胸满，口干燥渴之热证也。其人当得数大之阳脉，今反见沉伏之阴脉（按：文中"此为阴伏"四字，指病理不指脉），是为热伏于阴，乃瘀血也。血瘀者当下之，宜桃核承气汤，抵当汤、丸之类是也。**陆氏**：病人胸以上有热象，细诊非阳明热证者，为瘀血之候。此古人经验所得，非臆说也。

时希按：有热证而无热脉，亦不能谓"热伏于阴"，阴有伏热，不见沉数、沉弦、沉滑等脉耶。又可下之瘀，不能仅凭此数热象，或有面色熏黄、两目黯黑、目睛发黄、舌下有青紫筋纹、小腹硬满，小便自利，大便黑，其人喜忘，或其人如狂，以及甲错等轻重症状，乃可议下也。

● **【校注】**

［1］脉沉弦者，衄：此句下据宋本（明·赵开美校刻）《金匮要略·惊悸吐衄下血胸满瘀血病脉证治》，有"浮弱，手按之绝者，下血"句。本书将此句归入"下血"。

［2］阴：当为"阳"。疑误。

［3］尺：宋本（明·赵开美校刻）《金匮要略·惊悸吐衄下血胸满瘀血病脉证治》作"夫"。

［4］不能眴（shùn）：眴，动目也。指眼球不能自主转动。

［5］虚寒相搏：宋本（明·赵开美校刻）《金匮要略·惊悸吐衄下血胸满瘀血病脉证治》作"寒虚相击"。

［6］嘻嘻：不以为意。

● **【评析】**

吐、衄、下血和瘀血均属血脉之病，但因发病机理和出血部位不同而治法有异，然总的变化不外乎寒热虚实，治法不离温凉补泻。本篇虽仅列四方，但体现了病情的虚寒与实热，可谓临证指导。何时希有感而发亦做了经验介绍，如吐血因饮酒过度所致者，当清酒热为主，解酒专药如葛花、葛根、茅根、茅花、枳椇子；治血证凉血是常法，但阳不经气，气不帅血，则姜、桂、天雄皆在用之；吐、衄血，因心阴虚有火者，大黄宜水炒或盐水炒，合阿胶尤佳；下血因痔疮所致者，治宜清营血，化湿热而不涉于苦寒，反加补中益气以举之等，皆可参。

五十五、呕吐、哕

时希按： 旧说有物兼有声曰呕，出物而无声曰吐；哕即呃逆，喉胸间呃呃作声而无物也。今呕吐皆连称，不复分其有声无声，而哕则总为无物，《素》《灵》多以哕噫连称，均为气之逆上也。本篇则偶以干呕哕，似呕似哕并称，亦指气逆，名虽三而连称者多，故不能分为三病。篇中与《伤寒论》文同者七，与前篇痰饮病同者二，虽挹[1]彼注此，亦有用之文，然可见叔和编次之疏矣。胃反虽同于呕吐，然为大证，故不令相混，而自立一类。

原文：夫呕家有痈脓（《脉经》有一"者"字），**不可治呕，脓尽自愈。**

尤氏： 痈脓，胃中有痈，脓从呕出也。是因痈脓而呕（按：当云呕者为痈脓），脓尽痈已，则呕自愈，不可概以止吐之药治之也。**赵氏：** 肺痈证必先咳，而久久吐脓如米粥，桔梗汤、白散皆主之。而此不言痈之所在，知其非肺痈可知。经曰："热聚于胃口而不行，胃脘为痈。"胃脘属阳明经，阳明气逆则呕，故脓不自咳出，从呕而出。夫痈之在胃脘上口者则然，若过半中，在肺之下者，脓则不从呕出，而从大便出矣。**吴氏：** 呕家呕吐，或谷或水，或痰涎，或冷沫，今呕而有脓，此内有痈，脓溃而呕，非呕病，故曰不可治呕。**陆氏：** 若因胃及十二指肠之溃疡而呕，呕出脓汁者，即可治呕。呕止而脓不出，变证将不可测。

时希按： 此条见《伤寒论》376条。夫有物之吐，吐之为快，仲景常用之，张子和扬其波，当金戈扰乱之世，人民饥饱不常，食不安胃，积食反多，子和或因病而设法，遂成一时之宗派。清代王孟英三代相传，长于吐法。闻善用吐法者，有药数十种，盖专家伎俩，为门外汉不能想象者。究竟胃以降和为顺，吐为逆，以逆为常，可致胃反，违其功能也。除此条胃有痈脓当待其呕尽，呕家殆必以止吐为第一义耳。

原文：先呕却渴者，此为欲解。先渴却呕者，为水停心下，此属饮家。呕家本渴，今反不渴者，心下有支饮故也，此属支饮。

时希按： 后二段已见痰饮篇，乃小半夏汤及小半夏加茯苓汤之治也，为编者以呕而入此。今但解第一段：

尤氏： 呕家必有停痰宿水，先呕却渴者，痰水已去而胃阳将复也，故曰此为欲解。

时希按： 呕吐不论何物，必耗水分及伤胃津，故呕后必见渴，见渴知胃中容物暂去，而呕可暂止，所谓欲解者，呕吐将止也。然症状虽止，病因未必尽除，如肝阳、虫痛等厥阴病，胃寒、胃热之阳明病，未必一吐而能解。即以饮家言，饮自内生，苟其脾虚有生痰之源，胃热有饮水之入，或者因呕者饮水，水入多而胃阳被遏，胃气逆上（浙俗称为袋袋动），又不能不复吐也。再如近时脑病、肠梗阻、胃肠炎、肝炎以及涉及神经系统之病，皆不以呕能解病也。或者反以见呕吐为发作之先兆耳。

原文：问曰：病人脉数，数为热，当消谷引食[2]**，而反吐者，何也？师曰：以发其汗，令阳微，膈气虚，脉乃数，数为客热，不能消谷，胃中虚冷故也。**

时希按： 此条见《伤寒论》122条，末句作"胃中虚冷，故吐也"，意尤明。脉数指客热，客热者外热，故曾发汗，而非胃热。曾以脉数而发汗，伤其阳气，而令胃寒作吐，此为呕吐之属于胃中虚寒者。

原文：病人欲吐者，不可下之。

程氏： 欲字，作吐而未吐之义，使人温温欲吐也。徐氏：治病之法，贵因势利导，故《内经》曰："在上者越之，在下者竭之[3]。"今病欲上吐，不可强之使下，凡病皆然。

时希按：欲吐，是邪在表而近上，因而越之，本当作吐以助之。不是之图，反逆而下之，在上近表之邪，反引之以入于里，此粗工之误治也。前条言止呕之治，以降和为顺，谓其已吐或吐之渐尽也，此则温温欲吐，因势利导，法取近便，毋迂道以伐无辜而揖盗也。

原文：呕而胸满者，茱萸汤主之。（吴萸、人参、生姜、大枣）

陆氏：慢性胃炎、胃扩张、胃弛缓、胃多酸诸病，皆有呕吐而胸满之证，皆吴茱萸汤所主治，方意主降逆。**尤氏：**胸中，阳也，呕而胸满，阳不治而阴乘之也。

时希按：呕后胸痛，最为常见，殆为逆上伤其气，或尤氏所谓"阳不治"，亦神经痉挛之后，必有之见症也，饮以冷水或温水，或酸甘之味，稍缓可解，与此胸满不同。方以吴萸之辛苦、人参之甘为一对；姜、枣为一对，辛甘合化，则发散温中。生姜、吴萸为一类，皆止呕之上品，而姜辛能散寒，萸苦能降逆，或者姜得参、枣之甘以恋膈，则温而能守中矣；参、枣为一类，安抚其伤残之胃气而补之，得姜之温，可以温中而守液，胃中或有水邪，可得以散矣。

原文：干呕，吐涎沫，头痛者，茱萸汤主之。

时希按：此条原属《伤寒论》378条。吐涎沫者胃中寒，头痛者厥阴经脉上攻而痛，吴茱萸作为厥阴经主药，为其疏泄厥气也，上条以温胃散寒为主，此条以温胃泄肝为主，其温胃皆同。宋以后本草中，皆以吴萸为厥阴经药，实则吴茱萸当兼泄肝散寒、温胃降逆二者之长，观《伤寒论》用治阳明病食谷欲呕，又治厥阴病干呕、吐涎沫、头痛，可以知矣。

原文：呕而肠鸣，心下痞者，半夏泻心汤主之。（半夏、黄芩、干姜、人参、黄连、大枣、甘草）

尤氏：邪气乘虚陷入心下，中气则痞，中气既痞，升降失常，于是阳浊上逆而呕，阴独下走而肠鸣。是虽三焦俱病，而中气为上下之枢。

时希按： 呕而心下痞，知上焦有寒饮，恐不关于阳之上逆。肠鸣，陆氏释为胃扩张或肠炎，诸注亦谓是肠热，独尤氏含混其词，谓"阴独下走"，是则阴寒之气，岂芩、连之所宜？可知此是胃寒肠热夹杂之证，故肠鸣当自是一病，不关呕而致之者。原文亦自有不清达处，意当"肠鸣，呕而心下痞"，语方明确。仲景诸泻心法，均系寒热夹杂，或虚实同病之复方，复方以治杂病，乃仲景之精髓也，学者毋忽之。

本方正是仲景复方中之妙例，与乌梅丸意相仿佛，而尤为清纯。既以生姜、半夏温胃化饮而止呕，又以黄芩、黄连清肠消炎而止鸣，但寒苦之药恐其伐胃，呕家亦伤胃气，则以人参、甘草、大枣和中补胃，作中流之砥柱，以为之枢。且辛甘可以合化，则甘温之性可多留于上、中矣。尤氏谓中气为上下之枢，其说诚是，而误解升降之说（赵以德先注此意），若谓辛以升阳，岂不虞助呕？苦以降阴，岂不又增肠鸣欤？病涉三焦，寒热虚实夹杂，动则掣肘，仲景能合配三焦之药，使辛在上焦，甘留中焦，苦入下焦，各行其是，而又相互关顾，制方之妙如此，若其深精，则吾殊未能尽知也。

原文：干呕而利者，黄芩加半夏生姜汤主之。（黄芩、甘草、芍药、半夏、生姜、大枣）

吴氏： 干呕者胃气逆也。若下利清谷，乃肠中寒也，今下利浊黏（按：何以知之），是肠中热也，故用黄芩汤以治其利，合半夏生姜汤以治干呕也。**徐氏：** 太少之邪合而内入，则协热以利，故以黄芩为主也。然邪既入内，或有复搏饮者，呕多此其明证矣，故加半夏、生姜。

时希按： 此条出《伤寒论》172 条："太阳与少阳合病，自下利者，与黄芩汤。若呕者，黄芩加半夏生姜汤主之。"以下利属热，故以黄芩、芍药清肠止痛；呕者少阳之本证，半夏止呕为仲景通用之药，今合生姜，则治胃家寒水，定其性质矣。

以此方与半夏泻心汤比，去人参知中虚不甚；加芍药知肠热有下泄之势，必利而腹痛也；仍用姜及半夏止呕。前方治上中二焦之法较多，而此方则多下焦法，陆氏谓"彼主治胃而兼治肠，此则专治肠而兼和胃也"，甚确。

原文：诸呕吐，谷不得下者，小半夏汤主之。

赵氏： 呕吐，谷不得下者，有寒有热，不可概论也。属热者，王冰所谓"谷不得入是有火也"，此则非寒非热，由中焦停饮气结而逆，故用小半夏汤。

时希按： 半夏镇呕化饮，生姜辛温散寒止逆，则此方不能谓治非寒。

原文：呕吐而病在膈上，后思水者，解，急与之。思水者，猪苓散主之。（猪苓、白术、茯苓[4]）

尤氏： 病在膈上，膈间有痰饮也。后思水者，知饮已去，故曰欲解，即"先呕却渴者，此为欲解"之义。夫饮邪已去，津液暴竭而思得水，设不得，则津亡而气亦耗，故当急与。而呕吐之余，中气未复，不能胜水，设过与之，则旧饮方去，新饮复生，故宜猪苓散以崇土而逐水也。

时希按： 尤氏之注甚明，"中气未复，不能胜水"，及"崇土而逐水"等语，尤为精确之解。吾尝于苓、术二药之使用，自定一义：苍、白术皆化湿药，苍术燥湿以健脾，白术健脾以化湿，脾湿、脾虚之多少，作为二药之对证。由苍术燥湿之义以广之，可佐二陈、平胃；由白术健脾之义以广之，可合香砂六君。茯、猪二苓之用亦然，茯苓侔于白术，猪苓类乎苍术，惟苍术燥寒湿，而猪苓渗湿热；苍术入脾，猪苓入膀胱。猪苓清湿热以健脾，二术与茯苓皆能行皮腠，猪苓则惟下渗也。由猪苓而广之，则四苓散及黄柏、苡仁、滑石之类是也。

原文：呕而脉弱，小便复利，身有微热，见厥者，难治，四逆汤主之。（附子、干姜、甘草）

魏氏： 呕而脉弱者，胃气虚也；小便复利，气不足以统摄之，脱而下泄也；身有微热，见厥，内积阴寒，外越虚阳，阳衰阴盛。其呕为阳浮欲越之机也，见此知为难治，非寻常火邪痰饮之呕也。主之以四逆汤，以急回其阳，勿令飞越，则呕可止也。**高世栻《医学真传》：** 呕者水去，寒犹在上，小便当少，今复利者，寒亦在下也；脉弱者，气衰于内；身微热者，格阳于外。呕证如是，则上下寒而内外虚，若见手足逆冷而厥者，则表里阴阳之气不相顺接，故为难治，四逆汤主之。**尤氏**：脉弱、便利而厥，为内虚且寒之候，则呕非火邪，而是阴气之上逆；热非实邪，而是阳气之外越矣，故以四逆汤救阳驱阴为主，然阴方上冲，而阳且外走，其离决之势，有未可即为顺接者，故曰难治。或云：呕与身热为邪实，厥、利、脉弱为正虚，虚实互见，故曰难治，四逆汤舍其标而治其本也，亦通。**陆氏**：此全身虚寒之证，影响胃机能而作呕，呕非主证，必不甚剧。呕多者小便当不利，身热者不当见厥，今呕而小便利，身热而厥，故云难治（按：后段自相纠乱，既曰必不甚剧，何以又言呕多？身热者不当见厥一句，尤有虚实相混之嫌）。

时希按：此《伤寒论》377条。厥逆、脉弱、身热，阳越而见假热也；呕与小便利，乃阴寒之气上逆，与下焦之阳失固，最能引人入惑，故或因呕及发热疑为实热证者。然实热当小便不利（实热可呕），今小便利，合之脉弱不数，厥热不温，斯为虚寒辨证之确据，学者于迷阵中得一小便利，可恃以释疑团矣。仲景之意，殆欲将各种类型之呕汇于一门，有阴寒之呕（吴茱萸汤），有寒厥头痛之呕（亦吴茱萸汤），有上热下寒之呕（半夏泻心汤），有热利之呕（黄芩加半夏生姜汤），有呕而食不下者（小半夏汤），有呕而饮未尽者（猪苓散），有虚阳外越之呕（本条四逆汤），及少阳病之呕（下条小柴胡汤）等，凡七种之多，以示呕有虚实寒热之别，当异病异治，诚类比启悟之妙法，吾人当以辨证法读之，乃能得其益耳。

原文：呕而发热者，小柴胡汤主之。

魏氏：合以口苦咽干，目眩，而阳病全。但见呕而发热，虽非伤寒正病，亦少阳经之属也。主之以小柴胡，表解里和而病愈。**陆氏**：此非胃病，乃外感卒病也，举发热，示其为外感耳。不然，急性胃炎有呕而发热者，小柴胡汤必不中与。惟外感发热，胸胁苦满而呕者，乃可与小柴胡汤。

时希按：此条见《伤寒论》379条，属厥阴篇，仍当以少阳篇脉证266条之症状为准，曰"胁下硬满，干呕不能食，往来寒热，尚未吐下"者。绎其方义：柴胡主解经邪治表；半夏、黄芩治诸少阳腑证，包括治呕。苦辛甘、寒温合化，若以半夏泻心汤，柴胡易黄连，正治呕而发热胸痞者。

原文：吐后，渴欲得水而贪饮者，文蛤汤主之。兼主微风，脉紧，头痛。
（文蛤、麻黄、甘草、生姜、石膏、杏仁、大枣）

尤氏：吐后，水去热存，渴欲得水，与前猪苓散证同。虽复贪饮，亦止热甚而然耳，但与除热导水之剂足矣。乃复用麻黄、杏仁等发表之药者，必兼有客邪郁热于肺不解故也。观方下云：汗出即愈，可以知矣。曰兼主微风，脉紧，头痛者，以麻、杏、甘、石本擅驱风发表之长耳。

时希按：尤氏照释原文，条畅无余义，赵氏、程氏、《张氏医通》等，皆随文作解，未能过于尤氏者。独陆氏撅拾尾台、元坚二家之说，颇持异见，录之如下：

陆氏：二氏之说是也。吐后渴欲得水而贪饮，饮入不复吐，是胃中停水已尽，胃机能渐恢复，需新水以自养故也。然支饮乍愈，恐贪饮则复停，故与一味文蛤咸寒利水之品，一以止渴，一以使所饮不留滞也。传钞讹误，使此条及《伤寒论》147条汤散互易，遂令药证不相符。

时希按：文蛤散方在《伤寒论》141条："病在阳，应以汗解之。反以冷水潠之，若灌之，其热被劫不得去，弥更益烦，肉上粟起，意欲饮水，反不渴者，服文蛤散。"意谓以一味文蛤治本条"吐后渴欲得水而贪饮者"，则改文蛤汤为散主之，似颇恰合。合诸条观之，要有数因：欲解，一也；热存，二也；津伤，三也；胃气馁，欲饮水自救，四也。诸因可错综并见于一身，文蛤散则热存、津伤之治。夫吐后作渴，而移此有麻杏石甘之文蛤汤为治，伤于水而热不得去者，更觉严丝合缝。此古人传钞可有之讹误，校书者若能从而纠正之，岂不美哉？

原文：干呕，吐逆，吐涎沫，半夏干姜散主之。（半夏、干姜、浆水）

尤氏：干呕吐逆，胃中气逆也；吐涎沫者，上焦有寒，其口多涎也。与前干呕、吐涎沫、头痛不同，彼为厥阴阴气上逆（吴茱萸汤证），此是阳明寒涎逆气不下。故以半夏止逆消涎，干姜温中和胃，浆水甘酸，调中引气止呕哕也。

时希按：此治胃家久寒证，以酸浆水煮姜、半，既杀其辛，且得柔润之意。

原文：病人胸中似喘不喘，似呕不呕，似哕不哕，彻心中愦愦然无奈者，生姜半夏汤主之。（即此二味）

赵氏：夫阳受气于胸中，布气息于呼吸。胸中，心肺之分，清气之道也，阴邪闭之，则阻其呼吸往来，令气或促或搏或逆，有似喘、呕与哕也。

时希按："彻心中愦愦然无奈"一句，赵氏、尤氏等皆直解为心受阴邪所逼，是不然。盖仲景所言心中，大都即是泛指胸中，胸中愦愦，殆即嗢嗢欲吐、泛泛欲恶、痞满不快之状，症亦非重，妊娠恶阻最多此象，且加头眩疲懒，比此难受多矣。此条内有停饮，外束新寒，寒与饮相持，阻碍肺气，气与邪争不得解，故有此感，生姜半夏汤治之正合。

《金匮》中用姜、半二味为方者有三：小半夏汤生姜半斤而半夏倍之，此则反之，上方半夏干姜散二药则等分，三方量各不同也。此方半夏以化饮，妙在生姜用自然汁，则气新而散寒之力大，用法可记取。

原文：干呕、哕，若手足厥者，橘皮汤主之。（橘皮、生姜）

尤氏：干呕哕非反胃，手足厥非无阳，胃不和则气不至于四肢也。橘皮和胃气，生姜散逆气，气行胃和，呕哕与厥自已。未可便认阳虚而遽投温补也。

程氏：干呕哕则气逆于胸膈间，而不行于四末，故手足为之厥。**陆氏**：此皆神经性胃病之冲逆证也。橘皮为神经性健胃药，古人谓之下气健脾，下气云者，犹言平冲逆之神经性症状也。

时希按：橘皮可治哕逆，吴人有以陈皮九制之，助消化，降逆气，止哕恶，除痞闷，服之可得噫气，下咽即松，糖食铺制之发售，家常备之。以为可与北人常咀槟榔、豆蔻（此习即今中上层亦渐少），及明以前茶铺中常备平胃散、川芎茶调散等点茶，皆省便法也。

原文：哕而腹满，视其前后，知何部不利，利之即愈。

赵氏：腹满为实，实则气上逆而作哕。故必视其前后何部不利而利之，则满去而哕止。**魏氏：**胃气上逆，冲而为哕，治法当视其前后，大小便调不调也。**《活人书》：**前部不利，猪苓汤；后部不利，调胃承气汤。**沈氏：**此明实哕之治也。哕者俗谓呃也。**尤氏：**哕而腹满者，病在下而气溢于上也，与病人欲吐者不同。利之，则病从下出而气不上逆，腹满与哕俱去矣。

时希按：膈肌痉挛，在上者虽症轻而呃频，亦颇不堪，有搐鼻取嚏法以分散其痉挛。在下者虚证之呃逆为最重，则呃弱而气长且无力矣。若此条实证，则一下即可夺其上冲，而病可已。下部实气冲于胃而作呃，大都为腹有积食，膀胱积水者较少。然有蓄溺人一嚏而溺自失，胃与肠、肺与膀胱机能相关如此。

原文：哕逆者，橘皮竹茹汤主之。（橘皮、竹茹、人参、甘草、生姜、大枣）

时希按：哕逆急迫而声短气壮者，皆属胃气因热而逆，其症为轻，橘皮竹茹汤配合甚佳，以生姜、橘皮和胃降逆；竹茹清胆胃之热，降其迫急之势；人参、甘草、大枣补胃而安其中土，若苔黄腻者，胃中有湿浊，则甘补宜去之。

呕吐一门十一方，除四逆汤之治厥，甘草大黄汤之通下外，九方综合之，仅得三法：曰苦以降逆泄热，吴萸、黄芩、黄连、橘皮、半夏也（竹茹具此功而味甘淡，尤有安和胃气之功）；曰辛以散寒温中，桂枝、生姜、干姜也；曰[5]甘以缓中安胃，人参、甘草、大枣、蜜也（浆水亦具此力，而味酸能柔，为仲景偶用者），错综配合，各得其效。

五十六、胃反

原文：脉弦者，虚也，胃气无余，朝食暮吐，变为胃反[6]。寒在于上，医反下之，今脉反弦，故名曰虚。

寸口脉微而数，微则无气，无气则营虚，营虚则血不足，血不足则胸中冷。

吴氏：此条（寸口条）文义不属，必是错简（陆氏谓：有微则云云，而无数则云云，不合《脉经》家通例，必有缺文），可勿释。**尤氏**：脉弦为寒，乃不曰寒而曰虚者，以寒在于上，而医反下之所致。故其弦非阴寒外加之弦，而为胃虚生寒之弦矣。胃虚且寒，阳气无余，则朝食暮吐而变为胃反也（**时希按**：此注过简，胃反之病决非虚寒一因也）。《**巢氏病源**》：营卫俱虚，其血气不足，停水积饮，在胃脘则脏冷，脏冷则脾不磨，脾不磨则宿谷不化，其气逆而成胃反也。则朝食暮吐，暮食朝吐，心下牢大如杯，往往寒热，甚者食已即吐。其脉紧而弦，紧则为寒，弦则为虚，虚寒相搏，故食已即吐，名为胃反。《**圣惠方**》：夫反胃者，为食物呕吐，胃不受食，言胃口翻也。则有因饮酒过伤脾胃，劳乏所致；则有久积风气，郁滞在脾胃之间，不能消磨谷食所致；则有因忧恺怏、蓄怒，肠结胃翻所致；则有宿滞固癖，积聚冷疾，久不全除，致成兹疾；则有热毒壅隔，胃口闭塞，不下饮食；女人皆由血气所为；男子多因冷惫所致。大凡呕哕饮食，所为病根，既若异同，医疗固宜审察。其中有才食便吐，有食久乃翻，不可一概用方，切在仔细体候也。

时希按：《圣惠方》列举胃反病因，约有八种，而气郁、血瘀、《金匮》之痰饮，及巢氏之虚与寒，皆不在内，盖成斯病者，原因实多矣。近今胃癌、食道肿瘤等，皆以关格为主要症状，风、劳、鼓、膈，中医称为四大证，可见胃反或称胃翻，或称反胃噎膈，确是重证。噎与膈本是胃反两种主要症状，频频呕哕，则又此病之先驱症状也。

尝略览唐宋人方：《千金》反胃方十六道，用药仅三十余，而以人参、甘草、桂心、橘皮、干姜、半夏、生姜、蜀椒、吴萸为多用。《外台》有胃反、五噎、五膈，又诸噎、气噎、卒食噎等六门，有方六十六道，核其常用药，比《千金》又多附子、细辛，可见唐人所认识之反胃病理，主要在气虚、胃寒、痰饮三种耳。

《圣济总录》分为五种膈气，其原因曰：忧、恚、气、寒、热；又有膈气噎塞（殆属食道）、呕逆、痰结、宿食不消等门，有方六十四，常用药亦同于唐人，惟有三棱、莪术，虽不多，已有瘀血理论之端倪矣。《圣惠方》病因既多（已如上引），用药有羊乳、羊粪、酥、蜜，温润之法，亦属可取；又一用猬皮，二用丁香，皆可喜药也。《济生方》翻胃、噎膈两门，方仅五道，其玉浮丸（人参、白术、甘草、干姜、附子、丁香、肉豆蔻、木香、南星、半夏、麦芽、槟榔、白僵蚕）便有气虚、寒、痰、食、风之治；五噎散（人参、白术、甘草、桔梗、枇杷叶、沉香、半夏、豆蔻、木香、干姜、生姜、荜澄茄、杵头糠）治忧、思、劳、气、食五噎，枇杷叶之降气，《圣惠方》凡五用之，杵头糠为治噎专药，《外台》曾二用之，盖法乳古人也。而于气之为病，能补、升、降、香通、温五法并用，萃于一方，亦具巧思。以膈证近今所见之多，而仲景三方，仅在痰、水、食三因，颇不足用，故略叙后人之病因方治如此。

原文：胃反呕吐者，大半夏汤主之。（半夏、人参、白蜜）

尤氏：胃反呕吐者，胃虚不能消谷，朝食而暮吐也；又胃脉本下行，虚则为逆也，故以半夏降逆，人参、白蜜益虚安中。东垣云："辛药生姜之类治呕吐，但治上焦气壅表实之病，若胃虚谷气不行，胸中闭塞而呕者，惟宜益胃推扬谷气而已。"此大半夏汤之旨也。**李升玺：**呕家不宜甘味，此用白蜜何也？不知此胃反自属脾虚，《经》所谓"甘味入脾，归其所喜"[7]是也。况君以半夏，味辛而止呕，佐以人参，温气而补中，胃反自立止矣（按：此语何轻，器质性病变而能立止耶）。**陆氏：**本方证病在食管或幽门（狭窄、癌肿），胃中或有振水音，然绝对不下利（按：关格大便常如羊屎），经文简略，证不具备。

时希按：关格有虚有实，此是虚证，故以参、蜜甘以养胃为主。注家有以呕家不喜甘为疑者，腐儒之见也。白蜜润胃肠，解毒去垢，通行五脏，关格得此，则润枯泽槁，肠中积垢，可以缓缓下达，则浊气不致上格矣。半夏莫仅仅以化饮目之，当识其降逆之功。然胃气不苏，关阻未通，食入终或难安，故用人参。古方有荜茇牛乳饮，丹溪有韭汁人乳饮，又有五汁饮（韭、乳、藕、梨、姜），皆取夫乳之泽润也。

原文：食已即吐者，大黄甘草汤主之。

尤氏： 下既不通，必反上逆，所谓阴阳反作，气逆不从，食虽入胃而气反出之矣。故以大黄通其大便，使浊气下行浊道，而呕吐自止，不然，止之降之无益也。东垣通幽汤治幽门不通，上冲吸门者，亦是此意，但有缓急之分耳。

吴氏： 朝食暮吐者寒也，食已而吐者火也，以寒性迟、火性急也。故以大黄甘草汤缓中泻火，火平自不吐也。**王肯堂：** 病人欲吐者不可下之，又用大黄甘草治食已即吐何也？曰：欲吐者其病在上，因而越之可也，而逆之使下，则必抑塞愤乱而益以甚，故禁之。若既已吐矣，吐而不已，有升无降，则当逆而折之，引令下行，无速于大黄，故取之也。

时希按： 仲景胪列各种呕吐，胃反虽大证，亦包括在内，以便读者辨识。此可下之症也，乃肠胃实热，亦必有舌苔黄腻垢厚、便闭腹满等症，乃可议下，而不可补胃，不必止呕。辨之在食已即吐，不食不吐。其病灶亦可在胃，则宜更吐之，所谓乘其上逆之势，因而越之也。然此证则有可下之征，则在肠不在胃，为肠中浊气冲犯于胃之故，此辨证法式，须研究者。

原文：胃反，吐而渴欲饮水者，茯苓泽泻汤主之。（茯苓、泽泻、甘草、桂枝、白术、生姜）

李彣： 吐而渴者，津液亡而胃虚燥也。饮水则水停心下，茯苓、泽泻降气行饮；白术补脾生津，此五苓散原方之意也。然胃反因脾气虚逆，故加生姜散寒，甘草和脾。

时希按： 本方组合苓桂术甘以除饮、猪苓汤[8]以崇土、五苓散以利水，三方参合，颇可思议：此方证与猪苓散证同，方义亦无大异，而此多桂、泽，则又与五苓散相仿，不特助膀胱之气以利水，且苓桂术甘同用，正有崇土扶脾、温阳化痰之功。且以文字较："吐而后思水"，与"吐而渴欲饮水"，文异而义同。文中无"欲解"义，知虽吐，饮或未尽；胃则已伤；饮入胃更不胜水力；水入而饮或又增。有此四因，故崇土应为第一义；化饮利水为第二义；辛甘散邪为第三义。故桂枝与苓、术相辅，则外可以通表阳；桂枝与泽泻相合，则下可以输膀胱。此殆可以解茯苓泽泻汤之妙用矣。

● 【校注】

[1] 挹（yì）：拉。

[2] 食：原为"饮"，据宋本（明·赵开美校刻）《金匮要略·呕吐哕下利病脉证治》改。

[3] 在上者越之，在下者竭之：语出《素问·阴阳应象大论》："其高者，因而越之；其下者，引而竭之。"

[4] 茯苓：原无此药，据宋本（明·赵开美校刻）《金匮要略·呕吐哕下利病脉证治》加。

[5] 曰：原无此字，据文意加。

[6] 胃反：病名。指朝食暮吐或暮食朝吐者。亦称翻胃。又为霍乱病之别称。

[7] 甘味入脾，归其所喜：语出《素问·至真要大论》："夫五味入胃，各归所喜，故酸先入肝，苦先入心，甘先入脾，辛先入肺，咸先入肾，久而增气，物化之常也。"

[8] 猪苓汤：当作"猪苓散"是。

● 【评析】

呕吐、哕、反胃总由胃气上逆所致，其病因则有实热、虚热、虚寒、寒热错杂、水饮停蓄等不同，故治法方药各有相应。何时希从仲景用方选药中归纳出三法：一曰苦以降逆泄热，如吴萸、黄芩、黄连、橘皮、半夏等药；二曰辛以散寒温中，如桂枝、生姜、干姜等药；三曰甘以缓中安胃，如人参、甘草、大枣、蜜等药。错综配合，各得其效。此外，他对苍术与白术、猪苓与茯苓在健脾、燥湿、渗湿等方面的异同，以及姜、半夏二味所组成三方的剂量与功效的区别等均有独到的见解和经验。至于胃反症，何时希认为在胃癌、食道肿瘤等疾病中皆可见，或称反胃噎膈，是属重证，此说虽可行，但呕吐、哕亦可见。

　　　　　　　　　　　　　　　何时希医著三种校评

五十七、下利（下痢）

原文： 夫六腑气绝于外者，手足寒，上气，脚缩；五脏气绝于内者，利不禁，下甚者，手足不仁。

时希按： 注家皆以脏腑分阴阳内外，六腑气绝，见症于外，则上气岂非内乎？五脏气绝，见症于内，则手足不仁者岂非外乎？巧为解说，终难自圆。

陆氏： 手足寒者，体温低落也；上气者，心脏性喘息也；脚缩者，少阴证之踡卧也。利不禁者，太阴少阴之下利也；下甚而手足不仁者，体液被夺，神经失养所致也。然手足寒、上气、脚缩，由于全身衰弱，就中心脏衰弱为尤要，而非六腑之病。下利不禁，全是肠病，肠为腑，绝非五脏之病。就其所谓脏气、腑气者，乃与事实正相反。

时希按： 陆氏注文皆有说服力，且跳出阴阳内外之圈，先自释其病理，则骋说自由矣。惟言下利不禁是肠病，上文明言是太阴少阴之下利，盖脾肾之气阳将绝，脾肾非脏乎？其非脏病，盖仅是手足不仁一症。

原文： 下利脉沉弦者，下重；脉大者，为未止；脉微弱数者，为欲自止，虽发热不死。

时希按： 兹篇下利实包两证，或为泄泻，或为滞下（痢疾），其可确为滞下者，则为改作"下痢"，试为区别。痢下之因，不外为寒、热、气、血、滞之邪，常交结而为患，均系实证；不若下利之仅为寒、热、气虚、阳虚诸因，则以虚证为多也。此条属《伤寒论》之365条。

魏氏： 此滞下之病，非飧泄之病也。沉为阳陷入阴分，沉中见弦，为少阳之气不能宣达，故气随阳降而下重也。沉弦而大者，阳气陷入之深而且多，故为未止。脉微弱者，阳气陷入浅而少，更兼见数，阳气勃勃，欲动于阴，斯易为升达也，故为欲自止。是以虽滞下而发热，亦不死也。**尤氏：** 沉为里为下，沉中见弦，为少阳之气滞于下而不得越，故下重。大为邪盛，又大则病进，故为未止。**徐氏：** 脉沉则为寒，弦为气结，沉而弦则为病邪结于下焦，故下体之阳道不行而重。脉大主虚，主邪盛，故大则为未止。微弱者正衰邪亦衰也，数为阳脉，于微弱中见之，则为阳气将复，故知利欲自止。虽有身热，势必自已，不得比于"下利热不止者死"之例也。

时希按： 魏氏首明此属滞下，故意义易明，不致自纠于寒利之中，然不离注家阴阳之说，使滞下之理，又涉空玄。徐氏则纯从寒利作解，不离阴阳衰复之说。若纯从滞下解，则脉沉弦者，肠胃有邪；下重者里急后重，即《内经》泄利后重之义，痢则后重，尤氏"阳滞于下"、徐氏"下体之阳道不行"、魏氏"气随阳降而下重"，三家皆误解也。脉大与脉微弱数正是作对举，脉大为未止，脉微弱为欲自止，数者肠垢未清，故可发热。"下利身热者死"是指虚寒之利，利伤气阳，阳复外越而发假热，故为危证。若滞下则本是肠垢蕴热，发热是其常，非变证也，故不为危。

原文： 下利手足厥冷，无脉者，灸之不温。若脉不还，反微喘者，死。少阴负趺阳者，为顺也。

尤氏： 灸之所以引既绝之阳，乃厥不回、脉不还，而反微喘，残阳上奔，大气下脱，故死。下利为土负水胜之病，少阴负趺阳者，水负而土胜也，故曰顺。

时希按： "不温"下"若"字，当作"或"与"及"字解。少阴负趺阳，以为非胜负之负，此似不指生克，意谓乃趺阳脉比少阴脉为有力，久利得胃气为顺也。此属《伤寒论》第362条。

原文： 下利有微热而渴，脉弱者，今自愈。

下利脉数，有微热，汗出，今自愈；设脉紧为未解。

下利脉数而渴者，今自愈；设不差，必圊[1]脓血，以有热故也。

时希按： 此三条属《伤寒论》第360、361、367条。脉弱、脉数、微热、汗出、渴，皆可自愈，总为厥寒转温，阴衰而有阳复之机，阳得复行于表，则微热汗出，阳气复升于上则口渴。设脉紧为邪未解，脉数、口渴仍属真热之象，则不差，肠垢与热相结，则便脓血，此《素问·太阴阳明论》所谓"食饮不节，起居不时者阴受之。阴受之则入五脏，入五脏则䐜满闭塞，下为飧泄，

何时希医著三种校评

久为肠澼"是也。惟脉学之义，弱脉必主气血之衰，而非邪气之衰；数脉必主有热（不论阴虚或阳浮或邪热），而非主阳气之复。或者当谓脉由浮盛而转弱为邪衰，由迟细而转数[2]（例如由三四至而为五至），然仲景之语，不云"脉如平人""其脉如平"乎？亦不作如是语也。姑存疑。

原文：下利脉反弦，发热身汗者，自愈。

赵氏：此脉初不弦，后乃弦，故曰脉反弦。**陆氏：**此与前后诸条，皆论传染性赤痢，脉弦因腹痛里急后重之故，赤痢之脉，本多弦者。

时希按：如此，则弦亦非病脉矣，惑终不解。

尤氏：上数条皆是伤寒邪气入里之候，故或热、或渴、或汗出、或脉数，阳[3]气既复，邪气得达即愈。若杂病湿热下利之证，则发热、口渴、脉数，均非美证。《内经》云："下利身热者死[4]。"仲景云：下利手足不逆冷，反发热者，不死。盖《内经》所言者，杂病湿热下利之证；仲景所言者，伤寒阴邪内入之证。二者不可不分也。

时希按：尤氏之分析甚精，则前后数条凡言发热、渴而脉数者，皆指厥阴下利（诸条原属厥阴篇），而非湿热之下痢也，与陆氏之说不同。然即使湿热之痢，肠中之湿热滞，必有表邪以引动之，故初起见脉数、身热而渴，亦是正常，无所谓危，且得汗则邪有外解之机，不致内外合邪，故可自愈。痢伤气血，湿热滞而见弦或紧脉，虽曰自愈，实乃不复危之意，而言为邪衰正复，未免太早，医者必须复设调理之法，清湿热，复肠胃而裕谷食乃可。《素问·通评虚实论》"肠澼便血，身热则死"，以及《大奇论》"肠澼下血，血温身热者死"，及"肠澼，其身热者死，热见七日死"者，则或指细菌性、毒血性，或指久痢已虚而见盛象者言耳。

原文：下利气者，当利其小便。

尤氏：下利气者，气随利失，即所谓气利是也。小便得利，则气行于阳，不行于阴而愈。

时希按：此当是痢而非利，若为虚寒下利，已伤气阳，岂可复利小便乎？

若痢下而见矢气，是腹鸣转矢气，乃肠回之气已得疏通，故有时而失气，而非遗矢；若是遗矢，亦见非里急不爽之象，是大邪已解，可利其小便，使改其下水之机制，而绝其惯路，与飧泄之利小便以实大便法同义。若正痢重时而利其小便，则犯大禁，一则水液两竭于下；一则肠道液少，益增其艰涩矣。

原文：气利，诃黎勒散主之。

尤氏：气利，气与屎俱失也。**吴氏**：气利，所下之气臭秽，所利之物黏稠，则为气滞不宣，或下之，或利之皆可也。若所利之气不臭，所下之物不黏，所谓气陷肠滑，故用诃黎勒以固肠，或用补中益气以举陷亦可。**程氏**：寇宗奭曰："诃黎勒能涩便而又宽肠，涩能治痢，宽肠能治气，故气利宜之。调以粥饮，借谷气以助肠胃也。及后读杜壬方，言气利里急后重，始知诃黎勒用以调气，盖有形之伤则便垢而后重，无形之伤则气坠而后重，便肠垢者得诸实，气下坠者得诸虚，故用诃黎勒温涩之剂也。唐贞观中，太宗苦气利，众医不效，金吾长张宝藏以牛乳煎荜茇进服之，立差（**时希按**：此事见刘禹锡《隋唐嘉话》，此方亦见《杨氏直指方》），荜茇温脾药也。刘禹锡《传信方》治气利用矾石，亦涩气药。大都气利得之虚寒下陷者多，其用温涩之药可见矣。"

时希按：气利谓肠气急迫，临圊则气屎俱失，或但失气而里急即舒，此在脾气虚弱，中气不举之人常有之，尤于久痢之后，见之不少，或即近人慢性结肠炎之类，坠急甚而便屎不多者。日发数次，诃子酸敛助肠之收缩，而非止涩也，与焦楂炭略有似处，楂炭亦酸敛而能助消化，但不温涩也。

丹波元坚：朱丹溪曰："仲景治痢（**时希按**：《局方发挥》中于仲景下利条文，悉改为痢字），可温者温，可下者下，或解表，或利小便，或待其自已，区别易治、难治、不治之症，至为详密。然犹与滞下浑同立方命论。"（见《局方发挥》）盖肠澼滞下，与濡泻滑泄，其证与治本自不同，仲景一以下利命之，并而为篇，然逐条寻究，判然而明矣。抑更有一义，盖濡泻滑泄，固宜温固，然有内有宿积，而治宜疏刷者；肠澼滞下，固宜疏刷，然有阳虚气陷，而治宜温固者。然则学者宜审其脉证而处其方剂，不须特以肠澼、泄泻为分别。仲景之合为一篇者，意或在于此欤。**陆氏**：后人凿分滞下、泄泻者，著意于病名，仲景则著意于证候，此等病名既不甚合，其施治又仍须视证候，则又何必凿分此无谓之病名耶。

时希按： 仲景从实验得来之辨证方法曰"比较"，贯穿于每篇之中，使学者增加鉴别能力及诊断技能，良工苦心，未可厚非。然或为汉时习惯，与今有殊，循证定名，不事讲求，痢疾、泄泻之同名，以今日严定名，务实际之要求，恐未可遵循。名不正则学习不易，名相同则治疗相混，一名之乖，示人以歧途，改利为痢，亦一举手之劳耳，又何乐而不为？此贤如渊雷先生所当为，其于条文后所选各家注及自写案语[5]中，皆斤斤于区别赤痢，此乃反谓"何必凿分此无谓之病名"，余谓正当确分此有益之病名耳。

原文：下利，寸脉反浮数，尺中自涩者，必圊脓血。

程氏： 寸口浮数，其热有余；尺脉自涩，为血不足。以热有余，则夹热而变脓血。**唐氏：** 以上八条中之七条皆论痢，下利手足厥冷一条及以下二条论洞泻。古无痢字，通称下利，故仲景恐人不辨，因与洞泻利下并论之，使人得分别焉。能分痢证、洞泻为两证，则仲景文了如指掌。**陆氏：** 上文七条论痢，余则合论痢证、洞泻也。

时希按： 此属《伤寒论》363条。

原文：下利清谷，不可攻其表，汗出必胀满。

尤氏： 清与圊同，即完谷也。是为里虚气寒，乃不温养中土，而反攻令汗出，则阳气重虚，阳虚者气不化，故腹满。

时希按： 此属《伤寒论》第364条。下利清谷，即飧泄之重者，虚寒无疑，当用温脾肾、涩肠举气为治。本无可汗之理，一汗则内外夺其液，而前后竭其阳，腹满者见中气之下陷也。陆氏谓"当与下利腹胀满条参看"。

原文：下利腹胀满，身体疼痛者，先温其里，乃攻其表。温里宜四逆汤，攻表宜桂枝汤。

尤氏： 下利腹胀满，里有寒也；身体疼痛，表有邪也。然必先温其里，而后攻其表，所以然者，里气不充，则外攻无力，阳气外泄，则里寒转增，自然之势也。而四逆用生附，则寓发散于温补之中；桂枝有甘、芍，则兼固表于散邪之内。仲景用法之精如此。

时希按： 尤注甚明。此属《伤寒论》第372条。虚寒飧泄见腹胀满，便知脾肾之阳已惫，虽有表证，当从末治，以救里为先。且温阳之剂，扶正可以达表，温里兼可顾表，此一法而二用之也。若温里后阳气已复，而表犹未解者，再用桂枝汤。服法中仲景谆谆言之曰："啜热稀粥一升余，以助药力。温覆令一时许，遍身漐漐微似有汗者益佳，不可令如水流漓，病必不除。若一服汗出病差，停后服。"此纯是《伤寒论》第12条语，《金匮》桂枝加乌头汤、桂枝加黄芪汤中皆无此语，此处读之，弥觉亲切有味。

原文：下利脉沉而迟，其人面少赤，身有微热，下利清谷者，必郁冒，汗出而解，病人必微厥^[6]。所以然者，其面戴阳，下虚故也。

喻氏： 阴盛而格阳在上在外，若其人阳尚有根，其格出者终必复返，阳返而阴未肯降，必郁冒少顷，然后阳胜而阴出为汗，阴邪乃解，自不下利矣。阳入阴出，俨有龙战于野，其血玄黄之象，病人能无微厥乎？**成无己：** 下利清谷，脉沉而迟，里有寒也；面少赤，身有微热，表未解也。病人以下虚渐厥^[7]，表邪欲解，临汗之时，以里气先虚，必郁冒，然后汗出而解。**赵氏：** 仲景叙六经形证，未尝不由表而入里，岂可便以身微热为表邪未解乎？宁知不因邪入厥阴也，厥阴气化为里寒，格阳于外而然也。里寒则下利清谷，必微厥；格阳于外，则身微热；格于上，则面赤，故曰面戴阳而下虚，下虚者下无阳也。然阳欲复，必深入与阴争，阴虽不得拒格，然犹散走发其阳，而阳不得宣通，怫热神昏，故为郁冒；郁冒然后阳胜而阴出为汗矣。**汪琥《伤寒论辨注》：** 下利脉沉而迟，里寒也；所下者清谷，里寒甚也；面少赤，身微热，下焦虚寒，无根失守之火浮于上、越于表也；以少赤微热之故，其人阳气虽虚，犹能与阴寒相争，必作郁冒，汗出而解。郁冒者头目之际郁然昏冒，乃真阳之气能胜寒邪，里阳回而表和顺，故能解也。病人必微厥者，此指未汗出郁冒之时而言，按仲景虽云"汗出而解"，然于未解之时当用何药？郭白云曰："不解，宜

　　　　　　　　　　　　　　　　　　　　　　　　何时希医著三种校评

通脉四逆汤。"

时希按：此属《伤寒论》第 366 条。陆氏以为"此条无理，不可信"，故置而不辨。今考诸家注解，亦有通达者。先议经文：下利清谷，脉沉而迟，完全里寒，毫无表象于其间，脉不浮不弦，从何处断为表邪？故成氏铸错于前，喻氏"阴邪乃解"、汪氏"能胜寒邪"诸语含混于后，此条似为正邪相争之证矣，其实只是阴阳胜复，而无表邪于其间也。汪氏所谓"面少赤微热，知阳气虽虚，犹能与阴寒相争"，意似是而实非，少赤者两颧作红，仲景已谓"其面戴阳，下虚故也"，明确为格阳于上，戴阳于面，当非头面赤与全身发热之表象，乃汪氏以阳之虚浮，而作为能与阴寒相争之据，则戴阳非为凶象，反为吉兆矣。凡脉沉迟而下利清谷者，本可见肢冷，故微厥非特出，乃应有之象，可置勿论。若汪氏谓"微厥于郁冒未汗出时"见之者，殆误以热病战汗时，脉伏肢厥，而后战栗汗出之经验，以解此条，恐亦未合，其引郭雍《伤寒补亡论》用通脉四逆汤，以为极合，因即移次于后。

原文：下利清谷，里寒外热，汗出而厥者，通脉四逆汤主之。

尤氏：中寒清谷者，甚则并伤肾阳，里寒外热，汗出而厥，有阴内盛而阳外亡之象。通脉四逆，即四逆加干姜一倍，所谓进而求阳，以收散亡之气也。

陆氏：清同圊，圊谷谓所下者完谷不化也。徐氏以为屎水[8]杂出而色不大黄，则望文生义矣。里寒指下利清谷，外热谓身发热而汗出，此等证必头上热，手足冷，故曰汗出而厥，其脉必微细欲绝。

时希按：圊者，厕所也，名词，陆氏以为同清，清是形容词，名物绝不相同，陆氏殆故为高深矣。下利清谷，即清水与谷食（包括菜屑等未消化物，化验大便常规时便知），尚未腐化，或即完谷不化之互词。徐氏谓屎水杂出亦误，谷既不化，尚未成屎也。原文所谓"里寒外热"，当确定为寒是真寒，热是假热，合之脉症，悉为恰合。惟脉沉迟及陆氏所补之微细欲绝，均尚未危急，若其危时则反浮洪弦盛，所谓涌涌如羹上肥，其中无根者，则阳越而不可收矣。

原文：下利后脉绝，手足厥冷，晬时脉还，手足温者生，脉不还者死。

尤氏： 阴先竭而阳后脱，是必俟其晬时经气一周，其脉当还，其手足当温；设脉不还，其手足亦必不温，则死之事也。**赵氏：** 所谓生者非不治自生，救其气血，止其利也，如前条无脉而厥，灸之者（《伤寒论》362条），亦是治之而生，以通脉四逆治，利止脉不出，加人参补正，以救其亡血。**陆氏：** 晬时脉还手足温，谓既服白通、通脉四逆等汤之后，若弗药而静观其变，即无脉还厥回之望矣。

时希按： 此属《伤寒论》第368条。晬者周也，谓已见脉绝厥逆，静待晬时（一天十二个时辰之一），经气一周而自回，乌有是理。必须急救之，或灸，或药，或先以人参灌之，不能静待其而自回也。

原文：下利三部脉皆平，按之心下坚者，急下之，宜大承气汤。（大黄、厚朴、枳实、芒硝）

李彣： 下利按之心下坚者实也，设或脉见微弱，犹未可下，今三部脉俱平，则里气不虚可知，自宜急下之，此凭脉又凭证之法也。

原文：下利脉迟而滑者，实也，利未欲止，急下之，宜大承气汤。

陆氏： 脉迟而不细弱，正是大承气证。况迟而滑，又以下利知为胃肠病，故急下无疑。

原文：下利脉反滑者，当有所去，下乃愈，宜大承气汤。

成氏：《脉经》曰：脉滑者为病实也，下利脉滑，则内有宿食，故云当有所去，与大承气汤以下宿食。

原文：下利已差，至其年月日时复发者，以病不尽故也，当下之，宜大承气汤。

程应旄《伤寒后条辨》： 下利差后而余邪之迁于肠胃回折处者未尽，是为伏邪。凡得其候而伏者，仍应其候而伸，下则搜而尽之矣。**陆氏：** 此盖赤痢菌潜伏肠间，病愈而菌未死灭，即西医所谓带菌者，至明年适当气候，乃再发病。经年复发之痢，多宜温药下之，非必大承气证，临时选用为是。

时希按： 四条皆言痢下也。其三部脉皆平，平脉非无病之平人乎，何宜于下？李彣释为里气不虚，虽陆氏认为注较平正，然三部脉平，亦何能证为里实？则惟恃夫"按之心下坚"之诊法耳。滑为可下之脉，然迟则寒也，陆氏自加"而不细弱"四字，以为正是大承气证，必沉滑乃始无疑耳。

痢疾都发于秋时，如邪不尽，阻于曲肠，至明年秋时复发，是其常也。若云"至其年月日时复发者"，近乎神话矣。余手治月经病无虑万千人，记忆中惟一人周期三十日，必以下午三时依言而至，此犹有卵巢[9]成熟破裂等生理条件可准，痢疾之菌，何能应信？又如产后恶露有些微不尽，则宫壁不得皱缩，宫口不能收合，虽暂止，后成崩漏。月经亦然，适临而受寒、夹气、夹食、疲劳、犯房事等因，则戛然而止，次月转为崩漏，或月月为病，其理盖同，然亦不过大约至月复发，决难准以日时者。

治之之法，通因通用，俱主于攻，治休息痢主于温下，如《金匮》备急丸（巴豆、干姜、大黄）、《局方》感应丸（木香、肉豆蔻、丁香、干姜、巴豆、杏仁、百草霜）、《本事》温脾汤（厚朴、干姜、甘草、桂心、附子、大黄）之类，或以巴豆、大黄，或以肉豆蔻、巴豆，或以桂、附、大黄，荡垢涤积，非此不可。

原文：下利谵语[10]者，有燥屎也，小承气汤主之。（大黄、枳实、厚朴）

时希按：此属《伤寒论》第374条。诸注多以下利虚证、谵语虚证，牵涉作解，遂难通畅。若从热痢证可理解，有谵语知为肠胃热结，秽浊之气上薰心包，则神志为之不清，热病常有之，当急下之，以釜底抽薪，小承气犹或嫌轻耳。

原文：下利便脓血者，桃花汤主之。（赤石脂、干姜、粳米）

尤氏：此治湿寒内淫，脏气不固，脓血不止者之法。赤石脂理血固脱，干姜温胃驱寒，粳米安中益气。崔氏去粳米加黄连、当归，用治热利，乃桃花汤之变法也。**吴氏：**初病下利便脓血者，大承气汤或芍药汤（芍药、当归、黄连、黄芩、大黄、官桂、木香、槟榔、甘草）下之；热盛者白头翁汤清之；若日久滑脱，则当以桃花汤养肠固脱可也。**陆氏：**滞下日久滑脱者，本方主之；伤寒肠出血带脓者，本方加附子；血多无脓者黄土汤。

时希按：此属《伤寒论》第 306 条。诸家均另补方，可知此方与证治，颇多怀疑不能尽信者。便脓血当属于湿热下痢，肠垢酿脓，须后期气血已虚，血色黯紫，不复见脓样者，乃可议于温涩。从吴氏之注以凉治，从陆氏之注以温治，虽若相悖，然正是使初期清营和血，晚期温涩，多得方法耳。

原文：热利下重者，白头翁汤主之。

魏氏：滞下之病多热，不同于泻泄下利之证多寒也，故名之曰热利，而以下重别之。**尤氏**：此治湿热下注，及伤寒热邪入里作利者之法。**陆氏**：此治赤痢热证，里急后重，肛门灼热痛者之方。

时希按：此属《伤寒论》第 371 条。白头翁汤不特千百年来为治痢神效之方，即近今药物化验，亦证方中四药治痢皆有特验，以黄连、白头翁为尤著，不论初痢、宿痢、似痢非痢，愈急迫下注者，其效愈显云。

魏氏：以下重别为热利，是也，但于前文"下利脉沉弦者下重"，诸家乃竟释为阳气滞于下而不得越，故下体之阳道不行，为下肢之重。是当前后参考，必悟其妙。

原文：下利后更烦，按之心下濡者，为虚烦也，栀子豉汤主之。

程氏：更烦，言本有烦，不为利除而转甚也（陆氏引此，作见方有执《伤寒论条辨》）。**尤氏**：热邪不从下减，而复上动也；按之心下濡，则中无阻滞可知，故曰虚烦。

时希按：肠胃机能本自相关，下利后肠中之积未清，胃中之浊未降，则为懊憹。所谓虚烦者，中无实物，未必便是虚烦也，故用栀子清热除烦，香豉消其食腐之气，清其浊而降其秽，正可有止吐之能。今人用二药者极多，少见有催吐之用，况既下之后，若再吐之，重伤其胃，谷气将惫，智者不为也。服法末，诸本皆有"得吐则止"四字，尤本且作"得吐则愈"，陆氏谓"后人所沾，可删"，高学山注亦作"后人所添"，极是。是为《伤寒论》第 375 条。

原文：下利肺痛，紫参汤主之。（紫参、甘草）

吴氏：此文脱简，不释。程氏：肺痛未详，或云肺痛当是腹痛。陆氏：肺痛字，古医书中他无所见，必有讹误。赵氏：大肠与肺合，大抵肠中积聚，则肺气不行，肺有所积，大肠亦不固，二害互为病。大肠病而气塞于肺者痛，肺有积者亦痛，痛必不通，用紫参通九窍，利大小肠，气通则痛愈，积去则利自止。喻氏：后人有疑此非仲景方者，夫讵知肠胃有病，其所关全在肺耶？

时希按：肺之治节与大肠相关，诚然，亦只是肺气不肃，无以助其努责。若肺家自有痰瘀壅积（可能为肋痛或胸痛，不必如程氏之疑为腹痛，以腹痛自有承气在，不烦紫参矣），则与利无关也。宋史载之治蔡丞相久秘，索三文钱买紫菀一包，服之即愈，是可谓开肺气，助努责之文献资料，然史氏方颇有怪异之评云。考紫参与丹参产地不同，性味同苦寒，活血治积聚同，然紫入肝而丹入心，始见于《本草经》："紫参一名牡蒙，味苦寒，生山谷，治心腹积聚，寒热邪气，通九窍，利大小便。"《千金方》用此。王好古谓治血痢，李时珍谓："色紫黑，气味俱厚，阴也沉也，入足厥阴之经，肝脏血分药也。故治诸血病及寒热、疟、痢、痈肿、积块之属厥阴者。"《名医别录》谓："今方家皆呼为牡蒙，用之亦少。"《唐本草》曰："长安见用者。"由陶、苏二家之言，知紫参自梁至唐，用者已不多，遑论后世。此条文既厥疑[11]，药又失传，若牵强说合，亦留而无所用之矣。

● 【校注】

［1］圊（qīng）：厕也。引申为解大便。

［2］转数：据文义，后当接"为阳复"。

［3］阳：原为"阴"。据《金匮要略心典·呕吐哕下利病脉证治》改。

［4］下利身热者死：语出《素问·大奇论》："肾脉小搏沉，为肠澼下血，血温身热者死。"

［5］案语：同"按语"。

［6］厥：宋本（明·赵开美校刻）《金匮要略·呕吐哕下利病脉证治》作"热"。

［7］病人以下虚渐厥：此句据《注解伤寒论·辨厥阴病脉证并治法》当

为：“病人微厥，《针经》曰：下虚则厥。”

[8] 屎水：原作“屎米”。据《金匮要略论注》改。

[9] 卵巢：当为“卵子”。

[10] 讝语：病中寐时说胡话。《集韵》：“疾而寐语也。”

[11] 厥疑：当为阙疑。意指存疑。

● 【评析】

本篇所论下利，包括泄泻、痢疾两证，病机可概括为虚寒和实热两类。仲景所列汤方亦与辨证相应，可供选用。何时希对一些治法、用药、条文解释提出见解，如利小便以实大便的治法，在飧泄可用，若正痢重时则不可用，因可重伤其津液，加重病情。实热下利，仲景用急下法，以釜底抽薪，小承气犹或嫌轻，可用大承气汤。泄泻、久痢后脾气虚弱，中气不举，坠急甚而便屎不多，日发数次者，宜用诃子，可酸敛助肠之收缩，而非止涩，与焦楂炭似，楂炭亦酸敛而能助消化。少阴负跌阳，以为非胜负之负，此似不指生克，意谓乃跌阳脉比少阴脉为有力，久利得胃气为顺也等，均值得参考。

五十八、疮痈

原文： 诸浮数脉，应当发热，而反洒淅恶寒，若有痛处，当发其痈。

《灵枢·痈疽》： 营卫稽留于经脉之中，则血泣而不行，不行则卫气从之而不通，壅遏而不得行，故热。大热不止，热胜则肉腐，肉腐则为脓。

时希按： 外症当酿脓之际，必营卫不和，气血纠乱，而作寒热，（《伤寒论·辨脉法》无反字）比寒热减退，则脓成矣。“若有痛处”四字极好，有痛处则有疡，治寒热则不当用麻、桂、柴、葛故法，而寒甚从阳和汤，热多从败毒散，痛甚而脓不熟，则从当归、皂角刺等出入矣。

原文： 师曰：诸痈肿，欲知有脓无脓，以手掩肿上，热者为有脓，不热者为无脓。

《巢氏病源》：凡痈经久不复可消者，若按之都牢鞕者，未有脓也；按之半鞕半软者有脓也。**陈自明《外科精要》**：伍氏方论曰：凡疮肿，以手指疮旁掩至四畔上，赤黑者按之色不变，脓已结成。**齐德之《外科精义》**：疮疽肿，大按之乃痛者，脓深也；小按之便痛者，脓浅也；按之不甚痛者，未成脓也；若按之即复者，有脓也；不复者无脓也，必是水也。**王肯堂《证治准绳》**：集验云：脉紧而数为脓未成，紧去但数为脓已成；以手按上热者为有脓，不热者为无脓。按之牢硬，未有脓也；按之半软，已有脓也；大软方是脓成也。**陈实功《外科正宗》**：轻按热甚便痛者，有脓且浅且稠；重按微热方痛者，有脓且深且稀；按之陷而不起者，脓未成；按之软而复起者，脓已成。

时希按：外科家察痈疽，有一摸二看之说，仲景"以手掩肿上"，得其首要矣。然往时外科家不善诊脉，不长处方，故兼擅内科者始称"内外科方脉"，仅外科则不称方脉，欲服药须内科切脉乃能处方也。过去分科之局限如此，然此学自是专门，内科家言之不免隔一耳。

原文：排脓散方：枳实、芍药、桔梗、鸡子黄一枚。以药散与鸡黄相等，揉和令相得，饮和服之。

《张氏医通》：治内痈，脓从便出。

原文：排脓汤方：甘草、桔梗、生姜、大枣。

《张氏医通》：治内痈，脓从呕出。

陆氏：二方皆有方无证，又不见于《千金》《外台》诸书，不知是否仲景方。然方意明显，其效不待试而可知，医疗上不可废也。汤、散俱名排脓，而俱用桔梗，知日华子《大明本草》言桔梗排脓，信而有征。余尝用排脓散去鸡子黄，为痢疾辅佐药，得之则赤白冻极爽利，因是缩短病之经过。

时希按：二方皆治内痈以排脓，若是外疡，甘、桔、枳等药，无当归、丹参、赤芍、银花之类为导引，则不能达营血也。以为汤治肺痈，即仲景桔梗汤加姜、枣，姜辛以通肺气，枣以缓之，此甘二两、桔三两，比之桔梗汤甘二两、桔一两，则此方桔梗量大，略佐姜、枣亦可，去之亦无不可。

五十九、肠痈

原文：肠痈之为病，其身甲错，腹皮急，按之濡，如肿状，腹无积聚，身无热，脉数，此为肠内有痈脓，薏苡附子败酱散主之。（即此三味）

时希按：陆氏谓此是阑尾炎症，文中有腹皮急、如肿状，然按之濡，而遗去马氏点[1]压痛、反跳痛、缩脚等要征，遑论白血球偏高之检验。此诊断古不如今远甚，以此方论：苡仁、败酱草今多用之，然当归、赤芍、桃仁、红藤，必胜于附子之以热济毒也。

原文：肠痈者，少腹肿痞，按之即痛如淋，小便自调，时时发热，自汗出，复恶寒。其脉迟紧者，脓未成，可下之[2]；脉洪数者，脓已成，不可下也。大黄牡丹汤主之。（大黄、牡丹、桃仁、冬瓜仁[3]、芒硝）

尤氏：脉迟紧者，邪暴遏而荣未变，云可下者，谓可下之令其消散也。脉洪数者，毒已聚而荣气腐，云不可下者，谓虽下之而亦不能消之也。大黄牡丹汤，肠痈已成、未成皆得主之，故曰有脓当下，无脓当下血（**时希按：**末二句是尤氏语，此方服法下，仅云"小便当下[4]"）。**陆氏：**西医治盲肠阑尾诸炎，惟于宿便闭塞而起者，用蓖麻油或灌肠法，此外绝对禁用下剂，惧其穿孔也。盖西医之法乃理所当然，而事实亦有不尽然者，其后得马齿苋、红藤为肠痈特效药，即加薏苡、败酱等治之，不复用大黄牡丹汤，避蹈险也。当其发炎而脓未成之际，服本方，脓成与否，为本方与薏苡附子败酱散之界画，不容假借。**张璐《医通》：**肠痈下血，腹中疞痛，其始发热恶寒。欲验其证，必小腹满痛，小便淋涩，反侧不便，即为肠痈之确候。无论已成未成，俱用大黄牡丹汤（**时希按：**陆氏谓已成不可用）加犀角急服之。**张璐《千金方衍义》：**甜瓜瓣，《别录》治腹内结聚，破溃脓血，专于开痰利气，为内痈脉迟紧、脓未成之专药。

时希按：冬瓜子近今皆作清化痰热之品，《金匮》肺痈附方千金苇茎汤中，有瓜瓣，乃著其排脓之功，为世称用。大黄牡丹汤中仲景书为冬瓜仁，似与《别录》之甜瓜瓣非一物也。冬瓜《本草经》一名白瓜、地芝，其主治乃为"令人悦泽，好颜色，益气不饥，久服轻身耐老"，他本草效用亦不相符，惟李时珍"主治肠痈"为可信耳。

六十、金疮

原文： 问曰：寸口脉浮微而涩，法当亡血，若汗出。设不汗者云何？答曰：若身有疮，被刀斧所伤，亡血故也。

尤氏： 血与汗皆阴也，阴亡则血流不行，而气亦无所辅，故脉浮微而涩也。经云："夺血者无汗，夺汗者无血。"

时希按： 此以脉辨证法：见浮微而涩之脉，必主亡血，或为汗出，为气血交虚之病也。若在外科，则脓家流脓过多，或被金刃所创（金疮乃俗称），而大流血，乃见此脉云。

原文：病金疮，王不留行散主之。（王不留行、蒴藋[5]细叶、甘草、桑东南根白皮、黄芩、川椒、厚朴、干姜、芍药。合治之为散，服方寸匕。小疮即粉之，大疮但服之，产后亦可服）

陆氏： 此方《千金》《千金翼》《外台》《医心方》诸书并不载。采药克时日，亦非仲景法度，疑非仲景方。**丹波元简：** 王不留行，《本经》云："治金创，止血逐痛。"蒴藋本草不载治金疮，而接骨木一名木蒴藋，《唐本草》云："治折伤，续筋骨。"盖其功亦同。桑根白皮，《本经》云："治绝脉。"《别录》云："可以缝金疮。"是三物为金疮之要药。

时希按： 接骨木治"打伤瘀及产妇恶血，一切血不行，或不止，并煮汁服"，见《千金》；又治"折伤筋骨"，见《卫生易简方》；又治"产后血运，气力欲绝；或小便频数，恶血不止，乃起死妙方"，见《产书》。又考蒴藋，虽无金创之治，却于原文所谓"产后亦可服"者，颇有文字，如《千金方》治"产后恶露不除"；《卫生易简方》治"产后血运，心闷烦热"；又张文仲《备急方》治"熊罴伤人，取汁饮，以滓封之"，似有治金创之意焉。桑根白皮，《经验后方》治"坠马拗损，煎膏敷之便止，已后亦无宿血，终不发动"；《广利方》治

"金刃伤疮"。

魏氏：此金疮家之圣方，奏效如神者也（按：此语似曾经验者）。

六十一、浸淫疮

原文：浸淫疮[6]，从口流向四肢者，可治；从四肢流来入口者，不可治。

问曰：脉脱入脏即死，入腑即愈，何谓也？**师曰**：非为一病，百病皆然。譬如浸淫疮，从口起流向四肢者可治，从四肢流来入口者不可治；病在外者可治，入里者即死。

《素问·玉机真脏论》：身热而肤痛，为浸淫。《巢氏病源》：浸淫疮是心家有风热，发于肌肤，初生甚小，先痒后痛而成疮，汁出侵溃肌肉，浸淫渐阔乃遍体。其疮若从口出，流散四肢者轻；若从四肢生，然后入口者则重，以其渐渐增长，因名浸淫也。《千金》：浸淫疮者，浅搔之曼延长不止，搔痒者初如芥，搔之转生汁相连著是也。又云：疮表里相当，名浸淫疮。

时希按：次条原文已见第九[7]篇，因与此条文同而较详，故重引之。据陆氏谓幼曾患此，俗名蛇缠，涂柿漆而愈，莫是近称带状疱疹否？可由腰入肢，上侵三叉神经，而入目入口，却以疱疹两粒对生为主征。

原文：浸淫疮，黄连粉主之。

尤氏：方未见。此为湿热浸淫之病，故取黄连一味为粉粉之，苦以燥湿，寒以除热也。

时希按：黄连粉治浸淫湿疮，近日报导对皮肤真菌有广泛抗菌作用。湿疹外掺，及煮水洗烧伤，皆疗效极佳。其性能与黄柏在伯仲间。

● **【校注】**

[1] 马氏点：经外奇穴名。位于右下腹，当脐与髂前上棘连线的外 1/3 与中 1/3 的交点处。

［2］可下之：据宋本（明·赵开美校刻）《金匮要略·疮痈肠痈浸淫病脉证并治》，此句下接"当有血"句。

　　［3］冬瓜仁：宋本（明·赵开美校刻）《金匮要略·疮痈肠痈浸淫病脉证并治》作"瓜子"。

　　［4］小便当下：宋本（明·赵开美校刻）《金匮要略·疮痈肠痈浸淫病脉证并治》作"顿服之，有脓当下；如无脓，当下血"。

　　［5］蒴藋（shuò diào）：高大草本至半灌木，浆果球形，野生山地，全草入药。又名扦扦活、接骨草、走马箭、七叶麻。甘、酸，温。有活血消肿，祛风除湿功效。

　　［6］浸淫疮：病名。一种瘙痒性湿疮。相当于急性泛发性湿疹。

　　［7］九：原为"十"。疑误。

● 【评析】

　　痈肿、肠痈、金疮、浸淫疮均属外科疾患。篇中指出以脉证和按诊来判断痈肿的发生和有脓或无脓，其治疗选方，何时希提出因酿脓之际，营卫不和，气血纠乱，而作寒热，而寒甚从阳和汤，热多从败毒散，痛甚而脓不熟，则从当归、皂角刺等出入。关于肠痈脓已成，用薏苡附子败酱散，何时希认为当归、赤芍、桃仁、红藤，必胜于附子之以热济毒。

六十二、跌蹶

　　原文：病跌蹶，其人但能前，不能却[1]，刺腨[2]入二寸，此太阳经伤也。

　　尤氏：人身经络，阳明行身之前，太阳行身之后，太阳伤，故不能却也。太阳之脉下贯腨内，刺之所以和利其经脉也。腨，足肚也。周氏：腨名承筋，在上股起肉处，脚跟上七寸，腨之中陷者是，法不可刺，或刺转深，遂伤其经，以致能前而不能却。

　　时希按：合尤、周二注观之，尤谓"刺腨所以和利其经脉"，恰相反，此腨入二寸，正是致成趺蹶之因。后二句乃仲景自作解释上文，如顺其意而易其上下文，则当曰："刺腨入二寸，伤太阳经，其人但能前，不能却，病名趺蹶。"不知有合否？然《金鉴》则云："证刺俱未详，必有缺文，不释。"陆氏亦以为"此说近是"，则留此病名而已。

六十三、手指臂肿

原文：病人常以手指臂肿动，此人身体瞤瞤者，藜芦甘草汤主之。（方未见）

李彣：湿痰凝滞关节则肿，风邪袭伤经络则动。身体瞤瞤者，风痰在膈，攻走肢体，陈无择所谓"痰涎留在胸膈上下，变生诸病，手足项背牵引钓痛，走易不定"者是也。藜芦吐上膈风痰，甘草亦能取吐，方虽未见，然大略是涌剂耳。**赵氏：**凡动皆属风，而肿属湿，故肝木主风，血虚则风生，气虚则湿袭。手臂肿且动，知其血不足以养筋，阳亦不能以自固，而身体之瞤，势不得已矣。岂非有痰气在筋节间乎？夫见于外者未有不因于内者也。窥仲景有吐之法，惜乎方缺焉耳。

时希按：程氏、《金鉴》、陆氏皆以为证方不全，不释，而谓李彣义略通。然李说亦自有矛盾，如以风痰袭留关节经络，则病在外当治外，驱风通络是也。若为风痰留在膈上，由内及外，由脏腑而外流关节经络，则必须先有胸痞烦闷、舌强言謇等痰塞关窍内证，再见指臂肿动、身瞤之外征，于是乃适用吐法。

六十四、转筋

原文：转筋之为病，其人臂脚直，脉上下行，微弦。转筋入腹者，鸡屎白散主之。

《巢氏病源》：转筋者，由营卫气虚，风冷气搏于筋故也。冷入于足之三阴三阳，则脚转筋；入于手之三阴三阳，则手转筋。随冷所入之筋，筋则转，转者皆由邪冷之气击动其筋而移转也。**魏氏**：直上下行，全无和柔之象，亦同于痉病中直上下行之意也。**陆氏**：转筋系运动神经之痉挛，系一种症状，不得为独立之病名。此症多见于霍乱，腨肠痛痛最甚，臂则不常痉，故俗称吊脚痧。转筋入腹者，痛痛自两腿牵引小腹也。《千金》《外台》诸书，此症皆入霍乱门（按：《巢氏病源》既有霍乱转筋候，又自立转筋候，病因亦异，并不混同），《脉经》亦载此条于霍乱篇（《脉经》篇名曰"平霍乱转筋脉证"，凡霍乱二条，转筋一条即仲景文字，应作"平霍乱，转筋脉证"，以其三条各自成文，不相连属也），是也。

时希按：转筋之病，尝治愈者数矣，以为如寒湿之气下受为纯实，虚寒人、老人为尤多，则为虚证。轻者以热抚之即已，亦有酸强妨于行走，行时又剧发者。有此症者以晨醒后及入被时发作最频，严冬入被正寒，可影响眠睡；清晨忽然拘抽，以致不能下床者，屡见不鲜。最苦在于外出，尝有老友于岁寒去北方，每于待车僵立风冷中久之，车至欲上，才一举步，转筋即作，急闪至旁，按抚良久，迫下车，车外寒冷侵袭，一迈步又作，此时最危，以车上乘客涌下，足立不稳，有被挤倒之危，数数如此，故信来告急求方也。有写作人入冬坐久，欲起立，则转筋忽作者。吾治以三痹汤祛风，四物汤养血，或黄芪五物汤和营卫，而以木瓜、牛膝、地龙、苡仁、伸筋草、钻地风、威灵仙、鸡血藤等为引经，似无不效者。如此，毫无他症状可见，亦非由他病引起，眠食生活一切如常，能不谓之病名乎（以症状为病名，如咳嗽、吐血等等例是）？更非由霍乱吐泻两失水液，筋脉痉挛所变也。甚者仅见牵引鼠蹊作酸痛，以为或是勉强行走而筋络牵扯所致，略佐吴萸、金铃、延胡、小茴之属即舒，尚未有入腹之经验也。陆氏谓此症多见于霍乱，故名为吊脚痧，目今此类病皆有西医急救治之，亦不成后遗症，独多见于杂病耳。魏氏谓同于痉病，余谓不同，痉属太阳，主征为角弓反张，附症为脚挛急，症象有似乎转筋，然其病在足背，在腿腨之局部，与痉不侔；若痉之属足厥阴，则为痉挛、抽搐在肢体，部位尤不同也。转筋之发作，初不由发热、脱液而致也。

《素问》用鸡矢醴治鼓胀，所谓反戾脾气，乃脾实而清气不升，浊气不降，清浊混淆证。《肘后》以此方属霍乱门，亦是反戾其清浊，已其吐泻，使水液之暴失者能止，则筋脉得濡而转筋可已，是乃隔一之治也。本条用之，不反戾其脾气，亦非治吐泻，乃《名医别录》所谓"治转筋，利小便"之专药也。

六十五、狐疝

原文：阴狐疝气者，偏有大小，时时上下，蜘蛛散主之。（蜘蛛、桂枝）

《**灵枢·经脉**》：肝足厥阴之脉，是主肝所生病者……狐疝。《**灵枢·本脏**》：肾下则腰尻痛，不可以俯仰，为狐疝（肾下疑指外肾下坠）。《**素问·四时刺逆从论**》：厥阴……滑则病狐疝。刘守真《**伤寒直格**》：狐疝言狐者，疝气之变化，隐见往来，不可测如狐也。《**三因方**》：寒疝之气，注入癫中，名曰狐疝，亦属癫病。**尤氏**：阴狐疝气者，寒湿袭阴，而睾丸受病，或左或右，大小不同，或上或下，出没无时，故名狐疝。**张子和《儒门事亲》**：狐疝，其状如瓦，卧则入小腹，行立则出小腹入囊中。

时希按：本文未言疝痛，然偏坠如瓦（疑是瓜字），焉能不痛？甚至牵引腰尻，为必然者。尤氏谓其出没无时，仅欲解释狐字，临床却是卧则上引，行立则偏坠，有步数里地而偏大如小西瓜者（书所谓"如瓠"），筋脉拘牵，按腹而痛，踡偻不能直立，冷汗自下，但得卧一半日，坠者自收也，正是出没有因，无不可测之理。蜘蛛有毒，近人多畏用之，《名医别录》谓："治大人小儿癫，服之能使人利。"疝为寒湿厥气所变，内无实邪，可无事乎利，其能泄下焦结气之功，则橘核丸、聚香饮子、延附汤、金铃子散（以上均《济生方》）、天台乌药散（《医学发明》方）、景岳暖肝煎等名方甚多，可以选取。惟既属寒气，则蜘蛛散中桂枝实是要药，如上举数方，亦有用桂心、附子、川乌、姜黄、干姜、巴豆等者，温散寒气与厥阴引经药，是其中之要法也。如无上冲之势，则柴胡引入厥阴，亦是要药。

六十六、蛔虫

原文：病腹痛有虫，其脉何以别之？师曰：腹中痛，其脉当沉若弦，反洪大，故有蛔虫。

尤氏：腹痛脉多伏，阳气内闭也，或弦者邪气入中也；若反洪大，则非正气与外邪为病，乃蛔动而气厥也，然必兼有吐涎、心痛等症，如下条所云，乃无疑耳。

时希按：一般腹痛，脉见沉弦，惟虫痛则见洪大，盖病发时诸虫蠢动，攻扰上下。虫，有生命者也，亦为一种活力，活力动作于腹中，故脉不沉弦而洪大。吾尝于《素问》"阴搏阳别，谓之有子"句，解为阴搏者下焦增加一生命力，故有一股蓬勃之生气，露于尺中，而与一般阳脉（如浮、弦、洪、数之类）不同，妊娠若无此生气，则是胎已萎死，如癥、瘕、衃血之类耳。可以喻蛔虫之脉。

原文：蛔虫之为病，令人吐涎，心痛发作有时，毒药不止，甘草粉蜜汤主之。（甘草、粉、白蜜）

尤氏：吐涎，吐出清水也；心痛，痛如咬啮，时时上下是也。发作有时者，蛔饱而静，痛立止；蛔饥求食，则痛复发也。毒药即锡粉、雷丸等杀虫之药，毒药者，折之以其所恶也；甘草粉蜜汤者，诱之以所喜也。白粉即铅白粉，能杀三虫，而杂于甘草、白蜜之中，诱使虫食，甘味既尽（按：如近日宝塔糖、哌哚嗪糖浆之意），毒性旋发，而虫患乃除，此医药之变诈也。**赵氏：**夫饮食入胃，胃中有热则虫动，虫动则胃缓，胃缓则廉泉开，故吐涎；蛔上入膈，故心痛；蛔闻食臭出，得食则安，故发作有时也。毒药不止者，蛔恶之不食也，蛔喜甘，故用甘草、蜜之甘，随所欲而攻之；胡粉甘寒，主杀三虫，蛔得甘则头向上而喜食，食之即死，此反佐以取之也。

时希按：二家注皆明晰。诱虫之法，凡用杀虫药，必先令饥甚，以香榧、花生、蚕豆之类虫所喜物诱之，炒使香，病者闻之，虫则嗷嗷待哺，却仅饵以三五枚，浅尝即止，然后投以杀虫之剂，或散或汤，以荡涤剽悍为主，不取丸缓也。又杀虫须月之首数日最佳，古说此时虫正觅食，过此则虫潜伏而拒食，杀虫之药入胃，皆病人受之，故易中毒也（此说西医亦有之，曰虫之生活有三期，一吸取营养期，二休息孵伏期，三孳生排卵期，诱杀投药当在第一期）。

此条症象之外，虫候尚有舌花剥、目白青、指甲白点、小便澄脚[3]、面有锈斑等，儿科家辨证法尤多。其轻者并无症状，但嗜食香甘，能食不为肌肤，偶有腹痛，其损人不甚，则不治亦无妨，常有偶食某物，无意中伤虫，虫逃而自大便排出，或吐出者。尝行北方田野及乡郊，小儿遗矢于地，蛔虫蠕蠕，殆为常见，不以为异也。食前洗手之习未能普遍，尤以手持馒食者，此患难灭，盖不全恃夫药物杀虫也。

清代擅用杀虫者，相传以叶天士为最，其驱遣信砒，量重而稳，即徐灵胎亦尝钦服。然亦有规律，即一次投毒法。某虫厥症发辄欲死，求叶治，叶投砒霜三钱，嘱必顿服，如不服尽，则止后服，服则死。病人畏其毒重，服其半，下虫首尾相衔者数丈，痛顿止。及再作，仍诣天士，叶谓前剂足可绝患，何以再发？病人实告，天士谢不能治，谓虫有嗅觉，前次所不死者，再投必不食，则人受此毒，必死。既已用砒，则他药皆无效矣，故不治。病人归，痛极，复服存砒之半，竟死。此数见于记载者，姑系于此，以见毒药之用法。

甘草粉蜜汤中之粉，赵开美本仅一"粉"字，赵以德本作"胡粉"，尤氏作"白粉"，汪作"铅白粉"，《千金》《千金翼》作"梁米粉"，《外台》作"白梁粉"，《圣济总录》作"葛粉"，《杨氏家藏方》作"绿豆粉"，丹波氏谓《伤寒论》所用白粉，亦"米粉"，万全《保命歌括》载本方，乃用"粳米粉"。亦有连上文作甘草粉者，必误，观其煮法，明是"先煮甘草，去滓，内粉、蜜，搅令和，煎如薄粥"，可见实是二物。

丹波氏：盖此方非杀虫之剂，乃不过用甘半安胃之品，而使蛔安，应验之于患者，始知其妙而已。

时希按：如是则甘草粉蜜汤仅是姑息疗法，安和其胃，不服亦无妨，服之亦无害于虫，而服此二两甘草、一两米粉，四两蜜，成为米糊，亦何补于虫害之蚀伤？不如投以香砂六君等健脾之品，使脾胃健而能腐熟，杜其孳生之条件，复其虫伤之元气，其效不胜于甘草粉蜜之意乎？

原文：蛔厥者，当吐蛔，令病者静而复时烦，此为脏寒。蛔上入膈，故烦，须臾复止，得食则呕，又烦者，蛔闻食臭出，其人当自吐蛔。

蛔厥者，乌梅丸主之。（乌梅、细辛、干姜、黄连、当归、川椒、附子、桂枝、人参、黄柏）

尤氏：蛔厥，蛔动而厥，心痛吐涎、手足冷也。蛔动而上逆，则当吐蛔；蛔暂安而复动，则病亦静而复时烦也。然蛔之所以时安而时上者何也？虫性喜温，脏寒则虫不安而上膈；虫喜得食，脏虚则蛔复上而求食。

时希按：乌梅丸为治蛔之主方，治其成虫之因也。成虫之因，旧说谓因于恣食甘香，夹脾湿肝热，蕴酿而成。虫成之后，则吸其营养，伤其脾胃，能食而不为肌肤，成为疳劳，发为蛔厥。乌梅丸十药，备甘、酸、苦、辛四味之长，既治其成虫之因，又顺逆其虫之性，具正治从治之能。

李彣：乌梅味酸，以蛔得酸则止；黄连、黄柏味苦，蛔得苦则安；桂枝、蜀椒、干姜、细辛味辛，蛔得辛则伏于下，得甘则动于上；然胃气虚寒，人参、附子以温补之；吐亡津液，当归以辛润之，则蛔厥可愈矣。

时希按：李氏文义，颇有可议："得苦则安"，以为非以安胃，实为杀虫，虫死则胃能安也，驱虫之药，如苦楝根、槟榔、雷丸、鹤虱、芜荑、贯众、胡黄连、黄连等，无莫非苦味之药也（使君子、榧子甘）。如辛能使其伏，则何以一方之中，又以甘动其上，究欲其伏乎动乎？盖甘以缓中，安抚创痍之义也。丸中乌梅、细辛、川椒、黄连、附子皆具杀虫之力，而以清肝化湿热、温脾寒、健脾气诸法，合为一方，原文服法："梧子大先食饮服十丸，日三服，稍加至三十[4]丸"，今量折汉方三之一，则日服不过三四钱耳。有人经验，吞服效不佳，尤为儿童不易受，以一两包煎，饮其汁，即蛔厥亦效，能下虫也。

● 【校注】

[1] 却：后退。

[2] 腨（shuàn）：小腿肚子。

[3] 小便澄脚：尿有沉淀物。似"小便混浊"之意。

[4]三十：宋本（明·赵开美校刻）《金匮要略·趺蹶手指臂肿转筋阴狐疝蛔虫病脉证治》作"二十"。

● 【评析】

手指臂肿证候，用藜芦甘草汤治，方虽未见，但藜芦有涌吐风痰、催吐作用，故何时希认为此证当属痰塞关窍内证，指臂肿动、身𣊫乃外证。又转筋之病，当与痉病鉴别，以为如寒湿之气下受为实证；虚寒人、老人见之则为虚证，治以三痹汤祛风，四物汤养血，或黄芪五物汤和营卫，而以木瓜、牛膝、地龙、伸筋草等为引经，效果显著。狐疝的治疗，温散寒气与厥阴引经药，是其中之要法。乌梅丸治蛔厥，方证相合，方中十药，备甘、酸、苦、辛四味之长，既治其成虫之因，又顺逆其虫之性，具正治从治之能，故效佳。

六十七、妊娠恶阻

原文： 师曰：妇人得平脉，阴脉小弱，其人渴，不能食，无寒热，名妊娠，桂枝汤主之。于法六十日当有此证。

尤氏： 平脉，脉无病也，即《内经》"身有病而无邪脉"之意。初时胎气未盛，而阴方受蚀，故阴脉比阳脉小弱。至三四月，经血久蓄，阴脉始强，《内经》所谓"手少阴脉动甚者妊子"，《千金》所谓"三月尺脉数"是也。**程氏：** 此证有缺文。**吴氏：** 脉平无寒热，用桂枝汤，与妊娠渴不能食者不合。文义断续不纯，其中必有脱简。

时希按： 首二句脉法，既不合经旨，又与临床不符，试解之："阴搏阳别"，乃《素问》辨胎第一法，阴搏，左手沉部（或见尺中）弦、滑、数、动是也，阴部之脉有一股盎然之生气，蓬勃而出，与浮按寸部或右手之状（所谓阳脉）不同，阴部之脉原不应见此，见此盖为下焦增加一生命力，即怀胎是也。如曰"得平脉"，如无病之人，亦何特异之脉，仅凭无寒热，渴不能食，即能诊为妊娠乎？手少阴脉动或尺脉数者，亦不能谓之平脉也。临床或遇脉平，一则不能辨为妊娠；二则如尤氏所谓"阴方受蚀（经止而养胎，胎小而经血多，血有余裕，何所谓蚀也，下焦增一生命，何谓受蚀），故阴脉比阳脉少弱"，适得其反，阴脉正比阳脉旺盛也；三则若见阴脉小弱，正是母体无力养胎，必见腰酸，胎漏。然阴脉亦必有弦滑之意，细心可得，否则妊娠初不成立，可能为阴血虚之居经也。

尤氏：其人渴，多内热也，一作呕，亦通，今妊妇二三月，往往恶阻不能食是已。无寒热者，无邪气也。夫脉无故而自有病，而又非寒热邪气，则无可施治，惟宜桂枝汤和调阴阳而已。

时希按：妊娠多有形寒微热（脉数，体温稍高，以代谢有变也），渴非主症，而呕实八九，如心中愦闷腻恶，头眩，四肢烦重，懒惰不欲执作，多睡少起，恶闻食气，欲啖酸碱果实等象，均属必见。原文所举，皆非主症，如是而断为妊娠乃注家之故态，不能信也。况无寒热而有渴，用桂枝汤亦为不当，治恶阻，仲景自有干姜人参半夏丸在，何必桂枝之碍胎？

原文：设有医治逆者，却一月加吐下者，则绝之。

时希按："绝之"有解为绝妊者，其误不必论。吐本恶阻之常，下者必为前医之误，亦不常有也。有治恶阻而不能止者乎？余谓能止，但当解除成见，勿以止吐为事，而恣用芳香以耗胃气，苦寒以伐谷气。味取平淡而勿苦腻，气选轻香而毋重浊，药汁清淡而勿厚黏，其淡如茶，而清香可口者，必能止吐，如生白术、茯苓、竹茹、桑叶、丝瓜络[1]、桑枝、佩兰、蔻壳、朴花、佛手、藿香、苏梗、生谷芽、生甘草、竹叶、芦根、南沙参、枇杷叶、苏子之类是也。迨其逆上稍平，胃气渐醒，能受苦味时，则加黄芩、荷叶、石斛、半夏、橘白等，清养胃气，轻香化浊，莫谓平淡，自有至理也。治恶阻常用者有十余法，详拙著《妊娠识要》中。治恶阻非无法，恐斤斤于止吐，遂失其法耳。即不治，四五月亦自止，故楼全善以炒糯米汤代茶，停药月余而自安；魏氏忌其油腻生冷肥甘，用饮食消息之法，亦可取。

原文：妊娠呕吐不止，干姜人参半夏丸主之。（有生姜）

时希按: 注家狃[2]于旧说，多以此方温化痰饮为解，此说自巢氏创为"妇人元本虚羸，血气不足，肾气又弱，兼当风饮冷太过，心中有痰水挟之，而有妊也"之病因，历千百年而不改。夫血气不足，肾气又弱者之人，能有妊乎？能妊者殆不致大虚，或且不虚也。当风饮冷，尊荣人积之，可成痰饮；劳动藜藿之人，既能抗寒御风，即使饮冷，亦因劳力而汗解，何停水聚饮之可能？痰饮之病因，在今已为不多，何则，恣食肥甘，善饮酽茗，酒客贪杯，脾胃虚弱，而又不事劳动，萃此数因而后成饮，岂不少之又少哉？况在生产年龄之妇女，谓其心下有痰水挟之，其有几人？故谓干姜人参半夏为恶阻之常法则可，谓为绝对之治法则不可。何则？既非虚羸，何用人参？既无痰水，奚须姜、半？然其制方之意，则极可取，其吐大都由于肾水养胎，水无以涵木而木旺，则侮于脾胃；又初孕经血之精者养胎，血中之水气，因或上泛，则二姜之温以散水气，而半夏之苦以降逆，正仲景用以止呕之特效药（如白芍之止腹痛，桂枝之平奔豚，茵陈之利小便等，于仲景加减法可以见其特效）；而人参意在甘以缓中安胃，使呕伤之胃气得有补充。然党参亦嫌其味浊，吾尝以南沙参、生谷芽代之，则养胃而轻清矣。沙参本自清养肺阴，夫肝之逆也，或因肺虚而失制，吾又以枇杷叶辅之，则助金肃肺而能抑肝矣。借此方之二辛一苦一甘配合之意，而开发思路，得益盖不浅。

六十八、妊娠癥痼

原文: 妇人宿有癥病，经断未及三月，而得漏下不止，胎动在脐上者，为癥痼害。妊娠六月动者，前三月经水利时，胎也。下血者，后断三月衃[3]也。所以血不止者，其癥不去故也，当下其癥，桂枝茯苓丸主之。（桂枝、茯苓、丹皮、桃仁、芍药）

赵氏《衍义》: 以癥痼害为一段，分两段释。又衃作不血。《金鉴》：此条文义不纯，其中必有阙文，姑存其理可也。

时希按: 读诸注十余家，皆有大论，拮杌[4]者多，注家通病，遇有阻滞，或掉弄阴阳，使人玄虚莫测；或回避而过之，支吾其词。识者明之，似张璐说较顺而简洁，录之：

《张氏医通》：宿有癥病（**时希按**：蓄血留止，亦宜有经痛，淋漓不畅等症），虽得血聚成胎（受胎之先，必有一二月较顺之月经），胎成三月而经始断（虽内已结胎，但以蓄血着壁，或子宫肌瘤致宫口闭锁不全，三月之间总有点滴之血，及三月而始断）。断未三月而癥病复动，遂漏下不止，癥在下迫其胎（癥一般结在脐下，胎则在其上），故曰癥痼害。所以脐上升动不安，洵[5]为真胎无疑（从断经算起，此胎未及三月，胎尚不能动。从前三月经水如点滴算起，则此时已六月，胎早当动。胎位既已上移，况下有宿癥之结，动在脐上是也）。若是鬼胎，即属阴气结聚，断无动于阴位之理。今动于脐上，是胎已六月，知前三月经水虽利而胎已成，后三月经断而血积成虾（癥病或子宫肌瘤，或产后留虾，大都得止血凝血药，有一二月暂休，积多则又大崩冲；或者止之而淋漓极少，积多亦自崩冲。虾与癥同，此癥即暂休三月而漏下也），是以漏下不止（余治崩漏间作之症，用"通因通用"法最效，语详拙著《女科一知集》中。然于本文之证则无经验，以桂枝、桃仁、丹皮，属于动胎之药凡三，不能掌握其去癥而不伤胎，有故无殒，不知药之自有选择能力否也）。

魏氏：前三月经水顺利，则经断必是胎（**时希按**：尝治经事错乱及痛经，但得一个月顺行，即可受胎矣）。**丹波氏**：瘀血癥痼必在脐下，妊娠二三月堕者，多其所害。此云在脐上者，窃不无疑，或是讹字（**时希按**：癥结在下，则胎在其上动，是也。他注谓养胎之血，三月间常并于癥痼，加添积聚，故虾以留止，日以益大）。

六十九、妊娠腹痛

原文：妇人怀妊六七月，脉弦发热，其胎愈胀，腹痛恶寒，少腹如扇。所以然者，子脏开故也，当以附子汤温其脏。

《张氏医通》：妊娠脉弦为虚寒；虚阳散外故发热；阴寒内逆，故胎胀；腹痛恶寒者，其内无阳，子脏不能司闭藏之令，故阴中觉寒气习习如扇也。用附子汤以温其脏，则胎自安。世人皆以附子为堕胎百药长，仲景独用以为安胎圣药，非神而明之，莫敢轻试也（**时希按**：阿谀过当，如此驱使碍胎药，有仲景之识力则可，无仲景之识力则不可）。**尤氏**：脉弦发热，有似表邪，而乃身不痛而腹反痛；背不恶寒而腹反恶寒，甚至少腹阵阵作冷，若或扇之者然。所以然者，子脏开不能合，而风冷之气乘之也。夫脏开风入，其阴内胜，则其脉弦为阴气，而发热且为格阳矣。胎胀者，内热则消，寒则胀也。**徐氏**：子脏者子宫也，开者不敛也（**时希按**：以为有如开之感觉，非真开也，开而不合则胎难留矣），宜以附子汤温其脏。原方失注，想不过《伤寒论》附子合参、苓、术、芍之附子汤耳。

时希按：尾台氏有此治验，谓有小便不利症，少腹则时时缩张为痛，以为原文"如扇"殆翕张之误。陆氏遂谓"如扇是状其外形，非状其自觉"，窃谓不然。陆氏所谓"状其外形"者，意是其腹翕张开合如扇乎？然尾台氏、陆氏仅言其外形少腹翕张，究竟病人感觉如何，则当以吴氏"其恶寒如扇风之侵袭"、尤氏"少腹阵阵作冷，若或扇之者"二解为是。妇人阴中冷，治以姜、艾、桂、椒等即愈。

原文：师曰：妇人有漏下者，有半产后因续下血都不绝者，有妊娠下血者，假令妊娠腹中痛，为胞阻，胶艾汤主之。（干地黄、川芎、阿胶、甘草、艾叶、当归、芍药。水五、酒三煎）

时希按：本文半产，《脉经》作"中生"；胞阻，《脉经》大字作胞漏（仍有小注云一作阻）。《巢氏病源》则有漏胞、胞阻二名：巢氏：漏胞者，谓妊娠数月，而经水时下，此由冲脉任脉虚，不能约制太阳少阴之经血故也。（节）亦名胞阻。昝殷《经效产宝》称妊娠漏胞下血；《妇人良方》作漏胎下血，其论引自巢氏，故亦名胞漏。李梴《医学入门》及张介宾《景岳全书》均作胎漏。以为胎漏、漏胎均通俗而有所指明；胞漏、漏胞二名，因胞字有子宫、胎衣、膀胱三义（考见拙著《女科一知集》），虽不致误会，尚须抉别。要以仲景胞阻

478　　　　　　　　　　　　　　　　　何时希医著三种校评

之名，义为晦奥。

尤氏：妇人经水淋沥及胎产前后下血不止者，皆冲任脉虚而阴气不能守也。是惟胶艾汤为能补而固之，中有芎、归，能于血中行气；艾叶利阴气，止痛安胎，故亦治妊娠胞阻。胞阻者胞脉阻滞，血少而气不行也。**吴氏**：若无癥痼下血，惟腹中痛者为胞阻，胞阻者胞中气血不和，而阻其化育也。故用芎归胶艾汤温和其血，血和而胎育也。**程氏**：漏下者，妊娠经来，《脉经》以阳不足谓之激经也（**时希按**：《脉经》激经指为双妊，文字艰涩难解。亦与此条不同）。**徐氏**：此段概言妇人下血，宜以胶艾汤温补其血，而妊娠亦其一。但致病有不同：无端漏下者，此平日血虚而加客邪；半产后续下血不绝，此因失血血虚而正气难复。若妊娠下血，如前之因癥者有之，而兼腹中痛，则是因胞阻（陆氏案：因癥者亦腹痛，当以既往证辨之），阻者阻其欲行之血，而气不相顺，非癥痼害也，故同以胶艾汤主之。

时希按：原文首言漏下，是指经行崩漏症，而非妊娠，须从文气辨之。首二字曰妇人，而不言妊娠，则续后三个"有"字，意指胶艾汤适应之三种妇人病。若首句作为妊娠漏下，而四句又曰妊娠下血，岂非自相重复？故程注为误。又胞阻之症状似专指腹痛，不兼见下血，若下血则原文自有妊娠下血，故徐氏之注亦误。仲景文诚乃汉末文体之精者，简洁高古，文学气味极深，非细心推敲，不寻其上下文气段落，常易疏失精义。渊雷氏每为之考证，或核其非仲景文字，或评其"不词"，谓失却文学气息，真善读书者，斯能甄其真伪也。

胶艾汤药七味加酒为八味，地、胶、归、芍为一类，养血止血为主；芎、艾、酒为一类，行血温血为次。甘草一味为补气，此方中特立之药，而不可忽视者，一则补气以帅血，虽嫌其力弱，而触类引伸，则参、芪当为备用；一则炒炭用之，则引离经之血，以归于脾统，其意极佳，惟黄芪炭可以媲美之。又归、芎应为一对，和血而舒血中之气，亦妊家最常用之腹痛特效药也；芍、艾应为一对，敛肝止痛，而助藏血，温经止痛，以强奇脉；胶、地应为一类，补血止血，无逾于此类；地与芎为一对，一滞一行，可相济为用；归与芍为一对，甘温以行酸寒之敛，酸收以制甘温之散；胶与艾亦是一对，腥腻之质，必得温香而始行，温行太过，则胶性正足以助凝血，此二药乃汉唐以来，作为安胎止漏之要药也。如是七药无一药是闲文冗笔，相互约制，而又相得益彰矣。拙著《女科一知集》中，以胶艾汤与后人荆芩四物汤、奇效四物汤合为一论，又拙著《六合汤类方释义》中，亦屡及其配合之妙，可以参看。

原文：妇人怀妊，腹中疠痛，当归芍药散主之。（当归、川芎、芍药、茯苓、白术、泽泻）

赵氏：此与胞阻痛者不同，因脾土为木邪所克，谷气不举，浊淫下流，以塞搏阴血而痛也。用芍药多他药数倍（**时希按：**芍药一斤，为仲景方少有，芩、术各四两，芎、归各三两，而泽泻亦半斤）以泻肝木，利阴塞；以与归、芎补血止痛；又佐茯苓、泽泻以降于小便也。白术益脾燥湿，芩、泽行其所积，从小便出。盖内外六淫皆能伤胎成痛，不但湿而已也。**尤氏：**《说文》疠，音绞，腹中急也。乃血不足而水反侵之也，则胎失其所养，而反得其所害矣，腹中能无疠痛乎？

时希按：此条仅一急痛症象，后杂病篇亦有此方，主治曰"妇人腹中诸疾痛"，痛以外亦无他症。《三因方》有此方，"治妊娠腹中绞痛，心下急满。及产后血晕，内虚气乏，崩中久痢。常服通畅血脉，不生痈疡，消痰养胃，明目益津"，则妊娠、产后、杂病俱治矣。《和剂局方》与《妇人良方》则同为"治妊娠心腹急痛，或去血过多而眩晕"。以为但言血虚腹痛，而不涉脾虚生湿，木邪克土，则芩、术、泽三药皆为虚设，故当以赵注为最中肯。归、芍、芎三味养血以柔肝，芩、术、泽三味健脾以渗湿，从芍与泽药量之重，以知柔肝与渗湿之为要。尤当识芍与术合，真肝脾不和之腹痛无上妙偶也。

七十、妊娠小便难

原文：妊娠，小便难，饮食如故，当归贝母苦参丸主之。

赵氏：此小便难者，膀胱热郁，气结成燥，病在下焦，不在中焦，所以饮食如故。用当归以和血润燥；贝母治热淋，以仲景陷胸汤观之，乃治肺金燥郁之剂，肺是肾水之母，水之燥郁，由母气不足也，贝母非治热，郁解则热散，非淡渗利水也，其结通则水行；苦参长于清热，利窍逐水，佐贝母入行膀胱，以除结热也。**时贤《产经》**：苦参丸主治与原文同，药多滑石一味。

时希按：贝母为妊娠忌药，说见拙著《妊娠识要》中。甄权《药性本草》云"治产难"，《小品方》葛根汤方后云"贝母令人易产"，所忌主要在开郁。

吴氏谓"方证不合，必有脱简，不释"，陆氏亦谓用方"未详其义"。余谓赵氏之注理法均明晰可从，尤氏注亦宗赵氏，此症盖郁热津少之子淋也。

原文：妊娠有水气，身重，小便不利，洒淅恶寒，起即头眩，葵子茯苓散主之。

《妇人良方》：引《产宝》论曰：夫妊娠肿满，由脏气本弱，因产重虚，土不克水，血散入四肢，遂致腹胀，手足面目皆浮肿，小便秘涩（**时希按**：此文不见于《薛校良方》）。**吴氏**：妊娠外有水气则浮肿，洒淅恶寒；水盛贮于皮肤，故身重；内有水气，则小便不利；水盛阻遏阳气上升，故起即头眩也。用葵子茯苓者，是专以通窍利水为主也（**时希按**：妊娠可通窍乎？此语有病）。**《张氏医通》**：膀胱者，主藏津液，气化出溺；外利经脉，上行至头，为诸阳之表。今膀胱气不化，水溺不得出；外不利经脉，所以身重洒淅恶寒，起即头眩。但利小便，则水去而经气行，表病自愈。用葵子直入膀胱，以利癃，佐茯苓以渗水道也。**沈氏**：此胎压卫气不利致水也。**陆氏**：妊娠水气，多因子宫压迫门静脉，先起郁血性腹水，即沈氏所谓胎压卫气不利也（自注：卫气字可商）。若并发肾脏病者，小便不利，往往引起子痫，而浮肿遍四体，即本方所主治也。

时希按：本文无妊娠月数，若早期水肿，则沈氏、陆氏胎压之说不能成立。盖以头眩属之子痫前期之高血压，必七八月以后始能有也，其头眩或有轻度尿中毒之可能欤。余治子肿以至洪肿，例不少，率以全生白术散、千金鲤鱼汤合五皮饮，奏效极捷，见拙著《医效选录》中。而未尝用葵子，盖滑胎利窍，夙所畏忌也。

原文：妇人伤胎，怀身腹满，不得小便，从腰以下重，如有水气状。怀身七月，太阴当养不养，此心气实，当刺泻劳宫及关元，小便微利则愈。

丹波氏校此条于宋本《金匮玉函经》，伤胎作"伤寒"，怀身作"怀妊"，无微利之微字，关元作"小肠之募"。

《金鉴》：文义未详，此穴刺之落胎，必是错简，不释。**徐之才《逐月养胎方》**：妊娠七月，手太阴[6]脉养，不可针刺其经。《济阴[6]纲目》补之曰：如少商、鱼际、列缺、尺泽、天府等穴是也。**《针灸便览》**：针足太阳，治疗难产、胞衣不下。**《针灸大成》**：关元，孕妇禁针。**《资生经》**：若怀胎，必不针关元。**《针灸集成》**：孕妇不可针关元，针之则落胎。又见《明堂针》《循经考穴编》。**尤氏**：腹满不得小便，从腰以下重，如有水气，而实非水也，所以然者，心气实故也。心，君火也，为肺所畏，而妊娠七月，肺当养胎，心气实则肺不敢降，而胎失所养，所谓太阴当养不养也。夫肺，主气化者也，肺不养胎，则胞中之气化阻，而水乃不行矣，腹满、便难、身重职是故也。是不可治其肺，当刺劳宫以泻心气，刺关元以行水气，使小便微利，则心气降，心降而肺自行矣，劳宫，心之穴；关元，肾[7]之穴。

时希按：针关元可致落胎，已如上引诸针灸家言。刺劳宫泻心气以舒肺，使肺得于七月中尽其养胎之事。意虽是而实则非，从原文诸症状言，无心气实之征，而泻之，为伐无辜，配关元又足以落胎，非智者之所为。仲景既出二方以治小便难，则此条不是一身洪肿，又无气上之喘急，气下之腹坠小便数，尚未是子淋重证，何必证轻而治重，以为冒险。则《金鉴》之认为错简而不释，未为无见。

我于仲景处方之果断，用药之周密，可称倾倒，独于妊娠忌药，毫无顾虑，深常思维，有所体会：药如桂枝、丹皮、桃仁、川芎、泽泻、干姜、贝母、半夏、蜀椒、附子等，皆后世诸书记载所忌，拙著《妊娠识要》中列表有四百六十余种，而仲景妊娠篇治病七方中，却居其十。非仲景之疏略，实当时所不忌，一则大毒去病，有故无殒，医者可以尽其责任；二则风俗淳朴，病者无机诈作难之心，则医者无所顾虑，不劳瞻前顾后，自保身家，可以放心而大胆也。如是则中病效速，病者得益，若此关元落胎之忌，非所语于仲景也；而其三，则学识、经验、鉴别与其胆力，足以断然处此方法。若不具此，而放心大胆，则又不可以学步仲景也。

七十一、养胎方

原文：妇人妊娠，宜常服当归散主之。（当归、黄芩、芍药、川芎、白术。妊娠常服即易产，胎无疾苦。产后百病悉主之）

尤氏：妊娠之后，最虑湿热伤动胎气，故于芎、归、芍药养血之中，用白术除湿，黄芩除热。丹溪称黄芩、白术为安胎之圣药。夫芩、术非能安胎者，去其湿热而胎自安耳。**吴氏：**妊娠无病，不须服药，若其人瘦而有热，恐耗血伤胎，宜常服此以安之。**方广《丹溪心法附余》：**此方，养血清热之剂也，瘦人血少有热，胎动不安；素曾半产者，皆宜服之，以清其源而无患也。

时希按：芩、术安胎之说，自仲景导其源，至丹溪遂扬其波，光大其说，从风翕服，使胎前宜凉学说蔚为盛宗，持异议者仅见有赵养葵、陈修园数家。赵养葵学说宗于薛己，己注《妇人良方》一以香砂六君、归脾、逍遥为其家法，不见有涉丹溪学说者。养葵之学崇阳，故于芩、术自是格格不相入也。修园则以妻本阳虚，怀胎数堕，而归咎于芩、术，不自省其诊断之疏，亦可笑也。

王节斋《明医杂著》称："黄芩为安胎圣药，清热故也；白术健脾，为安胎君药。"渊雷氏笑为浅陋，却酷喜此二药与芍药之配合，发挥大论，亦颇合于妊娠中毒之意，节引之："芍药治痉挛，以芩、术引入消化器（即旧说所谓引经药），而术之促吸收，利小便，尤为排除有毒物质之根治法，方意如此，岂有所谓清热与健脾也哉？当归散者，《古今录验》之术汤加芎、归二味而已，芎、归专治子宫病、妊娠病，合术汤（即芩、术、芍三药）则子宫之胎血循环利，有毒物质之排除速，神经系统之痉挛平，自然易产而胎无疾苦矣。不但如此，子痫之证候为全身痉挛，多发于兼有肾炎之人，则知痉挛之发，正因有毒物质不得排除之故，余故臆揣此方可以预防子痫。"

时希按：古代妇女家居寡出，缺少活动，有妊则重胎教，尤崇非礼勿动之训，故多血迟气滞，致于难产。古方多用归、芎为安胎者，正以为行其血中之滞气，非有意于行血也。又如唐湖阳公主肥硕养尊，屡为产厄，血气凝滞，脂肪填阻，枳壳散能解其厄，则得枳壳宽气之力也。然而行血与理气，仍是妊娠所忌，若用之，须药少量轻，或有他药监制之、减弱之，所以许叔微《本事方》云："胎前药惟恶群队，若阴阳交杂，别生他病。"以为不仅胎前如此，内科亦何不然。

原文：妊娠养胎，白术散主之。（白术、川芎、蜀椒、牡蛎。但苦痛，加芍药；心下毒痛，倍加芎劳；心烦吐痛不能食饮，加细辛、半夏，服之后更以醋浆水服之。若呕，以醋浆水服之；复不解者，小麦汁服之；已后渴者，大麦粥服之。病虽愈，服之勿置。）

尤氏：妊娠伤胎，有因湿热者，亦有因湿寒者，随人脏气之阴阳而各异也。当归散正治湿热之剂；白术散白术、牡蛎燥湿（按：咸寒能燥湿乎？白术亦不能谓燥），川芎温血，蜀椒去寒，则正治寒湿之剂也。仲景并列于此，其所以诏示后人者深矣。**程氏：**白术主安胎为君，芎劳主养胎为臣，蜀椒主温胎为佐，牡蛎主固胎（按：固胎恐无根据，《名医别录》谓"除老血"，《本草纲目》谓"消疝瘕积块"，而为胎前忌药）为使。按瘦而多火者，宜用当归散；肥而有寒者，宜用白术散，不可混施也。芍药能缓中，故苦痛者加之；芎劳能温中，故毒痛者倍之；痰饮在心膈，故令心烦吐痛，不能食饮，加细辛破痰下水，半夏消痰去水；更服浆水以调中；若呕者，复用浆水服药（此方乃散剂，原为酒服）以止呕；呕不止，再易小麦汁以和胃；呕止而胃无津液作渴者，食大麦粥以生津液；病愈之后勿置者，以大麦粥能调中补脾，故可常服，非指上药可常服也（陆氏案：原文文意是常服药）。

时希按：本方无甚妙处可言，绝非妊娠常服之方，尤非普遍可取服者。即如尤氏所谓有湿热、寒湿；程氏所谓瘦而多火，肥而有寒，则已是有病之人矣。

考之唐、宋诸方，则当归散应有"卒得心痛欲死"（《古今录验》）；"腹中满痛入心，不得饮食"（《千金方》）；"内热心痛"（《妇人良方》）诸症状。再就白术散加减法中，可得"苦（腹）痛、心下毒痛、心烦吐痛，不能饮食、呕、渴"诸症象，其能作为"常服""养胎"方乎？可以明矣。证以临床，则当归散五药，实平稳无可非议，苟腹不痛而除川芎，则芩、术、归、芍四味，养血柔肝，健脾清热，正符许叔微"妇人妊娠，惟在助阴抑阳"之义，可谓不刊之名方也。

徐之才《逐月养胎方》有方十八，其半则为伤胎治病之方，方药稍嫌庞杂，但于食物营养提出十余种，亦妊家之一助也。拙著《妊娠识要》中辑有妊娠宜用药物百六十二种，宜服食物八十六种，可资参考。

● 【校注】

[1]丝瓜络：原为"丝石络"。疑误。

[2]狃（niǔ）：拘泥，因袭；习惯了不愿改变。

[3]肧（pēi）：凝聚的血。

[4]拮杌（wù）：原为"桔杌"。疑误。意指困窘动摇不定。

[5]洵（xún）：确实。

[6]阴：原为"阳"。疑误。

[7]肾：原为"肺"。据《金匮要略心典·妇人妊娠病脉证治》改。

● 【评析】

对于妊娠病的诊治，何时希颇有经验，如妊娠呕吐的治疗选药，当味取平淡而勿苦腻，气选轻香而毋重浊，药汁清淡而勿厚黏，总以清养胃气，轻香化浊为佳。胎动漏下，则可用胶艾汤与后人荆芩四物汤，阿胶配艾叶、黄芩合荆芥，均是安胎止漏的妙药。妊娠水肿、小便难，率以全生白术散、千金鲤鱼汤合五皮饮，奏效极捷。妊娠养胎，他推崇许叔微"助阴抑阳"之义，用枳壳散（枳壳、甘草）以折阳宽气，四物汤以助阴补血。然而行血与理气，仍是妊娠所忌，若用之，须药少量轻，或有他药监制之。仲景当归散养血柔肝，健脾清热，苟腹不痛而除川芎，则芩、术、归、芍四味，养胎尤胜。

七十二、新产三病

原文： 问曰：新产妇人有三病，一者病痉，二者病郁冒，三者大便难，何谓也？师曰：新产血虚，多汗出，喜中风，故令病痉；亡血复汗，寒多，故令郁冒；亡津液，胃燥，故大便难。

赵氏： 夫血，阴也；汗为心液，则亦为阴，假如血去多，则汗亦少矣，乃偏易出者何哉？血大虚，则卫外之阳因而不固，必多汗而腠理疏也。疏则邪易入之，血既不足以养脉，乃风入又足以燥其血液，故令病痉。若汗多者亡阳，阳亡必畏寒，寒多遂令郁冒。至若阴气既虚，津液必少，胃中燥结，大便转难，容或有之。然三者总因血虚所致，乃若不明其理而复出汗、下，未有不至于危亡者。故圣人先以新产血虚立言，使后世之医，即使出于中才以下，亦必从养阴起见也已。**尤氏：** 痉，筋病也，血虚汗出，筋脉失养，风入而益其劲也。郁冒，神病也，亡阴血虚，阳气逆厥，而寒复郁之，则头眩而目瞀也。大便难者，液病也，胃脏津液而渗灌诸阳，亡津液胃燥，则大肠失其润而便难也。三者不同，其为亡血伤液则一，故皆为产后所有之病。

时希按： 赵氏喜涉阴阳（已节去首段），尤氏无端指为筋病、神病、液病，均易引人入惑。其实仲景文解说病因、病理，原自明白，无烦喋喋，主要当知为新产血虚之病斯可矣。

原文： 产妇郁冒，其脉微弱，呕不能食，大便反坚，但头汗出。所以然者，血虚而厥，厥而必冒。冒家欲解，必大汗出。以血虚下厥，孤阳上出，故头汗出。所以产妇喜汗出者，亡阴血虚，阳气独盛，故当汗出，阴阳乃复。大便坚，呕不能食，小柴胡汤主之。

时希按： 赵开美本及俞桥本，均以此条及小柴胡汤三节接续为一，不分段。今以前段属病因，中段属病理，小柴胡为治法，故分割而为三。盖病因、病理二段，诸注家皆分论不相属，故如此。陆氏谓"以血虚下厥"以下共八句三十七字，皆出后人傍注，而传钞误入正文。元坚氏说又不同，见后。

陆氏： 其脉微弱者，因新产血虚，虽有外感，脉不能浮大也。呕不能食，大便反坚，但头汗出，皆水毒上逆而不下逮之象（**时希按**：不知水毒何自来），故曰血虚而厥，厥而必冒，又曰血虚下厥，盖《素问》有下厥上冒之语（**时希按**：《五脏生成论》："腹满䐜胀，支鬲胠胁，下厥上冒，过在足太阴、阳明。"陆氏引举似不甚切），即郁冒之名所由昉[1]。**尤氏**：厥者必冒，冒家欲解，必大汗出者，阴阳乍离，故厥而冒；及阴阳复通，汗乃大出而解也。产妇新虚，不宜多汗，而此反喜汗出者，血去阴虚，阳受邪气而独盛，汗出则邪去阳弱，而后与阴相和，所谓损阳而就阴是也。小柴胡汤主之者，以邪气不可不散，而正虚不可不顾，惟此法为能解散客邪，而和利阴阳耳。**吴氏**：大便坚，呕不能食，用小柴胡汤，必其人舌有苔，身无汗，形气不衰者始可，故病得解，自能食也。若有汗当减柴胡，无热当减黄芩，呕则当倍姜、半，虚则当倍人参，又在临床之变通也。

时希按：丹波元坚以为"此条文法，稍近倒装"，今从其意，而改编原文之次序如下："产妇郁冒，其脉微弱，呕不能食，大便反坚，但头汗出，小柴胡汤主之。"此段为主文。"所以然者，血虚而厥，厥而必冒，冒家欲解，必大汗出，阴阳乃复。"此段解说小柴胡汤相应之效也。"以血虚下厥，孤阳上越，故头汗出。"此段解释主文头汗出。"所以产妇喜汗出者，亡阴血虚，阳气独盛，故当汗出。"此段解释郁冒汗出之病理。如此割分为四段，主文一而释文三，又删去末"大便坚，呕不能食"二句重文，不知较为通顺能读否？

由于全文错简，注家意见纷歧，总其内容，盖指出郁冒与大便难，每多相因同见。夫产家分娩之后，腹中空虚，大都思食，家属与产妇未有不求其多食以资补充者，然以其血虚津少，大便则难，以倍常之食入，而无倍常之排出，浊气留壅而上熏，常致上逆，或呕不能食，或致头汗，阳气郁而上冒，阴虚不能济之；又因汗出以受风，密室深慎，或无大邪之袭，然而汗出卫虚，无力以振发，虽卫虚而头汗，未足以驱邪也，故为郁冒。若邪郁而筋燥，则成痉矣。治当固卫以驱邪，润腑以降浊，柔筋而祛风，求此三法，小柴胡实非对证之治也。参、甘补中气而不强卫，芩、半降浊而不润腑，柴胡解表而有升提之弊，不虑其发风乎？若从清魂散（人参、泽兰叶、川芎、荆芥穗）、古拜散（一味荆芥炭，又名愈风散，《本事方》极称其妙，佐以姜地交加散，治郁冒痉厥，服后头痒而醒，风在上，故头痒而愈，犹如风湿在表，服防己黄芪汤如虫行皮中而愈同一机理。拙著《六合汤类方释义》及《女科一知集》中，多有论此，可参看）。又此证既已喜头汗、汗出，又以药大发其汗，虽云阴阳乃复，实乃重虚其已虚之阳，再竭其已汗之泪[2]，产家有多少阴阳供如此消竭？盖阴阳既虚（注家皆谓微邪为阳盛，是有悖《内经》"邪气盛则实（人决非阳盛），精气夺则虚（真是阴虚）"之旨），乃无端"损阳以就阴"（尤氏语），"惟有损其阳以配于阴，汗出所以泄气，阳泄而不强，然后匹敌弱阴而复于平，此亦自然疗法之一种消极救济法"（陆氏语），此二家之法，殆所谓两败俱伤者非欤？产后三病亦尝数遇之矣，轻则清魂、古拜以退热，重则四物、小柴合用；桂枝加栝楼以治痉；脾约麻仁丸以润肠，重则玉烛散（四物汤合调胃承气汤）、黄龙汤（大承气汤加当归、人参、甘草、桔梗、姜、枣）。以未尝"损阳就阴"，故未见阴阳俱败之危境。陆氏所云"盖阴阳偏胜（以虚邪为阳盛，本难成立），则为病尤亟，不若阴阳两伤（人为造成者），反得维持生命，徐图恢复"，郁冒竟成为如是严重之症，而不惜出以阴阳两伤，正邪两败之无可奈何疗法，是浅陋所未知也。

原文：病解能食，七八日更发热者，此为胃实，大承气汤主之。

尤氏：病解能食，谓郁冒解而能受食也。至七八日更发热，此其病不在表而在里，不属虚而属实矣，是宜大承气汤以下里实。**沈氏**：仲景本意，发明产后气血虽虚，然有实证，即当治实，不可顾虑其虚，反致病剧也。**周氏**：明系食滞于胃，脾虚不能运之，能不急下以救其津液乎？然大虚者，当少作汤，要在临证斟酌耳。

时希按：是条词气，颇若前证之续，然外解而食又复也。郁冒本以亡血、阴伤而感邪，为驱虚邪，或经大汗，则重伤其津液。今能食而肠燥积食，是胃家实之食复症也，下之则热亦退。然由虚而致实，决非尤氏所谓"不属虚而属实"，更不可如沈氏所谓"不必顾虑其虚"也。既是亡津液之肠燥，将润肠之不暇，岂复忍峻攻？则仍以黄龙汤、玉烛散之类为妥。

七十三、产后腹痛

原文：产后腹中疠痛，当归生姜羊肉汤主之；并治腹中寒疝，虚劳不足。

魏氏：妊娠之疠痛，胞阻而血寒也；产后腹中疠痛者，里虚而血寒也。一阻一虚，而治法异矣。**程氏：**产后血虚有寒，则腹中急痛。《内经》曰："味厚者为阴。"当归羊肉，味厚者也，用以补产后之阴；生姜以散腹中之寒，则疠痛自止。夫辛能散寒，补能去弱，三味，辛温补剂也，故并主虚劳、寒疝。**尤氏：**当归、生姜，温血散寒；孙思邈云："羊肉止痛，利产妇。"**陆氏：**产后腹痛，有因于里虚者，本方所主也；有因于里实者，当归芍药散所主也；实甚者，大承气汤所主也；有因于瘀血者，下瘀血汤所主也。**《本草衍义》：**张仲景治寒疝用生姜羊肉汤，服之无不应验。有一妇人产当寒月，寒气入产门，腹脐以下胀满，手不敢犯，此寒疝也，师将治之以抵当汤，谓有瘀血，非其治也。可服张仲景羊肉汤，二服遂愈（**时希按：**此条当出朱丹溪《本草衍义补遗》，故《丹溪心要》中亦载之，而文字为简）。

时希按：此方极妙，亦曾验过，产后虚疲，面㿠白无华，诸医所投补气血、补奇脉等法殆遍，而不能振其怯乏，与当归生姜羊肉汤，数剂而面转红润，疲乏即振矣。不论男女虚劳或阳惫畏寒，得此皆效。仍可煮成去姜、归，而以佐飧，但生姜不宜少用，所以温血行血散寒，且用为除膻也。惟虚证见血者，则勿用此方。

原文：产后腹痛，烦满不得卧，枳实芍药散主之。（二味杵散，以麦粥下之）

赵氏：仲景凡治腹痛多用芍药，何也？以其能治气血积聚，宣行腑脏，通则痛止也；阴气之散乱，用此收之也；以其能治血痹之痛也；以其能缓中而止急痛也。本草谓主邪气腹痛，故多用之。虽曰治之，而亦补之，木之味酸，芍药亦酸，故云补也；枳实炒黑，入血破瘀；麦粥补血脉也。**魏氏：**大麦粥，取其滑润宜血，且有益胃气也。**尤氏：**产后腹痛而致烦满不得卧，知血郁而成热，且下病而碍上也，与虚寒疠痛不同矣。枳实烧令黑，能入血行滞，同芍药为和血止痛之剂也。

时希按：产后腹痛，无拒按等瘀血征，则为儿枕作痛，其症甚多，原以一味五灵脂，或一味山楂炭（均名独圣散），皆极效。若用枳实炭行滞气于血中，芍药和血而止痛，并合灵脂、山楂而同用，其效尤妙。

原文：师曰：产妇腹痛，法当以枳实芍药散。假令不愈者，此为腹中有干血著脐下，宜下瘀血汤主之；亦主经水不利。（大黄、桃仁、䗪虫，炼蜜和丸，酒煎服。新血下如豚肝）

时希按：文义通利，无烦解说。方中大黄之下，桃仁之润，䗪虫之祛瘀，皆未为峻迅，滑润尤为可取也。惟徐氏"既曰新血，又曰如豚肝，骤结之血也"，语自矛盾。《兰台轨范》曰："新字当作瘀字。"较为近理。盖新血鲜红，瘀血黯紫，尽人知之，惟新血若暴崩者不及变色，若点滴而下者，可因腔道之酸素而凝为血块，然不能成为豚肝状，豚肝状必瘀宿之稍久，经酸素之酿变而成之，如消化道溃疡之出血亦然，为豚肝，是经胃酸久酿者，非新血也。续续吐者褐色血，而不成块，则为新血矣。然治产后腹痛，从妇科家言，以生化汤为上：归、芎之补血活血，黑姜、桃仁之温润去瘀，正合干血之治，又有甘草以补气帅血。若以肉桂、艾叶助其温，以蒲黄、五灵脂佐其去瘀止痛，则尤佳矣。

原文：产后七八日，无太阳证，少腹坚痛，此恶露不尽；不大便，烦躁发热；切脉微实，更倍；发热[3]，日晡时烦躁者，不食，食则谵语，至夜即愈，宜大承气汤主之。热在里，结在膀胱也。

尤氏：无太阳证者，无头痛恶寒之表证也。产后七八日，少腹坚痛，恶露不尽，但宜行血去瘀而已。然不大便、烦躁、发热、脉实，则胃之实也；日晡为阳明旺时，而烦躁甚于他时，又胃热之验也；食气入胃，长气于阳，食入而助胃之热则谵语，至夜阳明气衰而谵语愈，又胃热之验也，故曰热在里，结在膀胱，里即阳明，膀胱即少腹，盖谓不独血结于下，而亦热聚于中也。若但治其血而遗其胃，则血虽去而热不除，即血亦未必能去，而大承气汤中，大黄、枳实均为血药，仲景取之者，盖将一举而两得之欤？

时希按：尤氏长于随文敷义，佞奉经文，而疏于考核讹夺，因错就错，巧为联贯，多方辩解，常不切实。例如此条无膀胱症，当为结于血室，而尤氏改为膀胱即少腹；如"切脉微实再倍"义不通，置之不释，《脉经》则为"趺阳脉微实再倍"，则再倍者乃趺阳再倍于气口也；大承气明明去里热而不能去恶露，何不云可用下瘀血汤或桃仁承气？而以大黄、枳实为血药以辩。皆失实也。赵氏佞古同于尤氏，其有难解者，则舞弄阴阳，以文其空廓，取譬则源远流长，泛泛道来，不切实用，类乎迂夫子之解经文矣。而《金鉴》则大刀阔斧，一遇扞格，则曰缺简，曰不释，如此则真文所存无几矣，非正确对待经典著作之态度也。今以《脉经》文字纠正本条："（上同）不大便四五日，趺阳脉微实再倍，其人发热日晡所烦躁者，不能食，谵语，利之则愈，宜承气汤。以热在里，结在膀胱也。方在伤寒中。"似较易读。

程氏：此条前后错简，"热在里"八字，当在"恶露不尽"之下。"至夜即愈"四字衍文，《脉经》无。《金鉴》："热在里"八字，当在上文"恶露不尽"之下，未有大承气下膀胱血之理，必是传写之误。"再倍"二字，当是衍文。

时希按：陆氏于"再倍"二字，亦谓衍文，疑《脉经》"无论发热与脉实，皆不可以再倍量计者"。此则误矣，《灵枢·经脉》有寸口大一倍、再倍、三倍于人迎，人迎大一倍、再倍、三倍于寸口之脉法；又《素问·三部九候论》有察九候独小、独大、独疾、独迟、独热、独寒、独陷下之脉法，岂不以计量及比较哉？

李彣：此一节具两证在内，一是太阳蓄血证（**时希按：**原文明言"产后七八日，恶露不尽"，而两证中却漏此主病），一是阳明里实证，因古人文法错综，故难辨也。无太阳证，谓无表证者；少腹坚痛者，以肝藏血，少腹为肝经部分，故血必结于此，则坚痛亦在此；此恶露不尽，是为热在里，结在膀胱（按：既知恶露未尽，岂恶露结在膀胱乎），此太阳蓄血证也，宜下其瘀血。若不大便，烦躁、脉实、谵语者，阳明里实也，再倍发热者（按：以再倍二字连在下文读，注家多如此，若见《脉经》发热上有"其人"二字，则再倍必指脉法矣），热在里，蒸蒸发于外也；阳明旺于申酉戌，日晡是阳明向旺时，故烦躁不能食；病在阳而不在阴，故至夜则愈，此阳明腑病也，宜大承气汤以下胃实（按：此注丹波元坚以为极允）。

七十四、产后中风（产后风）

原文： 产后风，续之数十日不解，头微疼，恶寒，时时有热，心下闷，干呕，汗出。虽久，阳旦证续在耳，可与阳旦汤。（桂枝汤加黄芩）

尤氏： 产后中风至数十日之久，而头疼、寒热等证不解，是未可卜度其虚，而不与解之、散之也。阳旦汤治伤寒太阳中风夹热者，此风久而热续在者，亦宜以此治之。**徐氏：** 此段言产后中风淹延不愈，而表里杂见者，仍当去其风也。谓中风之轻者，数十日不解，似乎不可责表，然头疼恶寒，汗出，有时有热，皆表证也；心下闷，干呕，太阳之邪欲内入，而内不受也。今阳旦证仍在，阳旦汤何不可与，而因循以致误也。

时希按： 关于阳旦汤，原文下林亿注云"即桂枝汤，方见下利中"；《脉经》作"方在伤寒中，桂枝是也"；徐氏、沈氏、尤氏、《金鉴》[4]为"桂枝汤加黄芩"；而魏氏则据《伤寒论》证象阳旦条，为桂枝加附子；成无己注谓"阳旦，桂枝之别名"。则阳旦之名何来，《外台》伤寒中风门引《古今录验》阳旦汤，即桂枝汤加黄芩二两，注云"《千金》同"，以《录验》所存仲景方，常有其正确性，为诸家所信用也。而陆氏则曰："《伤寒论》太阳上篇证象阳旦条，本非仲景语。本条皆非仲景辞气，余故谓《金匮》妇人诸篇，非《伤寒杂病论》之文也。"遂一举而尽扫之矣。

余谓从其症象言，数十日不能谓犹在太阳，"时时有热"，则热有休时，加以恶寒，心下闷，干呕，汗出而热不解，何不云邪在少阳，而用小柴法乎？

原文：产后中风，发热，面正赤，喘而头痛，竹叶汤主之。（竹叶、葛根、防风、桔梗、桂枝、甘草、人参、附子、生姜、大枣。颈项强，用大附子一枚；呕者加半夏。）（**时希按：**《活人书》及《张氏医通》方内无附子。）

徐氏：中风发热头痛，表邪也；然面正赤，此非小可，所谓面若妆朱，乃真阳上浮也；加之以喘，气高不下也。明是产后大虚，元气不能自固，而又杂以表邪，自当攻补兼施。**尤氏**：此产后表有邪而里适虚之证，若攻其表，则气浮易脱；若补其里，则表多不服（按：不服，不知何义）。竹叶汤用竹叶、葛根、桂枝、防风、桔梗解外之风热；人参、附子固里之脱；甘草、姜、枣以调阴阳之气而使其平。乃表里兼济之法。凡风热外淫而里气不固者，宜于此取则焉。**沈氏**：产后最易变为柔痉，故发热头痛，虽属太阳表证，恐隐痉病之机，所以方后云：颈项强加大附子一枚。《张氏医通》，此桂枝汤去芍药，加竹叶、葛根、桔梗、人参，因方后所加附子，向来混入方内。**赵氏**：竹叶汤亦桂枝汤变化者，仲景凡治二经合病，多加葛根，为阳明解肌药也。防风佐桂枝主二经之风，竹叶主气上喘，桔梗佐竹叶利之，人参亦治喘，附子恐是后所加，治颈项强耳。邪在太阳，有禁固其筋脉，不得屈伸，故用附子温经散寒湿，以佐葛根；若邪在胸中而呕，加半夏治之。

　　时希按：诸注以赵氏说最明简，对竹叶汤之解说亦恰合。若徐氏误认面正赤为阳浮，此头痛发热面赤，正是前篇痉病之见症，故赵氏谓二阳经合病是也。尤氏罗列诸解外药，而寒热不分，又谓以固脱，当从《活人书》等以附子为加药，专治颈项强，以祛寒湿，则是矣。然竹叶汤寒热攻补夹杂，无所取长。

七十五、产后呕逆

　　原文：妇人乳中虚，烦乱呕逆，安中益气，竹皮大丸主之。（生竹茹、石膏、桂枝、白薇、甘草、枣肉和丸。有热倍白薇；烦喘加柏实。）（《活人书》柏实作枳实。）

　　时希按："乳中"二字，乃妇人哺乳期中，则不知系产后多少日，诸家或作"产乳中"，则尚在产后期，中医谓月子内，近则产前后八周之内也。以《脉经》为"产中"，故丹波氏乃谓盖在草褥；以文曰"乳中虚"，故魏曰"乳即血也，初产血虚"；张璐谓"哺乳而乳汁去多"；沈云"乳下当有闭字"，谓乳闭而不通也，可谓想入虚玄，各骋臆说。而《金鉴》则谓："此条文义药证未详。"

尤氏：此乳子之时，气虚火胜，内乱而上逆也。竹茹、石膏甘寒清胃；桂枝、甘草辛甘化气；白薇性寒入阳明，治狂惑[5]邪气，故曰"安中益气"。**赵氏**：阴乏则火挠[6]而神昏乱，胃虚则呕逆，用甘草泻心火，安中益气；石膏疗烦乱；竹皮主呕逆；桂枝利荣气，通血脉，又宣导诸药，使无杆格之患。

时希按：既曰乳中虚，当产后血气两不足，而方中无补虚者，何能照顾虚字？竹茹治烦呕极佳，烦呕能解即是安中；石膏质重，竹茹质轻，二者不可比重，乃曰各二分（即半两），可见茹为主而膏为佐，助其清烦，烦清则气不上逆，而呕可止也。桂枝、白薇亦等分，白薇凉血除虚热，而桂则居此何义？未可解也。然四药共重六分（茹、膏各二分，桂、薇各一分），甘草却重七分，又合枣肉，甘以缓中，亦以安中，故有人乃认甘草为君药也。

七十六、产后下利

原文：产后下利虚极，白头翁加甘草阿胶汤主之。（白头翁、甘草、阿胶、秦皮、黄连、柏皮）

尤氏：伤寒热利下重者，白头翁汤主之，寒以胜热，苦以燥湿也。此亦为热利下重，而当产后虚极，则加阿胶救阴，甘草补中生阳，且以缓连、柏之味苦也。**吴氏**：此条文义证药不合，不释（按：《脉经》文作"热利重下，新产虚极"；元坚氏云"虚极尤言疲惫"；渊雷谓"此治血痢困惫[7]之方"，不作虚极字面解；而《金鉴》正因其虚极而大用苦寒为不合，故不释也）。

时希按：古人治血痢颇喜阿胶，不以其腻黏而顾忌也，血痢已虚，正须借以止血。甘草可从以引伸，若虚极而积化滞去，苔净思食者，即参、术亦在备用中。若此方者，虚实兼顾，气血并补，从方法与药物言，均属上乘。

七十七、产后少腹满

原文：妇人少腹满如敦状，小便微难而不渴，生后者，此为水与血俱结在血室也，大黄甘遂汤主之。（大黄、甘遂、阿胶。顿服，其血当下）

尤氏：敦音对，按《周礼》注"盘以盛血，敦以盛食"，盖古器也（陆氏谓"盛食之敦，系圆形有盖之器"）。少腹满如敦状者，言少腹有形高起如敦之状，与《内经》"胁下大如覆杯[8]"之文略同；小便难，病不独在血矣；不渴，知非上焦热不化；生后即产后，产后得此，乃是水血并结，而病属下焦也。故以大黄下血，甘遂逐水，加阿胶者，所以去瘀浊而兼安养也。

时希按：浙宁人以有妊为有生，首胎曰头生，小产曰小生，顺产曰大生。不想近代方言，乃有合于仲景之文也。沈氏、徐氏改生后作"经后"，大误。《脉经》作"如敦敦状"，若从《千金》"阴交石门，主水胀，水气行皮中，小腹皮敦敦然，小便黄"之语为解，亦通。南方俗语，物重而加形容词，曰"重敦敦"，谓其沉重也。产后腹敦满，多属恶露不清，血阻水积，渍满少腹，大黄、甘遂逐水并逐血也，故曰"其血当下"，斯则一举而两得。

● **【校注】**

[1] 昉（fǎng）：起始。

[2] 泪：据文义，当作"阴"是。

[3] 切脉微实，更倍；发热：宋本（明·赵开美校刻）《金匮要略·妇人产后病脉证治》作"切脉微实，再倍发热"。

[4]《金鉴》：原为《金匮》。疑误。

[5] 惑：原为"感"。据《金匮要略心典·妇人产后病脉证治》改。

[6] 挠（náo）：阻碍；搅扰。

[7] 惫（bèi）：极度疲乏。

[8] 胁下大如覆杯：语出《灵枢·邪气脏腑病形》："微急为肥气，在胁下若覆杯。"

产后三病即痉、郁冒、大便难，总由新产气血虚、津液伤所致，何时希辨治善用清魂散、古拜散以治郁冒或发热，重则四物、小柴合用；桂枝加栝楼以治痉；脾约麻仁丸以润肠，重则玉烛散、黄龙汤攻补兼施。产后腹痛仲景分为血虚内寒、气血郁滞、瘀血内停三种，分别用当归生姜羊肉汤、枳实芍药散、下瘀血汤治疗，何时希提出以生化汤补血活血，温润去瘀为上，且可随证加减，可参。

七十八、妇人病概论

原文：妇人之病，因虚、积冷、结气，为诸经水断绝，至有历年，血寒积结，胞门寒伤，经络凝坚。在上呕吐涎唾，久成肺痈，形体损分。在中盘结，绕脐寒疝（时希按：自寒疝句起，隔句押韵，即二句为一韵也）；或两胁疼痛，与脏相连；或结热中，痛在关元，脉数无疮，肌若鱼鳞，时着男子，非止女身。在下来[1]多，经候不匀，令阴掣痛，少腹恶寒；或引腰脊，下根气街，气冲急痛，膝胫疼烦。奄忽眩冒，状如厥癫，或有忧惨，悲伤多嗔，此皆带下，非有鬼神。久则羸瘦，脉虚多寒；三十六病，千变万端；审脉阴阳，虚实紧弦；行其针药，治危得安；其虽同病，脉各异源；子当辨记，勿谓不然。

时希按：参考诸家读法，分成六段，第一段总论虚、冷，气三因；第二段上焦病；第三段中焦病；第四言上中两焦之病男女皆有之；第五段下焦病，皆属妇女；第六段言病脉不同，嘱人辨记也。此条文字乃为《脉经》所无，失一佐证，甚可惜。

吴氏：此条为妇人诸病纲领。其病之所以异于男子者，以其有月经也。其月经致病之根源，则多因虚损、积冷、结气也，三者一有所感，皆能使经水断绝，至有历年，寒积胞门，以致血凝气结而不行者。先哲云：女子以经调为无病，若经不调，则变病百出矣。以下皆言三者阻经之变病，其变病之不同，各因其人之脏腑经络、寒热虚实之异也，如寒外伤经络，其人上焦素寒，则凝坚在上，故上焦胸肺受病也；形寒伤肺，则气滞阻饮，故呕吐涎唾也。若其人上焦素热，寒同其化，久则成热，热伤其肺，故成肺痈（**时希按**：久则成热，乃其想象之词，原文无可寻取。丹波元简以为当作肺痿，盖上焦凝寒，且有呕吐涎唾之症，无为肺痈之理；元坚引《脉经》妇人病，亦有"咳吐呕沫，其肺成痿"语以证之，是也），而形体瘦损也。若其人中焦虚寒，则在中盘结，故绕脐疝痛也，或两胁疼痛，是中焦之部连及肝脏故也。或其人中焦素热，则不病寒疝，而病结热于中矣，中热故不能为寒疝，而绕脐之痛，仍在关元也。其人脉数当生疮，若无疮则热必灼阴，皮肤失润，故肌粗若鱼鳞也。然此呕吐涎唾、寒疝疼痛、肌若鱼鳞等病，亦时著男子，非止妇人病也（按：应更明确言之，以上为上中二焦之病，未言及下焦）。在下未多（按：未字《金鉴》谓：本条皆经水断绝之病，若系"来多"，则与上文不合，与下文经候不匀亦不合，当改"未多"。然上文肺痈、呕吐涎唾、寒疝、痛在关元、肌若鱼鳞，皆非专属女人病也，其语不确。未字徐氏疑误，丹波兄弟、陆氏、赵开美本皆作"未多"，而尤氏、赵以德、高氏、程氏皆作"来多"，程云"谓崩带之属"是也），谓经候不匀而血不多下也（按：若作"来多"，则正是多下）。邪侵胞中，乃下焦之部，故病阴中掣痛，少腹恶寒也。或痛引腰脊，下根气街急痛，腰膝疼烦，皆胞中冲任为病所必然也。或痛极奄忽眩冒，状如厥癫，亦痛甚之常状也。若其人或有忧惨悲伤多嗔之遇，而见此眩冒厥癫之证，实非有鬼神也。凡此胞中冲任血病，皆能病带，故谚曰十女九带也（按：此解大误，仲景言带下，大都指专属妇女病，而非是赤白带下，尤注甚是）。然带下病久，津液必伤，形必羸瘦，诊其脉虚，审其多寒，岂止为此三十六病，而千变万端矣。虽千变万端，然审脉阴阳虚实紧弦，与病参究，行其针药，治危得安也。**尤氏**：此言妇人之病，其因约有三端，曰虚、曰冷、曰结气。盖血脉贵充悦，而地道喜温和，生气欲条达也，否则，血寒经绝，胞门闭而经络阻矣。而其变证，则有在上、在中、在下之异，在上者肺胃受之，为呕吐涎唾，为肺痈，为形体消损，病自下而至上，从炎上之化也。在中者肝脾受之，或寒疝绕脐，或胁痛连脏，此病为阴；或结热中，痛在关元；或脉数肌干，甚则并著男子（**时希按**：此句误解，甚字与并字皆无据，当云男子亦时病之，非为女子独有也），此病为热中，为阴阳之交，故或从寒化，或从热化也。在下者肾脏受之，为经脱不匀（**时希按**：脱字亦无据。解经者或病佞古，而务穿凿傅会[2]，或病非古，而蔑方言口语。一部《伤寒卒病论》中，自有许多汉代民间或医生间通俗习用之病名，以及莫可深诘之形容词，如此条"损分""奄忽"为诗文家通用语；"至有历年"乃"历至有年"、"治危得安"乃"危得治而安"之倒装句。则"在下来多"，盖谓病在下则经来多，或经候不匀。经临而用来字，病家常言之，如北方谓之"例假"，浙宁谓之"经家"，皆通俗而可会意者。如经家一语，与仲景常言之饮家、渴家、血家、湿家、疮家，岂不同其古趣，何必曲解为经脱），为阴中掣痛，少腹恶寒；或上引腰脊，下根气街，及膝胫疼痛，肾脏为阴之部，而冲脉与少阴之大络，并起于肾故也；甚则奄忽眩冒，状如厥癫，所谓阴病者下行极而上也；或有忧惨悲嗔，状如鬼神者，病在阴则多怒，及悲愁而不乐也。而总之曰：此皆带下，带下者带脉之下，古人列经脉为病凡三十六种，皆谓之带下病（此带谓奇经之带脉，带脉束腰，妇女病多在腰以下，故以带下病为之总称），非今人所谓赤白带下也。至其阴阳虚实之机，针药安危之故，苟非医者辨之有素，乌能施之而无误耶？**徐氏**："妇人之病"至"胞门"为一篇纲领。"因虚积冷结气"六字，尤为纲中之纲，谓人不虚则邪不能乘之，因虚故偶感之冷不化而积。气热则行，冷则凝，冷气凝滞，久则结，结者不散也。血遇冷气而不行，则经水断绝，然有微甚上下不同，故曰诸。

时希按：上引吴氏及尤氏之注，以为颇得其要，他注或有佳句，则不烦絮絮引矣。

赵开美本《金匮要略方论》为二十五篇，本书札记至二十二篇止。以下第二十三篇为杂疗，有论一首、证一条、方二十二首；第二十四篇为禽兽虫鱼禁忌，有论辩二首、九十法、方二十首；第二十五篇为果实菜谷禁忌，赵本不注方法数目，陆氏作十六方。诸家注释，就手头存书言之：《金鉴》、陆渊雷、高学山、丹波元简、元坚皆二十五篇释全；赵以德、周扬俊、魏玉璜、尤在泾均断止于二十二篇，杂疗及食忌则摒而未释。后三篇中有仲景遗文（见拙著《雪斋读医小记》"饮食宜忌篇"，以为多能录存黄帝旧说者），而后人羼[3]入尤不少，故余亦从尤氏等而止于此云。

［1］来：宋本（明·赵开美校刻）《金匮要略·妇人杂病脉证并治》作"未"字。

［2］傅会：牵强，附会。

［3］羼（chàn）：掺杂。

● 【评析】

本条论述妇人杂病的病因、病机和证治。病因不外气虚血少、久积冷气、气血郁结三方面，三者皆可影响月经不调而致经闭；日久则肝肾亏虚，冲任受损，气滞血凝。病变可波及上、中、下三焦，然妇人病总以月经不调、少腹冷痛、悲伤忧郁等症为主。治疗当审脉症之阴阳虚实寒热，施以针药，学者当辨别清楚，方能治危得安。

七十九、热入血室

原文：**妇人中风，七八日续来寒热，发作有时，经水适断，此为热入血室，其血必结，故使如疟状，发作有时，小柴胡汤主之。**

成氏：七八日邪气传里之时，本无寒热而续得寒热，经水适断者，为表邪乘虚入于血室，相搏而血结不行，经水所以断也。血气与邪分争，致寒热如疟而发作有时，与小柴胡以解传经之邪。**尤氏：**中风七八日，寒热已止而续来，经水才行而适断者，知非风寒重感，乃热邪与血俱结于血室也。热与血结，攻其血则热亦去[1]，然虽结而寒热如疟，则邪既流连于血室，而亦侵淫于经络，设攻其血，血虽去，邪必不尽，且恐血去而邪得乘虚尽入也。仲景单用小柴胡，不杂血药一味，意谓热邪解而乍结之血自行耳。

时希按：此证热邪乘经来血室之虚，而入与血结，虽未言症状，然经水适断，及寒热如疟即是也。小柴胡但解少阳经邪，即使邪不在少阳，亦可治其寒热如疟之见症，不治其血，如何处理血结？据经验，小柴胡去参、芩，与四物汤同用，重用芎、归、赤芍，加丹参、泽兰等，取效甚速。此属《伤寒论》第144条。

原文：妇人伤寒发热，经水适来，昼日明了，暮则谵语[2]，如见鬼状者，此为热入血室。治之无犯胃气及上二焦，必自愈。

成氏： 伤寒发热者，寒已成热也。经水适来，则血室空虚，邪热乘虚入于血室。暮则谵语，如见鬼状，是邪不入腑，入于血室而与阴争也。阳盛谵语则宜下，此热入血室，不可与下药，犯其胃气。热入血室，血结寒热者，与小柴胡汤散邪发汗；热入血室，胸胁满如结胸状者，可刺期门，此虽热入血室而无满结，故不可刺。必自愈者，以经行则热随血去，血下已，则邪气悉除而愈矣。发汗为犯上焦者，发汗则动卫气，卫气出上焦故也；刺期门为犯中焦者，刺期门则动荣气，荣气出中焦故也。**尤氏：** 伤寒发汗过多者，邪气离表则入阳明；经水适来者，邪气离表则入血室。盖虚则易入，亦惟虚者能受也。昼日明了，暮则谵语者，血为阴，暮亦为阴，阴邪遇阴乃发也。然热虽入而血不结，其邪必将自解。治之者但无犯胃气及上二焦阳气而已。仲景盖恐人误以为发热为表邪未解，或以谵语为阳明胃实，而或攻之、或汗之也。

时希按： 热已入于血室矣，其血之结否，应以经事为断，经水不断（如本文言适来而不言适断，则为不断）为未结，适断为已结；又腹之拒痛与否，亦为结与不结之征，今适来而未断，虽谵语而无拒按，故知热入血室而未结也。然热邪已入于血，见谵语则为扰犯心包，岂不治而可愈？故《脉经》注云"二字疑"，疑其能自愈否也，则清心凉膈下瘀，亦宜施之而莫迟。禁汗以伤阳，禁刺以伤阴，仲景之告诫，学者所当遵循而自知抉择耳。经断者入血室而瘀结，可致发狂；适来而未断，则热虽入血，可随经血以俱去，虽有谵语，无害，此皆符合于临床，学者所宜记取者。此属《伤寒论》第145条。

原文：妇人中风，发热恶寒，经水适来，得之七八日，热除，脉迟，身凉和，胸胁满如结胸状，谵语者，此为热入血室也。当刺期门，随其实而取之。

尤氏： 热除、脉迟、身凉和而谵语者，病去表而之里也。血室者，冲任之脉，肝实主之，肝之脉布胁肋，血行室空，热邪独胜，则不特入于其宫，而亦得游其部，是以胸胁满如结胸状。许叔微云："邪气蓄血，并归肝经，聚于膻中，结于乳下，以手触之则痛，非汤剂可及，故当刺期门也。"期门，肝之募，随其实而取之者，随其结之微甚，刺而取之也。

时希按：既为热邪传入血室，虽血未结，而总为邪热，已见谵语，能热除、脉迟、身凉乎？此所未解。以由表而入里，虽部位之不同，而邪犹在也；又肝脉布胁下，络阴器，调经以理气为先，理其肝气也。其胸胁满痛，又非理肝气之药不能到，治血而治肝，正是药所能到，何必舍汤药而取刺？此条属《伤寒论》第143条。

原文：阳明病，下血谵语者，此为热入血室，但头汗出。当刺期门，随其实而泻[3]之，濈然汗出者愈。

尤氏：阳明之热，从气而之血，袭入胞宫，即下血而谵语。盖冲任之脉，并阳明之经，不必乘经水之来而后热得入之，故彼为血去而热入（按：指前三条经水适来，此条非值经期），此为热入而血下也。但头汗出者，阳通而闭在阴也，此虽阳明之热，而传入血室，则仍属肝家，故亦当刺期门以泻其实，刺已，周身濈然汗出，则阴之闭者亦通，故愈。

时希按：此条属《伤寒论》第216条。从泻期门治热结血分一法，可举一隅而三反之，治妇人经期、产后发热谵妄、血结胸、头汗出如郁冒诸症，必当治肝，小柴胡（陆氏谓"小柴胡能治血结子宫"）、逍遥散乃是要药（原注："阴癫肿亦主之。"）。

八十、经病

原文：带下，经水不利，少腹满痛，经一月再见者，土瓜根散主之。（土瓜根、芍药、桂枝、䗪虫）

徐氏：带下，即前所谓"此皆带下"，非专指赤白带也。

时希按:《史记》:"扁鹊名闻天下,过邯郸,闻贵妇人,即为带下医。"带下乃妇科病之统称。《金匮》妇人三十六病,未举其名;《巢氏病源》乃有带下三十六疾候;《千金》亦有其名,所谓十二癥、九痛、七害、五伤、三痼者,其中皆无赤白带症候。关于带下之考,见拙著《六合汤类方释义》中。

尤氏:妇人经脉流畅,应期而至,血满则下,血尽复生,如月盈则亏,月晦复朏[4]也。惟其不利,则蓄泄失常,似通非通,欲止不止,经一月而再见矣。少腹满痛,不利之验也。土瓜根主内痹瘀血月闭;䗪虫蠕动逐血;桂枝、芍药行营气而正经脉也。**赵氏:**土瓜根者,能通月,消瘀血,生津液,津生则化血也;芍药主邪气腹痛,除血痹,开阴寒;桂枝通血脉,引阳气;䗪虫破血积以消行之。

时希按:经虽一月而再行,非冲任之不固,乃寒滞气积或他因之阻,而使其先行之不畅也。仍当通因通用,本条方治证候,均明畅无可议者。独何时而用此方始恰,则须细心候其正常经临之期,先三日施之,借经冲之势,顺流而疏浚之,则泥沙杂下,积瘀可去。施用而不得其时,徒耗真血,而宿瘀未必能去也。

原文:寸口脉弦而大,弦则为减,大则为芤,减则为寒,芤则为虚,寒虚相搏,此名曰革,妇人则半产漏下,旋覆花汤主之。(旋覆花、葱、新绛)

陆氏:虚劳篇及《伤寒论》辨脉篇并云:"妇人则半产漏下,男子则亡血失精。"妇人与男子对举,故著二则字。此条删男子句,而妇人句仍有则字,文义上删缀之迹显然矣。新绛即绯帛,始见于陈藏器《本草拾遗》,云治恶疮疔肿;时珍始云疗血崩金疮出血,而有人用以治咯血。汉魏时盖未入药,然则本方是唐以后方,当别有主治,编次者妄缀于此条也。

时希按:此条于本书凡三见,虚劳篇文全,吐衄下血篇末句删失精二字,此条则删去末第二句"男子则亡血失精"七字。而旋覆花汤一用于肝着病,此又再见焉,若此重见迭出,必为编次者之误,非仲景原意可知。

尤氏:详《本草》旋覆花治结气,去五脏间寒热,通血脉;葱主寒热,除肝邪;绛帛入肝理,殊与虚寒之旨不合。然而肝以阴脏而舍少阳之气,以生化为事，以流行为用，是以虚不可补，解其郁聚，即所以补；寒不可温，行其血气，即所以温。固不可专补其血，以伤其气；亦非必先散结聚，而后温补。**赵氏**：所以用是汤，先解其结聚之邪也。而温补其虚寒者，必另有法矣。

时希按：旋覆花汤仲景用治肝着，颇为恰当，编者误缀于此，既文字与方均重出，此处宜删去之。然实是佳方，治肝郁胁痛，及闪气入胁者甚效。往时用新绛写作猩绛，盖谓乃得猩猩血所染，清代官帽上红缨，即此物也。故吾少时用猩绛，皆为此鲜红如新，永不褪色之物，尝笑其为清代之旧绛，实非新绛。以后药铺所供，闻为苏木、红花水所染，则暗红如旧，而实是新绛矣。即此亦逐渐被废弃而不用，为深惜之。

原文：妇人陷经，漏下黑不解，胶姜汤主之。

李彣：陷经漏下，谓经脉下陷而血漏下不止，乃气不摄血也；黑不解者，瘀血不去则新血不生，荣气腐败也（**时希按**：李氏句读有误，当为陷经是病名，漏下是症状）。然气血喜温恶寒，用胶姜汤养气血，则气盛血充，推陈致新，而经自调矣。**吴氏**：此条文义必有缺误，胶姜汤方亦缺，姑采李注，以见大意。**尤氏**：陷经，下而不止之谓；黑则因寒而色瘀也。胶姜汤方未见，然补虚温里止漏，阿胶、干姜二物已足。林亿云，恐是胶艾汤，按《千金》胶艾汤有干姜，似可取用。《丹溪心法》：紫黑色者，滞而夹热也；过期紫色有块，亦血热也，必作痛，四物汤加香附、黄连。《格致余论》：紫者气之热也，黑者热之甚也。人但见紫者、黑者、成块者、作痛者，率指为风冷，而行温热之剂，祸不旋踵矣。又：热甚者必兼水化，所以热则紫，甚则黑也。又：况妇人性执而见鄙，嗜欲加倍（按：语谬无稽），脏腑厥阳之火，无日不起，非热而何？若夫风冷必须外得，设或有之，盖千百而一二者也（按：南人偏见）。《景岳全书》：至于紫黑之辨，其证有如冰炭，而人多不解，误亦甚矣。盖紫与黑近，今人但见紫黑之血，便谓内热之甚，不知紫黑、紫红，浓而成片成条者，是皆新血妄行，多由血热；紫而兼黑，或散或薄，沉黑色败者，多以真气内损，必属虚寒。由此而甚，则或如屋漏水，或如腐败之宿血，是皆紫黑之变象也，此肝脾大损，阳气大陷之证，当速用甘温如理阴煎、理中汤、归脾汤、四味回阳饮、补中益气汤之类，单救脾土，则陷者举，脱者固，元气渐复，病无不愈。若尽以紫色作热证，则无不随药而毙矣。凡肠澼便血之属，无不皆然，学者于此，最有不可忽者。**陆氏：**红血球中氧气饱和时，色即鲜红；氧气少，带炭气时，色即紫黯。故动脉出血则鲜红，静脉出血则紫黯。又吐血、漏下等病，血溢出血管稍久，然后吐下出外时，色即紫黑。由是言之，《巢源》以五色辨五脏之虚，丹溪以淡黑辨寒热，皆无理而不可信也。

时希按：因陆氏之言，同举朱、张二家相反之论以并观之，则丹溪偏狭之见，有不知风土人物之异，而逞其狂言者。至今北方仍有露厕，以想当年巢氏倡言"风冷乘之"之因，可谓历今而未改。至妇女性情，尤可见朱氏诊病对象之局限，今之妇女有朱氏所言之生活、嗜欲、性格者，能几人哉？况当风饮冷之习惯，已行于全国，遍于四季，入冬甚至以啖冰为风尚者，岂丹溪所能梦见？则其说在今日有不可信从者，乃曰"温热之剂，祸不旋踵"，诚危言以耸听矣。返观景岳之说，理较中肯，其谓"若尽以紫色作热证，则无不随药而毙矣"，则亦娇枉救偏，不免于过激耳。合之临床，本条之症，若施胶艾汤加炮姜，必能收去瘀生新之效。亦有须投荆芩四物汤者，比数为少。总以其他症状为断，阴虚或血热，阳虚或血寒，凭脉凭症，不仅恃于红黑之辨而断断[5]逞舌也。

原文：妇人经水不利下，抵当汤主之。（水蛭、虻虫、桃仁、大黄）（按：《脉经》无下字）

吴氏：妇人经水不利下，经行不通利畅快下也，乃妇人恒有之病，不过活瘀导气，调和冲任，足以愈之。今曰"抵当汤主之"，夫抵当重剂，文内无少腹结痛、大便黑、小便利、发狂、善忘、寒热等症（**时希按：**查《伤寒论》抵当汤四条中，尚有脉微而沉、少腹硬满、屎硬反易、脉数不解、消谷善饥等症），恐药重病轻，必有残缺错简，读者审之。**陆氏：**但据经水不利，自不宜遽用抵当，然经水不利之人，要亦有抵当汤证，当参看《伤寒论》抵当证以处之。**尤氏：**妇人经闭，多有血枯脉绝者矣，虽养冲任，犹恐不至，而可强责之哉？

时希按： 经方家手不处时方，与《说文》家手不写一李阳冰[6]篆书，其拘执同。而方药与病证，则或异于是，古今人当知有不同，地岂无南北之异？凡古医书举症不详者，供参考则可，若原方套用，纳今病于古方，不削足其能适履乎？故最滋药重病轻，药过病所之弊；注者又喜随文敷衍，或随声附和，漫夸神方，张扬其说，学者则易受其惑，苟无师承经验者，愿勿孟浪，《金鉴》之言是也。

原文： 妇人经水闭不利，脏坚癖不止，中有干血，下白物，矾石丸主之。（矾石、杏仁，炼蜜丸枣核大，内脏中，剧者再内之）

尤氏： 脏坚癖不止者，子脏干血坚凝成癖而不去也。干血不去则新血不荣，而经闭不利矣。由是蓄泄不时，胞官生湿，湿复生热，所积之血，转为湿热所腐，而成白物，时时自下。是宜先去其脏之湿热，矾石却水除热，合杏仁破结润干血也。**沈氏：** 脏即子宫也，坚癖不止，"止"当作"散"字，坚癖不散，子宫有干血也。白物者，世谓之白带也。**程氏：** 此方专治下白物而设，未能攻坚癖，下干血也。

时希按： 脏中坚癖，是干血耶，抑为肿瘤，白带为此而下，切当注意，决非此坐药可治者。

八十一、瘀血

原文： 问曰：妇人年五十所，病下利数十日不止，暮即发热，少腹里急，腹满，手掌烦热，唇口干燥，何也？师曰：此病属带下。何以故？曾经半产，瘀血在少腹不去。何以知之？其证唇口干燥，故知之。当以温经汤主之。（吴茱萸、当归、芎藭、芍药、人参、桂枝、阿胶、丹皮、生姜、甘草、半夏、麦冬。亦主妇人少腹寒，久不受胎；兼取崩中去血，或月水来过多；及至期不来。）

时希按： 从《脉经》《局方》以考文字：里急下有"痛"字；手掌热，无

"烦"字；第二句下利，程氏、《金鉴》、李彡、陆氏皆谓当是"下血"，然此段颇似《脉经》文法。其次条又言"妇人病下利而经水反断，但下利亡津液，故经断"，显然与年五十所之病例作对举。又《和剂局方》之温经汤即本方，其治为"冲任虚损，月候不调，或来多不断，或过期不来，或崩中去血过多不止。又治曾经损娠（即半产也），瘀血停留，少腹急痛，发热下利（亦为下利），手掌烦热，唇干口燥。及治少腹有寒，久不受胎"。盖原文虽列下利为症象之首，而实非要症。又若为下血数十日，瘀血在少腹者何以不去，而仍有腹满里急痛之症？

尤氏：妇人年五十所，天癸已断而病下利，似非因经所致矣。不知少腹旧有积血，欲行而未得遽行，欲行而不能竟止（**时希按**：二句不知何据），于是下利窘急，至数十日不止（按：从"于是"二字而言文义，似因瘀血之积而迫其肠气，以致下利者，但尤氏此四句不易解）；暮即发热者，血结在阴，阳气至暮不得入于阴，而反浮于外也；少腹里急、腹满者，血积不行，亦阴寒在下也；手掌烦热，病在阴，掌亦在阴也；唇口干燥，血内瘀者，不外荣也。此为瘀血作利（按：前阴后肠，病在两途），不必治利，但去其瘀而利自止。**程氏**：妇人有瘀血，当用下瘀血汤，今妇人年五十，当天癸竭之时，又非下药所宜，故以温药治之，以血得温即行也。经寒者温以茱萸、姜、桂；血虚者益以芍药、归、芎；气虚者补以人参、甘草；血枯者润以阿胶、麦冬；半夏用以止带下（**时希按**：病属带下一句，谓此是妇科病，非下利之内科为主也。半夏亦非治带之药，以为正可为去瘀之助，盖每有痰湿阻滞，与血相结而为瘀者，肥人及痰湿多者，每患经闭，则苍术、半夏、白芥子等正为要药）；牡丹用以逐坚癥。十二味为养血温经之剂，则瘀血自行，而新血自生矣。故亦主不孕崩中，而调月水。

时希按：温经汤用治虚寒之痛经，以为甚妙，然方中有胶而无地，补血之力不足；有麦、甘而无参、芪，补气之义尚少；有桂、姜、吴萸而无艾，虽具去寒之能，而温守奇经嫌不及。而我之欣赏此方者，牡丹一也，麦冬二也，试为言之：夫群队之合，人人能之，君臣之配，亦一般能之，而难在佐使、归经、反佐、从治之选。此方如无牡丹，则一派甘温生阳，有何不可？然古人云

"亢龙有悔"，谓水火宜使相济，阴阳当为调和，不宜徒以阳药为能事也。此方使牡丹作为反佐，便得从治之意；且甘温生阳，若有相火而引起上炎，岂非阳药之害？故《千金方》月水不通一门，收方三十余首，试略捡数方言之：桃仁汤有牡丹、射干；干漆汤有萎蕤、黄芩；魏夫人鳖甲丸有鳖甲、玄参、苦参、沙参、牡丹；禹余粮丸有乌贼骨、白薇、黄芩等皆是也。温经汤之有麦冬，一则俗说金以生水；更要者为既甘温燥土，又一派温煦下焦，不伤津液否？津液能上承否（况本条有唇口干燥之症）？得麦冬之甘润，犹上举魏夫人鳖甲丸之有沙参、元参，俾能生其津液，以润干燥，岂不为善？

八十二、腹痛

原文：妇人六十二种风，及腹中血气刺痛，红蓝花酒主之。（红蓝花、酒）

尤氏：妇人经尽产后，风邪最易袭入腹中，与血气相搏而作刺痛；刺痛，痛如刺也。六十二种未详。红蓝花苦辛温，活血止痛，得酒尤良。不更用风药者，血行而风自去耳。**赵氏：**疑非仲景方（按：赵氏信古，而乃有此疑），《伤寒论》一部，以风寒二邪，必复言其传变，然后出方。云六十二种风，尽以一药治之，宁无寒热虚实、上下表里之异，其非仲景法明矣。虽然，原其立方之旨，将谓妇人以血为主，一月一泻，然后和平，若风邪与血凝搏，或不输血海，以阻其月事；或不流转经络，以闭其荣卫；或内触脏腑，以违其和，因随取止，遂有不一之病。所以治之，惟有破血通经，用红花酒则血开气行，而风亦散矣。

时希按：此条侈言一味红花能治六十二种风，类江湖卖药者之言，凡阳病十八、阴病十八、五脏各有十八，不多不少，何其巧也？又有六微十八病，合为一百八病。又妇人三十六病：十二癥、九痛、七害、五伤、三痼，以至诸黄三十二候之类，以为皆巧立名目，哗众取宠耳。何哉？或有数而无名，有名而无症，更无脉因症治、理法方药可寻，如此纵言数十病乃至数百病，毫无益于实用，既为名实之羞，亦中医白圭[7]之一玷也。

考红蓝花之见于方书，尚有《外台》引《近效方》及《妇人良方》，《良方》主治较详，乃疗血晕绝、不识人、烦闷、言语错乱、恶血不尽、腹中绞痛。胎死腹中。《开宝本草》始录仲景方，志曰："红蓝花即红花，主治产后血运口噤，恶血不尽，绞痛，胎死腹中，并酒煮服。"《珍珠囊》曰："苦温，阴中之阳，故入心，佐当归生新血。"王好古曰："辛而甘苦温，肝经血分药，入酒良。"朱震亨曰："多用破留血，少用养血。"李时珍曰："活血润燥，止痛散肿，通经。"妇科诸书中，尚有《杨氏产乳方》治胎衣不下；《子母秘录》治产后血运，心闷气绝；熊宗立《妇人良方补遗》治热病胎死。以上三书皆以酒煮云。往时沪上售京药之铺，有红花酒，内服治月经诸疾，外用擦肢节诸风，可借本方之主治"妇人六十二种风，腹中血气刺痛"二语，为该酒之广告矣，一笑。

原文：妇人腹中诸疾痛，当归芍药散主之。（方见妊娠腹痛）

赵氏：此腹痛者，由中气脾土不能升（**时希按：**当云中焦脾土不能升之故，在于脾湿中困，土曰卑监，则乏升发之气；湿性重浊，则遏清阳之气。次句涉及阴阳，又是空话），阴阳二气乖离，肝木乘克而作痛，故用是方补中伐木（按：泻湿则有之，并无泻肝之品），通行阴阳也。**尤氏：**妇人以血为主，而血以中气为主。中气者土气也，土燥不能生物，土湿亦不生物。芎、归、芍药滋其血；苓、术、泽泻治其湿，燥湿得宜，而土能生物，疾痛并蠲矣。**吴氏：**既曰诸疾痛，则寒热虚实气食诸邪，皆令腹痛，岂能以此一方概治诸疾痛耶，当归芍药散主之，必是错简。**徐氏：**此言妇人之病，大概由血，故言诸疾痛，皆以术、苓、泽、归、芍、芎主之。谓即有因寒者，亦不过稍为加减，非真以此方概腹中诸痛也。

时希按：治妇人腹中痛，首在于血气之虚实寒热，次为肝脾之不和，其不和之因，当为肝脾之强弱，肝旺则侮土，一也；脾虚则受侮，二也；脾不虚者不受侮，惟肝之旺，三也；肝旺直犯于冲任督带诸奇脉，四也；由肝气之旺，以致瘀血停积于腹中，五也；肝火下移，犯于膀胱，六也；肝旺而脾虚，脾虚而生湿，即当归芍药散之治，七也；脾湿大胜，木陷土中，水渍于木，木气失其条达，此方亦治之，八也。肝脾腹痛之疾，大约如此。徐氏言妇人之病，大概由血，只说得肝，而未及脾，盖脾旺能为生血之源，脾虚又为聚湿之所也；尤氏之说，要为最胜。此方归、芍养血，苓、术健脾，肝得养而能柔，脾得健则湿不生，已为肝脾不和之腹痛主法，而芍、术二味之相偶，尤其扼要也。芍酸最入肝，使木能曲直而不逆，得川芎舒血之滞气，则柔之而无所滞碍；有四物之三药，而独舍熟地之腻滞，仲景诚妙手也。生白术、茅术[8]、苍术皆不壅中，可健脾与燥湿，得苓之润脾，得泽之渗湿，既杜生湿之源，一也；又予湿以出路，二也；湿去则脾健，可复其生化之源，三也；脾健则足以御肝之侮，四也；脾健则湿不生，木不菀渍，得遂其条达之性，五也。

肝脾二脏，血气二物，既相互以溉输，又相互以克胜［此说比之五行生克之说，又进一层，刘河间曰："已亢过极，则反似胜己之化。"意谓土旺至极，有似乎木旺。此说盖源于《素问·五运行大论》："气有余，则制己所胜（举木为例为木克土）而侮所不胜（木反侮金）；其不及，则己所不胜侮而乘之（金克木），己所胜轻而侮之[9]（土反侮木）。"此说拙著《雪斋读医小记》"亢则害承乃制浅解"篇中言之较详，请参看］，合之本条，则土湿太胜，木菀于土中，而失其条达，如腹胀痛，而兼濡泄纳少，或足肿也。

原文：妇人腹中痛，小建中汤主之。（方见虚劳病）

徐氏：后天以脾胃为本，胃和而饮食如常，则自能生血而痛止也。小建中即桂枝汤加饴糖也，见当扶脾以统血，不当令借四物之类耳。前产后篇附《千金》内补当归建中汤，正此意也。**陆氏：**此因营养不良，腹中之肌肉及神经挛急而痛（**时希按：**即所谓里急腹中痛也），故用小建中。今用黄芪建中、当归建中尤良。**尤氏：**荣不足则脉急，卫不足则恶寒，虚寒里急，腹中则痛，是以甘药补中缓急为主，而合辛以生阳，合酸以生阴，阴阳和而营卫行，何腹痛之有哉？

时希按：甘以补中而生血，且以御肝之侮；酸以柔肝而润急，辛以舒急而散寒。此寒自何来？盖土虚不能生卫，不能充身泽毛，则易受寒也。

八十三、咽中如有炙脔

原文： 妇人咽中如有炙脔，半夏厚朴汤主之。（半夏、厚朴、茯苓、生姜、干苏叶）

吴氏： 咽中如有炙脔，谓咽中有痰涎，如同炙肉，咯咯不出，咽之不下者，即今之梅核气也。此病得于七情，郁气凝涎而生，故用半夏、厚朴、生姜辛以散结，苦以降逆；茯苓佐半夏以利饮行涎；紫苏芳香以宣通郁气，俾气舒涎去，病自愈矣。此证男子亦有，不独妇人也。《巢氏病源》妇人杂证候：咽中如炙肉脔者，此是胸膈痰结，与气相搏逆上，咽喉之间结聚，状如炙肉之脔也。**丹波元坚：** 梅核气之名，昉[10]见《直指方》。前人或谓为噎膈之渐，盖在男子往往驯为噎证，女子则多不过一时气壅痰结也。**尤氏：** 此凝痰结气，阻塞咽嗌之间，《千金》所谓"咽中帖帖如有炙肉，吞不下，吐不出"者是也。**杨仁斋《直指方》：** 四七汤治惊忧气遏上喘（**时希按：** 即本方药四味、姜七片组成，或方作姜三片，谓以四味药治七情病，即本方也。又有桂枝四七汤、加味四七汤、加减四七汤等，此类共四方，知其喜之深矣）。**王硕《易简方》：** 四七汤（即本方）治喜怒悲恐惊之气，结成痰涎，状如破絮（状其黏着而不脱之象），或如梅核，在咽喉之间，咯不出，咽不下，此七气之所为也。或中脘痞满，气不舒快；或痰涎壅盛，上气喘息；或痰饮中积，呕吐恶心，并宜服之。又：妇人情性执着，不能宽解，多被七气所伤，遂致气填胸臆，或如梅核，上塞咽喉，甚者满闷欲绝，产妇尤多。一名厚朴半夏汤，一名大七气汤（**时希按：**《三因方》《和剂局方》亦有四七汤，此方为宋代诸方书普遍辑入，可见治验者多矣）。**陆氏：** 咽中如有炙脔者，谓咽物时自觉咽中如有小肉块，妨碍其吞咽，此即神经性食管痉挛，多并发于各种官能性神经病。古人或谓噎膈之渐者，痉挛久久不弛，致食管狭窄甚，则成噎膈矣。

时希按： 此症临床遇之极多，诚为气火郁结所致，且多见于忧郁或急躁之人，既郁且有火，朴、半、生姜之苦辛，其意可取，然不解其郁，必又生火，不清其火，仍又酿痰，痰涎可因苦辛之温化而复生，郁火亦可因苦辛之燥化而复盛，故化痰涎者治其果，而清郁火乃为治因也。又气之逆上，或由于痰涎之阻于气道，而大要则因郁火之上犯。而郁与火也，又必与肺燥而津耗，肝亢而失柔，互为因果，易言之，金水不足，当为此病之根本。鄙尝遵仲景"大逆上气，咽喉不利，止逆下气者，麦门冬汤主之"一条，借肺痿之成方，为润肺降逆之用，大得其效，其中麦冬，沙参（以代人参）、甘草为要药，半夏尤不可弃，盖所谓止逆下气之手段也。惟气火盛者可合桑皮、苏子、枇杷叶以降之；竹茹、瓜蒌以清之；或清降之效已见，则以贝母易半夏。诚有舌红脉细数，阴虚甚显之体，四七苦辛之法，实为戈戟者，不能佞古也，则丹栀逍遥散、吴又可蒌贝营养汤[11]（瓜蒌、贝母、知母、橘红、芍药、当归、花粉、苏子）乃更合拍，魏玉璜一贯煎（北沙参、麦冬、当归、生地、甘杞、川楝）、高鼓峰滋水清肝饮（六味丸加归身、白芍、柴胡、山栀）、薛一瓢滋营养液膏（二至、桑、麻、杞、菊、归、地、芍、黑豆、沙苑等）诸方，皆宜备用也。

又半夏厚朴汤中生姜、苏叶二味，实具辛香开发上焦郁气之意，余则改用薄荷、甘桔，爽利咽喉，逗留口鼻，其开发上焦之意同，而稍变为辛凉矣。

八十四、脏躁[12]

原文：妇人脏躁[12]，喜悲伤欲哭，象如神灵所作，数欠伸，甘麦大枣汤主之。（甘草、小麦、大枣）

吴氏：脏，心脏也，心静则神藏。若为七情所伤，则心不得静，而神躁扰不宁也。故喜悲伤欲哭，是神不能主情也；象如神灵所凭，是心不能神明也，即今之失志癫狂病也。数欠伸，喝欠[13]也，喝欠顿闷，肝之病也，母能令子实，故证及也。**程氏**：《内经》曰："悲则心系急。"甘草、大枣者，甘以缓诸急也；小麦者，谷之苦者也，《灵枢经》曰："心病者宜食。"是谷先入心矣。**丹波氏**：《素问》以小麦为心之谷，《千金》云："小麦养心气。"本方所主，正在于此。沈、尤以脏为子宫，甚误。而《金鉴》云"方义未详，必是伪错"，此说大误，验之于病者，始知立方之妙也。**赵氏**：《内经》以肺之声为哭，又曰："并于肺则悲。"《灵枢》曰："悲哀动中则伤魂。"此证因肝虚肺并，伤其魂而然也。用小麦养肝气止躁，甘草、大枣之甘，以缓气之苦急，躁止急缓，则脏安而悲哭愈。**尤氏**：脏躁，沈氏所谓子宫血虚，受风化热者是也。血虚脏躁，则内火扰而神不宁，悲伤欲哭，有如神灵，而实为虚病。前五脏风寒积聚篇所谓"邪哭使魂魄不安者，血气少而属心"也。数欠伸者，经云"肾为欠为嚏"，又"肾病者，善伸数欠颜黑[14]"。盖五志生火，动必关心，脏阴既伤，穷必及肾也。小麦为肝之谷，而善养心气；甘草、大枣甘润生降，所以滋脏气而止其燥也（**时希按**：尤氏此注，漫涉心、肝、肾、子宫，最为泛浮不切）。《**本事方**》之治验，症状为妇人数欠，无故悲泣不止，尽剂而愈。《**妇人良方**》薛氏之治验，妊娠四五月，遇昼则惨戚悲伤，泪下数欠，如有所凭。一投而愈。**高学山**：脏指心肺而言，脏躁言脏中阳液枯干，而脏真之气，尝不能自立，而有躁急之义，故其心神肺魄，如失援失依，不可自支。而悲伤欲哭者，烦冤之所致也。小麦为心之谷，大枣为肺之果，又皆甘寒甘温，而偏滋津液者，得甘草以浮之在上，则正行心肺之间，而神魄优裕，又岂止食甘以缓其躁急乎哉？**陆氏**：脏躁，即西医所谓癔病也。癔病之西文译音希斯忒利亚，为希腊语子宫之意，当时希腊人臆测此病为子宫之游离，故名。沈明宗释脏躁为子宫血虚，受风化热，尤氏从之，是知古人以此病为子宫病，我国与欧西实不谋而合。然患此者虽妇女为多，男子亦往往而有，其不尽是子宫病明矣。古方药理，难晓者多，独本方之治癔病，则病理药能，丝丝入扣，有玉合子底盖相合之妙。癔病为常见之病，本方平缓而效速，今之医者，乃有弃置弗用者何哉？

时希按：喜悲伤欲哭，用甘麦大枣汤而取效者，更仆难数矣。以经绝期妇女为最多，述一事则悲不可抑，泪簌簌自落，不可劝止；偶一言动其悲怀，则涕泗泛滥，而闻者初不觉其事之可悲也。象如神灵则未尝遇之，大都性情乖戾，拘于细节，喜怒不常，刺刺不休，反复叙述，重言又重言之，令人生厌耳。吾尝以此方与酸枣仁汤、黄连阿胶汤配合，治其阴虚有火者；与归脾汤、天王补心丹、炙甘草汤配合，治其气血虚者；合镇心丹、磁朱丸、桂枝加龙牡汤配合，治其气怯而怔忡者；与百合地黄汤、麦门冬汤配合，治其肺金气阴虚者；与丹栀逍遥散、清心莲子饮配合，治其心肝火旺者；与黄连温胆汤、蒌贝养营汤配合，治其兼有痰热者；与二陈汤、香砂六君丸、半夏秫米汤配合，治其脾胃为痰湿所困者。其中以与百合地黄汤相配，既甘润之性相洽，又所主之症悉同，神不安而魄不静，心肺同治，与赵氏、尤氏之说相近矣。

以上皆用复方为治，未尝倚甘麦大枣一方独奏奇效也，一则以三味药（一味且是红枣）易为病家轻视，君一臣二之小方治病，尚难接受也。二则以汉量与今量为三折一计之，原方大枣十枚取三，犹患甚少；甘草三两取一两，则病其甘；而小麦一升取三合，升合之数，历考十余家，皆不得其确，旧《辞源》以"百二十斤为石"，则一斤二两为升，三取之则为四两，今淮小麦通用为一两，亦微嫌多矣。此方验案，除上举许叔微、薛己二家外，陆氏《今释》引《古方便览》《方舆輗》《生生堂治验》《洛医汇讲》等五则，皆属于日本人之治验，病颇奇特，而奏效甚神，不独妇人，且治小儿云。

八十五、转胞

原文：问曰：妇人病饮食如故，烦热不得卧，而反倚息者，何也？师曰：此名转胞，不得溺也，以胞系了戾，故致此病，但利小便则愈[15]，宜肾气丸主之。（干地黄、山药、山茱萸、泽泻、丹皮、茯苓、桂枝、附子）

《脉经》文字较全，可补此条之缺佚："问曰：有一妇人病，饮食如故，烦热不得卧，而反倚息者，何也？师曰：得病转胞，不得溺也。何以故？师曰：此人故肌盛，头举身满（**时希按**：谓因脂肪多，起立则脂肪下垂，而腹部盛满），今反羸瘦，头举中空感（谓腹肌减也），胞系了戾，故致此病。但利小便则愈，宜服肾气丸，以中有茯苓故也。方在虚劳中。"《巢氏病源》胞转候，可证《脉经》此条之出于仲景，而《金匮》编者反遗之耳："胞转之候，由胞为热所迫；或忍小便，俱令水气还迫于胞，屈辟（**时希按**：亦若了戾之意）不得充张，外水应入不得入，内溲应出不得出，内外壅胀不通，故为胞转。其状小腹急痛，不得小便，甚者至死。张仲景云：妇人本肥盛，头举身满，今羸瘦，头举中空减，胞系了戾，亦致胞转。"（"肥盛"以下五句，全似《脉经》文字）

尤氏：饮食如故，病不由中焦也。了戾与缭戾同（**时希按**：缭者乱也，戾者反挽也，总为绞乱扭转之意），胞系缭戾而不顺，则胞为之转，胞转则不得溺也（按：《嵇叔夜文》："每常小便而忍不起，令胞中略转乃起耳。"是溺满胞中，而自扭转，病人亦自觉之也）。由是下气上逆而倚息；上气不得下通而烦热不得卧。治以肾气丸，下焦之气肾主之，肾气得理，庶缭者顺、戾者平，而闭乃通耳。**吴氏**：转胞之病，岂尽由下焦肾虚，气不化出致耶？或中焦脾虚，不能散精归于胞；及上焦肺虚，不能下输布于胞；或胎重压其胞；或忍溺入房，皆足成此病。必求其所因以治之也（**时希按**：此言病理，实摘赵氏）。**赵氏**：胞居膀胱之室，因下焦气衰，惟内水湿在中，不得气化而出，遂致鼓急其胞，因转筋不正，了戾其溺之宗，水既不出，经气遂逆，上冲于肺；肺所主之荣卫，不得入于阴，蓄积于上，故烦热不得卧而倚息也。用此补肾则气化，气化则水行，水行则邪者降而愈矣。

时希按：此病男子常见之，不独妇人，惟怀胎胎气近下，压迫尿道，见之为多，古书有用香油涂手，轻轻伸入托之，令胎不压胞者，有倒提孕妇两足，令胎之了戾反正者，皆能溺出如溅，胞系之了戾者亦得顺正，似犹愈于肾气丸壮肾阳，助气化，而后水道通之委转求治也。近则此病尤多，工厂妇女因完成工序阶段，而忍尿不起，某些工种，离去则必须关却机转者，于生产有损，故多病此。他则一切忍尿（尤以虚老人为多）、举重、疾行、入房等原因，男女俱有，不为奇也。国外新妇饮酒而忍溺，此病尤多，号为新嫁娘病。肾气丸治之确有奇效，《脉经》谓"以中有茯苓故也"，以其上文有"但利小便则愈"一句，若然则何不直用五苓散乎？可知利小便亦有法，非一味渗利之可取，余谓得力当在桂、附之温肾化气耳。陆氏谓"究是滋养强壮之剂，其力又专腰脚下部"，余意又不然，此病发病于骤起之原因，以忍尿为多，虚老人为多，若纯用滋养强壮，其如蓄水乎？故常用滋肾通关丸代之（东垣方），肉桂为知、柏二两之一钱，肾气丸中之桂枝、附子，合为二十一两之二两，量似重而力则薄，何则？以补阴药多而牵制，不如滋肾通关丸之药少而力专，且同属通阳利尿，治法一致也。

八十六、阴寒

原文：妇人阴寒，温阴中坐药，蛇床子散主之[16]。（蛇床子、白粉，和合相得，如枣大，绵裹内之，自然温。）

尤氏：阴寒，阴中寒也。寒则生湿，蛇床子温以去寒（按：近人多以之止痒），合白粉（程氏谓即米粉）燥以除湿也。此病在阴中而不关脏腑，故但内药阴中自愈。

时希按：男子阴寒为肾阳虚，女子何不然？阴外也，阳虚生外寒，亦岂非阳虚？况阴寒者男子精入多死，不能育，能不内服以治之乎？《千金方》卷一有紫石门冬丸、白薇丸，卷四有小五石泽兰丸、钟乳泽兰丸等治阴中冷痛之方甚多，可取之也。《女科粹言》有"一粒丁香七粒椒"坐药方，似亦不逊于蛇床子散。

八十七、阴蚀

原文：少阴脉滑而数者，阴中即生疮，阴中蚀疮烂者，狼牙汤洗之。（水煮，以绵缠筋如茧，浸汤沥阴中，日四遍）

时希按：脉滑数，是湿热所致也，当以外治为得，若内服则龙胆泻肝汤、三妙丸之类乎。

八十八、阴吹

原文：胃气下泄，阴吹而正喧，此谷气之实也，膏发煎导之。（方见黄疸）

尤氏：阴吹，阴中出声，如大便失气之状，连续不绝，故曰正喧。谷气实者，大便结而不通，是以阳明下行之气不得从其故道，而乃别走旁窍也。猪膏发煎润导大便，便通，气自归矣。**吴氏：**"膏发煎导之"五字当是衍文，此谷气之实也之下，当有"常服诃黎勒丸"六字。后阴下气，谓之气利，用诃黎勒散；前阴下气，谓之阴吹，用诃黎勒丸。文义始属，药病亦对。盖诃黎勒丸以诃黎勒固下气之虚，以厚朴、陈皮平谷气之实，亦相允合。方错简在杂疗篇内（原注：肾虚不固，则气下泄，阴吹而正喧，谓前阴出气有声也。此谷气之实，谓胃气实而肾气虚也。以诃黎勒丸固下气而泻谷气也）。**赵氏**：阳明脉络于宗筋，会于气街。若阳明不能升发谷气上行，变为浊邪，反泄下利，子宫受抑，气不上通，故从阴户作声而吹出。猪脂补下焦，生血润腠理；乱发通关格，腠理开，关格通，则中焦各得升降而气归故道已（**时希按**：此理仍同于仲景）。**程氏**：经曰：胃满则肠虚，肠满则胃虚，更虚更实，则气得上下。今胃中谷气实，则肠中虚，虚则气不得上下，而肾又不能为胃关，其气但走胞门，而出于阴户。膏发煎者，导小便药也。使其气以化小便，则不为阴吹之证矣（**时希按**：利小便说出于黄疸篇，但猪脂滑润，当是通其谷气之实）。**高学山**：从前阴失气，故曰阴吹；从后阴失气，为大肠之正路，故曰正喧（**时希按**：此谓阴吹不喧，而认为正喧二字系指大肠失气也，此说未经人道）。盖谓胃中之气下泄，以致由前阴之间道吹出（按：不知间道指何道），又由后阴之正道喧响者（按：其意殆谓前阴吹气，而后阴同时作响，或想入非非欤）。此因胃能受谷，脾能消谷，但因大肠液燥而便结，以致谷气实，大肠正路喧传之不足，又从小肠之岔路，而气与水俱迸也。夫实则失气，是非令其大便流通，俾谷气下平不可，然若投以攻下之剂，是责脾胃之无辜，必致反不能食而膜胀矣。故以滑肠胃之猪膏，滋血液之乱发，熬以为膏，则干结得之而润下，将谷气平，而正喧者亦自止，复何阴吹之有哉？钱塘李氏谓正喧即阴吹之喧响（按：诸注皆作此解）；檇李徐氏改本文正喧为正结，皆失之。**吴鞠通《温病条辨》**：《金匮》谓阴吹正喧，猪膏发煎主之，盖以胃中津液不足，大肠津液枯槁，气不后行，逼走前阴。故重用润法，俾津液充足流行，浊气仍归旧路矣。若饮家之阴吹，则大不然（按：下文见后）。**《女科辑要》王孟英按**：阴吹亦妇人恒有之事，别无所苦者，亦不为病。况属隐微之候，故医亦不知耳（**时希按**：此病病家初不以为苦，习之数年，亦无大患，如矢气之下转，得之为松快，且无臭气也）。俗传产后未弥月而啖葱者，必患此。惟吹之太喧，而大便艰燥，乃称为病。然仲圣但润其阳明之燥，则腑气自通，仍不必治其吹也。《**女科辑要**》张山雷笺正：此是隐曲之微恙，不足为病（**时希按**：失气而下，即使正喧，病者不言是阴吹，听者亦不辨其前后也）。观仲景法，通阳明而兼有导瘀性质，盖因有瘀滞，经隧不利，故为此患。则用药之理，可想而知，亦不必拘拘于古人之成方也。

《**中国医学大辞典**》：此证因谷气既不能上升清道，复不能循经下走后阴，阴阳乖僻所致。亦有因产后食葱而致者。甚者簌簌有声，如后阴之失气状。宜补中益气汤加五味子。《**金鉴·妇科心法**》：胃气下泄阴吹喧，《金匮》方用膏发煎，猪膏乱发同煎服，导从溺去法通玄。气虚下陷大补治，升提下陷升柴添（注：妇人阴吹者，阴中时时气出有声，如谷道转矢气状。《金匮》谓由谷气实，胃气下泄，用膏发煎，即猪膏煎乱发服也，导病从小便而出，其法甚奥。若气血大虚，中气下陷者，宜十全大补汤加升麻、柴胡以升提之）。**陆氏**：苟无创伤裂口，居然而阴吹，必因阴道或子宫内壁有变性，腐化发酵而产生气体之故，此则膏发煎当能取效。然此等病又当有带下疼痛，月经异常等证，不仅阴吹正喧而已。

时希按：尝治一阴吹，患之已数载，无原因可寻，但觉胸腹间不舒，则有气婉延自下，缕缕自前阴出，声不喧，颇若一般肝气横张之转矢气者然，气通则胸腹快。但其人性情爽朗，自言生平不解忧郁为何物者，得家人之宠爱，曲意优容，更无肝气之刺犯，其亲友皆能证之。至仲景所谓谷气之实，则其发也，初不由于伤食，亦无预于月经，数年来屡治无效，症状亦无进退。意其"生小不解愁模样"，或者愁至而不知欤？因与和肝胃，理气机药如逍遥散、导气汤、金铃子散之类，加血余炭三钱、猪膏入药，人所不喜，则代之以麻仁四钱，不应。设想若有肝气，使之不下犯而逆，遂补气而健脾，以实其中焦，而砥柱于中都，使气不得以下泄，亦不应。复从养血柔肝治，肝柔则不横，而气不生；润肠利腑（大便本正常），使糟粕不积，无浊气以旁流，设想如此，所宗仲景猪膏发煎意，血余、麻仁始终未撤也，效亦不应，遂谢不敏。虽然，吾前治一例，用补中益气汤入脾约麻仁丸，应手而愈，乃于此例，设多法而罔验，常惘惘[17]于心怀。于是问之于古人，惜藏书遭劫，所得无多，聊存资料，以备异日：

《脉经》：师曰：脉得浮紧，法当身躯疼痛，设不痛者，当射（按：此似是复字，但下一射字不可解）云何？因当射言。若肠中痛、腹中鸣、咳者，因失便，妇人得此脉者，法当阴吹。又：师曰：寸口脉浮而弱，浮则为虚，弱则为无血，浮则短气，弱则有热而自汗出。趺阳脉浮而涩，浮则气满，涩则有寒，喜噫吞酸，其气而下，少腹则寒。少阴脉弱而微，微则少血，弱则生风，微弱相搏，阴中恶寒，胃气下泄，阴吹而正喧。

时希按：前条文字有误，妇人见浮紧脉，而法当阴吹，表脉见里证，既不易辨，且凭此常见之脉，但以见于妇人，便断为罕见之病，甚不可解。后条寸口脉纯主于虚，趺阳脉颇见胃气不和，"喜噫吞酸，其气而下"（或是自下），正有谷气盛而下泄之象。少阴脉又见血虚生风，阴寒与阴吹殆并发矣，其病因似虚寒为阴寒，而胃实为阴吹。

《三因方》文字同《金匮》，而用法则异于黄疸篇，黄疸篇为"猪膏半斤、乱发如鸡子大三枚，右二味和膏煎之，发消药成。分再服，病从小便去"。阴吹下既云方见黄疸中，似亦同为口服。而《三因方》则曰："调匀，绵裹如枣核大，纳阴中。"则为坐药矣。既误与黄疸同法，谓病从小便去；又改为坐药，恐无可取。

《妇人良方》：膏发煎治妇人谷气实，胃气下泄，阴吹而正喧，阴中出血（按：比他书多一出血症状）。**孙一奎《赤水玄珠》**：病例：先为腹痛经不行，次月大行，十日不止，此后但觉浊气下坠，屁从子户中出。以补中益汤加酒炒黄连，调养而平（酒炒黄连以清上焦，未解其义）。**李时珍**：症象同，有"宜猪膏发煎导之，病从小便出"语。**萧慎斋《女科经纶》**：妇人阴吹证，仲景以为谷气实，胃气下泄所致。此之病机有不可解，云来（程林）注云胃实肠虚，气走胞门，亦是随仲景之文而诠之也。夫人谷气，胃中何尝一日不实？而见阴吹之证者，未之尝闻，千百年之书，其阙疑可也。予甲寅岁游峡石，有友来询云：此镇有一富翁室女，病阴户中时簌簌有声，如后阴之转失气状。遍访医者不晓，此何病也？予曰：此阴吹证也，仲景之书有之（**时希按**：此证惜无治疗记录）。**丹波元简**：阴吹非罕见之病，简前年疗一诸侯夫人患此证，寻为瘵，药罔效而殁。《温病条辨》：饮家阴吹，脉弦而迟，不得固执《金匮》法，当反用之，橘半桂苓枳姜汤主之。朱武曹曰：饮家之阴吹，则大不然，盖痰饮蟠踞中焦，必有不寐不食、不饥不便、恶水等证，脉不数而迟弦，其为非津液之枯槁，乃津液之积聚胃口可知。故用"九窍不和，皆属胃病"例，峻通胃液下行，使大肠得胃中津液滋润，而病如失矣。此证系余治验，故附录于此，以开一条门径。服法：甘澜水十碗，煮成四碗，分四次，日三夜一服，以愈为度。愈后以温中补脾，使饮不聚为要。其下焦虚寒者，肥人用温燥法，瘦人用温平法。

时希按：综上所引，思路遂广，得有十余致病之因，与夫治疗之法，分析如后：

1. 谷气实，用猪膏发煎。出《金匮》。

2. 谷气实兼肾气虚，用诃黎勒丸。出《金匮》。

3. 浊气下泄，气出前阴，同《金匮》，未出法。见赵氏。

4. 胃满肠虚，未出法。见程氏。

5. 浊气出岔道为阴吹，肠干矢气则正喧，用猪膏发煎。见高氏。

6. 大肠津枯，胃口停饮，用橘半桂苓枳姜汤。见《温病条辨》。

7. 谷气不循经，阴阳乖僻，用补中益气汤加五味子。见《中国医学大辞典》。

8. 气血大虚，中气下陷，用补中益气汤加升麻、柴胡。见《金鉴》。

9. 脉浮紧，身不痛，未出法。见《脉经》。

10. 气血虚，胃气满，血少有风，未出法。见《脉经》。

11. 症同《金匮》，而曰病从小便去，为坐药法。出《三因方》。

12. 觉浊气下坠，得于经崩后，用补中益气汤加酒炒黄连。见《赤水玄珠》。

13. 猪膏发煎导之，病从小便出，非坐药，与《三因方》不同。见李时珍。

14. 阴道或宫壁有变性，腐化发酵。用猪膏发煎。出《金匮要略今释》。

15. 由于产后啖葱，未出法。见《女科辑要》按。

16. 肠结兼瘀滞，经隧不利，用猪膏发煎。见《女科辑要》笺正。

总观诸家治法，得有润肠、导痰、收涩兼消化、补中兼酸收、补气血兼升提、补中兼润肠、坐药、补中兼清上、温化痰饮等。又近今报道用疏肝理气有效之一法，余尝用之，又加健脾补中，以阻其肝气之下泄，未取效。

● 【校注】

［1］攻其血则热亦去：原为"攻其热而血亦去"，据《金匮要略心典·妇人杂病脉证并治》改。

［2］谵语：原为"结胸"，据宋本（明·赵开美校刻）《金匮要略·妇人杂病脉证并治》改。

［3］泻：原为"取"，据宋本（明·赵开美校刻）《金匮要略·妇人杂病脉证并治》改。

［4］朏（fěi）：新月开始生明发光。

［5］龂龂（yín）：争辩的样子。

［6］李阳冰（níng）：唐代文字学家、书法家。字少温，赵郡（今河北赵县）人。擅篆书，得法于秦《峄山刻石》，变化开合，自成风格，后世学篆者多宗之，有"笔虎"之称。曾刊定《说文》为三十卷，自为臆说，五代时徐锴在《说文系传》的《祛妄》篇中详加驳斥。自二徐本《说文解字》行世，其书亡。

［7］白圭（guī）：古代白玉制的礼器。比喻清白之身。

［8］茅术：南苍术。

［9］之：原作"木"，据《素问·五运行大论》改。

［10］昉（fǎng）：起始，起源。

［11］蒌贝营养汤：即"蒌贝养荣汤"。

［12］脏躁：原为"脏燥"，据宋本（明·赵开美校刻）《金匮要略·妇人杂病脉证并治》改。下同。

［13］喝欠：当作"呵欠"为是。下同。

［14］肾病者，善伸数欠颜黑：此语意出《灵枢·经脉》："胃足阳明之脉……是动则病洒洒振寒，善呻数欠颜黑。"

［15］但利小便则愈：原无此句，据宋本（明·赵开美校刻）《金匮要

略·妇人杂病脉证并治》补入。

[16] 妇人阴寒,温阴中坐药,蛇床子散主之:此条文宋本(明·赵开美校刻)《金匮要略·妇人杂病脉证并治》作:"蛇床子散方,温阴中坐药。"

[17] 惘(wǎng):失意;不知如何才好。

● 【评析】

本篇论述了诸多妇人杂病的证治,除热入血室为外感所引起外,其他杂病以月经病为最多,其次为带下病、腹痛,以及脏躁、转胞等常见病亦有阐述。何时希亦介绍了他的一些临证心得,如治疗热入血室,可以小柴胡去参、芩,与四物汤同用,重用芎、归、赤芍,加丹参、泽兰等,取效甚速。治妇人经期、产后发热谵妄、头汗出如郁冒诸症,必当治肝,小柴胡汤、逍遥散乃是要药。妇人腹中痛,辨治重点首在于血气之虚实寒热,次为肝脾之不和,如当归芍药散证,即为肝脾不调,而见腹胀痛,濡泄纳少,或足肿,治以养血疏肝,健脾燥湿。脏躁主治方为甘麦大枣汤,如与百合地黄汤相配,心肺同治,则甘润相洽,神安魄静。转胞用肾气丸治之确有奇效,其得力当在桂、附之温肾化气,而滋肾通关丸药少而力专,通阳利尿效尤佳等,皆为经验之谈,值得借鉴。

跋后

余年十七，始读《金匮》，讲授者程夫子门雪也，喜其文章之浩瀚，咳唾之精纯，初获启牖。遂进而读各家注，不辨精粗，务侈其多，斯时如蚕之食桑，惟在果腹。后八年，乃为三校《金匮》师，十余载，稍能别其美恶，识其当否，以告于诸贤弟子，斯时虽如蚕之吐丝，实乃书贩子也。五十余年间含咀义理，涵泳[1]于斯，知当结合临床，斯裨实用，既蓄旧说，亦受新知，不求苟同，期有自立，然而白首穷经，马齿七十矣。

补缀旧所札记，以成此书。虽各家之注，若五彩之丝纷陈于左右，乃如焦仲卿妻之织绢，多成坏绢，黼黻[2]文章安在哉？若逢商纣，殆将裂之以供妲己之一笑乎？余好戏曲，使事乃取小说稗官家言，虽不文也何辞，聊博读者一启颜可耳。书成，复述如上。雪斋何时希记于东吴客次，时甲子春日。

● 【校注】

[1] 涵泳：沉潜；深入领会。

[2] 黼黻（fǔ fú）：衣裳绘绣的花纹。比喻文章华丽。

何时希医著三种校评

《读金匮札记》引书目录

《金匮要略心典》（清·尤怡）

《素问》[上古·黄帝（传）]

《难经》（战国·秦越人）

《千金方》（唐·孙思邈）

《难经集注》（宋·丁德用等）

《雪斋读医小记》（何时希）

《三因极一方》（宋·陈无择）

《订正金匮要略注》（《医宗金鉴》本）（清·吴谦等）

《金匮要略今释》（陆渊雷）

《诸病源候论》（隋·巢元方）

《女科一知集》（何时希）

《金匮玉函要略辑义》（日本·丹波元简）

《金匮要略直解》（清·程林）

《伤寒论》（汉·张机）

《黄帝素问注》[1]（隋·全元起）

《次注黄帝内经素问》（唐·王冰）

《金匮要略注》（清·沈明宗）

《南阳活人书》（宋·朱肱）

《金匮要略论注》（清·徐彬）

《易思兰医案》（明·易大艮）

《脾胃论》（元·李杲）

《金匮李氏注》（《医宗金鉴》引）（清·李彣）

《金匮玉函经衍义》（明·赵以德）

《金匮玉函经补注》（清·周扬俊）

《金匮要略方论》（明·赵开美刻本）

《寓意草》（清·喻昌）

《痉书》（明·方有执）

《温疫论》（明·吴又可）

《温病条辨》（清·吴瑭）

《医门法律》清·喻昌

《尚论后篇》（清·喻昌）

《外台秘要》（唐·王焘）

《本草纲目》（明·李时珍）

《本草经》[上古·神农（传）]

《大明本草》（唐·日华子）

《伤寒补亡论》（宋·郭雍）

《灵枢经》[上古·黄帝（传）]

《名医别录》（梁·陶弘景）

《伤寒总病论》（宋·庞安时）

《图经》（唐·许孝崇）

《证类本草》（宋·唐慎微）

《兰台轨范》（清·徐大椿）

《医经溯洄集》（元·王履）

《伤寒海底眼》（明·何渊）

《医级》（清·董西园）

《肘后备急方》（晋·葛洪）

《近世内科全书》（丁仲祜）

《温症朗照》（清·喻昌）

《医方考》（明·吴崑）

《甲乙经》（晋·皇甫谧）

《濒湖脉学》（明·李时珍）

　　　　　　　　　　何时希医著三种校评

《薛立斋医案》（明·薛己）

《和剂局方》（宋·陈师文等）

《小青囊》（明·王良璨）

《金匮要略本义》（清·魏荔彤）

《格致余论》（元·朱震亨）

《韩氏医通》（明·韩懋）

《医学纲目》（明·楼英）

《张氏医通》（明·张璐）

《千金翼方》（唐·孙思邈）

《妇人良方》（宋·陈自明）

《普济本事方》（宋·许叔微）

《东垣十书》（元·李杲）

《金匮玉函要略述义》（日本·丹波元坚）

《方函口诀》（日本·浅田）

《急就篇注》（唐·颜师古）

《伤寒缵论》（明·张璐）

《西溪书屋夜话录》（清·王泰林）

《药性本草》（唐·甄权）

《唐本草》（唐·苏恭）

《饮论》（唐·许仁则）

《药徵》（日本·吉益东洞）

《珍珠囊》（金·张元素）

《近效方》（六朝·李祠部）

《内经类证》（秦伯未等）

《金匮李氏注》（《医宗金鉴》引）（李升玺）

《医碥》（清·何梦瑶）

《高注金匮要略》（清·高学山）

《伤寒类略》（明·赵以德引）

《沈氏尊生书》（清·沈金鳌）

《伤寒论类方》（清·徐大椿）

《丸散膏丹集成》（郑显庭）

《伤寒论集注》（清·舒驰远）

《内科学》（苏联·塔列耶夫）

《察病指南》（宋·施桂堂）

《四言脉诀》（明·李延昰）

《小品方》（隋·陈延之）

《十药神方》（元·葛可久）

《六合汤类方释义》（何时希）

《仁斋直指方》（宋·杨士瀛）

《医学广笔记》（明·缪仲醇）

《济众方》（见《金匮玉函经衍义》）（明·赵以德引）

《本草衍义》（宋·寇宗奭）

《金匮要略浅注补正》（清·唐容川）

《金匮悬解》（清·黄元御）

《血证论》（清·唐容川）

《太平圣惠方》（宋·王怀隐等）

《医学真传》（清·高世栻）

《圣济总录》（宋·赵佶）

《证治准绳》（明·王肯堂）

《隋唐嘉话》（唐·刘禹锡）

《传信方》（唐·刘禹锡）

《局方发挥》（元·朱震亨）

《注解伤寒论》（金·成无己）

《伤寒论辨注》（清·汪琥）

《伤寒后条辨》（清·程应旄）

《伤寒论条辨》（明·方有执）

《指南方》（宋·史堪）

《金匮要略》（明·徐熔刻本）

《外科精要》（宋·陈自明）

《外科精义》（元·齐德之）

《外科正宗》（明·陈实功）

《千金方衍义》（明·张璐）

《卫生易简方》（明·胡濙）

《产书》（宋·王岳）

《经验后方》（宋·陈氏）

《随身备急方》（唐·张文仲）

《贞元广利方》（唐·德宗）

《伤寒直格》（金·刘完素）

《儒门事亲》（金·张从正）

《济生方》（宋·严用和）

《景岳全书》（明·张介宾）

《医学发明》（元·李杲）

《保命歌括》（明·万全）

《经效产宝》（唐·咎殷）

《医学入门》（明·李梴）

《说文解字》（汉·许慎）

《产经》（唐·时贤）

《妇人良方校注》（明·薛己）

《逐月养胎方》（北齐·徐之才）

《济阴纲目》（清·武之望）

《针灸便览》（清·王文选）

《针灸大成》(明·杨继洲)

《针灸资生经》(宋·王执中)

《针灸集成》(清·廖润鸿)

《循经考穴编》(佚名)

《丹溪心法》(元·朱震亨)

《丹溪心法附余》(明·方广)

《明医杂著》(明·王纶)

《古今录验养生必用方》(宋·初虞世)

《本草衍义补遗》(元·朱震亨)

《周礼》(周·周公)

《史记》(汉·司马迁)

《近效方》(佚名)

《明堂针》(佚名)

《开宝本草》(宋·刘翰)

《汤液本草》(元·王好古)

《杨氏产乳方》(唐·杨归厚)

《子母秘录》(唐·许仁则)

《妇人良方补遗》(明·熊宗立)

《河间六书》(金·刘完素)

《易简方》(宋·王硕)

《柳州医话》(清·魏玉璜)

《温热经纬》(清·王士雄)

《医学心法》(清·高鼓峰)

《女科辑要按》(清·王孟英)

《女科辑要笺正》(张山雷)

《妇科心法》(《医宗金鉴》本)(清·吴谦)

《赤水玄珠》(明·孙一奎)

《女科经纶》（清·萧壎）

《女科粹言》（清·何书田）

● 【校注】

[1]《黄帝素问注》：原书已佚，部分内容保存在《重广补注黄帝内经素问》（又名《次注黄帝内经素问》）的注文中。

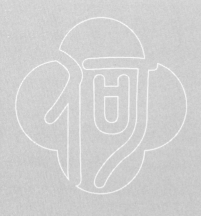

雪斋读医小记

何时希 著

⑩ 本书提要

本书作者为何氏二十八世医何时希（1915—1997），名维杰，字时希，号雪斋，以字行。其集数十年来从事教学、临床、科研工作的成果与经验，加上通读、选读70余种中医古籍的体会与心得，而写成此书。

全书分为三卷七篇，每篇文章为一个主题，有思想、有理论、有实践应用等内容。如"饮食宜忌篇"中搜集《内经》《黄帝杂饮食忌》《金匮要略》《千金方》《太平圣惠方》等10余种资料，提出了中国食治这一学科可以深入研究的宽广课题。"解毒编序例"是作者在实际诊治过程中认识到中药解毒的效用，其思路于今仍有效仿发掘的价值。"诊法学习篇"集脉法之大观，内容丰富，颇有启迪。"亢则害、承乃制浅解"的五脏动态平衡观，及辨治理论与方法，足堪今天学习和应用。此外，诸如韩懋《韩氏医通》的用药方法、温热病辨治和肝炎中期治疗的三十二法等，都有作者可贵的见解和心得。

本书按节分门，对篇章内容做【校注】和【评析】，便于读者学习、领会。

校评说明

　　《雪斋读医小记》所依据的版本是学林出版社 1985 年 7 月出版的，是为抄本影印，此次编撰对其中的舛误、缺漏和不妥处做了修正，主要有以下几点：

　　1. 原目录和正文中三级标题用甲、乙、丙、丁等汉字序列，现改为阿拉伯数字。

　　2. 原目录和正文中二级或三级标题序数缺失，如"第一、饮食宜忌篇"中"七、元、明、清诸家"下列三级标题无序数，现用阿拉伯数字补上；"第六、温热篇"下列二级标题无序数，现用汉字数补上。

　　3. 目录缺，然正文标题亦不全，如"第六、温热篇"，目录仅列"温热碎记二十四则"，下无三级标题，然正文中三级标题仅有前 3 个，自第 4 至 24，内容前只有汉字序数而无标题，现据文义增补之，并列入目录。

　　4. 目录与正文内容不合，如"第七、疸病篇"，原目录下列有"肝炎中期治法备览""序论一首""治法三十二则"。现据正文内容和文意，改为：一、序论；二、肝炎中期治法三十二则。

　　5. 书中所引文献，如《内经》《难经》《伤寒论》等，引文与原著文义有不合者，出校注说明，如个别文字有误，则修正不出校注。如查无此文者，不用引号。

　　6. 对于错别字、通假字、异体字，或不规范书写，改正不出校注，如战慄→战栗、巡迴→巡回、脏府→脏腑等。

目录

何时希医著三种校评

何时希医著三种校评

何时希医著三种校评

序

青浦何氏医学，溯自南宋绍兴年间，历元逾明，代有名医。至清有何嗣宗、元长、书田、鸿舫诸先生，其尤拔萃而享隆誉者。自初祖始，以迄我时希兄，已历二十八世，八百五十年矣。

时希兄秉其世传之家学，复立雪于上海名医程门雪先生之门，学益孟晋[1]，早年曾执教于上海中医学院（今上海中医药大学）、中国医学院[2]等校，所授《金匮》《伤寒》等课，声誉鹊起。新中国成立后，曾与余共事于上海，其后余应召赴北京中央卫生部中医研究院（今中国中医科学院），从事编审、教学工作。次年，时希亦应聘来京，专事科研工作，口碑斐然。我二人以同乡而同事，居又同楼，每值华灯乍上，晚膳初完，相与商讨学术，意见亦同，盖融如也。

无何，时希以胃疾端[3]返沪渎，息影绝游，闭户养疴，以著作自得。余则下放新疆，其间不通音问者二十年。"十年动乱"中，时希亦险遭池鱼之殃，然不隳[4]其坚强写作之志，发愤整理其先世及师门之医学诗文，欲以填补医史上之一角。先后印成何元长、何书田、何鸿舫诸名医医著《何氏八百年医学》《程门雪诗书画集》《程门雪医案》，并贾[5]其余勇，整理何氏先世所著伤寒、温热、汤方、药性、脉诀、医案等遗书，成为《何氏历代医学丛书》一部。呜呼，一家之医学，而能绵延八百年，历世二十八代，成书三十四种，总为三百万言巨著，猗[6]欤盛哉。

时希兄英年即好学不倦，博览群书，不仅精熟岐黄之术，凡诗古文辞、书画艺术、古琴今乐，乃至昆乱皮黄，靡不雅好研习，深入推敲，或究音韵，或审讹误，或粉墨临场，扢[7]扬风雅；或网罗遗佚，裨补史章，故在文艺戏曲界，亦名重于一时。其师门雪先生曾赠之诗曰："竿山诗老世医家，后起能贤语未夸，不负聪明冰雪质，少年奇气称才华。海上成连[8]移我情，梅花一曲梦同清，世人却说笙歌好，枉作高山流水情。轻裘缓带登场日，荡气迴肠一曲歌，亦是英雄亦儿女，醇醪公瑾[9]近无多。"皆纪实也。年前又膺北京市戏曲研究所研究员之聘，整理戏剧史料及剧本，已刊者有《小生旧闻录》《罗成叫关》《小显》《监酒令》《白门楼》《群英会》等曲谱身段，洋洋洒洒，美不胜收，时人尝称之为"今之顾曲周郎"，非虚誉也。

顷者时希出旧著《雪斋读医小记》见示，乃其潜心学医时之笔记，上自《灵》《素》，下逮温凉攻补各家学说，涉猎广博，剖析要会，阐发精蕴，语多中肯，于是可以窥知其用功之深，用力之专。老友姜春华兄以"青囊探胜"四字赠之，实为知言矣。

曾记日本片仓元周著有《碑医篇》一文，中谓："余自少好医方，每见长者，必问其道。有一宿老曰：'吾子能奋勉，但勿为'碑医'也。'余俯思良久，不得其解，乃叩'碑医'义。曰：'今之医者多矣，然率皆竞驰势利，虽至皓首，无一叶书著述，死而遗者仅墓上一片石而已，故吾谓之碑医矣。'嗟！宿老言，可谓使人发愤激也。"

今时希亦垂垂老矣，白发如雪，乃不觉老之已至，虽已著作等身，犹呵冻雪斋中，废宿忘餐，奋力于作述之林，若未知所税驾[10]者，其惊人之毅力，岂世俗之夫所能想象哉？

余自五八年以来，辍笔于著述，以专事于临床，亦二十余年矣，对我老友，能毋汗颜？因序之，为欲以自策也。

岁在焉逢困敦[11]之孟春，弟苏生陈轼序于上海中医文献馆，时年七十有六岁。

● 【校注】

[1] 孟晋：努力进取。

[2] 中国医学院：今不存。

[3] 遄（chuán）：快速

[4] 隳（huī）：毁坏。

[5] 贾（gǔ）：卖。

[6] 猗（yī）：美好盛大的样子。

[7] 扢（xì）：威武貌。

［8］成连：春秋时一位有名的琴师，伯牙之师。

［9］醇醪公瑾：醇醪，味厚的美酒。公瑾，周瑜。语出《三国志·江表传》"与周公瑾交，若饮醇醪，不觉自醉"。

［10］税驾（tuō jià）：税通"脱"。税驾，休息，棲止。亦作"说驾"。

［11］焉逢（yān féng）困敦（kùn dūn）：焉逢也作"阏逢""阏蓬"，十干纪年法太岁在甲之名。困敦，十二支中"子"的别称，用以纪年。此处焉逢困敦即1984年。

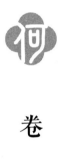

卷

一

第一、饮食宜忌篇

一、饮食宜忌史话

饮食宜忌之事，病家都喜问于中医，而近世颇有诟病之者。中医饮食宜忌学说或从书本中来，如《内经》《金匮》《千金》诸书均有详记，颇裨实用，其名在神农、黄帝之时曰食禁、食忌，以后称为食疗、食治，其为有关于疾病治疗及营养也甚明。近人称之为营养学，诚亦一大学问也，或则由生活中体验而来，亦即从病家中来，盖病者食某物后病转重或得愈，身切知之或知之而莫知其所以然，医者盖汇百千病家之生活知识，又皆得之亲所体验者，而复告于病家，终有益于疾病，有病矣暂戢[1]口腹之欲，病愈矣辄思调补之品，使病体得以早复，或愈后而无食复之变。此事理之正常，亦有利于生活工作者，何清规戒律之诮哉？

五谷、五果、五蔬、五畜，本养生之必需，非治病之药物，然久病虚羸及慢性痼疾，攻则难受，补则拒化，惟饮食消息之法，寓治疗于食物之中，可以潜移默化，避其所恶，而从病所喜，持之以恒，积微成著，常能起尪弱而拔沉痼也。饮食宜忌之说，始见于《素问》《灵枢》，《枢》详于《素》，《灵枢》所载黄帝与伯高、少俞有关五味之问答，多达三篇。张仲景于其《金匮要略》中，有禽、兽、鱼、虫、果实、菜、谷之禁忌并治法凡二卷，有二百二十八条之多，然《内经》五脏病忌食之品不过二十种，而仲景大为增加，虽时代、地域、风俗习惯，食物必有不同于今日，然出之于讲实践而不侈[2]空论之仲景，则弥足珍视矣。《千金方》言食治者五篇，所举果实、菜蔬、谷米、禽、兽、鱼、虫，凡一百五十四品。后有著者，更逾于前。

二、食养食治之著作

目录学中所见有关食养食治（即食疗）之著作，大都为食物，虽有以本草为名，实非药笼中物，粗计之，约有书九十八种，都为四百八十六卷，就近日较为权威之两种目录核之，其尚存于世者得六十四种，仅一百七十四卷，所佚不为少矣。然《金匮要略》二篇，《千金方》一卷，《翼方》亦有数篇，《圣惠方》有二卷，《圣济总录》有三卷，上述目录皆未著之。见存之书，如唐·孟诜《食疗本草》残卷、昝殷《食医心鉴》三卷、唐·杨晔[3]《膳夫经手录》一卷、明·朱橚《救荒本草》三卷、宁原《食鉴本草》二卷、陶宗仪《蔬食谱》一卷、托名李时珍之《食物本草》二十二卷，又元·忽思慧《饮膳正要》三卷、吴瑞《日用本草》八卷、明·施永图《山公医旨食物类》残卷等，皆可得访见之名著也。

三、《素问》《灵枢》

以食物为营养，首见于《素问·脏气法时论》，其言曰："五谷为养，五果为助，五畜为益，五菜为充，气味合而服之，以补精益气。"文中以五谷、五畜为主要，以能养能益，而五果五菜，仅为助为充，当居于次要，此与近世以碳水化合物、脂肪、蛋白质能增加能量，助长智慧之说相符。"其气味合而之"一语，尤与中国习惯不务单品独食，动物与蔬菜混合饮食之方式一致。盖自钻木取火，人类始有火食，而伏羲养牺牲以充庖厨，至于今盖数千年饮食历史矣。

《素问·阴阳应象大论》曰："阳为气，阴为味，味归形，形归气，气归精，精归化，精食气，形食味。"（精由气而化，形恃味以生）阳与气为热能，阴与形为物质，热能化生物质，物质变化热能，古今学说颇可通解。而五味、五谷、五果、五畜、五菜之入五脏，正为此类化生提供物质之基础（营养原料）。而《灵枢·五味论》所谓："五味入于口也，各有所走，各有所病。"则又提醒五味虽能补五脏，喜之甚，食之太过，亦足以致病也。此皆《内经》关于饮食学说之精髓，言简而意广。《金匮》于"各有所病"、《千金》于"各有所走"皆深有发明。

《素问》《灵枢》二者所载五谷、五菜名字有出入，今参合二书列表（表1、表2）：

表1　平时五脏所宜食物

（据《灵枢·五音五味》《素问·脏气法时论》、注为《灵枢·五味论》制）

五脏	五色	五味	五时	五谷	五畜	五菜	五果
心	赤	苦	夏	麦	羊	薤	杏
肾	黑	咸	冬	大豆	彘	藿	栗
脾	黄	甘	季夏	稷（注：一作秔米）	牛	葵	枣
肺	白	辛	秋	黍（注：一作黄黍）	鸡	葱	桃
肝	青	酸	春	麻	犬	韭	李

表2　五脏有病所宜食物

（据《灵枢·五味论》制）

五脏	五谷	五畜	五果	五菜	五禁
脾病	秔米	牛肉	枣	葵	酸
心病	麦	羊肉	杏	薤	咸
肾病	大豆黄卷	猪肉	栗	藿	甘
肝病	麻	犬肉	李	韭	辛
肺病	黄黍	鸡肉	桃	葱	苦

以上五脏平时及病时所宜食物，与近时习俗所用，尚不甚悬殊，可为食谱之参考。而《素问·脏气法时论》之文，有不易解（表3）。

表3　五脏宜食

（表中所列疑不切用）

五脏	五味	五谷	五畜	五果	五菜
肝	甘	粳米	牛肉	枣	葵
心	酸	小豆	犬肉	李	韭
肺	苦	麦	羊肉	杏	薤
脾	咸	大豆	豕肉	栗	藿
肾	辛	黄黍	鸡肉	桃	葱

上表《素问》原文曰："肝色青，宜食甘，粳米、牛肉、枣、葵皆甘；心色赤，宜食酸，小豆、犬肉、李、韭皆酸；肺色白，宜食苦，麦、羊肉、杏、薤皆苦；脾色黄，宜食咸，大豆、豕肉、栗、藿皆咸；肾色黑，宜食辛，黄黍、鸡肉、桃、葱皆辛。辛散、酸收、甘缓、苦坚、咸软。"从"宜食"二字言，当指平时生活所宜食，然五味不从其所喜，如肝宜食甘之类，则又似五脏有病之食治，而义又不合。试言之：肝病食甘，即《金匮》"见肝之病，知肝传脾，当先实脾"之法，为相克之理。心病而补肝，木能生火，又为相生之道。肺病而补心，则为助火刑金。脾病则补肾，与肝病食甘之义同，知脾传肾，先实肾水。肾病而治肺，盖母以生子，与心病补肝同法。若依此理作解，则相克之道三，相生之道二，五脏治理，何以歧义？且传克之首，必为以胜相加，以实侮虚，虚受实侮，而实又不能侮实（此理见拙论《亢则害，承乃制浅解》篇较详）。于是不免有疑于肝病食甘，是否肝实？心病食酸，是否心虚？肺病食苦，是否肺实？脾病食咸，是否脾实？肾病食辛，是否肾虚？犹未也。法当进而问心阳不足者，不畏酸收乎？肺气虚弱者，不畏苦泄乎？脾阳不足者，能胜咸乎？肾阴内涸者，可以辛散乎？若虚实之不明，而侈言生克之治，未见其益，徒偾事耳。故《素问》此论超乎寻常理解之上，愚昧未喻其精义也。

● 【校注】

[1] 戢（jí）：收敛；停止。

［2］侈（chǐ）：浪费；夸大；过分。

［3］唐·杨晔：原为元·倪云林。疑误。

● 【评析】

中医饮食宜忌说源于《内经》，其理论以五行学说为指导，将食物的气、味、形、色等特征与五行五脏相连，由此提出五脏相宜，以及五脏病治疗与禁忌的食物，何时希对此有较详尽的论述，并对有些内容提出异议，可资参考和研究。

四、《金匮要略》

仲景曰："凡饮食滋味，以养于生，食之有妨，反能为害，自非服药炼液（指修真辟谷之人），焉能不饮食乎？切见时人，不闲调摄，疾疢竞起，若不因食而生，苟全其生，须知切忌者矣。所食之味，有与病相宜，有与身为害，若得宜则益体，害则成疾。"故列举禽、兽、鱼、虫、果实、菜、谷之禁忌并救治法，凡二百二十八条，成为二篇。有疑期琐屑支节，不类仲景简洁之文笔，无裨杂病证治者。余尝细核数遍，以为糠秕少而精粹甚多，尤有为言食疗者所未注意之要处，则禁忌是，亦即《内经》早已昭示之"各有所病"之旨。仲景于此深致意焉，撰为《金匮》全书二十五篇之二，其重视之意义，其经验之自得，不言可知，岂可轻忽哉？今就原文试分为六类。

1. 无实实及五脏生克之治

原文："春不食肝，夏不食心，秋不食肺，冬不食肾，四季不食脾[1]。辩曰：春不食肝者，为肝气王，脾气败，若食肝则又补肝，脾气败尤甚，不可救。"（此肝旺本侮脾，不可复补肝以实实，一义也）"又肝王之时，不可以死气入肝，恐伤魂也。"（此节稍涉迷信，且生宰之畜，不能谓之死气，然重实其实，譬如肝热而补肝，神魂自乱，此又一义也）"若非王时即虚，以肝补之佳，余脏准此。"（食肝之治，适用于肝虚之须补，此第三义）

原文:"肝病禁辛,心病禁咸,脾病禁酸,肺病禁苦,肾病禁甘。"此谓肝已病者不当助金以克木,然此指肝虚病,若为肝实,正当助金以抑木,乃《八十一难》"假令肝实而肺虚,肝者木也,肺者金也,金木当更相平,当知金平木"。是宜于补肺,则麦门冬汤、补肺阿胶散之类,甘以润之,不宜辛药发散,则禁辛之辛字,当系肺金之代名词耳。《八十一难》又曰:"假令肺实而肝虚,微少气,用针不补其肝,而反重实其肺,故曰实实虚虚,损不足而益有余。"则正是肺实之肝虚病,所当禁用补肺者。

此节《金匮》文字言五时五脏所忌食物,为恐"实其实",若虚则补之为佳。又曰"余脏准此",文字一如《金匮》开宗明义第一章之"上工治未病",而文简词古,条畅可观,无上工章割裂。《七十七难》《八十一难》二节文字,加入肝脏一脏有病,而五脏循环求治之法,引人入惑(见拙著《读金匮劄记》),二章参考,实是同一机杼。上工章有十一句六十九字,乃后注释羼[2]入本文,渊雷先生以为当删。若此节竟是句句精当,的是仲景文字之佳者。

2. 食物鉴别

原文:"凡肉及肝,落地不着尘土者、白马黑头者、白马青蹄者,不可食之。""疫死牛,或目赤,或黄,食之大忌。""猪肉落水浮者,不可食。""诸肉及鱼,若狗不食,鸟不啄者,不可食。""诸肉不干,火炙不动,见水自动者,不可食之。""肉中有朱点者、六畜肉热血不断者、诸五脏及鱼,投地尘土不污者、自死肉,口闭者,不可食之。""六畜自死,皆疫死,则有毒,不可食之。""马脚无夜眼者,不可食之。""马鞍下肉,食之杀人。""啮蛇牛肉杀人,何以知之?啮蛇者毛发向后顺者,是也。""羊蹄甲中有珠子白者,名羊悬筋,食之令人癫。""白犬自死,不出舌者,食之害人。""凡鸟自死,口不闭翅不合者、鸡有六翮四距者、乌鸡白首者,不可食之。"(近时白毛乌骨鸡却有乌鸡白凤之美称)"诸禽肉,肝青者,食之杀人。""鸟兽有中毒箭死者,其肉有毒。""鱼头正白如连珠至脊上,食之杀人。""鱼头中无鳃者,不可食之。""鱼无肠胆者、鱼头似有角者、鱼目合者,不可食之。""鳖目凹陷者及压下有王字形者、虾无须及腹下通黑煮之反白者,蟹目相向、足斑目赤者,不可食之";"凡蟹未遇霜,多毒";"蜘蛛落食中,有毒,勿食之";"木耳赤色及仰生者勿食。菌仰卷及赤色者，不可食。""蜀椒闭口者，有毒。"等等。

3. 有合卫生者

原文："凡肝脏自不可轻噉，自死者弥甚。""秽饭、馁肉、臭鱼、食之皆伤人。""疫死牛肉，食之令病洞下，亦致坚积，宜利药下之。""脯藏米瓮中有毒，及经夏食之，发肾病。""密器盖之，隔宿为郁肉，茅屋漏下沾著者，是漏脯，食之中毒。""凡蜂蝇虫蚁等多集食上，食之致瘘。""果子落地经宿，虫蚁食之者，人大忌食之。""夜食生菜，不利人。""葱韭初生芽者，食之伤人心气。""夜食诸姜蒜葱等，伤人心。"（按所谓伤心当是耗血动血之意）"夏月大醉汗流，不得冷水洗着身及使扇，即成病。""饮酒大忌灸腹背，令人肠结。""醉后勿饱食，发寒热。""饮酒食猪肉，卧秫稻穰中，则发黄。""食热物勿饮冷水。""食饴多饮酒，大忌。""食狗鼠余，令人发瘘疮。"等等。

4. 混合食物致病者

原文："食肥肉及热羹不得饮冷水。""马肉猪肉共食，饱醉卧，大忌。""驴、马肉合猪肉食之，成霍乱。"（霍乱不专指夏日之病，凡上吐下泻，如近日之急性胃肠炎挥霍撩乱之类皆是也）"牛肉共猪肉食之，必作寸白虫。""青牛肠不可合犬肉食之。""羊肉不可共生鱼酪食之，害人。""羊肝共生椒食之，破人五脏。""猪肉共羊肝和食之，令人心闷。""猪肉以生胡荽同食，烂人脐。""猪脂不可合梅子食之。""猪肉和葵食之，少气。""鹿肉不可和蒲白作羹，食之发恶疮。""麋脂及梅李子，若妊妇食之，令子青盲，男子伤精。""獐肉不可合虾及生菜、梅李果食之，皆病人。""兔肉不可合白鸡肉食之，令人面发黄。""兔肉着干姜食之，成霍乱。""鸡不可共葫蒜食之，滞气。"（按《千金》作鸡子白，《外台》引《肘后》作鸡鸭子）"山鸡不可合鸟兽肉食之。""鸭卵不可合鳖肉食之。""雀肉不可合李子食之。""鱼不可合鸡肉食之。"（按陶弘景云"鸡同鱼汁食，成心瘕。"此则不可信，人皆合食，不见其害也）"鱼不得合鸬肉食之。""鲤鱼鲊[3]不可合小豆藿食之；其子不可合猪肝食之，害人。""鲤鱼不可合犬肉食之。""鲫鱼不可合猴雉肉食之；一云不可合猪肝食。""鳀[4]鱼合鹿肉生食，令人筋甲缩。""青鱼鲊不可合生胡荽及生葵并麦酱食之。""鳅鳝不可合白犬血食之。"（犬血未必佐餐，而鳝鱼则为席上之珍，南北人皆喜之，闽俗且有全鳝筵席者，然温血补血正是动火发风之物）"龟肉不可合酒果子食之。""鳖肉不可合鸡、鸭子食之。""龟、鳖肉不可合苋菜食之。"（有腹内化成小龟、鳖及内生鳖瘕之说）"食脍，饮乳酪，令人腹中生虫，为瘕。""生葱不可共蜜，食之杀人，独颗蒜尤忌。""枣和生葱食之，令人病。""生葱和雄鸡、雉、白犬肉食之，令人七窍经年流血。""食糖蜜后，四日内食生葱蒜，令人心痛。""薤不可共牛肉作羹，食之成瘕病；韭亦然。""野苣不可同蜜食之，作内痔。""白苣不可共酪同食，作䘌虫。""蓼和生鱼食之，令人夺气，阴核疼痛。""芥菜不可共兔肉食之，成恶邪病。""食大豆等忌啖猪肉。""白黍米不可同饴蜜食，亦不可合葵食之。""食热物，勿饮冷水。""饮酒食生苍耳，令人心痛。""食饴，多饮酒，大忌。""醋合酪食之，令人血瘕。""食白米粥勿食生苍耳，成走疰。""食甜粥已，食盐即吐。"等等。

5. 病人禁忌食物

原文："肝病禁辛，心病禁咸，脾病禁酸，肺病禁苦，肾病禁甘。""羊肉其有宿热者，不可食之。""痼疾人不可食熊肉，令终身不愈。""麋脂及梅李子，若妊妇食之，令子青盲。"（妊娠虽非病人，然可遗传为疾患）"梨不可生食，令人寒中，金疮、产妇亦不宜食。""生枣多食，令人热渴，气胀寒热；羸瘦者，弥不可食，伤人。""五月五日勿食生菜，发百病。""四季勿食生葵，令人饮食不化，发百病，非但食中，药中皆不可用，深宜慎之。""时病差未健，食生菜，手足必肿。""饮白酒，食生韭，令人病增。""蓴[5]多食，动痔疾。""黄瓜食之，发热病。""病人不可食胡荽及黄花菜。"（黄花菜即金针，解郁通肝而耗气）"扁豆，寒热者不可食之。"（有曾患疟疾已休者，过扁豆棚下，则寒慄鼓颔，如欲发病者）"芋不可多食，动病。""饮酒大忌灸腹背，令人肠结。"（欲灸腹背，必有病之人）"葶苈子敷头疮，药成入脑，杀人。"等等。

此一部分可谓食疗学中最有意义之处，亦中医忌口问题有用之经验。仲景方书皆从实践中得来，不作空论，凡兹食物禁忌并救治，以今日言之犹有相合，其有不合者，则古今风尚习惯之不同，地域嗜好之各异，读古人书常有此感，不足怪也。然二百二十余种食物，岂皆仲景之亲验，疑其或有依据，不尔一人盘餐之奉，难得如许知识也。尝考前乎仲景者，有《神农黄帝食禁》七卷，见于《汉书·艺文志》；《神农食忌》一卷，见《宋史·艺文志》；《黄帝杂饮食忌》二卷，见梁·阮孝绪《七录》；《老子禁食经》一卷，见于《隋书·经籍志》。在今日皆佚之书，仲景其曾见之乎？若因仲景之移录，而得后存于今世，则亦弥足珍贵矣。故不辞词费，而略为整理焉。至其迷信唯心之处，亦须扬弃之，如下所揭者。

6. 迷信附会之类

原文："凡心皆为神识所舍，勿食之，使人来生复其报对矣。""父母及身本命肉（如所属生肖为鸡、猪、牛、羊等，则为一家终身不食之乎），食之令人神魂不安。""妊娠不可食兔肉、山羊肉及鳖、鸡、鸭，令子无声音。"（按他书谓食兔肉令子缺唇，食山羊肉令子多病，食鳖令子项短）"妇人妊娠，食雀肉，令子淫乱无耻。""燕肉勿食，入水为咬龙所啖。""鱼头似有角者，不可食之。"（意谓此鱼将化龙矣）"六甲日勿食鳞甲之物。"（每十日遇一甲，此甲属天干，与鳞甲绝不相关，迷信又且附会无知）"妊妇食姜，令子余指。"（谓姜之形象，有似人之并指）"春秋二时，龙带精入芹菜中，人偶食之为病，发时手青腹满，痛不可忍，名蛟龙病。"（有似血吸虫病，无端牵涉蛟龙）"兽自死，北首及伏地者，食之杀人。"（北斗星在北，此兽知方向，谓其通灵也）"鳖厌下有王字形者，不可食之。"（谓此是鳖中之王也，实躯壳之纹理偶有此形，岂能自镂王字于壳上而称王乎）"凡水及酒，照见人影动者，不可饮之。"等等。

以上仲景文字，殆皆取材于黄帝，今捡《千金方》食治卷读而知之，然未暇细校其异同，愿究心食治之学者溯之。

● 【校注】

［1］脾：原为"肝"。疑误。

［2］羼（chàn）：掺杂。

［3］鲊（zhǎ）：一种用盐和红曲腌的鱼。

［4］鳀（tí）：鳀鱼，体长十余厘米，银灰色，侧扁，生活在海中，亦称"黑背鳀"。幼鱼干制品称"海蜒"。

［5］蓴（pò）：又名莼菜、马蹄菜、湖菜等。是多年生水生宿根草本。

本节对《金匮要略》"禽兽鱼虫禁忌并治"与"果实菜谷禁忌并治"二篇内容做了引用和分析，何时希认为其既有继承《神农黄帝食禁》《黄帝杂饮食忌》等说，又有仲景以及前人之经验，于今有一定的参考价值，尤其是病人禁忌食物、五时五脏所忌食物等内容是中医忌口问题之有用经验。

五、《千金》《外台》

《千金方》卷二十六为食治，所录果实二十九，菜蔬五十八，谷米二十七，鸟兽虫鱼四十，都凡百五十四种，与《金匮》之言食忌，二书相辅而为用，足为此学之权威矣。《千金》食品皆著其功用、性味，而每一品后常有"黄帝曰"之食忌，或一品而有数忌，故得百七十五条，并扁鹊、华佗、胡居士又得五条，其中黄帝文字，大都与《金匮》同，其即仲景所从出欤？前所考《神农黄帝食禁》及《黄帝杂饮食忌》二书，仲景与孙思邈皆得见而著录之，故《艺文志》等目录书称为已佚，而实存于民间者甚多，即如一九六一年有全国中医书目之编，而访不及余，则寒家先世医著颇多，为省、府、县志艺文所曾著录者，我今举而付之影印，编为《何氏历代医学丛书》，此能谓之已佚乎？或经艺文志之著录，历劫乱而散佚，亦可谓之尚存乎？目录之学可信与不可信者如此，故《千金方》之《黄帝食忌》，即仲景先曾见者，亦情理中事。或谓乃王叔和搀入者，叔和名熙，为晋太医令，编次仲景方书及自撰《脉经》，《脉经》中摭拾仲景脉法及条文甚多，读之文字亦甚高古，盖晋去汉末，年代未远，又叔和濡染仲景日久，二人文笔亦殊[1]未易辨别耳。然《千金》食治卷次在养性平脉针灸之前，而《金匮》食忌则殿于全书之后，是叔和诠次时，已识其非经仲景亲验之意欤？食治之理，《内经》发其端，仲景继其绪，《千金》光大之，盖成为有用之学，后胜于先也。仲景之言，比《内经》为明澈，曰："人体平和，惟须好将养，勿妄服药，药势偏有所助，令人脏气不平，易受外患。夫含气之类（谓凡是呼吸之动物）未有不资食以存生，而不知食之有成败，百姓日用而不知，水火至近而难识，余慨其如此，聊因笔墨之暇，撰《五味损益食治篇》，以启童稚，庶勤而行之，有如影响耳。"（按：此书未见，亦不见著录，此文乃《千金方》所引者）《金匮》首篇"脏腑经络先后"有文曰："五脏病各有得者愈，五脏病各有所恶，各随其所不喜者为病。病者素不应食，则反暴思之，必发热也。"此亦涉及食治者，然仲景方之用食物者，仅羊肉、鸡子黄、猪脂、猪肤、糜粥、大麦粥、小麦汁、醋浆、苦酒、白酒、枣、蜜等数十种耳。《千金》宗《内经》"各有所走"之旨而发明之曰："精顺五气以为灵也，若食气相恶，则伤精也。形受味以成也，若食味不调，则损形也。是以圣人先用食禁以存性（意指《金匮》或黄帝），后制药以防命也。故形不足者温之以气，精不足者补之以味，气味温补以存形精。"以食治之味主于温补，以及补精之宜于厚味，由《内经》《千金》之倡和，后世宗之者最众。

《外台》第三十一卷有解饮食相害成病百件，其中同于《金匮》者九，又《千金翼》五（《千金翼》无食治专篇），张文仲一十四，属于《肘后》者七十四。卷十一有《近效方》叙鱼、肉、菜、米、豆等四十六。

因又与影印明万历本相比较，则《肘后备急方》卷七有治食中诸毒方二十五则，附方出《金匮》者二（改称附方当出金人杨用道所附广），又治防避饮食诸毒方三十则，原书却少于《外台》所引者十九则。然《肘后》为杂鸟兽他物诸忌法九，水中鱼物诸忌九，及杂果菜诸忌十二。而《外台》所引《肘后》，则为诸鸟兽陆地诸物忌法四十四，辨鱼鳖蟹毒不可食及不得共食二十八，既少杂果菜诸忌一项，而数反多之，知影万历本必有阙文矣。我故附《肘后》于《外台》中而记之。

北齐徐之才著有《药对》，书虽失传，李时珍录其逸义，知其必善于用药者。又于其妇科名著逐月养胎十八方中，却得用乌雌鸡者八，他色鸡三，猪腰、炒大麦、酢浆、糜粥、炊米、炒大豆、白蜜、葱白、薤白等食物十余种，此亦关妊娠食治之先河，使胎前营养，知所采焉。

六、宋人方书

《太平圣惠方》食治占二卷（全书百卷），其序论亦有可取者，为录于下，曰："夫上古之人，饮血茹毛，纯一受气，所食无滋味之爽，脏腑无烟火之毒，各遂其性，患害不生。神农始教播植五谷，钻火变腥，以有营为（事实上工作既渐繁复，营养要求必须随之），触冒寒暑，故生疾苦，因以药石治之，是以有食便有药也（意谓疾苦之生，由于食物，不知或由于营养之不足）黄帝曰：人之所依者形也，乱于和气者病也，治于烦毒者药也，活命扶危者医也。安人之本，必资于食；救疾之道，乃凭于药（以上八句《千金方》作扁鹊语）。故摄生先须洞晓病源，知其所犯，以食治之，食疗不愈，然后命药。夫食能排邪而安脏腑，清神爽志，以资血气，若能用食平疴，适情遣病者，可谓上工矣。"末段谓食治在药疗之先，营养提高于医药之上，可谓未之前闻。与《内经·脏气法时论》"毒药攻邪，五谷为养，五果为助，五畜为益，五菜为充"之义，及世俗以食物营养作病后之调理、药物之补充者，皆不同也。故录其全文，或为研究食治存一论证说法云。《圣惠方》食治方凡三百二十道，治病二十八种，或数食物集于一方，或杂谷、蔬、动、潜诸物于药品中为方，读之颇亦启人思路。

《圣济总录》之食治统论，撷仲景、卫汜[2]、孙思邈及《圣惠》诸说，亦主先食而后药，略云："天产动物，地产植物，阴阳禀资，气味浑全，饮和食德，节适而无过，则入于口，达于脾胃，入于鼻，藏于心肺，气味相成，神乃自生。平居暇日赖以安全者，益足于此。一有疾疢，资以治疗者，十去其九，全生永年，岂不有余裕哉。"全书二百卷，食治占三卷，治病二十九种，方凡三百零八道，其中颇多与《圣惠方》相同者。

《济生方》书内无食治之篇，间读其书，却得食物治病十余品：腽肭脐[3]、雄羊肾（尤为常用）、猪腰、猪肚、原蚕蛾（此物乡间常有炸而食之者，外观颇似油炸花生）、鲤鱼皮、鸭头、陈仓米、赤小豆、葱、椒、酒、枣等，以及鹿茸、麋茸、虎胫骨、羊胫骨动物药。

［1］殊：副词。很；极。

［2］卫汜：也作"卫汛"，为张仲景的徒弟。

［3］腽肭（wà nà）脐：腽肭，海狗，海产哺乳动物，头似狗，毛皮柔软，可制裀褥等。腽肭脐，海狗的阴茎和睾丸。

● 【评析】

何时希认为食治之理，《内经》发其端，仲景继其绪，《千金》光大之，到宋代《太平圣惠方》更提出食治在药疗之先，营养提高于医药之上，这是对世俗以食物营养作病后之调理、药物之补充者，皆有不同，或为研究食治提供思路和方向。

七、元、明、清诸家

食治之道，当不同于养生家之服食求仙，亦不同于临床家之专于去病，食治之适应，大都非药石可治之痼疾，病后之康复调理，或者虚羸之人，久治无功，已厌服药，将转而求疗治于食物之中。食物究不同于药物，故以补食为主，而治病为次，且不可计日论时，贵在持恒，其效果亦只在潜移默化中而不显著也。元、明、清诸名医常用诸方，尝撷其有关食治之品而记之，得葛可久、张景岳、韩飞霞、李时珍、何嗣宗、叶天士、吴鞠通、缪宜亭等数家，此从实验中得来，皆可信而能遵者。以其年代去今未远，其食物大都习惯常用而庖厨易得者。若网罗山珍海错，远乡奇品，以恣其口腹，而侈其豪富，则已虽食治之道，非吾写此之旨也。

1. 元·葛可久《十药神书》

莲心、柿霜、真酥、白蜜、京枣、山药、童便、羊肺（叶熙春先生发现羊胆能治肺结核，屡绳其美于余，谓湖杭一带乡间女孩，每有入冬抱羊而眠者，皆无肺疾。余谓何不即用羊肺，正可以助肺之呼吸功能也？先生谓肺不便于制丸。葛氏润肺膏乃用羊肺一具，以杏仁粉、柿霜、酥蜜、真粉等填入，煮熟服之)、黑嘴白鸭、猪脊膂、羊脊膂、团鱼、乌骨鸡、醋、饴糖、藕汁、萝卜汁、真粉（为米粉制品之沉淀物，或称淀粉，葛氏之言曰：真粉甘寒，不独凉金，且以培土，人所未知也)。葛氏此书，皆治肺法。

2.明·张景岳《新方八阵》

龟、鹿（均用胶)、人乳、牛乳、羊乳、羊腰子、猪腰；百合、扁豆、山药、芡实、莲肉、胡桃、枣肉、榧子；黑豆、绿豆、糯米、白面、沙糖、葱白头、生萝卜。

3.明·韩懋《韩氏医通》

粳米、粟米、杵头糠、白扁豆、黄豆、赤小豆、绿豆、脂麻、麦面；荷叶、芥菜、竹叶、梨、藕汗、莲肉、胡桃、大枣、韭白及子、大葱汁（煮)、萝卜、蒜汁、蜜、白砂糖、松子仁、瓜仁、细茶、白盐、姜、葱、豉汁；黄牛肉、黄牛连贴（即牛小肚)、霞天膏、牛骨髓、羊肉、猪连贴、猪肚、猪腰子、猪脊髓、猪心、鹿肉、鹿峻[1]（精也)、鹿血、肉、鹿髓（脑、骨、脊之髓也)、外鹿髓（胫骨髓)、鹿茸、黄狗、黑狗、猪胆汁、鹅、稚鸡、老鸡、蛸螂、蚋皮（即蚵蚾[2]，亦即蟾蜍也)、酥、人乳。

以上服法及其功效，见于另篇。

4.明·李时珍《本草纲目》

卷二有饮食禁忌一篇，与猪肉相忤者十三，与鸡肉相忤者十二，为最多，总为六十三种，见于该书，此不絮录。李氏初不专言食治之道，仅于气味阴阳篇引《素问·六节藏象论》曰："五味入口，藏于肠[3]胃，味有所藏，以养五气，气和而生，津液相成，神乃自生。"又引"形不足者温之以气，精不足者补之以味"二句，略可见五味之养阴阳，不可偏胜耳。

5.清·何嗣宗《虚劳心传》及医案

黑枣、榛仁、白果、杏仁、桂圆肉、风栗、小米、大麦、新粳米、糯米、酸浆粥、牛奶粥、黑芝麻、大枣；菠菜、白头菜、荠菜。

6.清·叶天士《临证指南医案》

牛脊髓、羊脊髓、羊肉、羊腰、猪脊髓、鹿鞭、鹿茸、驴皮、龟甲（二者用胶）、河车、坎炁、鱼膘膏、淡菜、海参、黄鳝、牡蛎（用肉）。

7. 清·吴鞠通《温病条辨》

大枣、粳米、莲子、芡实、山药、桂圆肉、生扁豆、鲜扁豆花、赤小豆皮、梨汁、梨皮、荸荠、鲜芦根汁、藕汁、鲜荷叶边、西瓜翠衣、绿豆皮、姜汁、饴胶、白蜜、冰糖；乌骨鸡、羊腰子、猪脊髓、鲍鱼、牡蛎肉、海参、牛乳、鸡子黄、淡菜、童便、驴皮、龟板、鳖甲、鹿角（四者用胶）、猪肤、鹿茸。

8. 清·缪遵义《宜亭医案》

海参、鱼翅、燕窝、淡菜。

八、小结

上所节录，聊为喤引，将以为中国食治学作者开场唱道耳。若能将历代诸家理论，与夫动植诸品名类，聚录而门分之，加以诠释，使用之者心喻而应手也。尤当以仲景食禁之篇辑入，上溯黄帝，下校《肘后》《外台》以及《纲目》，此中医特有之经验，而《内经》"各有所病"之旨也（五味二字，有指五味各有所走，入于五脏者；有广义为凡纳入之食物，所谓味者皆是也）。惜吾老矣，愿俟后贤。

食物与康寿，恃口腹之好为桥梁，为渠道，人人锲而不舍者数十年，锲之初未冀长生不老，而终赖之以却病延年，增智慧而强体力，从事科学工农以及任何工作，罔不得饮食之益，壮种族而裕民生，饮食之道可不讲乎？然言食治之学，若仅以为口腹之恣，则又浅矣。

九、余话

《圣惠方》入药物于食物中，以治诸疾，吾尝试之，二十年前养疴从化，中西杂治，反应甚多，粤医梁君虚怀研讨，用食治之法，始以茯苓、山药无色无味者，燉鸡于瓦煲；继入小量沙参、生芪，食物渐改为瘦猪肉或水鸡（即青蛙也，粤地颇多，半部鼓吹，常扰清眠，初无禁捕之令），或猪肝；脾胃既能安食，则进而顾肾，为杜仲、杞子、木耳，入于牛肉；当归、生姜、荔枝、桂圆入羊肉；茴香、红枣入狗肉（是地多犬，而养小，但黄油乌亮，颇矫健，与人同行无忤，境又安谧，夜不甚吠，温驯可喜，常觉捕食可惜也），如此水陆杂陈，皆常厨易得之，并无珍馐之辈也。饮其清汁数月，体气大得其益。后乃治人，法亦渐多，如茴香、砂仁、猪肚之于胃；白及或川贝、猪肺之于肺；生姜、桂圆、团鱼之于肾；白芍，山药、鳝鱼之补血；川贝、鳗鱼之补肺；黄芪、山药、鸭之补气阴；砂仁入淡菜之滋肾；杜仲、猪腰之补肾；丹参、淮小麦、红枣，或丹参、当归、郁金、桂圆入牛心或猪心之补心气，或养心血；湘莲、芡实、桂圆、枣肉、糯米入鸭以平补心脾肾等方法。药求平淡，味取轻香，触类旁通，随处即是，其获效非草木无情、气味呆滞者所能相比。惟当顺俗而化，取诸近便，无事烦索，以扰病家，斯可耳。

● 【校注】

　[1] 峻（zuī）：男孩的生殖器。

　[2] 蚵蚾（kēbǒ）：蟾蜍类动物。有指蘆虫的别名。

　[3] 肠：原为"脾"。据《素问·六节藏象论》改。

● 【评析】

　　何时希认为食治之适应，大都非药石可治之痼疾，病后之康复调理，或者虚羸之人，久治无功，转而求疗治于食物之中，或以药物入于食物中，而食治之法，贵在持恒。并提倡所用食物以习惯常用而庖厨易得的，如所举元、明、清医家所喜用者。总之，中医之饮食宜忌、食养，乃至食治，体现了顾护胃气、滋生化源、安和五脏的治疗学思想，与中医药物治疗的指导思想是一致的，值得学习研究。

第二、解毒编序例

尝治一废铜冶炼厂工人，因吸入毒气，自觉口中有粪臭溢出，家人同事皆不之闻也，久之，其人觉臭气更甚，旁人亦渐避之，有掩鼻而过之者，则条件反射也。其人自惭口秽，离群而索居，终日怏怏不乐，精神宛如被创，其工会人陪来，亦云请治神经病。诊之，无见大异，闻其口气，亦不觉臭，但脉右关较旺，无他症状可寻，乃按胃热口臭治之，用白虎汤、泻白散，合百合病之百合滑石散，降肺胃之热；佐以陈皮、白蔻、佩兰清其口气。思荸荠有蚀铜之说，俗传铜钱与荸荠同嚼，则松软如泥；童稚误吞铜钱者，以此消之；凡剧团音乐组打击乐之铜器，一触荸荠，即哑破无声。此平时无意中所积关于荸荠之认识。遂以十枚入药为引，而嘱病人日啖一斤，多则更善。三日，来复诊，自言口气已无臭矣，神情欢快，顿改前态，感谢万状，雀跃而去。已查本草，慈菇、胡桃、鸭通[1]能解铜毒，今恃荸荠，已能奏效矣。考荸荠有凫茈、乌芋、地栗、马蹄诸名，《百一选方》："治误吞铜钱，生凫茈研汁，细细呷之，自然消化成水。"《本草汇要》[2]云："乌芋善毁铜，合铜钱嚼之，则钱化。可见其为消坚削积之物。"乃知民间所传，皆有所本也。雪羹汤常用之，以为其甘寒之性，软坚消积，最妙在滑润之性，去结而不伤正也。

后数年，在中医研究院研究一新课题，曰矽肺，乃二氧化矽粉尘中毒，粉粒绝微细，虽六层纱布口罩，亦难防阻，其吸入也以渐，久则沉积于肺中，与肺组织但化而为石，日以扩大，坚不可摧。息促胸痛甚，由呼吸系统而影响其他系统，罹之者恫为不治。医籍中无可稽考，宋人笔记中载治银匠、铸币匠及斫石工有此病，然无症状疗治之记录，仅可作为史料耳。既得矽肺之病理于西医，又得矽尘产生及中人之情况于内部资料，乃悟安症状、治并发不难，而排除其结节砂块则甚难，以其质坚（比于金刚石），而胶着于娇脏之肺，与肺合化，城狐社鼠，投鼠而忌器矣。攻之不可，补则助邪，计惟有寓攻于补之中，舍解毒软坚之法，难得善策。

汉晋以下，士大夫炼丹服散，大都为金石热药，热气入于气血，而热毒留于肠胃传导之官，意必有结石问题存在。当其石发之时，如何解其毒而消其石，又何能驱而出之体外，古之人必有能治之者。盖石发之病，在当时上层之中，实为多发之病，医者不能不备此解散（服食诸石，大都为散剂）之方。乃从此思路而上溯于古：《神农本草经》（有解各种毒药七十二）有朴消能化七十二种石，此为软坚化石，使石从大便为出路，乃理想首选之药，又有石龙子、马刀、石胆能破化石淋，利小便水道，均为化石、破石，予石以出路之品，药虽不多，而予人启发不少。或者《神农本草经》当一世纪人所撰时，服石之风，尚未盛行欤？葛洪《肘后》当是晋人服食已盛之时，其言曰"所将药每以解毒而冷者为宜"，录有五方，而下法居其三，论与方皆得治石之主旨矣，其下用栀子、大黄、葶苈、巴豆，以为皆不如《本经》之朴消能化石而下也。皇甫士安撰《解散说》"唯欲将冷"（四字言治石发宜寒，盖所谓寒食散，乃大郁散剂，服之蕴发，则为热病，故治之宜寒无疑），书不得见；《巢氏病源》存其论，五方于《千金方》中见之，巢源无方治，姑不论焉。《千金方》中有解食毒、百药毒、五石毒、蛊毒等四篇，方共百〇六道，药八十一（此八十一药，在解百药毒篇中，皆非石药），单考其解五石毒篇，方三十五道，剔去外疡五方，则三十方，有药四十一种，用甘草二十一方为最多，次则用豆豉方十六，用人参方十，葱白用者九，栀子用者八，此五药可以为《千金》解石毒之主药，他若麦冬、白鸭通、肥猪脂、芒硝、大黄等，亦可喜也。其中葱白一味，《大明本草》言"杀百药毒"，《外台》言"解金银毒"，《经史证类本草》谓"葱汁消金银玉石，埋土中半年，尽化为水"，于石毒为甚合。《千金翼方》治石发有六十一方，十一药。《外台秘要》则有治石发方一百八十二首，药三十四种。《太平圣惠方》石发有十四门，方百十七首，又有解金石药毒八方，而其中解石毒者仅汉防己、大豆汁二种。《圣济总录》治石毒方八，皆单味，又治乳石发动二卷，有方二百〇六首。《本草纲目》分为金石药毒、草本药毒、食物毒、禽兽鱼类毒、蛇虫蛊毒、杂毒等六类，又细分为二十二种中毒，药都六百余（未汰重复者），其中解石毒者一百〇四药。又《金匮要略·禽兽鱼虫禁忌并治》有解毒方二十二首，《果实菜谷禁忌并治》有解毒方二十则，属于食物中毒之类。综上诸家所录，已不为少，本草及方书尚未暇搜取，总之，此中大有天地，可无疑也。

接受新课题，学习国外知识，搜集前代资料既多，病员并发及附见诸病症，并乍来异地（大都来自东北、江西之矿区）之水土不服，皆渐次向愈，乃进而为治本之图，先标而后本也。治本之法有二：矽在肺虽为大实，而肺气已致大虚，补肺之法，以参为主，凡沙参、党参、人参皆可量症轻重为用，以人参治石发解石毒，实具兼顾之美，他则气血、脾胃、肝肾、心肺诸虚，皆依法治之，此其一；矽肺之根在矽，患者已调离工种虽无复侵之机，然已侵之矽正在乌合鸠集，由粉散而粘着，而团聚坏死之吞噬细胞浸成坚癖，使结节日益扩大，迷弥于肺之（诊矽肺，在放射学之规定，有上下、左右四块，及上、中、下、左、右六块，并面积大小等数种）主因，大盗不除，盘踞为患，即或丰登，亦是资敌，矽根不去，滋补气血，吞噬细胞更多破坏，亦无非助大其结节耳。故软矽尘而使粉碎，由膈膜而下渗体外，或从涕唾、痰液以排出，此国内外医家卧寐以求之治，而中药适多此类方法。乃从上述诸家中，节选得甘草、薄荷、荸荠[3]、麦冬、冬瓜子、黑豆、绿豆、杏仁、芒消、瞿麦、防己等，蜂蜜炼制为膏，勿令水冲，而含化吞咽，使甘润之性，得以常留于肺。又以金钱草煎汤，日饮两碗，荸荠任意恣嚼，以荸荠不但消铜，亦为治石要药，见于孟诜《食疗本草》谓"下丹石"，苏颂《图经本草》谓"能解毒，服金石人宜之"，故取以治矽也。金钱草化结石，利小便，故亦取之。

不徒药治，配以体疗，增加上肢活动以助其肺活量，如羽毛球锻炼，及锄地种菜，诸人身无所苦，体力增强，容色红润，是调动其主观能动力之时矣。治标三月而诸症象撤，治本亦三月，血象、肺功能皆如常人，小便穆生沙氏试验，其比重高于常人百分之三，虽胸片未见改变，然专家意见，矽结节形体大小未改于投影，而质之松坚与厚薄，则投影所难知（是时未有断层摄片），尿比重高，则必有其故，假想之，殆矽之出路也（是时亦未有定量定性之测定仪器）。以上见于《一九五七年全国防治矽尘危害会议中医报告》，及中医研究院学术研究第一号。

于是知中药解毒之奇效，所当开宝库以发掘，吐瑰丽之霞光，甄诸药之性能，为人民而服务，若任令珠沉宝，晦岂医者之志职哉？愚谓当今工业污染之疾日益多，癌细胞亦毒物也，安得有心人汇编解毒方药为一书，以于此中取一席地，而放其异彩？

考前人从事于此学者，清人汪汲[4]尝著《解毒编》一卷，竹林人（清海阳人）辑《本草纲目》所载解毒之方，益以见闻，分成十四门，亦名《解毒编》；又燃犀道人著《驱蛊燃犀录》（以上二书见拙著《历代无名医家验案附录》）；日本南阳原亦辑有《解毒奇效方》，凡此亦可采也。辑古人解毒方药，予以分类，大要有食物毒，包括禽、兽、鱼、虫、果实、蔬、谷之类，《金匮》与《千金》（引《黄帝食禁》甚多）可为主要参考；药毒、金石毒［二者不同，皇甫士安所谓"草木早发（指药毒），金石蕴久而迟（为其病深）"］；蛇虫等外伤；内中蛊毒，其中金毒中之铜毒，性有特殊，药须针对，其效始捷。至是尤忆经治一氧化碳中毒数例：首数人乃集体宿舍煤炉取暖，剧者数人已死，存者中毒亦极深，诸头痛、呕吐、拒食、迷睡，或惊扰等皆愈，独头晕不能支持，四易方而不效，后投薄荷、桑叶、荷叶边等，二三剂即清醒如平时，此时方悟若用冰片，效或更速。继读前人笔记：生萝卜嚼之能治烟熏；又萝卜之在地下，遗收而干枯者名地骷髅（地枯萝）能通肺气，解煤炭熏人之毒。吾自知此后，治煤气中毒已延及神经系统，不能识路，夜起狂走者，更有显效，此亦解毒方也。见拙著《医效选录》中。

● 【校注】

[1]鸭通：即"鸭粪"。下同。

[2]《本草汇要》：原为"《本草会编》"。疑误。

[3]荠苨（qí nǐ）：桔梗科，沙参属多年生草本植物。又名地参。药用部位为胡萝卜状根。味甘、性微寒。有清热化痰、解毒之功能。用于肺热咳嗽，痰黄稠；痈肿疮毒；服热药引起的不良反应等。

[4]汪汲：清代医家，号海阳竹林人。广学博闻，于医学亦有研究，尝著《解毒编》《汇集经验方》《怪疾奇方》，现有刊本行世。

● 【评析】

本节所述中药在诸多中毒证，或中毒后遗症治疗中的解毒作用，如荸荠消铜、化石，朴消能化石而泻下，金钱草化结石、利小便，葱白解石毒、金银毒、百药毒，生萝卜嚼之治烟熏等，颇于人启迪，对当代中医发挥积极的临床救治作用具有指导意义，或饮食中毒，或大气污染，或水质污染，或 PM2.5 所致肺病等，当于此思考对策，研究开发。

第三、亢则害、承乃制浅解

《素问·六微旨大论》"亢则害，承乃制"二语，前人释之者多矣，宜无剩义，而后欲为言，诚浅解也。

"亢则害"三字谓一脏亢盛，则害他脏，五行相克之道也。夫邪气盛则实，精气夺则虚，亢即实也，实则能传而为害，虚则不传，故亢则害人而不受害。凡亢也，实也，皆不虚之义；害也（动词），传也，侮也，皆相克之义。相克之道，以肝脏为例：肝实则克脾，木克土也，土虚而受克，则二脏有病；若肝实而脾不虚，则不受肝之侮，仅肝一脏自病；肝虚则不能传，仅肝一脏之病；若肝虚而肺实，金能克木，则二脏有病；或肝虚而肺不实，则仍为肝一脏之病。

"承乃制"三字，既解释亢虽为害，而有承则不害，又谓有相生之道介于其间，则可以制其相克，使不为害，义较深矣。仍以肝为例：木偏胜则克土，土虚则受克而病，此相克之常也；母以生子，子又生子，此亦相生之常，则木能生火，火又生土，土得此气之煦，可以抗击贼邪而不病。是以相克者病理也，相生者生理也，有致病之理，而生理自具胜复制约之功能而得于不病。否则人日处于六淫外感侵袭，七情内因之滋扰，加以饮食起居、劳倦、烦躁之暗耗，五脏五行之胜克，昼暮在消长盈亏中，或颓然而致病，或屹然而不病，斯盖虽有五脏之相克相害，而复有五脏相生相制，以剂其平衡之故也。夫一脏或有偏胜（亢），即有克害其相胜之脏之惯性；另一方面却自有其相生之脏之义务，得此相生之煦濡，乃能培养其抗病能力（承）。此种相生相克之道，有人以家庭母子孙之关系比之，谓母爱其子而恶其孙，常欺侮之，幸子得母爱，介于其间，煦之护之，而使孙不受侮，亦浅显近理。生克生死之说，当溯之于《五十三难》，其文曰："七传者死，间脏者生。"七传者传其所胜也，间脏者传其子也。何以言之？假令心病传肺，肺传肝，肝传脾，脾传肾，肾传心，一脏不再传，故言七传者死也。间脏者传其所生也，假令心病传脾，脾传肺，肺传肾，肾传肝，肝传心，是母子相传，竟而复始，如环之无端，故言生也。吕广

（三国吴太医令）解谓："七传当是次传。"次传者依相克之次序，而传其所胜，如心传肺（火克金），肺传肝（金克木）之类，作依次相传解。然与原文一脏不再传之句颇相矛盾，七传者五脏传遍而再传也，如肺病则咳逆吐血，毛悴色夭；肺传之于肝，则胁痛寒热；肝传之于脾，则脱肉、衰饮食；脾传于肾，则下为夺精，胕肿溏泄；肾传之于心，则营卫不从，水火不交，少气不足以息矣。是何金刚不坏之身，经此五传而犹安然，必传七传尽遍而后死耶？既临床所未见，亦理论所难通，岂能信之？善夫刘河间之论虚劳也，曰："人感寒则伤真阳，从上而下损，一损损于肺，则皮聚而毛落；二损损于心，则血脉衰少，不能营于脏腑，女子不月；三损损于胃，则饮食不为肌肤，感热则伤其阴（按上损可由感邪咳嗽起，亦可由劳倦吐血起，不全由于感寒伤阳。下损则大都起自房劳失精，由外感伤阴者，殆难得见）。从下而上损，一损损于肾，则骨痿不能起于床；二损损于肝，则肝筋缓不能自收持；三损损于脾，则食饮不化。故心肺损而色萎，肝肾损而形坏，若脾胃损，则仓廪败，而不可治矣。"文源于《难经·十四难》，虽不以五脏之生克为言，然可知虚损之症，三传已不可治，况夫以胜相加，以亢盛侮其所胜之脏，反须历七传而后死乎？无是理也。可知吕广以次相传之义为尚合。

然则传于所胜，必至于死乎？有二者则否。《五十六难》云："肺病传于肝，肝当传脾，脾季夏适王，王者不受邪，肝复欲还肺，肺不肯受，故留结为积。"曰肥气。其谓肝复欲还肺，肺不肯受者妄也，肺腑岂能言耶？盖肝实不受邪，其邪仍在于肝，贲积不得泄，则积于肝之分野，左胁下耳，此虽亢而不能害于他脏者也。其二，则因有相生之道约制其间，如《难经》"间脏者生"是矣。间脏者，相生相制之道也，若依《难经》原文，所谓"母子相传，传其所生"，盖母体不足，无以养子，而子亦病，是为母虚及子，非亢害承制之道，即使如此，因不能相生而层层不养，势必致五脏俱虚，岂能"竟而复始，如环之无端"而可复生哉？凡治虚劳者，遇此等症，皆知不待五脏俱虚而已束手无策矣。此节即仍当从吕广之注曰："间脏者，间其所胜脏而相传也，心胜肺，脾间之，脾胜肾，肺间之，肺胜肝，肾间之，肾胜心，肝间之，此谓传其所生也。"我于是补之曰：何谓间，居间、间隔、间介也（读去声）。谓病邪之传，以胜相加，一脏气亢，必害其所不胜，如木之克土（土不虚者可不受侮，如《五十五难》"季夏脾旺不受邪"亦是也），如土虚者，虽当受木之克，然土之母曰火，如火不虚，能以荫子，子得母助，足以御木之侮，木欲克土而有相生之脏（火、子）间介于其中，则土（火之子）亦可不病，此所谓"间脏者生"是也。

至解间脏为传其所生，亦是不妥，盖传胜之道，"实则传其所胜，虚则但传其子"，肝病能传，必是肝实，脾受肝传，必是脾虚，此其一；母实，不传其子而传其所不胜，故肝实不传于心而但传脾，此其二；母虚，则不能生子，当不复虑其传克，故肝虚则心不得养，而不能克脾，此其三；"虚则受传，实则不受"，故肝虚者当受肺克，自顾不暇，决不传脾，此其四（《八十一难》及《金匮》首篇，均以肝病传脾为言，故亦举肝虚肝实四例如上）。于是知"间脏者生"一语，盖指当传克之际，若相生之脏（母）充实，助育其所克之脏，则不病，或病亦轻而可生。此所生之脏，间介于相克与被克之二脏，故曰间脏。总言之，五脏以胜相加，以次相传，是相克之理，即"亢则害也"；母能生子，子能御邪，是相生之理，即"承乃制也"。人之气血阴阳，五脏相互约制而又循环灌养，盖处于此相克相生、相害相制，所谓"动态循环"中生存，然后生生得以不息，如《六微旨大论》中"制则生化，外列盛衰，害则败乱，生化大病"之义。有生化而至于充盛，必须有亢害以消蚀之。有亢害致于败乱（即生化被消蚀），可以促进其再生化。如是循环不已，以剂^[1]于和平至治之理（相对稳定）。否则，如佛家所谓"不生不灭，不垢不净，不增不减"，又何能春生夏长，秋肃冬藏？人之生机寂绝矣。

《医经溯洄集》于此有论，有先得吾心者，其文曰："尝观夫阴阳五行之在天地间也，高者抑之，下者举之，强者折之，弱者济之，盖莫或使然，而自不能不然也。不如是，则高者愈高，下者愈下，强者愈强，弱者愈弱，而乖乱之政日以极矣，天地其能位乎？虽然，高也，下也，弱与强也，亦莫或使然，而自不能不然也。亢则害，承乃制者，其莫或使然，而自不能不然者欤。"余谓高下强弱，乃病理之使然，是相克之道；而抑举折扶，则生理之当然，是五行相生相制之道也。医者之事，贵能制其病理变化，而复其生理之常态，盖一旦

　　　　　　　　　　　　　何时希医著三种校评

平衡失调，阴阳气血纠乱之时，有非自身生理之所能调剂，所谓抑举折扶者，则惟针药导引之是赖矣。

胜克与制约，二者不同，克者亢邪之为害；制则恃母气之全以养育其子，而折治其亢害，其作用既可为治病，使达于平衡，又以其平衡养育之道，作生理上之约制手段，以防制亢邪之为害。承之一字尤可玩味，既为母气养育之继承者，承受健全之母气，又不仅为承上，更重要是启下，以其荫卵孵育于下，使子又生子，生生而不已，如环之无端。既承且制，制则生化，以达到五脏相对平衡之目的。此克与生、承与制之微意，浅见如是，不知有中否？

又亢害承制之道，《素问·六微旨大论》下文，列举君火、相火、金气、土气、水气、阴精，则言五行，仍不离乎人身五脏也。而张子和《治法心要》曰："假令水为母，木为子，当春旺之时，冬令犹存，即水亢也（按岁运岁气以冬大寒为交替终始，春必为木，《素问·四气调神大论》所谓'春三月，此谓发陈，逆之则伤肝。'又《天元纪大论》《五运行大论》二论，皆涉五运所主时节。《疫疹一得》书中列表尤详，未有言春行水运者）。水亢极则木令不至矣，木者继冬令则承水也，水既亢则害其所存矣，所以木无权也。木无权则无以制土，土既旺，则水乃受制也。土者继长夏之令也，水受土制，热克其寒也，变而为湿。"次段火母土子义相同，不引。水令历时三季，待长夏土旺而始受制，若每运俱然，则时令颠倒，岁气无常，无是理也。此段全以四时作例，无实用之义，殊不足取，而有违乎虚实生克之原则，试为言之"水亢则木令不至"句：夫亢为贼邪，水亢当虑其害火，火受害而衰，则不能生土，土衰则无以制水，则其水更亢。亢为害为邪，则不当掺入承制之解说，试问盗贼在室，能设想其有益于主人之子女乎？子和此原则一误，则其他可不置辨矣。

刘河间曰："己亢过极，则反似胜己之化。"意谓木旺至极，有似乎金旺。余从《素问·五运行大论》求之，以为犹有甚于此者："岐伯曰：气有余则制己所胜，而侮所不胜；其不及，则己所不胜侮而乘之，己所胜轻而侮之。"此论为他书所罕见，亦为《素问》承制胜克问题另辟一径。仍以木为例：己所胜者土也，己所不胜，即胜己者，金也，木亢则侮土，甚则可以侮金（李念莪解为"侮所不胜，则反受之侮也"其文必误）；木衰则受金侮，土亦轻而侮之，语似反常，合之病理，则诚有之。木旺可以克金，木叩则金鸣，而有咳血胁痛之症，如柴前连梅饮之治。木衰土侮之例，如土湿木陷，木陷土中，木气失于升举条达之类皆是，仲景方白术附子汤、当归芍药散常以归、芍与苓、术、甘、附同用。又如乌梅与白术、肉果之治痛痢，木瓜与苍术之治转筋，吴萸木瓜汤之治脚气，吴茱萸加附汤治寒疝，盖不乏其例云。

关于承乃制，有问者曰：肝旺当传脾，但肝旺自能生心，火旺则能生土，于是脾旺即不受肝传而不病。问者又曰：脾旺则能生肺，而金气盛，金能平木，则不复能克脾矣，是岂不承乃制欤？余曰：是仍从《内经》"邪气盛则实""亢则害"二语解之，凡云实者、亢者，皆指邪实，邪亢而非谓正气之旺盛也，此是第一主义。此亢实之邪，只能害人，不能生人，只能扰乱生理之制约，而不能有助于制约。客所问之二点，乃混邪气之亢实与正气之旺盛为一谈，虚实邪正之别有误矣。

理论服从于实践，生克承制之学，目的为临床应用，反之，不能结合于实用，是纸上之谈兵耳。诚举治疗学之生克，仍以肝病为例：肝亢为害，当抑肝，一法也；见肝之病，知肝传脾，当先实脾（《金匮》），二法也；脾季夏适王，王者不受邪（《五十六难》），又"四季脾王不受邪，即勿补之"（《金匮》），惟治肝，三法也；"假令肝实而肺虚，金木当更相平，当知金平木"（《八十一难》），此为补肺以抑肝，四法也。以上为肝实之治。次言肝虚：肝虚则不能克脾，惟补肝，一法也；援春季"肝旺不受邪，即勿补之"之例，二法也；由于水虚不能生木者，进而补肾，三法也；肺亢者，当泻金扶木，四法也。

若《金匮》"补用酸，助用焦苦，盖用甘味之药调之"之法，既补肝，又助火以刑金，制金以舒木，此二法，治肝虚已足矣。肝虚既不克脾，乃无端益用甘味，已是多余，由是反生三弊：火能生土，又得甘药，土气益王，一也；土旺则制水，水亏则木失母养，而肝益虚，二也；土能生金，金亢则害木，木既虚，更重伤，三也。肝虚而无端实脾，若依《素问·五运行大论》"气有余则制己所胜，而侮所不胜"，则实脾又滋二弊，曰：侮水，一也；反乘肝之虚而侮之，二也。苟虚实之未剖，岂可轻举而妄动？非仲景治法之要妙，上工而能出此乎？容于《读金匮劄记》中辨之。

本文余记：岁在甲戌（公元一九三四年），上海卫生局长李某，其父中医饱学士也，考医士题曰："亢则害，承乃制论。"时士愕然自退者甚多，我等同学已由中医学院汇领医师执照矣，本无事于此，然闻之亦感心怯。程师门雪颇悦此题旨，乃敷陈其义，余见猎而心喜，试撰一文，请师为之删润焉。后二十五年，余在中医研究院西苑附院休养，常得读书于昆明湖畔，宜春亭下，偶见王安道亦有此论，读之数遍，略有会心，触往日之师训，觉旧所为文，须加补缀，因复写此，独惭学殖[2]荒落，曾无加于往昔，而少作不精（古人云："少作精严故不磨"，我则自谓不然），今亦劫失。虽知此理尚待深研，慊[3]然未足，而仍留此稿者，为存曩日程师谆谆之意耳。

甲子二月记

● 【校注】

［1］剂（jì）：调节，调和。

［2］学殖：本指研习学问当像农夫培殖苗木一般，勤奋不懈。语本《左传·昭公十八年》："夫学，殖也。不殖，学将落。"后用以指学问的累积增长。

［3］慊（qiàn）然：不满足貌。

● 【评析】

亢害承制学说为中医学理论之难点，何时希汇集诸家，并参以临床，解析周到、中肯、可信。大要有二：第一，亢则害，言其邪盛为实之相克病理变化，寓有病转重之义；承乃制，言其正虚之相生病理变化，寓有病转轻之义。第二，亢害与承制是机体的必然病理变化规律，既有五脏之相克相害，而复又有五脏相生相制，以调其平衡。临证当明确虚实所在，实则平其所亢，所胜脏不虚，不宜轻用补益之药，同时调治其所不胜之脏。虚则以补为主，多母子之脏兼顾，视他脏之实，需兼泻所胜脏及所不胜脏。以上所论极得临证虚实及脏腑相关之病理特点。

卷
二

第四、诊法学习篇

一、汉末已不讲脉法

张仲景《伤寒杂病论》自序云："观今之医，不念思求经旨，以演其所知，各承家技，始终顺旧。省疾问病，务在口给，相对斯须，便处汤药。按寸不及尺，握手不及足，人迎、趺阳，三部不参，动数发息，不满五十。短期未知决诊，九候曾无仿佛，明堂阙庭，尽不见察，所谓窥管而已。夫欲视死别生，实为难矣！"当建安纪元后之十年间（公元196至206年），南阳地区仅仲景一家之亲族，死亡于伤寒一病者，十居其七，其他医疗事故可想而知之。仲景"感往昔之沦丧，伤横夭之莫救，乃勤求古训，博采众方"，弃长沙太守而救民命，遂为京师名医，并著成经典巨构《伤寒杂病论》，为世楷式。

于此序中，可知仲景提倡之诊法，有手（包括寸口、尺肤，寸口当如《金匮》文中之寸口、关上、尺中三部，合以浮、中、沉九候或如积聚篇中之三部九候，皆包括在内。见后）、足（趺阳，可能有太溪在内，即所谓少阴脉也）、人迎（即风水症之"颈脉动"）、色诊（明堂阙庭及《金匮》首篇之望诊）等。又指出切脉不及五十至者，必致漏诊代脉，便难做出近期之决诊，遑论远期危症。而当时之医，皆不讲此，故致谬误。

二、《内经》脉法

仲景之著《伤寒杂病论》也，撰用《素问》《八十一难》《阴阳大论》（《素问》原有《阴阳应象大论》，恐非此篇）、《胎胪药录》《平脉》《辨脉》（后二书未见），而仲景之言脉法，乃通过临床实践，平易可取，虽偶有短简致不可尽解者，则阙疑可也，不若《内》《难》二经，常有牵合阴阳运气，脉法本艰于言传，一涉玄虚，更费口舌，则无助于实用矣。

今请上稽《内经·脉要精微论》曰："诊法常以平旦，阴气未动，阳气未散，饮食未进，经脉未盛，络脉调匀，气血未乱，故乃可诊有过之脉。"谓清晨阴阳气血、脏腑经络皆未受干扰，处于静态，故可诊得其病脉（有过之脉），此法今不可用，医院无论住院、门诊，大都已食已动，亦非平旦之时矣。闻西北某山道院，尚有所谓作人者，门诊限以七时前毕集，过此不受，病者必须不盥洗、不饮食，以为斯得色脉之真，然此山距市数十里，即附近乡村赴诊，亦须跋涉山路，既已行动，欲求络脉调匀，气血未乱之静态，不可得矣。云此道者按脉常至半小时，亦有洞见癥结之时，然疗效亦非一致，而言人人殊也。

经又云："切脉动静，而视精明，察五色，观五脏有余不足，六腑强弱，形之盛衰，以此参伍，决死生之分。"视精明，王冰谓穴在明堂左右两目内眦处，此即仲景察明堂阙庭法，属于色诊之一。体形之盛衰，亦以目察而得之，而脏腑之虚实，则惟有求之于脉矣。色与脉合，又从而参差类伍之，然后可下较为准确之诊断。

叔和《脉经》举脉二十四种，超乎《内经》之数，先以《素问·脉要精微论》所涉及之名词言之：为长、短、数（即热）、大、代、涩、盛、细、革、绝（原文有"绵绵其去如弦绝者死"，则绝字在此不作脉名）、坚、软、散、粗、沉（即陷下）、浮、躁、滑、小、迟（即寒）、疏、疾，凡二十二脉，其得于《脉经》者十一：浮、沉、迟、数、滑、涩、细、革、代、软、散，《内经》独有者十一：长、短、大、小、盛、疾、坚、粗、疏、躁、绝。至《内经》他篇所涉及之脉与《脉经》有何同种而异名，当未暇一一细考也。

《内经》持脉之法，有"春日浮，如鱼之浮在波，夏日在肤，秋日下肤，冬日在骨[1]"四种，示人以浮、中、沉取脉之规律，然亦未可刻舟以求，虚弱人未必应气候而见于脉，则春夏浮取，未必得之，而壮盛人气充于脉，虽秋冬亦不须沉取也。

　　　　　　　　　　　　　　　　　　何时希医著三种校评

三、上下推寻法

《内经》言形态者如"来疾去徐，上实下虚，为厥巅疾；来徐去疾，上虚下实，为恶风也"。此与来盛去衰、来衰去盛相类，乃正邪虚实见征于上下部位，非细心推按，不易得也。

内外上下推寻之法，可取得一般持脉所不得之诊断，余深信之。其文曰："推而外之，内而不外，有心腹积也；推而内之，外而不内，身有热也。推而上之，上而不下，腰足清也；推而下之，下而不上，头项痛也。"盖谓推肌肤向外，则肤急而薄、脉形全露，如脉之外缘（近身处），不显露者，为病在里，乃心腹积聚；推肤向内，而脉之外缘不显露者，为病表，乃有身热。是以脉之内外主病之里与表也。推肤向上，上部（寸部或寸以上）之脉涌盛，阳气在上也，故腰足清泠；推肤向下，下部（尺部或尺以下）沉而不上，故头项痛（此句有疑义，王冰注是阳气有余，则是肝阳肾厥之头痛，属内虚，下虚上实也）。《甲乙经》将"上而不下，下而不上"二句互易，其理大为通顺，盖推肤而寻上脉（指寸关），其脉在下而不显于上，可见上焦[2]之沉寒；推肤而寻下脉（指尺），其脉在上而不显于下，故知是上有风寒，而致头项痛也。是以脉之上下主病之在于下或上也。此内外、上下推寻，为一般脉书所罕见，故不施于诊断久矣。

余尝于妇女之体丰脉沉细者，或体弱而脉微小者，即使着骨寻之，亦常为茫然，因用《内经》上下推寻之法求之，比之平常按原处而不动之诊法，所得为多。更用之诊察妊脉，则推而上之，可得阴搏；推而下之，可得阳别，以相为比较。又推而下之，其脉浮盛者，可知逆上多而恶阻甚，推而上之，其脉出于尺外，而犹调长者，可知胎气安固；而其弦长滑利之状态，惟于内外上下推寻之际，为能尽得其致。是则自谓为学习《内经》脉法之一收获，然此其粗者耳，其深犹昧如也。

四、下指法

首当知气口部位究为多少，方可如何下指，《素问·经脉别论》曰："气口成寸，以决死生。"似指一寸。以同身寸法计之，如吾之左手中指内侧为市寸之七分，以七分部位而着三指，即使紧攒，亦无从下指，又何以领会古人下指宜疏之说乎？《难经·二难》云："从关至尺是尺内，阴[3]之所治也；从关至鱼际是寸内，阳[4]之所治也。故阴得尺内一寸，阳得寸内九分，尺寸终始一寸九分。"华佗《脉诀》同此，谓："寸尺位各八分，关位三分，合一寸九分。"《千金》亦同华佗说。皇甫谧《脉诀》曰："以掌后三指为三部，一指之下为六分，凡一寸八分。"三指平匀而下，应无长短，外占六分，比较明白。即以一寸八分言，依一般男子同身寸七分计之，仅得市寸一寸二分六，下三指已不疏而密矣。

吾师程门雪先生下指之法，在高骨定关之后，总以下指疏疏为劲。又告诫当以三指之第一节斜着脉上，勿竖指尖作三点式，点则指尖呆笨，如遇反关、斜飞之脉，便无从措手，若斜指则指在脉面，可随意移动，进退寻求也。上文内外上下推寻之法，亦惟斜指而非点指，方能得之。

三点指能使人腕间伤痛，我幼时侍母就一医诊，归则母两腕间指掐痕深，须抚之良久始平，数次后，不愿复往诊矣。关于三点，周密《齐东野语》曰："近世江西有善医号严三点[5]者，以三指点间，知六脉之受病，世以为奇，以此得名。然则察脉固不可以仓卒得之，而况三点指之间哉？此余未敢以为然者也。"可知严医不仅三点指，切诊过速，故为周密所评。此不特宋代为然，仲景之世已如此矣，故以"动数发息，不满五十，相对斯须，便处汤药"为恨，而斥为窥管，谓其未得病之全貌，仅见一斑耳。可见按脉之时间，一分钟不当再少，庶不漏诊夫代脉。严三点著有《脉法撮要》一卷，存，见《中国医籍考著录》。又有刘三点，著《方脉举要》，亦为宋人，见李延昰《脉诀汇辨》引录。然则以三点指而成名医者，亦不少矣。

下指之法，《内经》《金匮》初未有文字提及，独三部九候论，九处取脉部位小，无须三指，殆必是一指之点法，容后论之。吾思古人体长，今人渐短，故以同身寸法为最准，若参以病人之体高为疏密，则得之矣。医者又当自审其指节之粗纤，吾同学顾君，体重百公斤，其指如杵，若以指节斜按，则病人寸口无以容其三指，不用三点法不可矣。

宋·施桂堂[6]《察病指南》有云："若依古法诊之，则头指诊在关部，次指诊在尺部，第三指诊在闲处，如何知病之所在？"余尝见有人以食指准高骨，疑其师承何自，不知亦古法也，此法三指皆递下一位，而空其寸脉处，如是，将何处求心肺之病？而脾胃与肝肾，必尽见虚弱之脉。盖定关在尺部，尺为阴脉，常人皆弱于他部，则见肝脾之虚；尺以后本无动脉，若有之，谓之脉长，主于寿征，即使尺脉稍长，过一指则必细弱无力，是肾不足矣。故退后一指，则通盘皆错，乌乎可。夫人之中指最长，先下指着于高骨，以定关位，然后再下食名二指，以寻寸、尺，历观南北名医，无不皆然也。

医者以左手或右手诊脉，病人换手而医不换手，世殆为常。余在京中，见川医某老则左取其右，右取其左，且坚持医者以右手从病人左肘外掌后取脉，左手则反之。仍以中指定关，却必须以食指定寸，名指定尺，即或桌小或坐位不便时，宁与病人互易坐位而诊，决不通融。余尝问其故，曰："如是则指下准确耳。"余问出诊病人卧床，床又近壁如何？曰："医生上床。"余初病其琐屑，思之久，勿恍然悟。曾见古医书（已忘其名）之记脉法曰：左手食指脉如何，中指脉如何，名指又如何。以脉衡症，似颇相悖，意者乃迂夫子之记病案，既费笔墨（何不直写左寸、关、尺如何），又使人迷惑不解耶。今证川医之持脉，乃知其云左手食指者，即通常之右寸，左手中指为右关，而左手名指则右尺也。前所疑其脉症相悖者，正是不悖。又川医却以大指按在腕后对关之高骨处，问之，则云："以助沉取也。"其小指则上翘（见有人用三指点法，既如蜻蜓点水之势，大指、小指皆上翘，又如秋兰之开瓣，姿式甚美，然与川医之持脉则不合云）。

五、左右轻重先后法

施桂堂云："凡诊候，安神靖气，男先诊左手，女先诊右手。"此通俗之常，亦有讥男左女右为封建者，实则何必呆定？男以阳气为先，若属内伤，欲知其阳气之盛亏者，可先诊其右；然男病岂无阴血虚者？劳瘵即然，又何妨先诊其左？或者作比较对照之用，则先左后右可，先右后左亦可。吾尝两手先后诊毕，又两手同时按脉以对比之，亦何不可也？诊女亦同。

下指先后轻重，亦有二说。《活人书》则"先浮按消息之，次中按，次重按"，此先轻而后重也。《察病指南》则"将中指揣得关位，以第一指着寸部，令彻骨，渐徐举指，关尺部皆然"，是先重而后轻也。余谓此亦可不固定，视病之需要如何耳。由望、闻、问三诊，可略知病属内伤或外感，疑为内伤，则先重后轻，病在内先求之内也；疑为外感，则先轻后重，病在外，先求之外也。然勿先入者为主，后得者大有参考价值，或且凭以推翻前诊者。脉症相参，当舍症从脉、舍脉从症时，施桂堂三指皆浮、中、沉取，尤可遵法，庶无遁影。余诊脉数十年，轻重先后，从无固定，病人先出左手则左之，先出右手则右之。脑中指下，初无成见，悉随病症需要而定。而望、闻、问三诊，常与记病历同时并行，随得随书，书毕下指。往岁诊多时，以左手按脉，右手写病历，然指下总为分神，不若专志切诊之为多得。切脉之际有人不觉而皱眉咋舌，此皆大不可，病者常望医者之颜色而为忧喜者也。血管神经系统疾患，认真对之则可，严肃紧张对之则不可，更当于笑谈间切脉，为能得其真。浮候所以求上求表，若下指即彻骨，而后中取、浮取而得表脉则前事为浪费，当先浮诊，不得而中取、沉取，层层推索，斯为上法。

六、诊尺肤法

《灵枢·论疾诊尺》："黄帝问于岐伯曰：余欲无视色持脉，独调至尺，以言其病，从外知内，为之奈何？岐伯曰：审看尺之缓急、小大、滑涩，肉之坚脆，而病形定矣。"其法有十二条："尺肤滑其淖泽者，风也。尺肉弱者，解㑊（音懈亦。筋骨不束，肌肉懈散，《灵枢》谓是髓伤）。尺肤滑而泽脂者，风也（二句疑同义）。尺肤涩者，风痹也。尺肤粗如枯鱼之鳞者，水溢饮也。尺肤热甚，脉盛躁者，病温也。其脉盛而滑者，病且出也（滑或指尺肤滑润，而非灼热，则温病且退）。尺肤寒，其脉小者，泄、少气。尺肤炬然，先热后寒者，寒热也。尺肤先寒，久大[7]之而热者，亦寒热也。尺炬然热，人迎大者，当夺血。尺坚大，脉小甚，少气，悗[8]有加，立死。"

尺肤附近肢体，《灵枢》亦作为诊断者九条，文曰："肘所独热者，腰以上热。手所独热者，腰以下热。肘前独热者，膺前热。肘后独热者，肩背热。臂中独热者，腰腹热。肘后粗以下三四寸热者，肠中有虫。掌中热者，腹中热[9]。掌中寒者，腹中寒。鱼上白肉有青血脉者，胃中有寒。"以上有明白可取者，亦有文义难解者，殆可为辅助诊断之用，若黄帝欲废视色持脉不用，而独取尺肤之诊，虽曰从外以知内，简便易用，惜所主不多，文少不足于用耳。

尺肤诊法，不徒抚触其皮表之寒热，又当察其肤革解㑊、坚大、粗枯、滑润、脂泽之状，兼诊尺泽之动脉，如盛躁、盛滑、小大，并及人迎之类，以相配合始可。

《十三难》亦言尺肤之诊，文曰："脉数，尺之皮肤亦数（丁德用谓臂内皮肤热也）。脉急，尺之皮肤亦急（臂内经络满实，故尺肤坚急）。脉缓，尺之皮肤亦缓（肌肉缓弱也）。脉涩，尺之皮肤亦涩（涩主肺燥，燥则皮肤不润）。脉滑，尺之皮肤亦滑（脉滑有痰，故应于尺肤）。"此《难经》所谓"当与寸口、尺内相应"之诊也。

七、人迎、跌阳、气口

"人迎跌阳，三部不参"，此二语乃仲景批评汉末医者诊法之疏，以今日言，可谓亦中时弊。但兹事行之，自有困难，仲景施之伤寒卒病疑难重症则可，若欲令一般门诊，皆除鞋脱袜，延颈以就诊，恐胜为笑谈矣。然吾尝于产后将脱、喘脱垂危等重症，诊气口已微细难寻、模糊不清之时，加诊太溪以察肾气、跌阳以审胃气，心中得以了然，可下短期之决诊，或可使论治处方得壮胆量，则未始作诊法之大助也。

人迎与气口之别：左人迎而右气口，言两手左右之别也。古人用作左右之代名词，徒乱人意可废不用，一也。"人迎脉在左手关前一分，诊之以候六淫，浮则为风，紧盛伤于寒；气口脉在右手关前一分，诊之以候七情，浮则为虚为气，紧盛则伤于食。"（此见《察病指南》）关前一分，如何能诊得，又何以别于关脉，无实用意义，以风寒虚气食诸因，诊寸口皆可得之者，二也。人迎为"颈侧之动脉，足阳明也。"（《灵枢·寒热病》）在喉结两旁同身寸一寸五分应手者是，《灵枢》有人迎一盛至四盛之补泻法，今恐失其传矣。"气口成寸，以决死生。"（《素问·经脉别论》）此即寸口，乃脉之大会处，与鱼际相去一寸，候气之盛衰者，为古今持脉之主要部位。《灵枢》谓："脉口人迎，以知阴阳有余不足，平与不平。"二者之重要可知，亦仲景常用以诊脉之处也，此其三也。《灵枢·论疾诊尺》："人病，其寸口之脉与人迎之脉小大等，及其浮沉等者，病难已也。"此谓气口大于人迎，为其常，今小大浮沉相等，为人迎之脉盛，已违其常，故病难已，此其四。《脉经》以左手寸口为人迎，右手寸口为气口，关曰关上，两手尺中曰神门，多立名目，甚无用也，此其五。有书以脉左大于右曰人迎大于气口，右大于左则曰气口大于人迎，徒为隐晦之语，非谓颈动脉与寸口为比也，此其六。

仲景于诊脉之要求，一是[10]按寸口，即寻常寸、关、尺之气口也；二是按尺，指尺肤；三是握手，即指寸与尺；四是握足，即跗阳也。至于三部不参一语，可有二解：一为寸口、关上、尺中三部；一则寸口、尺泽（亦有动脉）、跗阳三部，或谓宜广之为劲动脉之人迎、手动脉之气口，足动脉之跗阳、太溪。言颇成理，然仲景书中言跗阳者多，人迎、太溪皆所未及。言仲景诊法，当以寸口、尺泽（序中亦仅言尺字，未知尺肤或尺泽也）、跗阳三部为可信，而尺泽则未见夫原文。

仲景《金匮》中所言脉法：如但云脉如何者，是统言气口，不分寸、关、尺也。寸尺并言者，有咳嗽、宿食。寸口、关上、尺中并言者，有血痹。单言少阴者，有阴蚀。单言跗阳者，有腹满、脾约、水气。寸口、跗阳并言者，有消渴、水气、哕。寸口、跗阳、少阴三脉并言，则有历节、水气、黄疸。少阴、跗阳并言者，有下利。少阴与少阳并言者，有血分。观此则仲景常用之脉法，乃寸口与跗阳也。而少阴脉指尺中，抑指太溪，注家未尝及此，故疑不敢定。

八、色诊法

《灵枢·五色》曰："明堂者鼻也，阙者眉间也，庭者颜也。"《金匮》首篇"病人有气色见于面部"，略有鼻、目、面色之文，全书条文之及色诊者，有鼻五则，目八，唇口七，舌四，齿一，面目十，面色十一，额上二，得四十八条之多，知仲景于色诊之深研矣。究其详则《灵枢》有五色篇在，《千金》二方[11]亦多，可以考索之。

吾于色诊不敢参议，然私谓少之时目力方锐，可以一目了然，宜早学之。而吾苦无传授，不得其法，及其老也，则眸子眊矣，视不精明。而俗务纷更，可用之精力有限，气色仅望诊之一端，何必雾里看花，旷时专一，自陷于五色、五行、五脏、内外乘应学说之中，惭老学之不臧[12]，辄文懒以饰非，于是逡巡[13]未敢问津，遂为门外之汉。而《金匮》所列，则皆浅显易见者，所宜服膺而勿失也。《千金翼》曰："上医察色，次医听声，下医脉候。"扁鹊往矣，吾其为下医欤！

九、三部九候法

脉法之三部九候，自《素》《灵》以至《脉经》，有十余法式，慨众说之纷歧，何能衷其一是，念一家何以用数法？岂随症而切脉，不执定法耶？抑古人故布疑阵，予人以不可学耶？虽千百年来自用寸关尺、浮中沉一法，然亦宜索其隐秘，究其异同，以广见闻。试从三部九候并及其他脉法，以略考之。

三部脉主于五脏，肾分阴阳，以合两手，当为六部，部各三候，则称六部十八候为确。切脉不能仅凭一手也，今从俗。部者，部位，候者诊法，然必有所主，主有二：一为脏腑，一为各种病也。其理论自有《素问》以下诸书在，此仅采其诊与候。

1.《素问》三法

《素问》有三：一是《经脉别论》曰："气口成寸，以决死生。"《五脏别论》曰:"气口何以独为五脏主? 胃者水谷之海, 六腑之大源也, 五味入口, 藏于胃, 以养五脏气, 气口亦太阴也, 是以五脏六腑之气味皆出于胃, 变见于气口。"此可为寸口脉之主要论据。《徵四失论》又有"卒持寸口""坐持寸口", 亦可证《素问》竟以持寸口为切脉之互词, 但未见寸口之内有寸关尺三部之明文, 更不包涵九候。

二是《三部九候论》曰:"人有三部, 部有三候[14], 以决死生, 以处百病, 以调虚实, 而除邪疾。"有上中下三部, 部各有三候, 为天、地、人:"上部天, 两额之动脉, 以候头角之气; 上部地, 两颊之动脉, 以候口齿之气; 上部人, 耳前之动脉, 以候耳目之气。中部天, 手太阴也, 以候肺; 中部地, 手阳明也, 以候胸中之气; 中部人, 手少阴也, 以候心。下部天, 足厥阴也, 以候肝; 下部地, 足少阴也, 以候肾; 下部人, 足太阴也, 以候脾胃之气。"复依注释以明其部位: 上部三脉均在头部, 两额之动脉在额之两旁, 动应于手足少阳脉气所行。两颊之动脉在鼻孔下两旁, 近于巨髎之分, 动应于手足阳明脉气所行。耳前之动脉在耳前陷中, 动应于手足少阳脉气所行。手太阴动脉在掌后寸口中, 是谓经渠。手阳明动脉在大指次指歧骨间, 合谷之分, 经云脾胃同候, 故以候胸中。手少阴动脉在掌后锐骨之端, 神门之分。足厥阴动脉在毛际外羊矢下一寸半陷中, 五里之分, 卧而取之; 女子取太冲, 在足大指本节后二寸陷中。足少阴动脉在足内踝后跟骨上陷中, 太溪之分(此殆为仲景足诊之一, 或谓即仲景书中所谓少阴脉也, 太溪按脉, 近尚有人用之)。足太阴动脉在鱼腹上趋筋间, 直五里下, 期门之分, 宽巩(解束缚, 亦可理解为卸长裤), 足单衣沉取乃得之。以上中部之脉皆在手, 取之最便, 而下部三脉均在足部, 取之匪易, 徒令人生厌耳。诊此九候之手法仍见《素问》, 曰:"察九候独小者病, 独大者病, 独疾者病, 独迟者病, 独热者病, 独寒者病, 独陷下者病。"大、小、疾、迟、热、寒、陷下谓之七诊, 独者是比较法, 于九候之中, 某一候有独异于他候者, 此候所主之脏腑官骸有病。而九处之部位小, 不可下三指, 但以一指按而取之, 法至简且易也。然而解衣露足(指男女不取五里, 而取太冲), 恐非普行之道也。吾亦亲试九候, 应指皆不甚显明, 苟非潜心冥索, 未易仓卒得之也, 而吾脉并不沉细难取者。

何时希医著三种校评

三是《脉要精微论》曰："尺内两傍则季胁也（此尺指尺泽，其法身为内，肢为外，尺泽为内，鱼际为外，尺内盖以尺脉为主，其近尺泽之两侧也），尺外以候肾，尺里以候腹（尺外指尺脉前半部近关部处，尺里即尺内也，如是则尺脉有尺前、尺后及尺后两傍等三候），中附上（指尺部之前，即关上也），左外以候肝，内以候膈（外指之前半部，内指关之后半部）；右外以候胃，内以候脾（如此则左右两手各有二，而为四候）。上附上（关为尺之上，上之又上则寸也。），右外以候肺，内以候胸中（外内指寸之前后部）；左外以候心，内以候膻中。"（如此则左右寸部各有二，而为四候）以上尺有三候，而不分左右，李念莪解为"两尺皆主乎肾也"。寸、关左右手各有二候，故总为三部十一候（合计两手之数，此段文字之注解，李念莪比之王冰似为明白晓畅，故取之）。余谓每部有内外二候，以仅仅一寸三分之气口，而欲下三指，已不从容，况须察内外及两傍乎？殆以一指分按为得。本数经文，初读懵然，细细寻之，不觉有悟，盖部位与所主脏腑，已接近后世寸关尺、浮中沉三部九候之脉法，正其先驱也。自黄帝以后，历数千年之演变，是何人具此慧力，删繁琐而就简，能用便而取精，诚脉学之大功臣也。已有迹之可寻，乃无书之可考，姑以存疑。其部位如下表：

尺 ┌ 内 ┌ 两傍（季胁）
      │   ├ 内（肾）
      │   └ 两傍（季胁）
      └ 外（腹）

关 ┌ 右 ┌ 内（脾）
      │   └ 外（胃）
      └ 左 ┌ 内（肝）
            └ 外（膈）

寸 ┌ 右 ┌ 内（肺）
      │   └ 外（胸中）
      └ 左 ┌ 内（心）
            └ 外（膻中）

《素问》有论尺者多处，意皆是指尺肤，非寸关尺之尺中也，如《平人气象论》有"尺脉缓涩，谓之解㑊；尺涩脉滑，谓之多汗；尺寒脉细，谓之后泄；脉尺粗常热者，谓之热中"。四条尺与脉对举，又解㑊一条，亦见于《灵枢·诊疾论尺》，可证为尺肤无疑。又如《通评虚实论》有"寸脉急而尺缓；脉口热而尺寒；尺热满，脉口寒涩；脉气上虚尺虚；脉急大坚，尺涩而不应"，此尺缓、寒、热、虚、涩五者，亦指尺肤也甚明。《素问》言人迎不若《灵枢》为多，其《六节藏象论》有人迎寸口一盛至四盛三条，亦略于《灵枢》，惟《平人气象论》"颈脉动喘疾咳，曰水"，则诚人迎之脉诊也。

《大奇论》之言脉，其所主有胃、胆、胞精、肌中太阳气、肌气、十二俞、大肠、小肠、五脏、三阳、三阴、二阳、二阴等，不尽可解。其名则有脉书所未见者，有满大、小急、鸷暴、不至、沉、浮、虚、小弦、大急、搏滑急、沉搏、急、小缓、外鼓、小搏沉、小沉涩、沉鼓涩、小坚急、至而搏、悬钩浮、至如喘、至如数、浮至如数等。又有形容脉之形态而无名者十又四，其云脉至如火薪然，如散叶，如省客、如丸泥、如横格、如弦缕、如交漆、如涌泉、浮鼓、如颓土之状，如悬雍、如偃刀、如丸滑、如华，皆遣词雅丽，颇有意趣者。前后名称总得三十七种，疑亦是一指独取，不按寸关尺之诊法。

2.《灵枢》三法

《灵枢》切脉有三法：一是人迎与太阴脉口并举，且作对比。文曰："持其脉口人迎，以知阴阳有余不足，平与不平。""少气者脉口人迎俱少，而不称尺寸也。"（《终始》）下文有人迎一盛至四盛、脉口一盛至四盛、人迎与太阴脉口俱盛四倍以上等脉法。（其太阴脉口四字，据《一难》[15]"独取寸口，以决五脏六腑死生吉凶之法。寸口者脉之大会，手太阴之脉动也"，盖即寸口之互词）《经脉》又有寸口人迎二脉比较，以诊脏腑之虚实法，曰："肺手太阴之脉，盛者泻之，虚者补之，盛者寸口大三倍于人迎，虚者则寸口反小于人迎也。"脾同于肺，阳明胃与大肠盛则反之，为人迎大三倍于寸口，虚者人迎反小于寸口。少阴心与肾盛者，寸口大再倍于人迎，虚者寸口反小于人迎。太阳膀胱与小肠则反之。厥阴心主与肝盛者，寸口大一倍于人迎，虚者寸口反小于人迎。少阳三焦与胆之诊则反之。是手足二经同一诊法，以求虚实，不太易乎？其义盖以"气口候阴，人迎候阳"（《四时气》），其人迎盛者当泻阳而补阴，寸口盛则当泻阴而补阳（见《终始》）。

《禁服》曰："寸口主中，人迎主外，两者相应，俱往俱来，若引绳大小齐等。春夏人迎微大，秋冬寸口微大，如是者名曰平人。"意诏虽分主内外，外为阳，内为阴，与四时气节相合，仍以平为准。惟春夏阳旺则人迎旺，秋冬阴胜则寸口胜者，与《论疾诊尺》则又不一，其文曰："人病，其寸口之脉与人迎之脉小大等，及其浮沉等者，病难已也。"等者引绳大小齐等之义，等则病难已，与前文名曰平人句，岂不相悖乎？余谓人迎宜大于寸口，合之近代医学言，颈动脉从心之输出为最近，桡与胭皆为末梢（中医亦谓四肢末也），而胭与桡比，则尤其远端也（足为远端，故跗阳、太溪、太冲皆当弱于寸口）。故所谓小大、浮沉等者，必人迎减小，或寸口增大，其病难已。此亦对比切脉法。

二是《动输》云："经脉十二，而手太阴、足少阴、阳明独动不休。胃为五脏六腑之海，其清气上注于肺，肺气从太阴而行之，其行也，以息往来，故人一呼脉再动，一吸脉亦再动，呼吸不已，故动而不止。"（此言寸口属手太阴脉之动，以肺气为之主，而不及心与[16]主也）"胃气上注于肺，其悍气上冲头者，（略）合阳明，并下人迎，此胃气别走于阳明者也，故阴阳上下，其动也若一。故阳病而阳脉小者为逆（热病阳脉大为合），阴病而阴脉大者为逆（阴脉大则阳衰）。故阴阳俱静俱动，若引绳相倾者病。"（此亦言人迎与寸口不当等也）"冲脉者，十二经之海也，与少阴之大络，起于肾下（略）邪[17]入胭中……此脉之常动者也。"此指太溪之脉。乃胃脉不取跗阳而属之人迎。以上为寸口、人迎、太溪三部切脉法，不论浮中沉，而究比较者。

三是《邪气脏腑病形》之言色脉也，曰："调其脉之缓、急、小、大、滑、涩，而病变定矣。脉急者，尺之皮肤亦急（他五种义同），凡此变者，有微有甚。"列举五脏皆有缓、急、小、大、滑、涩六脉，又有微、甚二候，则为十二候。六腑之病则仅有陷下一脉（包括陷、竖陷），脉法简略，决非三部九候法。

《素》《灵》二书同源，均不见后世三部九候之法，即寸口之脉，亦未尝占主要地位，大都作为与尺肤、人迎、足部之脉等之比较，当不独任切诊之艰巨也。惟"持其脉口，数其至也"（《根结》）二句，正示人以持脉必须计数，盖"五十动而不一代者，五脏皆有气，以为常也"，仲景所责汉末之医"动数发息，不满五十"者，正指此也。

3.《难经》三法

《素问》《灵枢》之言脉法，各有三种，皆非后世所行之三部九候。自秦越人始，乃得明确，亦有二种：一是《十八难》曰："脉有三部九候，各何主之？然：三部者，寸、关、尺也；九候者，浮、中、沉也。"近人切脉，皆用此法，然古人犹有含混其词以做注者，如杨康候曰："寸口，阳也；关中，部也；尺中，阴也。浮为阳，沉为阴，中者胃气也。"当理解为浮为表，沉为里，中者胃气之本，而平人之脉也。虞庶[18]注曰："浮者为腑，沉者为脏，中者乃中焦之脉也。"若言浮为腑，则胆、胃、大肠等皆亦见浮脉乎？沉为脏，则何以解肺主皮毛，而为五脏之华盖，此皆近人尽知之理，乃劳宋人如此喋喋？

二是《十八难》："上部法天，主胸以上至头之有疾也；中部法人，主膈以下至齐（脐）之有疾也；下部法地，主齐以下至足之有疾也。"此节与上文之三部九候，各不相涉，乃《难经》连贯而言之，岂寸关尺、浮中沉之脉法，亦须究上中下、天地人乎？脉别而法异，何能混为一谈。《素问·三部九候论》之言上部脉取头部三候，以主头角、耳目、口齿之病，属官窍形骸，而《难经》则言胸以上至头，一不同也。《素问》中部脉取之于手，主肺、心及胸胃，而《难经》则主膈以下至脐，二不同也。《素问》下部脉取之于足，主肝、脾及肾，而《难经》则主脐以下至足[19]，三不同也。既部位之不同，又不言及脏腑，简略粗疏，大非《素问》之意，甚不中也。

4.《金匮要略》三法

凡事物之演进，必由简臻繁，再由博返约，约者归纳而得规律。脉法《素》《灵》种种何等烦琐，今人记不胜记，用之亦难，其不能使人遵循也必矣。上古人稀病少，医者或数日诊一病，或一日不过诊数病，可以从容上下而探索之，及至人孳育而病增多，则人力有所不逮，诊法由繁而趋简，如《八十一难》之三部九候，决在寸口，医者为便。然而汉末建安之世，"握手不及足，持寸不及尺，人迎、趺阳三部不参"，仲景病之。想趺阳、尺泽或季节、时间所不便，当未可以苛责，人迎主病不多，虽《灵枢》中数见之，然理解未透，师传难得，即便失诊，亦未为疏。惟有"动数发息，不及五十，相对斯须，便处汤药"（皆仲景语），则玩忽人命，匪徒仲景愤而讥评，亦难避当世之诟责。

仲景脉法亦有三种：一是寸关尺、浮中沉法，最为习用。《伤寒论》《金匮要略》中所载皆是也。所见脉名，除后世二十八脉之外，犹有一十二脉，均非通常所习者，录于后篇，惟不知是否悉属三指齐下法也？《伤寒论》中"寸关尺三部，浮沉、大小、迟数正等"[20]一条，可为此脉法之主文。

二是《伤寒论》序中所谓握手足、持尺寸法。虽仲景大声疾呼提倡之，然其书中亦不悉见，如《金匮》水气篇"风水颈脉动，时时咳"，出于《素问·平人气象论》"颈脉动喘疾咳，曰水"，正当诊其人迎，而仲景乃不言之。偶言及少阴脉，亦不知是指尺中，抑太溪？是仲景手仅诊寸口，即尺泽，尺肤亦记录不足，足部则仅诊趺阳耳。

三是仲景独有之一法。《金匮·五脏风寒积聚病》曰："诸积大法，脉来细而附骨者，乃积也。寸口，积在胸中；微出寸口，积在喉中；关上，积在脐旁；上关上，积在心下；微下关，积在少腹；尺中，积在气街。脉出左，积在左；脉出右，积在右；脉两出，积在中央。各以其部处之。"此以寸、关共有上下五候，而尺部则有左右四候，总为九候，其式如下：

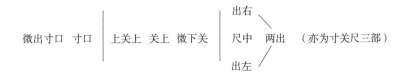

其尺部四候，文字酷似《素问·脉要精微论》："尺内两傍，则季胁也，尺外以候肾，尺里以候腹中。"又其上附上、上竟上、前以候前、后以候后等语法，亦颇见仲景因袭之迹。仲景既体验《素问》脉法之深，证以所得，用汉末文字而写此取脉之法于积聚篇中，文字高古，极可赏玩，惟其指法细致，恐失传耳。夫脉法之微茫，乃古今所同慨，一则形象已至于指下，而按者懵然其未知，此当多读脉书，使脉象之形，谙熟于胸中，蓦然遇之，似曾相识，则得之矣；一则师传为贵，随诊多，师见此脉，耳提面命以告之，则得之手而铭之心，没齿难忘矣。余录诸家脉法，聊以记读书之足迹，而便复取云。

5.《脉经》三法

叔和亦有三法：一是寸关尺、浮中沉法，而名目略异，寸曰关前寸口，关曰关上，尺则曰关后尺中。二是文曰："经言所谓三部者，寸关尺也。九候者，每部中有天地人也。上部主候从胸以上至头，中部主候从膈以下至气街，下部主候从气街以下至足。"此节为《脉经》之主文，用悉引自《难经》，而无一发挥，但改脐字为气街。考《灵枢·卫气》云："请言气街，胸气有街，腹气有街，头气有街，胫气有街。"盖与脐腹同义耳。此法无裨应用，已见上文。

三是平人迎神门气口前后脉章，以左手人迎以前、关上、尺中神门以后为三部；右手寸口、气口以前，关上、尺中神门以后为三部。又以一脏一腑相配，阴阳实虚为候，总为三十六候。略举心与小肠为例："左手寸口人迎以前脉阴实者，手厥阴经也（标目曰心实、心虚，后文为少阴，此厥阴必为少阴之误）。阳实者，手太阳经也。脉阴阳俱实者，手少阴与太阳经俱实也。附表如下：

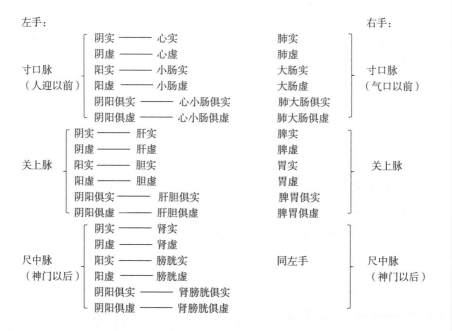

其以寸口分人迎以前，气口以前，以尺中作神门以后者，使持脉又添一法，滋人以疑惑，其候法之阴实、阴虚、阳实、阳虚、阴阳俱实、阴阳俱虚者，不知何自而取得之？所不解也。试以人迎、气口、神门三者分考之：

寸口、脉口与气口：寸口、人迎明是二脉，而诸书有言寸口人迎者，有言脉口人迎者，有言气口人迎者不一，三者间抑异乎？按《素问·五脏别论》注曰："气口则寸口也，亦谓脉口，以寸口可候气之盛衰，故云气口。可以切脉之动静，故云脉口，皆同取于手鱼际之后，同身寸之一寸，是则寸口也。"是三者名异而实同，其所主为手太阴，亦见上注另条："气口在手鱼际之后，同身寸之一寸，气口之所候脉动者，是手太阴脉气所行，故言气口，亦太阴也。"

人迎与气口之别：《阴阳别论》注曰："胃脘之阳，谓人迎之气也。察其气脉动静小大，与脉口应否也，胃为水谷之海，故候其气而知病处。人迎在结喉两旁，脉动应手，其脉之动常左小而右大，左小常以候脏，右大常以候腑。"此谓人迎是颈动脉也。同注另条曰："气口在手鱼际之后一寸，人迎在结喉两傍一寸五分，皆可以候脏腑之气。"此注分别气口在手、人迎在喉甚明。而王惟一[21]曰："气口、人迎在颈，而法取于手也，左手关前一分，人迎之位也；右手关前一分，气口之位也，候气口以知阴，候人迎以知阳。知阳知阴，而盛躁明矣，明盛躁，而死生定矣。"丁德用[22]《二难图》始于尺内，内下而上，左手曰尺内、神门、尺外、关下、关上、寸内、人迎、寸外，凡八名。右手则以气口易人迎。其尺部有尺外、神门、尺内三名，以神门当尺之位。关部有关下、关上二名，以关上当关之位。寸部有寸内、人迎（右手为气口）、寸外、三名，以人迎气口当寸之位。王叔和此则以三部之脉而分为八，虽出自《难经》，三指之点有限，而名目之纷难穷，苟无益于临证，徒迷乱于人心耳。人迎与气口最通行之解，当为颈人迎，而手气口。

《脉经》神门在尺位，而铜人腧穴则在掌后锐骨之端陷者中，手少阴心脉所注，是在关位，亦即《素问》三部九候法中部人之处，二者不同，其文字之互歧乎？

6.《千金方》《察病指南》

《千金》曰："何谓三部？寸、关、尺也。上部为天，肺也；中部为人，脾也；下部为地，肾也。何谓九候？部各有三，合为九候，上部天（下同《素问》）。"施桂堂曰："三部者上中下即寸关尺也，每部三候，各自分天地人也（下同《素问》）。"二书皆混《素问·三部九候论》与《十八难》为一谈，古来脉书，沿此误者多矣。当知《素问》上中下系头手足，三部各有天地人三候，故为九候。而《难经》寸关尺三部在手，浮中沉九候亦在寸口也。《素问》用一指独取，而《难经》则三指齐下，即是近今切脉法。余尝为之下一界说曰：

《素问》三部九候，宜称为上中下、天地人法，而《难经》三部九候，可称为寸关尺、浮中沉法，部位不同，取法各异，则截然可分矣。

7.《诊家枢要》

滑伯仁曰："寸为阳，为上部，主头项以下至心胸之分也；关为阴阳之中，主脐腹肬胁之分也（脐腹宜属下部）；尺为阴，为下部，主腰足胫股之分也（所举三部，皆主形骸，而不涉脏腑，三部脉岂为形骸设耶）。凡此三部之中，每部各有浮中沉三候，三而三之，为九候也，浮主皮肤，候表及腑；中主肌肉，以候胃气；沉主筋骨，候里及脏也。"此六节所主既不同于《素问》，因无天地人，又上下所主部位不同，亦异于《难经》、仲景。盖浮主表，肌肉皮毛筋骨皆属之；中候胃气，为平人之脉，不主于病；沉主里及下，不仅脏，亦赅腑也。乃纠合两种切脉法，其误与《千金方》《察病指南》同。

8.《脉诀汇辨》

李延昰谓："必每候五十，乃知五脏缺失。柳东阳曰：今人指到腕臂，即云见了，夫五十动岂弹指间事？凡九候共得四百五十，两手合计九百，方与经旨相合也。"此论若未之前见，然其计数有误。夫脉管搏动，浮中沉动止相同，故经言代脉仅谓五十动而一止（或称代），以至一动而一止，有切脉经验者，皆知代止之脉，是指动数，而非谓寸关尺某部，浮中沉某候之有，代止也。若劝人勿草草切脉，勿指到即了，我深然之。而谓每手四百五十，则不合矣。似当宗仲景不少于五十动，且自数其至数，则《灵枢》"持其脉口，数其至也"之义，然此是切诊之第一步。次则三部九候，筛去普遍之脉而不究，取其独异之脉，而深入以探求之，则病之理与其变得矣。如是者，即三次五十动，亦非难事也。

余少日读书，或劄记，或眉批，或折页，未尝轻易放过，必留一迹印于其上，惜已散失殆尽。老来读书，只为济用，但检索而能得之，则往日涉猎之益也。脉法所学尤少，若其复述前人，无所特见者，义无足取，故所得无多，愿异日犹得深造耳。

十、按弹相应法

《素问·三部九候论》有云："以左手足上，上去踝五寸按之，庶右手当踝而弹之，其应过五寸以上，蠕蠕然者不病（气和且长）；其应疾，中手浑浑然者病（脉数且已乱也，中手谓到手而止，不通也）；中手徐徐然者病（脉缓无力）；其应上不能至五寸，弹之不应者死（不应指，知气已绝矣）。"

王冰注谓："手足皆取之。"误也。此谓医者以左手按而右手弹之，两手合作而取诊病者之两足，不诊手也。此按弹之法如奏丝弦之乐器，左手按弦，右手以食指或中指弹之，诊法则当其脉处，左按以候其应指之状，右弹或向内钩，向外拨亦可。吾尝见南方推拿名手钱君于小腿内侧用弹筋法，即然。王冰谓："足踝之上，足太阴脉，应于下部。"全元起注则云："内踝之上，阴交之出，通于膀胱，系于肾，肾为命门，是以取之，以明吉凶。"当以全说为是。此又取脉之另一法。

其部位有应过五寸，中手及不能过五寸三种。其脉象则蠕蠕、浑浑、徐徐、不应四种。然言其不病之脉象，亦仅蠕蠕而动，不旺盛、不显露，则岂造次能寻哉？其失传也宜。

十一、左右手循环相生

肾为先天之本，立命之基，故脉以尺中为起点，《素问·脉要精微论》以尺内为始者，理固尔也。左尺为肾水；水生木为左关；肝木生火为左寸；心火生肾阳为右尺；肾阳生土为右关；脾土生金为右寸；肺金又生肾水为左尺。其式如下：

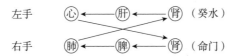

左右两手脉互为相生，符合左血右气，左阴右阳，循环相生之理。又妙在

升发之气自下而上，肾至心，左手极矣，而心火以生肾阳，自肾至肺，右手极，而肺金以生肾水，如环之无端，生生而不已。余偶于讲课之际，触兴而得此解，以为历来解三部脉相生之理者不多，当完整而无疵，颇沾沾以自喜。及见李延昰亦有此说，而释理有玄虚空洞处，意明以前已有此说，特读书不多，未详其源耳。

十二、三诊宜先，切脉在后

《素问·徵四失论》曰："诊病不问其始（发病原因及病史），忧患饮食之失节，起居之过度（生活、劳动、饮食、节度及情绪如何），或伤于毒（有何药物失当），不先言此，卒持寸口（仓卒之间，不通过望、闻、问三诊，而先切脉），何病能中（如此者何能洞中癥结）？妄言作名（可见黄帝之世已有如此之类之名医，可谓古已有之，于今为烈矣），为粗所穷（误于此类粗工，使中医减却威信）。"故李念莪谓："不先察其因，而卒持寸口，自谓脉神，无假于问，安能尽中病情？妄言作名，欺世卖俗，误治伤生，损德不小矣。"薛生白谓："脉者血气之征兆也，病态万殊，尽欲以三指测其变化，非天下之至巧者，孰能与于斯？"

对病人先用色诊，然后问闻相答，于中听其声音气力，则新久虚实可以略得，终以切脉印证之，此四诊之应用次第也。而切脉者，仅如《内经》所谓"以之参伍"，安得独任？其间又当和颜悦色，静气平心，以相应对，庶使病人能尽其言，而得其情，岂有高自崖岸，而为人民服务哉？吾少时交一名医，以切脉著称，禁病人言，切诊毕，问答二三语，便处方，亦有得效者，病人不能尽其隐曲，亦有药证不对而无验者。新中国成立后，余以养疴尝就之诊，已如常医，不复炫奇，告谓因有议之者，故悉用四诊之法矣。和光同尘，而效果大显，不愧名医。

何时希医著三种校评

十三、右尺分应三焦

韩飞霞《脉诀章》以右尺浮、中、沉三候分属三焦，浮为上焦，与左寸心脉及右寸肺脉合；中为中焦，与右关脾胃脉合；沉[23]为下焦，与左关尺肝肾合。"其不合，则气必乱而脉不真，必两手并诊消息之。"两手并诊之法，使病人两手相并，仰于枕上，医者两手分从外侧诊之，以右尺沉与左尺沉同诊以候肾，同左关中以候肝，以右尺浮与左寸浮以候心，即此两手并诊法也。其右尺浮与右寸浮以候肺，右尺中与右关中以候脾胃，则一手中、名二指诊之可矣。韩氏以为："命门之火（原为右尺所主）系于心包，而三焦之位，实在五脏部位之中虚处，一气流行，绵绵不息，所谓呼吸之根，性命之蒂也。"此段引述三焦出于命门之理，前人之论多无可谓中允。又曰："右尺之脉，男子喜满指沉实，侧弱而无数滑，女人喜满指浮泛，似盛而不伏涩。"其喜与似二字，下得极好，喜者得此为可喜，然有病则不得；似者男子似弱，则沉实中有冲和之气，女子似盛，则充盈而非虚浮，又下不伏涩，则无虚寒之象也。

十四、代脉可议

五十年前，吾年方少，在善堂施诊，日有数十人，心浮气躁，然凛仲景之戒，切脉不少于五十动，必不使漏却代脉[24]，然不常得遇，遇之亦非如经言之危重。记有一老人高热得代脉，颇危之，然热退而代止，后寿至八十余。一老人诊时已八十余岁，得代脉，然无病而三健（健步、健啖、健谈，比于中年人），不欲治，数日而代自止。有九十余龄老人健谈作书如常人，却时时见代脉。初孕妇人见之尤多，此所谓老得之寿，妇人有孕约三月余也。代脉资料见甚多，略记之：

《灵枢·根结》曰："持其脉口，数其至也，五十动而不一代者，五脏皆受气；四十动一代者，一脏无气；三十动一代者，二脏无气；二十动一代者，三脏无气；十动一代者，四脏无气；不满十动一代者，五脏无气，予之短期。"

《十一难》曰："一脏无气者，何脏也？人吸者随阴入，呼者因阳出，今吸不能至肾，至肝而还，故知一脏无气者，肾气先尽也。"杨康候谓："一脏无气，四岁死，二脏无气，三岁死；三脏无气，二岁死；四脏无气，一岁死；不满十动而一代者，五脏无气也，七日死。"又见笔记谓："二动一止，三四日死；三四一止，五六朝死；五六一止，七八朝死。"言死期者，《脉经·诊脉动止投数疏数（音朔）死期年月》记之最详，自一动一止至五十动一止，自二日死至五岁死，不下二十种，不仅记不胜记，亦疑其何来如许经验也。

近今则风、肺、冠、高、先等诸心脏病，以及病毒性心肌炎后遗症等，早搏、联律诸脉，常见于青、中、老年，病历既久，每多可治而愈者，则脉书所谓缓中一止复来之结脉，数中一止，不能自还，因而复动之，代脉极数时止复来之促脉，所谓结者生，代者死；所谓五十动而一止，予之死期者，皆不见应验，将谓今之人体质，有胜于古，得结代而不危耶（《伤寒论》"脉结代，心动悸，炙甘草汤主之"，是仲景未尝谓为不治也）？抑自《内》《难》《脉经》以下，凡言死期者，皆不可信耶？或者当从滑寿之说"无病而羸瘦脉代者，危候也，有病而气血不损，祇[25]为病脉"？《脉经》之文，尤启人以可治之机，曰："脉一来而久住者，宿病在心主中治。脉二来而久住者，病在肝枝中治。脉三来而久住者，病在脾下中治。脉四来而久住者，病在肾间中治。脉五来而久住者，病在肺支中治。"共脉象与主病，未见注释，不宜妄测，然"中治"二字，则当为可治之互文。然宿病在心主，且脉一来而久住，岂不为危？如李延昰所谓"若久病而得代脉，冀其回春，万不得一"。如大热病、大虚症，虚阳欲脱时，一见代脉，岂能不危？惟近所常见之诸心脏病能食、能行动、能工作时，而迷信《脉经》，遽恫之以死期，则期之以为不可。

十五、褚澄论男女脉左右相反

南齐褚澄，字彦通，其墓中留有石片十八，后人刻为《褚氏遗书》一卷。其中论吐血、便血，有"饮寒无一生"语，《四库全书》提要称为"尤千古之

　　　　　　　　　　　　　　　何时希医著三种校评

龟鉴，其言可采"，既是一偏之见，尤为武断之言。其论"师尼寡妇，必有异乎妻妾之疗"一语，惟源于仓公，自《妇人良方》、王肯堂等，皆引作褚尚书语，无不赏识称扬。夫妻妾未必眷宠不衰，师尼亦能清静无欲，寡妇岂必家无天伦之乐？此论徒为封迷社会之所喜，誉为千古之创见，若今日则当唾而弃之矣。即或忧愁、抑郁、情绪不怡之症，五志过极，宜从气火主治，逍遥、越鞠、萎贝、化肝之方，流传甚多，即薛立斋亦善治之，岂褚氏所独创哉？乃其平脉篇中，竟有"女脉逆行，右寸为心，左为肺，盖以女生于申，申为金，故女脉在关下"，则女之左寸为肺，左关脾，左[26]尺为肾阳，为三焦；右寸为心，关为肝，而尺为肾阴，左右纷更，一反平常持脉之法，直同狂呓，乱人心曲，临诊之际，如何为治？盖实践不能为之作证，临床家均能直斥其非者，录之以发一笑耳。

十六、古二十四脉

士材三书云："脉状繁多，未可以二十八字尽也。"诚然，叔和《脉经》摭拾丰富，宜为唯一之矜式，而文词病其高古，浅识者乃喜高阳生[27]《脉诀》之通俗，七表、八里、九道之说，风流披靡者千百年，然二十四脉深入人心，未可废。滑伯仁增至三十，虚实二脉，颇有可议。濒湖二十七，李中梓二十八，殆为准鹄矣。

士材上溯于二十八脉之外，又得二十有四，惟义尤古奥，或仅有词藻形容，不成为名词之体裁，须加修整洗炼，方能运用者。《内经》有三十七种，于前文第一节中，我已举之矣，士材举又十二，曰："鼓、搏、坚、横、急、喘、躁、疏、格、关、溢、覆。"仲景十二曰："纵、横、逆、顺、反、覆、高、章、刚、慄、卑、损。"许叔微《仲景三十种脉法图》惜已佚，此十二脉想在其内也。疏与数对，《脉经》有此篇名。

夫脉家以一字为形容，确有局限，临床家常有心得之而难宣于文字，不能模象以尽态，此一憾也。如我尝遇心绪忐忑人，脉摇晃而不安；又有数十动中忽有一弱脉，或忽一沉者，如武术者挥拳舞剑，整套中有一二懈势，或如书家一行一字之有败笔也；或有滑利如蛇，迅疾不可按控者。如此甚多，虽心知其神态，而茫然于笔下，无简明之一字诀，以模拟而肖之，是或叔和、中梓、伯仁、濒湖脉法之遗欤？

十七、余记

取脉之法，《素问》上中下、天地人三部九候，当为最古，而取位烦琐，亦最难遵循。自此以迄仲景，中间亦有八九法，由记之疏略，乃浸久而渺茫，故仲景简而取寸口、尺泽、趺阳三部，视古法为繁中取便，得其精要，于汉末脉法渐沦[28]之世，振瞆发聋，可谓暮鼓晨钟矣。然自建安以迄西晋，曾几何时，尺泽、人迎渐失记载，趺阳亦少应用。王叔和《脉经》出，而寸口脉象总结得二十四，一寸独传，诸法皆废。

揆其由，大约病者为劳动人民，短褐[29]跣[30]足，则足部之脉易取，而衣冠中人，则尺泽、人迎取之已厌不便，遑论捋裈[31]露足；而业医者人渐以知识分子为多（儒医），按颈握足稍觉有失雅观；儒医笔下之论、说医案之类，又多记上层社会轩冕[32]胜流之病例为多，蔑劳动人民而不书，不欲自厕[33]于乡医，如薛立斋之俦皆是也，以故取脉之法，遂发展（或当认为精简）为独取寸口矣。不仅此也，五代高阳生撰《脉诀》而伪托于叔和，不胫而走，靡然风偃[34]，七表、八里、九道二十四脉，习医者口口密授，代代相传，竞以熟读王叔和是务（实是高阳《脉诀》而乱叔和《脉经》），宁复究《内》《难》仲景诸法哉？以今日论，人人专于寸口，殆无第二法，取之便而用之广，无或怪焉。吾之学习，盖欲知其沿革耳。

● 【校注】

[1]春日浮……冬日在骨：语出《素问·脉要精微论》："春日浮，如鱼之游在波；夏日在肤，泛泛乎万物有余；秋日下肤，蛰虫将去；冬日在骨，蛰虫

周密，君子居室。"

[2]上焦：疑作"下焦"。

[3]阴：原为"阳"。据《难经·二难》改。

[4]阳：原为"阴"。据《难经·二难》改。

[5]严三点：南宋医生。佚名，三点为别号。江西良医。《齐东野语》谓其"别有观形察色之术，姑假此以神其术"。撰有《脉法撮要》一卷，已佚。

[6]施桂堂：名施发，字政卿，其寓室名"桂堂"，永嘉（今浙江温州）人，南宋医家。著有《察病指南》《续医简方论》《本草辨异》等。

[7]久大：诸本均作"久大"，疑作"灸"是。

[8]悗（mán）：烦闷。

[9]热：原为"痛"。据《灵枢·论疾诊尺》改。

[10]一是：原为"一、"。据文意改。下同。

[11]《千金》二方：指《备急千金要方》《千金翼方》。

[12]臧（zāng）：善，好。

[13]逡（qūn）巡：因顾虑而徘徊不前。

[14]三候：原为"九候"。据《素问·三部九候论》改。

[15]《一难》：原为"二难"。据《难经·一难》改。

[16]与：疑作"为"是。

[17]邪：通"斜"。

[18]虞庶：宋代医家。仁寿（今四川仁寿）人。先习儒，后弃儒习医，并撰《注难经》5卷，已佚。

[19]脐以下至足：原为"膈以下至脐"。疑误。

[20]寸关尺三部，浮沉、大小、迟数正等：语出《伤寒论·辨脉法》："问曰：脉病，欲知愈未愈者，何以别之？答曰：寸口、关上、尺中三处，大小、浮沉、迟数同等，虽有寒热不解者，此脉阴阳为和平，虽剧当愈。"

[21]王惟一：宋代著名针灸学家。又名王惟德。曾任太医局翰林医官，殿中省尚药奉御。于1026年（天圣四年）编成《铜人腧穴针灸图经》3卷。1029年设计并主持铸造针灸铜人两具，作为针灸教学和考试医生之用。

［22］丁德用：北宋医家。济阳（今山东省济阳县）人。因鉴于唐·杨玄操《皇帝八十一难经注》文字深奥，故于宋嘉祐年间（1056-1063）加以补注，并加绘图说明，撰《难经补注》5卷。另著有《伤寒慈济集》3卷。

［23］沉：原为"浮"。疑误。

［24］脉：原为"诊"。疑误。

［25］秖（zhǐ）：仅仅。

［26］左：原为"右"。疑误。

［27］高阳生：六朝人。一作五代人。曾将王叔和《脉经》编成歌诀以便传诵，名曰《王叔和脉诀》。后人评其言词鄙浅，且内容与《脉经》有抵牾，然其有普及《脉经》之功。

［28］澌沦：即沦澌，意指消失至尽。

［29］褐（hè）：粗布或粗布衣服。

［30］跣（xiǎn）：光着脚，不穿鞋袜。

［31］裈：裤子。

［32］轩冕：原指古时大夫以上官员的车乘和冕服，后引申为借指官位爵禄，国君或显贵者，泛指为官。

［33］厕：参与，混杂在里面。

［34］风偃：顺从。

● 【评析】

脉法理论及方法源于《内经》《难经》《伤寒杂病论》，后世纷纷论说与应用，何时希对此做了较详尽的阐述，尤对诊脉部位、时间、方法、脉象种类等均有比较分析。他结合临床实际提出诊脉部位与方法宜宗《难经》、仲景之三部九候法，即寸、关、尺，浮、中、沉；且宜用三指齐下。寸关尺三部与脏腑对应，何时希提出左右手循环相生解说，符合左血右气、左阴右阳的理论，此循环相生之理对临床辨治颇有指导价值。并提倡医者需重视患者之情，如"专志诊脉为多得""血管神经系统疾患，不可严肃紧张对之，当于笑谈间切脉，为能得其真"等。此外，对于脉法的非常情况亦有介绍，如察胃气则诊趺阳脉，测危笃宜诊人迎与太溪。上下推寻按脉法不同于"举按寻"，举按寻是指按脉力度，而上下推寻法是为了使脉形充分显露而上下左右推按肌肤，以尽量排除肌肤状态对脉管的影响，有利于把握脉象的精细变化。尺肤诊法，以候阴津之情况，尤对温病热盛津伤的诊断有价值。色诊为望诊之一，与脉诊皆客观之反应，两者可结合诊断。并主张望、闻、问三诊宜先，切脉在后的辨证方法，均可资学习参考。

第五、《韩氏医通》读记

一、明人填医案式

六法兼施章有填医案一宗，如今日之记病历也，分望、问、闻、切、论、治六法。其望形色、闻声音二者，列为表式，以出之明人之手，有令人不易解者，今遵其意而改其式：

望形色：

身量：魁，长，中，短，渺。拟增身高。

形质：胖，肥，中，瘦，瘠。拟增体重。

肤色：白，黑，黄，赤，青。

营养：润，丰，中，枯，槁[1]。

闻声音：

声：浊，平，清。

音：散，洪，长，高，平，低，短，细，暗[2]。

余四法，问情状、切脉理、论病原、治方术。四法中韩氏脉法略有异处，两寸以浮为本位；左关本位在浮，而右关在中；左尺本位在沉，而右尺则无本位；浮应上，中应右关，沉则应在肝肾；其右尺应三焦而用双手合诊。虽用之者少，然颇可取，已详上篇。

二、食物治病

韩懋善用食物治病，以归于形、气、精、化，其味有出于明清张景岳、何嗣宗、叶天士、吴鞠通诸家之外者，以诸人皆生长南方，与川滇习俗有异也。

何时希医著三种校评

韩氏亦擅以五谷、五果、五蔬之类为养，如粳米煮饭：须宽中者用荷叶汤，豁痰用芥菜叶汤，通气解肌用紫苏叶汤，清热用薄荷叶汤，祛暑用淡竹叶汤。粪粥：入茯苓酪者清上实下，薯蓣粉者可理胃，花椒汁可解岚瘴，姜葱豉汁可发汗；粟米煮粥可治淋病。此谷类也。

梨汁疏风豁痰，蒸露则治内热；藕汁研墨，止吐血鼻衄；研桃仁调酒，破血积；青娥丸治腰痛极好，其中有胡桃仁也；大枣煮汁，去皮核，熬膏，治小儿脾胃虚寒不能食者；莲肉磨粉，治噤口痢（按痢下噤口，一则胃气伤败，一则浊气上攻，或用参、斛，或用姜、连，各治一端，惟莲子秉甘平之性，得清香之气，乃稼穑为脾胃之果实，孟诜《食疗本草》载："蒸莲肉熟去心，细研，炼蜜为丸，常食令人不饥。"《丹溪心法》以"石莲肉炒为末，每服二钱，陈仓米调下，令久痢噤口者思食"。其他下元气虚，小便频数者，脾泄肠滑者，呃逆不止者，一味莲肉，并能治之）。柿蒂加杵头糠止转食（呃逆）。此果类也。

韭白头愈淋；韭菜子涩精；大葱汁和五倍末涩虚脱之痢（其他痢疾不可用）；苋菜汁愈初起痢疾，清肠之用也；萝卜风干治伤食之咳；白扁豆益脾清暑；蒜汁煮香附加荜茇、大黄治瘴乡中毒。此蔬菜类也。

三、血肉有情法

韩懋川人，长于滇，以遨游半中国，多方外异人之传，又多见闻，善以鹿、牛、犬类等动物疗治痼疾。然无川滇风俗，以三七、天麻、附子等入筵席，以侈豪富，比之缪宜亭之以海参、鱼翅入药者有胜。且有所发明，不愧为明代一大家。

《医通》曰："黄牛肉补气，与绵黄芪同功（温补脾土之虚寒，黄芪不如）；羊肉补血，与熟地黄同功（羊肉甘温，开胃燥脾，温血暖肾，非熟地腻滞败胃可比）；猪肉无补，而人习之，化也（猪肉富于脂肪、蛋白质，未可少之也），惟连贴[3]于脾，肚于胃，腰子于肾，脊髓于骨，心于血，可引诸药入本经，实非其补（以肝补肝，以肺补肺，是有实效，从近代脏器疗法言，猪内脏应视为动物补法）；鹿则全体大补，异时每欲以肉汁炼膏如霞天膏、小刀圭法，恨不多得（霞天膏有二：一为韩氏所用牛肉煮汁，即朱丹溪之倒仓法；一则药肆中熬如阿胶，为透明之硬块，冬日用入膏滋中，为温补脾土之上品，则非吐法）；黄牛连贴用朴硝作脯（火腿腌制用硝甚多，故病后煮汤食之最宜，以其自能消食也），消痞块；骨髓熬油，擦四肢之损（同道王君入冬必大锅熬油，和以炒面粉，以干松为度，举家食之，不畏寒，不患冻疮，且肌理滑润，但血压易升高耳。市上清真食肆售之，名牛茶面，或曰牛骨髓粉）；禽则鹅善疏风；鸡稚补损（俗称童子鸡），老作羹，起衰；虫则蜣螂裹炖熟，与儿食治疳；蚋皮（一作蚵蚾，即蟾蜍也）作丸，大治惊痫疳痫。以上予治厚养之人多用之，亦从其化也。"从知尔时社会亦当艰朴，韩氏上举食物，惟鹿不易，他则中人之家皆易办也。

又曰："犬之壮阳，俗夫（谓藜藿之体）所尚，古方戊戌酒，盖为虚寒病设耳，意者黄黑二色，是补脾肾，亦可如小刀圭法为之，以治虚怯劳瘵，亦戒恣欲之非，价廉工省，可济贫乏云。"粤谚有"当了棉被吃狗肉"之说，谓吃狗肉，饮烧酒，则一冬棉被可省，亦谓棉被可无，而狗肉不可不吃也。余尝连噉数冬，或以盐腌，或白切，或红焖，松香而不腻，非他肉可比。御冷防冻，面常红润，效在牛骨髓之上，然其病亦同，令人血压高耳。

四、霞天膏倒仓法

文曰："法传自西域，有人授余煎剂治痰，而遂推广之。黄牯牛一具，选肥泽无病，才一二岁者，取四腿、项、脊，去筋膜，取精肉，熬成膏，调入煎或和丸药中用之。"《医通》举例五则：一是："土人肥形色白，因《明医杂著》所载补阴丸，以为人皆阴不足，服之数年，胖至短气。予反之，以霞天膏入辛热剂，决其滞余，而燥其重阴，然后和平无恙。"世俗谓阴药不能使人形肥，则《内经》不谓"味归形"乎？且如龟、鳖、猪、鹅之类，皆味之厚者也，不徒生精，尤能充身胖体。《明医杂著》作者明人王纶，号节斋，服大补阴丸久，晚年得癥瘕，峨眉山高道诊之，以为急回尚可抵家；又就金坛王肯堂，谓腹中有小龟无数，乃未到家门而卒，皆笔记所载者。世以龟鳖研末作丸，书称其生命力强，虽碎粉而不灭，余常引以为戒，亦不以介石之类入丸，以为不仅生瘕也，质坚难化，肾及泌尿系统能排泄乎？重坠入胃，胃能消化之乎？古时服食金石之人，石发之病，最多淋癃，安知非热石留淬结石之为患乎？二是："凡沉疴痼疾，癫狂风痫，痞积，疮疡，一切有形及妇人癥瘕，皆用霞天膏投所煎剂，汗吐下攻去污败虫物，无不来功，颇有独得之妙，如斫轮云。"三是："瘫痪、蛊症，年浅、元气未尽伤者，亦以霞天膏入两证煎剂攻治，湖海中曾起（治愈）十余人。"四是："近时霉疮（梅毒），亦以膏入防风通圣散治愈，别著《杨梅疮论治方》一卷，《滇壶简易方》一纸，为远近所传，用者辄效。"五是："霞天膏加白芥子三分之二，姜汁、矾汤、竹沥造曲，治痰积沉痼者，自然使腐败随大小便出，或散而为疮。"以上皆治虚中夹实之顽疾也，韩氏举之甚详。

源夫倒仓之法，出于丹溪，其《格致余论》有倒仓论一篇，今摘而记之，以补《医通》之不及。丹溪云："经曰：肠胃为市，以其无物不有；而谷为最多，故谓之仓，若积谷之室也。倒者倾其积旧，而涤濯使之洁净也。人之饮食糟粕之余，停痰瘀血，互相纠缠，日积月深，腐结成聚（以为此论可补东垣《脾胃论》，使世之治脾者，知有去秽陈莝、荡垢涤滞之法，勿一以补气甘壅为事也）。甚者如核桃之瓤，诸般奇形之虫，诚于中形于外[4]，发为瘫痪，为劳瘵，为蛊胀，为癫痰，为无名奇病，先辈攻补兼施，寒热并用，然不若倒仓之为便捷也。"以上所言积聚之成因，极有深理，据为山险，结为窠囊，不知肝胃诸癌，此理此法有可通否？其法为："黄牡牛肉一二十斤，煮糜烂，融入汤中，滤出渣滓，取净汁，再入锅中，文火熬成琥珀色，则成矣。"其服法："每饮一钟，少时又饮，如此者积数十钟，寒月则温而饮。"治疗要求为："病在上，欲其吐多，表者因吐而汗；病在下，欲其利多；病在中者，欲其吐下俱多，全在活法，而为之缓急多寡也。"未言欲吐是否饮少，欲下是否饮多，欲吐且下又如何，是则须待经验矣。其效果则"回薄[5]曲折处，肉液充满流行，有如洪水泛涨，其浮莝陈朽，皆推逐荡漾，顺流而下，不可停留，清道者自吐而涌，浊道者自泄而去，凡属滞碍，一洗而定，牛肉全重厚顺和之性，盎然涣然，润泽枯槁，补益虚损，宁无精神焕发之乐乎？吐利后渴，则自饮其小便，日轮回酒，以淡粥菜羹为养，须五年勿食牛肉。"

丹溪所举验例有四，节录之以见其神奇之效：一是："许文懿始病心痛，用药燥烈香辛，如丁、附、桂、姜辈，治数十年而足挛痛甚（燥伤筋血也），且恶寒而多呕，甚而至于灵砂[6]、黑锡、黄芽[7]、岁丹（景岳八阵有黄芽丸，年代不同，疑有错字），继之以艾火十余万，又杂治数年而痛甚。因其烦渴恶食者一月（胃气伤矣），以通圣散与半月余，而下积滞如五色烂锦者，如柏[8]烛油凝者，一月而略思谷。而两足难移，计无所出，遂作此法（用倒仓法），节节如应，因得为完人，次年再得一男，又十四年以寿终。"二是："其余药与一妇人，久年脚气，吐利而安。"三是："镇海万户萧伯善，以便浊而精不禁，亲与试之，有效。"四是："临海林兄患久嗽吐红，发热消瘦，众以为瘵，百方不应。脉两手弦数，日轻夜重，计无所出。召予视之，亦因此而安，时冬月也，第二年得一子。"综辑丹溪、飞霞二家治例，癥瘕、癫痫、痞积、疮疡、瘫痪、梅毒、痰积、脚气、咳血、精浊，举凡内外上下虚实热痰（牛肉性温，而不治寒症），无不适宜。丹溪亦云："其方出于西域之异人，人于中年后行一二次，亦却疾养寿之一助也。"

余生平未学子和之法，故不擅作吐，忆《潜斋医书》（或《重庆堂随笔》）记其先人有善吐法者，每清晨运气，吐一二口清涎，则一日头目清明，胸次空廓，饮食香美，吐后须饮冷水数口，则浮火能降，可得上寿。因倒仓法仓卒不易得，故连类及之。

五、小刀圭

小刀圭纯为补养，古方小异，用黄牛犊一只未知阴阳者（不知交配），挦[9]去毛，皮骨肉脏腑分寸不遗，煮至半熟，加药为参、芪、苓、甘、良姜、肉桂、陈皮、花椒、盐、酒，同煮至肉烂如泥，则槌骨取髓，化入汁中，漉[10]去渣，但存稠汁，熬成如稀饧[11]，炼蜜收膏（景岳全鹿丸，尊生乌鸡

　　　　　　　　　　　　　　　　何时希医著三种校评

丸，皆併皮骨捣烂，细研为丸）。用以加入饮食中，其配合之八药，均甘香去膻之品，取其可口者。

六、鹿之类

韩氏善用鹿类，以川滇所便也，今则国内驯鹿之所遍南北，取之不难，则用之宜广，可为肾阳虚惫者增其妙品。《医通》有鹿四方，一是鹿峻丸，取鹿精合鹿角霜为丸，则为纯阳。若加入六味丸、补阴丸中、固本丸中，则阴阳并补矣。二是斑龙[12]宴，取鹿血乘热和酒一醉，或用三棱针刺鹿之眼大眦前毛孔，名天池穴，银管三寸许插向鼻梁，吮其血（甚觉残忍），和以八珍散，加沉香、木香之药酒，月可一饮。三是内鹿髓丸，取鹿之骨、脊、脑诸髓，同煎成油，炼蜜收之。四是外鹿髓丸，则胫骨之髓，煎油收之。老姜汤化少许，和古方摩腰膏、九阳丹之类，以摩肾俞，大补元气，凡骨节痛属虚寒者，其效如神。其中鹿峻丸韩懋特经亲验，自言："予在胎，为女医误，生来略具人形，无病不历，无日不药，予之胎羸，赖此再造，愿与人人之共之，用起虚瘵危疾，尤捷。"

七、异类有情丸

鹿角、鹿茸、龟版、虎胫骨、猪脊髓、猪胆汁，共六味，蜜丸，盐汤下梧子大五七十丸。

龟板、鹿角（二仙）、鹿茸平衡阴阳，虎胫骨与猪脊髓亦阴阳并补，而壮骨髓，以二鹿与虎骨偏温，龟板一味滋阴，不足以配之，则以猪脊髓润之，猪胆苦泄相火，全方配合极妙，即佐使亦悉用动物，可谓独具匠心矣。韩氏谓"丈夫中年觉衰，便可服饵。此方血气有情，各从其类，非金石草木例也。"

《内经》曰："年四十而阴气自半。"阴气者精气，当指阴虚之义。然下文不明谓"起居衰矣"乎？书有谓女子七七，男子八八，皆臻衰竭，平均论之，古之人殆以一甲子为寿期，则十五以前为少年，如春之生也；三十以前为壮年，如夏之长也；四十五以前为中年，如秋光之渐肃矣；六十为老年，则如冬日之潜藏矣。合于《素问·上古天真论》："女子五七而阳明脉衰，面始焦，发始堕；男子五八而肾气衰，发堕齿槁。"夫肾气衰弱，气血交亏，阳不丽于面，血不荣于发，髓不裕于齿，则年届四十，岂非阳虚而阴寒气胜乎？李念莪谓"阴虚则阳胜，阳胜而强；阳虚则阴胜，阴胜则衰"，乃见征于起居之衰也。故治中年以后，虽当振衰而扶阳，然其弊也则阳亢而恣欲，遂为竭泽而渔，转成阴亏，尤或五志极于内，七情扰乎中，六欲纠溺，伤精竭液之道多矣，故阴虚之早显。若或作劳力事，寒冷中伤，则又阳虚之为多。虽滋阴壮阳各从所需，如何中病而止，不失于偏盛，在医者之权衡，非五雀与六燕[13]可铢两之相当，求阴平而阳秘，慎毋忽于经言。

八、引经报使药

文曰："君臣佐使之外，有一标使，如剂中合从辛以达金，则取引经一味者倍加之，故其效速。"又曰："予治沉疴，先循经络者，即诸古书所载引经报使，药贵识真尔。如心经：以人参益气，石脂补血（赤石脂《名医别录》言：养心气。《本经》谓：五色石脂各随五色补五脏，而未区别气血。惟《本草纲目》谓：补心血），朱砂镇火，天竺黄去痰，泽泻清热，而莲肉、茯神、赤茯苓、远志、益智、酸枣之类，利心窍以安神识，中间制炼，加以焦苦之味达本经，咸引所畏，辛避所胜，酸益其母，而苦泄其子（此必须苦寒），皆裁成药性之道。"按心经标使举例达十一味，比之洁古《珍珠囊》仅举黄连、细辛二味，且治实而不及虚，为胜多矣。韩氏用药，自有神悟奇解，颇有启省，尝一脔而知鼎味，肺经但言辛，而未举药例，他经皆付阙如，甚以为恨。吾尝从五脏开合升降之各异，气血阴阳之偏胜，而悟用药之法，容另论之。

何时希医著三种校评

九、南北处方异宜

文曰："朔漠之人，有惠民局方，多辛热脑麝之剂〔太平惠民和剂局成于大观年间，即公布天下高手名医得效药方，又颁行各路，按方配制发卖，故虽贵重如脑麝，以及仓卒难办、炮制复杂之方，皆能依法制成丸散，或研为粗末（即古称咬咀之煮散法），医者药囊中必备多少，以应急需，病者亦可随意赎取（自古及今，民间买药配药，皆称赎药），实为民便〕，北人本气自寒，食多腥膻，与之宜也（北宋都于开封，民喜辛热，胃既习此，不用辛温，殆难推动）。丹溪僻处东南，辩论不置（丹溪著《局方发挥》一书，于辛热一法，多肆批评，少所许可），（节）医不执方之义明矣。"韩氏足迹历南北，故无书生自拘墟井之见。吾中岁疗京剧演员甚多，虽来南方，每有病辄言上火，求予凉药，其箧[14]中所携成药，大都为万应锭、上清丸之类，盖既食腥膻椒蒜，面食又经烤烙，入冬更家家炉火，其内部皆有生热之原因，恐不止韩氏所谓之"本气自寒"也。又北人发热，常骤而高（所谓发高烧也），以风寒入而皮毛闭，轻入而难出，出则必盛，然噉热汤面，佐以葱椒，饱食而温覆，都能一汗而解其燔炭之热，以其舌上无苔也，无苔则无湿阻，表邪无所凭依，故汗能解之。若南人湿重，对此未能想象也。譬犹作画，若不行万里路，不见名山大川，穷山恶水，笔下必乏奇拔雄肆[15]之气（此董其昌所谓之北宗也），试看云间、吴门画派，日见于春山绿水，明山秀水，其心目耳、思想中无此境地，则未可强求。医者执古方（不仅《局方》，上至长沙方亦然）以治病，其方或出于南北东西异地之古人，而施用于南北东西异地之今人，如不身亲体会其生活、风俗、习惯，与夫书所未载，身所未知之病因，与韩氏论丹溪以南人而讥《局方》同，若不究委曲、灵活剪裁以运用之，恐未见其可也。

十、三子养亲汤

文曰："三士人求治其亲，高年咳嗽，气逆痰痞，甚切。予不欲以病例，精思一汤，以为甘旨，名三子养亲汤。传梓四方，有太史氏为之赞曰：夫三子者出自老圃，其性度和平芬畅，善佐饮食奉养。"按此方流传，确有良效，但白芥子利气除痰，祛瘀通络，为肥人痛经，及瘀痰阻络之胸胁痹痛效药，然入血而克伐，血虚之人服之，常为失眠。莱菔子性亦克伐，食肥腻、服人参而不化者，以此消之。知其所长，亦当知其所忌也。原本有一段文字，不见于今本《医通》者，补之如下："凡老人苦于痰气喘嗽，胸满懒食，不可妄投燥利之剂，反耗真气，白芥子白色主痰，下气宽中；紫苏子紫色主气，定喘止嗽；萝卜子白种者主食，开痞降气。"

十一、益元散治咳

文曰："两在北方，遇夏秋久雨，天行（流行性）咳嗽头痛，用古方益元散（仅滑石、甘草，无辰砂），姜、葱汤调服，应手效。日发数十斤，径[16]以彻夜。此盖甲巳土运湿令，痰壅肺气上窍，但泄其膀胱下窍而已，不在咳嗽例也。"按此法初学疑不对症，是乃利下窍以渗痰湿，下窍通而肺气自肃，治节自行，盖从《内经》"开鬼门，洁净府"之意，反其旨而悟之，诚妙思也。宋人史载之以三文钱紫菀治蔡丞相大便久秘，则为开肺气以通后腑，与韩氏此法，异而思路相仿。

十二、用当归法

用药配合之法，韩氏颇多出人意表之理论与其特效，不能悉学，姑学其常。文曰："当归川产力刚可攻，秦产力柔宜补。凡用本病（谓作为补血攻血之用者）宜[17]酒制，而痰独以姜汁浸透，导血归源[18]之理（韩懋治病，以上层膏粱之体为多，脂油满腹，甘腻生痰，故谓气虚血余，化而为痰，为血瘀之所化，此异于一般津液酿痰之理。其治痰以杀血为事，谓祛瘀导血也，佐以导

612   何时希医著三种校评

水之药，使痰水得从水道出，比之化痰活痰，使痰从口出者为便，以痰水质重性浊，下行为顺也。其霞天膏一法，尤为顽痰倾巢而不伤正，他法所不及，虽丹溪创法于前，而不从吐利，而出小便者，则韩氏之意也）。血虚以人参、石脂为佐（血虚正当归之主治，韩氏自言"血药不容舍当归"，岂有反以人参为佐者？且通行本颇多讹字，故此疑为"气虚"）；血热以生地黄、姜黄、条芩，不绝生化之源（此处姜黄或是反佐法，若谓引经入血，则自有当归在，或不用姜黄亦得）；血积配以大黄，妇人形肥，血化为痰，二味姜浸，佐以利水道药。"（肥人血化为痰，正是气滞血瘀，气乱血余所化。吾尝治经绝期肿多经少，用四物合五苓，取效甚多，与韩氏意同。然既用大黄，复利水道，不虑水液两夺乎）

十三、用香附法

文曰："香附主气分之病，香能窜，苦能降，推陈致新，故诸书皆云益气，而俗有耗气之讹，宜于女人，而不利于男子者，非矣（此节文字通行本讹夺多，又前后错乱，今从李时珍改正）。盖妇人以血用事，气行则无痰，老人精枯血闭惟气是贵，小儿则气日充而形乃日固。大凡病则气滞而馁，故香附于气分为君药，世所罕知。臣以参、芪，佐以甘草，治虚怯甚速也（以上以气字立论，括中气、元气、衰老之气，纯阳之气，以及气行、气滞、气充、气馁而言之。其实香附能行滞气，而不能补虚气，故须仗他药补中气以行滞气，而香附则行滞气以复元气也）。治本病略炒，益血以酒煮，痰以姜汁，虚以童便浸，实以盐水煮，积以醋浸水煮，佐以木香，散滞泻肺，以沉香无不升降，以小茴香可行经络，而盐炒则补肾间元气（与上文实则盐水煮，恐有抵牾），佐以厚朴之类，决壅积，莪棱之类攻其甚者，予常避诸香药之热，而用檀香佐附，流动诸气极妙。"（檀香价廉易得，近今治冠心病，复佐与丹参同用，甚收宽胸止痛之益，而不患其燥）《本草纲目》于香附一药，佐伍用法不少，其书后于《医通》，略可补其不足，因选录之，使遣此药者识见较多，乃有利于组合："乃足厥阴，手少阳主药，而兼通十二经气分，生则上行胸膈，外[19]达皮肤；熟则下走肝肾，外彻腰足；炒黑则止血；得童便浸炒则入血分而补虚（以为童便引理气入于泌尿系统，可以助肾间排尿之能，而利其气化，推是设想，如用于急慢性前列腺炎症中，或可缓痛畅尿乎）；盐水浸炒则入血分而润燥；酒浸炒，则入经络；（同于《医通》者节之）得参、芪则补气；得归、芍则补血；得芎䓖、苍术则总解诸郁；得栀子、黄连则能降火热；得茯神则交济心肾；得茴香、破故纸则引气归元；得厚朴、半夏则决壅消胀；得紫苏、葱白则解散邪气；得艾叶则治血气（血室瘀积之病名），暖子宫，乃气病之总司，女科之主帅也。"推崇香附，可谓备至矣。

韩懋之用香附，有左右逢源之妙，盖得于多家之传授者，铢衣翁以黄鹤丹授之，方义谓："气失其平者而为痰，以香附为君；凡痰之所生为邪火，用黄连。"连减附之半，外感姜、葱汤下，内伤米饮下，血病酒下，气病木香，痰病姜汤下，火病白汤（白开水）下，服法通俗，而有意义。

青囊丸，乃受于女医某者，"香附不拘多少，乌药减附三分之一（意为三与二之比），水醋煮和，细末为丸。头痛茶下，痰姜汤下，多用酒下为妙。"未言主治，核其效用，当为止痛调经，宽气利膈为主，虽为女科名方，然偏于燥，与黄鹤丹之兼清气火者不同，非常服方也。女金丹，武夷翁授以配制之法，本王氏（恐是宋人王贶）胜金丸之制，盖源于《千金》白薇丸、白石脂丸、大泽兰丸等女科旧方，斟酌化裁，而加入元胡索、没药、香附，减其石类之镇坠以成者，《医通》悉遵原方，无所损益，剂量亦仍其旧，即香附十五两，余药各一两，共为三十两，其药归、芍、芎、参、术、苓、甘以补气血；桂心得石脂之重坠，可以直达下焦，以温冲任之经；妙在丹皮、白薇二味凉血祛瘀之品，以为之拮抗，余谓此四药乃女金丹精华之所在也。四君益气，得香附之理气，使气无滞，则血无所壅，肝脾舒畅，活泼泼地气血融泄，无菀结之患；没药、延胡索协香附以理气止痛，古方手拈散治心胃痛，其止痛没药、延胡索外，尚有五灵脂，均要药也。方中藁木、防风二味，多疑其与调经种子无涉，吾读巢氏《病源》中崩、漏、经、带、疝、瘕、痃、癖诸疾，病源大都由于"劳伤气血，致体虚受冷，风冷客于胞内，伤冲任之脉，损手太阳、少阴之经也"，或则"寒温乖适，经脉则虚，有风冷乘之，邪搏于血"，此北地常得之病，而南人乃诧为稀有。如吾读《千金》妇人方，其中调经种子名方，如白薇丸三十二药，女金丹同之者十；大泽兰丸三十二药，同者十一；白石脂丸二十二药，同者七。知王氏胜金丸择精之由来矣。此《千金》三丸中用祛风之药有细辛、防风、秦艽、僵蚕、藁本、白芷等，则女金丹中之白芷、藁本，正见其宗于隋唐风冷下袭之理，而取法于《千金》也。居城思乡，居南思北，近今医者有巡回医疗，农村人民亦多向城市就医，医学教育却多在城市，若守一家之师法，城医之学派，而不达权变，若我少时不知妇人病用祛风药者，乃陋识之拘夫子耳。

韩氏曰："日服一丸，服至二十九为一剂，以癸水调而受孕为度，尽人事而不育，天矣。"此其经验固不必疑，然岂无生理缺憾，或器质性病变，而致于不孕者乎？韩氏恃为受妊之理安在？曰温子宫，理气机，去痰瘀，补气血也。然比之《千金》诸方药，虽或仅其半，而能撷精而成为名方，核其寒热相制之法，桂与石脂温宫之力大，白薇与丹皮凉血之力弱，未能相称，盖正欲使子宫温暖，为受孕之基耳，偏于温为宜，用者知之。

十四、用半夏法

文曰："痰分之病，半夏为主，脾主湿，每恶湿，湿生痰，而寒又生湿，故半夏之辛，燥湿也。古方二陈汤以此为君，世医因辛，反减至少许，盖不造曲之故。造曲以生姜自然汁，白矾汤等分，共和造曲，楮叶包裹，风干，然后入药。风痰以猪牙皂角去渣，炼膏如饧，入姜汁；老痰如胶，以竹沥或荆沥入姜汁；湿痰白色，寒痰清，以老姜煎浓汤，加锻白矾三分之一（如半夏三则矾一），俱造曲如前法。余又以霞天膏加白芥子三分之二，姜汁、矾汤、竹沥造曲，治痰积沉痼者，自然使腐败随大小便出，或散而为疮，此半夏曲之妙也（以上五种曲，以霞天曲为最佳，芥、姜、矾、沥已能攻劫诸痰，消化顽痼，得霞天膏之力，使从二便出，然或散而为疮，则未免得不偿失耳）。法制半夏以姜、矾制辛，即能大嚼（李时珍有半夏粉，半夏饼，皆姜制也。又有以海粉、硝、黄、牛胆、皂角、生姜、竹沥、麻油、矾等造曲者。更有开郁曲以半夏末合苍术、香附、抚芎造之。仙半夏尚为近世常用之药，然制造甚繁，先用石灰、白矾、皮硝诸水浸泡后，入甘草、薄荷、丁香、豆蔻、沉香、枳实、木香、肉桂、陈皮、枳壳、五味子、青皮、砂仁等药，同半夏浸泡晒露二七日，然后取出他药，而独用半夏。此法所谓传自仙人也，药味庞杂，不究配伍，本已有畏半夏之辛，而复以辛温香燥助之，仙家妙用，不知其妙何在。云研此粉入痰中，则立化为水，是皂角、礞石之俦也）。佐以南星治风痰；姜汁酒浸炒芩、连及瓜蒌实，香油拌曲略炒之类治火痰（近则多以蛤壳、竺黄、竹茹、竹沥、贝母、冬瓜子等清化痰热甚佳）；以麸炒枳壳、枳实、姜汁、浸蒸大黄、海粉（考见后篇）治老痰；以苍术、白术俱米泔，姜汁浸炒，甚至干姜、乌头皆治湿痰；而常有脾泄者，以肉豆蔻、配半夏曲，加神曲、麦芽作丸，尤有奇效。厚养之人，酒后多此，而苦痰为病者，十常八九也。方书谓天下无逆流之水，人身有倒上之痰，气乱血余化而为痰，故治痰以行气杀血为要（瘦人以湿痰为宝，藜藿之体，无酒肉厚养之化，皆未足以语半夏也。又痰为液之所聚，瘀为血之所凝，理与治皆不相合，韩氏所谓血余、杀血，恐非恰当之论）。"

十五、用黄连法

文曰："火分之病，黄连为主，五脏皆有火，平则治，病则乱，方书有君火、相火、龙火、邪火之论，其实一气而已，故丹溪云：气有余便是火（此指内伤七情，五志之火言之，不同于外感）。分为数类：凡治本病，略炒以从邪（《内经》有从治之法，谓见热不宜直折，须反佐以治之，黄连甚苦，苦从燥化，已有从治之义。吾尝治心火不眠，以为黄连清心极合，而不眠更甚，悟苦从燥化之说，因舍从治之蒙，而以蜜水炒，杀其苦味，同一方也，其效乃显。意者若以猪胆汁炒，可更妙），实火以朴硝汤；假火酒；虚火醋（醋与酒同类，酸化则酸苦涌泄，二味相从矣）；痰火姜汁俱浸透炒；气滞火以吴萸；食积泄黄土；血癥痕痛干漆，俱水拌同炒，去萸、土、漆；下焦伏火，以盐水浸透拌焙；目疾以人乳浸蒸，或点或服；生用为君，佐官桂少许，煎百沸，入蜜，空心服，能使心肾交于顷刻（交泰丸以连为主，查其比量，有二与一、五与一、十与一三说，此方制自韩氏，既云少许，则必非二与一）；入五苓、滑石、大治梦遗；以土、姜、酒、蜜四炒者为君，使君子为臣，白芍药酒煮为佐，广木香为使，治小儿五疳（苦、辛、甘、酸合剂，粗具仲景乌梅丸之意）；以茱萸炒者，加木香等分，生大黄倍之，水丸，治五痢（左金、香连、复加大黄，意甚佳）；以姜汁酒煮者为末，和霞天膏治癫痫、诸风眩晕、疮疡，皆神效。非彼但云泻心火，而与芩、柏诸苦药例称者比也。"

古来善用黄连，首推仲景，《伤寒论》中用黄连者十二方，占全书十分之一矣。与黄连配用药凡二十有二，干姜六用，黄芩八用，半夏六用，人参、甘草皆五用，大枣四用。《金匮》黄连方五，除泻心汤外，四同于《伤寒论》。由黄连而学仲景性味合化之法，则常以黄芩为臣佐，一则增助其力，或又以黄连苦燥太甚，易留中上，故合芩以助泄降。参、甘、枣资扶胃气，以为苦寒克伐之安抚，如半夏泻心、生姜泻心二方，仲景以参、甘、枣缓芩、连之苦，意可知矣。半夏苦以降逆，而姜之辛温，不仅与苦寒相颉颃[20]，苦辛合化，胃寒胆热，能散能清，意义最妙。酸以制苦，而柔肝胃之逆，酸苦合化，亦能涌泄也。故仲景酸、辛、甘、苦合剂，当以乌梅丸为极则；苦、辛、甘合剂，则诸泻心法变局最多，可谓尽黄连之能事矣。

附：海粉考

海粉，前人方书中不多见，余先代医案中每用之，高祖鸿舫先生以治痰热咳嗽咯血，处方注明自加，知非药肆中物。或以为即蛤粉，然同方自有海蛤壳，决其非是。用量仅四分，不解何药，存疑久矣。前在青岛，乃知其详，盖海边有海菜者，多枝如石花菜（麒麟菜）而差[21]小，潮落时处处可得，沿海人家采之，曝以日，篱落间往往可见也。初色紫，晒久则菜渐干而色转淡，洗净，大锅煮之，悉融为汁，沉滤净，则色白明净，即夏日常食之凉粉冻也。海滨多肩挑车推而售者，无气无味，上浇糖汁或各种香料，价廉而味美，一角钱可得一大碗也。其有浓缩而晒之，稍干，条切之，复晒，至干，缩如细筋，裁约半尺长，束而售之，白如粉丝，而轻松又如灯草，斤价约十余元，为凉拌佐酒之上品。吾家在青浦乡镇，亦可购得，名为洋菜，或为日本产者。夏日煮汁，连锅沉入井中，经半日，加薄荷水、白糖食之，齿颊俱寒，亦能沁入心脾，儿时爱物，至老不忘也。用以入药，每剂一克许，亦不过数分钱耳。如此良药，惜其失传，愿以为介。

● 【校注】

[1] 槁（gǎo）：枯干；枯悴。

[2] 喑（yīn）：嗓子哑，失音。

[3] 连贴：猪、牛等动物的脾脏。

[4] 诚于中形于外：表里一致。出自《大学》，原作"此谓诚于中，形于外。故君子必慎其独也。"

[5] 回薄（huí báo）：盘旋回绕。

[6] 灵砂：主要含硫化汞，为水银与硫黄的合成物。

[7] 黄芽：道家养生术语。原系外丹家用指丹鼎内所生芽状物，视其为生机方萌之象，又其色黄，故名。内丹家借用，谓先天一炁萌生的象征。

[8] 桕（jiù）：又名乌桕，落叶乔木。种子外面包着一层白色蜡层称"桕脂"，可制蜡烛和肥皂，种子可榨油。叶可制黑色染料。树皮和叶均可入药。亦称"桕树"。

[9] 挦（xián）：扯，拔。

[10] 漉：液体慢慢地渗下，滤过。

[11] 饧（xíng）：糖稀。

[12] 斑龙：鹿。

[13] 五雀六燕：原是我国古代数学书中的一道代数方程题的题目，后用以比喻双方事物的轻重相差不多。

[14] 箧（qiè）：箱子一类的东西。

[15] 雄肆：强劲、奔放。

［16］径：同竟。

［17］宜：据《韩氏医通》补。

［18］源：原作"血"。据《韩氏医通》改。

［19］外：原作"上"。据《本草纲目》改。

［20］颉颃（xié háng）：意指不相上下，互相抗衡。

［21］差（chā）：略微，比较。

● 【评析】

韩懋，明代医家，字天爵，号飞霞道人。四川泸州人。于1522年撰成《韩氏医通》2卷。韩氏发展了淳于意的医案程式，强调四诊在鉴别病证中的重要性。擅用食物治病，尤其是用血肉有情之品来治病补虚，如牛肉汁炼膏如霞天膏，鹿类制剂治疗虚寒骨节痛，或虚瘵危疾。创用三子养亲汤等效方，并对某些药物，如当归、香附、半夏、黄连等的应用有独到经验。诸如此类，何时希均做了介绍并参以自己的看法和补充，如霞天膏与朱丹溪的倒仓法、仲景用黄连法、海粉考等，读来收益颇多。

卷
三

第六、温热篇

一、小引

岁在甲戌[1]之夏日，余执贽[2]门雪程夫子门下，师适治愈温热、湿温重症数人，向病家取回处方数束来，嘱为录存。又历叙其所以取效之心得，条析脉因证治，并从而评骘[3]吴、叶、雷、王诸家得失，缕缕历数十日。我居相近，常以夜戌去，快谈至昧爽[4]乃还也，笔录甚多，未暇诠次。次年，上海中医学院辑印纪念刊，文东黄先生主其事，索稿甚急，程师即以温热伏气说命题，嘱稿既成，经师删润而付以刊。

越四载，同学余鸿仁兄主编《现代中医》，曾对温热伏气与外感问题征文讨论，聚讼甚久，言皆成理，难为仲裁。后鸿仁又编《新中医》刊，知我有此论著，要求发表。乃整理前所笔录，求师再为勘定，名曰《温热碎记》，遂并"伏气说"交该刊分期刊之。我写碎记时，尝语师曰：此殆叶香岩、顾景文师生洞庭舟中之续欤？师为莞尔。

驹隙催人，一灯相对，师生娓娓清谈之景，犹目前耳。惜年华之老去，追记莫缓，幸眼明而腕健，奋笔宜书。距师殁之十年，余为辑《程门雪诗书画集》二册，影印，以为地下八秩[5]之寿。后二岁癸亥，乃记此。

【校注】

[1] 岁在甲戌：文中指 1934 年。

[2] 执贽（zhí zhì）：持礼物作为相见之礼，多指谒见师长。

[3] 评骘（píng zhì）：评定。

[4] 昧爽（mèi shuǎng）：天将晓而尚暗之时。

[5] 秩：十年。

二、温热伏气说

自来论温热者，有伏气、外感之不同，学者蜂起，各抒宏见，犹兰亭之聚讼，莫得其一致，此而不决，实医界之大惑。余续承师说，以为温热大证，固无一不从伏气来者，惟其发也，必有外感以引动之。《内经》之先伤后病，四季皆有；温疟之寒藏骨髓，暑汗乃出；瘅疟之肺素有热，后感风寒；《伤寒论》所谓旧有伏气。古之人皆早已言之矣。有先伤，有后感，有伏邪，有诱因，非一次感邪可成也。

温病之初起，寒热头痛，骨楚无汗，咳嗽清涕，比比然也。治之以疏泄，寒多药用辛温，热多药用辛凉，体若燔炭，可以汗出而散，轻者一剂，重者二三剂，期不出二三日必愈矣。乃有依法治之，热已淡矣，淡而复高，热已退矣，退而复作，而发瘟，而发疹，诸危象以次而递呈者，则伏气之为患也。初起即行疏解，应无失表之虞，亦无误下之害，设为外感，决不致复热之机矣，盖病如此，治如此，其效亦应如此也。乃有一汗而病解者，有解已复作，绵延时日，一候二候以至三四候不等者，则其中必有不同者在，不同者何？则一为单纯外感，一则内蕴伏气耳。

单纯外感者，外感一汗而除；内蕴伏气者，伏邪蕴藏已久，本蠢蠢以欲动，适逢外感诱引，故一发而炽矣。吾尝譬之：伏气如油，外感如火，无油之火，转瞬熄矣，无火之油，澄不动，以火引之，熊熊而燃，油愈盛则燃愈炽，油愈多则燃益久。伏气愈重则热愈高，伏气愈深则热愈久，其所伏之轻重不一，深浅不同，部位、时日亦各有异，故其所延之候期无定，病发之轻危亦无定。又错综以体气之虚实，人谋之臧[1]或不臧，故变化百端，以人而殊。唯热发自里，非由外传，则定而不易者也。

伏气之来因，早见于《内经》，云："冬伤于寒，春必病温。"又曰："冬不藏精，春必病温。"病受于冬，而发于春，为言伏气之矫矢也。精不藏者，邪伏于肾，以此推之，则空虚不足之地，皆能蕴伏成温矣。冬寒蕴伏，可以成温，则其余三时五气之邪，皆能蕴伏成温矣。四时温热，均从此例。唯其所伏之处不同，又各随人之体气为转移，而以冬不藏精，蕴藏于肾者为重。不藏精

何时希医著三种校评

者肾阴先夺，故有症起二三日，即见舌干绛，肢蠕动，音暗而耳聋、目盲者，非大剂育阴滋水不为功，此伏气之至深至重者也。其余在营者多伏血络，在气者多伏三焦，而以伏三焦募原者为最多，盖伏气之来，先由口鼻吸入，故多蕴藏于三焦，而内连于肠胃。其在气分者多夹湿，外发为白痦，内结为痞满；在血络者多夹热，外发为红疹，内陷为昏蒙。故凡热重症重者，多冀其透痦疹，痦疹外出，可以分其邪势而散其炽焰，故疹见则昏蒙可醒，痦透则痞满可松，其为内伏外透之象同也。痦有见七八次，疹有见二三次者，如抽蕉，如剥茧，层层外透，其蕴深者其次数亦多，热势亦依此为轻重。若非伏气为害，何能至此？

叶氏《外感温热篇》，其论证论治，透切详明，合于实用，唯非自撰，乃口述而门人笔录，其定名论理，容有未妥。如外感温邪首先犯肺，其症不过发热咳嗽，寻常伤风感冒，小症而已，何致于留恋三焦，顺传胃腑，而大热烦渴不解？更何致于逆传心包，一转而遂神昏谵语，如是之重耶？不知首先犯肺者，外感也，其气分伏有湿热者，则为三焦胃腑症；血络蕴有伏邪者，则为热蒙心包症，亦属外感引动伏气，并非由肺而顺传或逆传也。盖外不感邪，则伏气不能自发，内无伏气，则仅为寻常风热感冒，不能成大症也。故其所谓传变，非传亦非变也，乃蕴发耳，更无所谓顺逆。徒以邪有在气在血之殊，而发为症象或轻或重之异焉。准是则温热之成因，谓为外感引动伏气可，谓为外感传变成温病则不可（当设想书所谓传者，非自外而入，乃是诱发之同义语）。谓有外感温病，而无伏气温病，更断断不可也。

广之，则伤寒太阳病，外感也，无伏气者不传，其传少阳、阳明以及三阴者，均诸经有伏气也。故伤寒以两感为重，两感者，并非同时而感，则先感者伏邪，后感者新邪，内外相引而发也。虽蕴寒、伏热各有不同，其为伏邪则一。

昔人于伤寒、温热之缠绵难愈者，每以为治之不善，致使表邪传里，吾于亲身所历者，师友所传者证之，始知其不尽然。无伏气者，表未彻，亦不过稍延时日，决不致骤增剧变；有伏气表未彻[2]固发，表已彻亦发，故汗出身凉，而渐次蒸蒸复热者甚多。更有一候二候身热已清，大便亦通，密室深居，无复感之机，谷食不进，无食复之害，而反复作热者，此能谓之外感未尽耶？表邪传里耶？若非伏气深匿，蕴而透发，则更从何作解？盖非特经论之有据，尤临床所常遇，识者或不河汉[3]吾言。

● 【校注】

[1] 臧（zāng）：善，好。

[2] 彻：原作"撤"，据后文改。

[3] 河汉：指银河。比喻言论虚夸迂阔，不着边际，转指不相信或忽视某人的话。

● 【评析】

伏气温病说由来已久，本篇说理晓畅，且易于理解与应用。温热病，尤其是重证，多因内有伏邪，外感引动而发，从临床看，单纯外感者，大多一汗而除，仅为寻常风热感冒，不能成大证；内蕴伏气者，伏邪蕴藏已久，适逢外感诱引，故一发而炽矣。伏气愈重则热愈高，伏气愈深则热愈久，且病证表现与邪伏部位有关，病在气者多伏三焦，内连于肠胃，且多夹湿，外发为白㾦，内结为痞满；病在营者，邪伏血络而多夹热，外发为红疹，内陷为昏蒙。又错综以体气之虚实，治疗之当否，故变化百端，以人而殊。同理，伤寒太阳病为外感，无伏气者不传，其传少阳、阳明以及三阴者，均诸经有伏气。正如《伤寒论》"伤寒二三日，阳明少阳证不见者，为不传"，则太阳病见证后，可迅速出现阳明、少阳等里热证，称之为太阳阳明合病或三阳合病，合病之意为感受寒邪发为太阳病，而阳明、少阳病由热邪而自发，正如本文所论述的邪伏于里而受外邪诱发。

或有一问，蕴寒或伏热之邪，从何而受？何时而受？似不能明确言之，正如《医门棒喝》所言："外邪感人，受本难知，因发知受，发则可辨。"中医辨识的是当下病因病机，而预防与康复更关注原发病因。

何时希医著三种校评

三、温热碎记二十四则

碎，乱者，无章次，无系统，随笔之类也。自虽识浅，对此未为专门，不能为洋洋巨著，而饫闻[1]程师口说，碎记甚多，故云。

1.温热论治

叶香岩氏分气、血、营、卫四者（或称为四传、四层、四柱、四主者），学者宗之，亦或疑之，以卫之部只初起表症；气之部所赅极广；而营之与血，则未易泾渭分清也。吴鞠通氏分上、中、下三焦，论治则简而不详。或有谓当二者参合，以由外及内之四传为经，以由上及下之三焦为纬，如是则分析既较纷杂，证治难免混乱矣。师意仿伤寒之例，以六经分治，而不遵六经之传变，乃稍改其次序，并非另起炉灶。而使人耳熟能详，论治较易着手。

2.温病分经论治（沿用叶氏顺传、逆传名词）

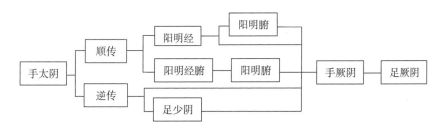

温邪上受，首先犯肺，手太阴也——桑菊饮、银翘散等。

血络伏热者，逆传心包，手厥阴也——犀角地黄汤等。

肾阴先伤者，逆传于肾，足少阴也——定风珠、阿胶鸡子黄法、三甲复脉等。

胃素有热者，顺传阳明经，此为常也——白虎汤、竹叶石膏汤。

阳明热盛，而有血络症状者——黑膏[2]。

阳明经邪热盛，则邪陷于心包——紫雪丹、神犀丹、清宫汤、牛黄清心丸等。此一道也。

阳明经邪不解，传于经腑之间——栀子豉汤、枳实栀子豉汤等。

大肠有结者，传为阳明腑实——三承气汤。

腑热过盛，燥屎内结，浊气薰蒸心包——亦用三承气汤，合牛黄清心丸、至宝丹等。此又一道也。

二者传变极地，均引动肝风，足厥阴也——三甲煎、羚羊角散、石决、天麻、钩藤、地龙等。

3. 湿温分经论治

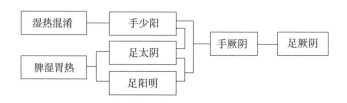

伏邪从中道发，三焦募原，手少阳也——热重者银翘散等。湿重者三仁汤、四苓散。

湿尤重者，须兼治脾，足太阴也——三妙丸、平胃散加黄芩。湿胜而热不重，但困脾而不致蒙蔽心包。此又一种也。

足太阴湿重，足阳明热重而同病者——苍术白虎汤。

少阳湿热蒙蒸心包——至宝丹合菖蒲、远志、郁金等。此一道也。

阳明热盛，邪陷心包——牛黄清心丸合温胆汤、半贝丸等。此又一道也。

二者传变极地，均为足厥阴——治同温热。

4. 温邪归阳明，分经腑二者

温为阳邪，阳明属燥金，故温邪顺传，必归阳明，是气分有伏邪也。阳明分经、腑二者，经邪不解，传于胃腑，燥屎内结，依伤寒例入腑则不传，若见神昏谵语之手厥阴症者，是非传也，乃腑垢积秽之气薰蒸于心包也，与由阳明经而直陷心包者不同，纵见象同而治法各别。盖一则有热无结，开陷邪而清心透气、辛凉开窍为主；一则但治其所从来，下积结而昏蒙可醒矣。是故经邪直陷心包，与腑气薰蒸心包，开与下不可混同也。

5. 温邪逆传于肾的证治

叶氏有温邪逆传心包之症，然犹有逆传于肾者，其症发热二三日，即见神昏肢动，舌暗舌绛，耳聋目盲诸危象，以其肾虚于先，邪舍极深，即《内经》

所谓冬不藏精，春必病温之症也。精夺于下，则无以涵肝，阴竭于内，则无以济热，邪舍既深，内又极虚，遂无托邪之力。不若开窍之药有速效，而扶阴之品，则无急功也。

6. 湿温辨证与治法要点

湿温邪从中道发，其始固亦有表邪之引动，然治法重在开湿，其次透邪，亦犹温热之重在清热也。湿温之象，以口甜、渴喜热饮、胸闷泛恶为主症。而尤着眼在舌苔之黄、白、厚、薄，以验湿热之轻重；胸间结痛或痞满，以辨湿热之结不结，此是湿温家正法眼藏。

7. 热病之辨舌法

舌苔乃肠胃三焦陈莝污浊之气熏蒸所变，发热时尤为显著，内伤之异亦应之。辨舌之法：察苔腻之厚、薄，以辨邪之多少。察色之白、黄、灰黄、老黄、灰黑，以辨寒热。其形有糙、干、滑、润；其体有光剥如镜、抽剥、碎剥、花剥、红星、冰裂、川裂、鞍裂、干皱、萎缩、厚、胖等；其质有淡、红、绛、紫、青、黑，以辨阴虚阳虚，及寒热深浅。部位则前、中、后以辨上、中、下三焦；舌尖及中、边以应心及脾胃、肝胆[3]。苔、色、形、体、质、部六者，殆为舌诊之粗浅易晓者耳。尝见有黄腻带灰之苔，投泻心、陷胸合法，湿热开化而胸实痛（湿热胶结之象）即止者；见黄苔而舌边红，知热邪将入血分，投黑膏而清者；见糙黄垢腻之苔，投承气下之，而昏蒙即醒者；见焦黑干硬如木炭之舌，投沙参麦冬汤合犀角地黄汤，一剂而舌转红活，昏蒙亦醒者。热病之于舌诊，关系至重也，叶氏辨之最精，后世多有专著，兹不具论。

8. 湿温治宜开湿于热上，渗热于湿下

湿为黏腻秽浊之邪，易于凝聚，足[4]少阳为决渎之官，尤为停湿之腑。湿温重在湿热，尽人皆知，故治之一法，当全力以开其湿而化其热，湿质重，宜使下趋；热气轻，宜使上发。若热伏于下，湿遏于上，使热不得透，则昏蒙痉厥之变成矣，故治之当开湿于热上，渗热于湿下，此又一法也。

9. 湿热合化重证及其舌象

以上开湿使下趋、化热使上发一法，及开湿于热上、渗热于湿下一法，皆湿热尚未合化之治。若其湿热已经混淆者，病之变化较速，失治则湿化燥而伤阴，热化火而耗气，气阴既虚，肝风莫制，邪热因得乘虚而蒙蔽心包，手足厥阴同发，危险立至矣。湿热已结或未结，辨舌极要，苔腻厚而上罩黄色者，湿是湿，热是热也。灰黄腻厚、苔与色不可分者，湿热已经混淆合化也。

10. 治湿热三法及其药对

开化湿热之治，要在辛开、苦泄、淡渗三法，开湿宜辛，泻热宜苦，予湿热以出路，则在淡渗。药味配合，又须相互顾盼，而不偏倚，其可得而道者，略举如下：开上、宣中、导下三法，若桔梗、枳壳、赤苓为一组（或称一套，即套方也）；杏仁、川朴、赤苓为一组；三仁汤中之杏仁、蔻仁、苡仁为一组；或杏仁、朴花、通草亦为一组；杏苏散之苏叶、橘皮、茯苓。丁氏套方杏、蔻、桔、橘则二者开上，二者宣中，而未及导下。二陈汤则苓、甘导下，橘、半宣中，而不及开上，四苓散亦同。言辛与苦之相配，如橘皮或生姜之配山栀；半夏或厚朴之与黄芩；生姜，或川朴，或苏叶，或干姜，或半夏，或厚朴之与黄连，此皆辛香燥湿、苦寒泄热，药力差等之药对法也。导下如苡仁、通草、茯苓、猪苓、滑石、车前、泽泻、竹叶、灯心、生甘草等，轻则单用，重则合用，依于所需，而为偏重也。

11. 辛开苦泄法治湿热合化

用辛开苦泄法，以治湿热合化，其义至少有五：一为"热因热用、寒因寒用"之从治法，以苦从燥化，燥与热为同气；苦寒之味主涌泄，寒与湿亦是同气，同气则相从而不逆，不逆则易受，故借苦寒以清化湿中之热。辛香之药多燥，燥从热化，故借辛香以开湿中之热。苦寒之于湿，辛香之于热，亦皆反佐法也。二为配合同用之义，胜于单行，如见其苔厚而单任辛燥，则湿易化燥而伤阴；若因其苔黄而独用清热，则湿更黏着而难化。故单行者偏治之法，与湿热之混合者不宜。三为辛能开湿于热上，湿开则热能透；苦能渗热于湿下，热渗则湿能化。湿不与热合，分化而两不黏着，则顽敌之势孤，负隅失固，可得各个击破矣。四为三焦之湿热，系交蒸而混合，与脾湿兼胃热症不同，彼湿与热不相混合，湿是湿，故可用苍术之类以燥之，热是热，故可用白虎之属清之，各行一是，并行而不悖。而此湿热混合，必须苦辛相合以化之也。五为以一味辛香，配一味苦寒，相对而用之，铢两宜称，气味相投，或相反以相成，或相须而相使，此相传上古雷公、魏吴普、李当之及北齐徐之才等之"药对"法，书已失传，此辛香与苦寒合用之法，约略仿佛之。

12. 甘淡利邪法治湿温

甘淡利邪之法，《内经》著之，故用苦辛合化之同时，必须佐以淡渗，既渗其热，又导其湿，庶湿热得有出路。小便先黄后淡，先焫热而后清长，湿热下行，泄于体外，比大汗淋漓而湿不能去为有利。此湿温证最可喜之解邪法也。仲景于黄疸篇中重视黄从小便去，数数言之；百合病之愈期，且以小便时之症状证定[5]之，利小便诚湿热之出路也。然渗利甚则伤阴，治温热以存津液为第一义，故法取乎甘淡，淡不伤津，而甘能守津也。

13. 湿热各重的证治

脾为生湿之脏，故湿温证之湿重，又须兼燥脾湿，足少阳与太阴并治，如平胃散加黄芩，及三妙之类，此一道也。或太阴湿重与阳明热重者，则以白虎加苍术汤治之，此又一道也。此二者皆湿温证湿热各重而不合化者之正治。

14. 湿热缠绵，不可妄下

何谓湿热之结？盖湿郁则化燥，燥与热同气相从，于是如油入面黏合而难分。症象若胸闷、痞痛、口甜腻苦、渴喜饮、旋即泛吐、苔黄腻垢等皆是也。以其未与燥屎相结，故不必下，下亦去燥屎而不去湿热，湿热乃无形之邪，下亦徒劳也。以其胶结混合，故无大燥、大寒之可投，惟有用苦泄、辛开、淡渗三法，以渐化导之。如是，缠绵之症也，五七周、一二月乃是常事，若鲁莽从事，燥则化风，下则伤阴，变化多端矣。程师尝谓非耐心稳打，步步为营，不可以治湿温。

15. 湿温之治，乃在透邪

温热之治，重在清热；湿温之治，重在化湿。已如上述。其次要治法，厥[6]在透邪，透之之法，轻重亦殊等，总冀其自始至终，时时汗出津津，乃见其表气通疏，伏气层层外透，方无内陷之虞。而伏气之动，必须新邪之引，伏气者潜伏之邪，新邪者诱发之因，故治病之始，祛新邪为主，祛邪之品，依次而重：辛温如荆芥、防风、紫苏、葱白、生姜、桂枝、香薷等。以其外虽新寒，内实伏邪，新寒逗之，伏热蠕蠕欲动，若治表之际，而已露咽痛、口干、目干、困顿、眠不安稳，非表寒应有之象，姜、桂不宜触动。治表寒者，虽不知伏气之有无，均当慎之。辛凉如前胡、桑叶、菊花、薄荷、清小豆卷、淡豆豉等。洎^[7]夫新邪已解，伏气外透，则青蒿、葛根之透气，白薇、银柴胡之透血是也，其间诸药可合用，可单行，自在适证。

16. 治疗当因人制宜

桑叶列为祛邪之品，或有嫌其力薄，盖亦有所验。尝见虚体外感，用桑叶二钱而大汗出，改以黄芪皮、白芍而止。斯知昔贤所谓膏粱之体，表虚里实，藜藿之躯，表实里虚，其说非无因也。膏粱人入则温其居，出则调其衣，故表卫反疏，而肥腻厚味，填塞其肠胃；藜藿人栉风沐雨，玄府致密，清蔬淡饭，肠营乃薄。是以一则耐攻而不任表，一则不易开表而独畏攻。至于南人北去，易荏弱为坚强，北人南来，变刚健为柔脆，习之既久，饮食水土之移人，犹橘枳逾淮，可同化也。

17. 瘄与疹的辨别与治疗

瘄属气，内结为痞满；疹属血，内郁为昏蒙。故瘄见则痞满可开，疹显则昏蒙可醒。谋所以开之、醒之之道，则开湿透气、凉营透血二法是矣。三仁、温胆诸法属之透气，犀角地黄是为透血之正方，退一步则为黑膏。

18. 肺经之邪，瘄透可泄

瘄为邪在气分，肺主气而合皮毛，肺气通宣，布瘄亦易，每见咳一阵而瘄布一层者。故湿温、温热见咳，切勿遏之。枇杷叶、桑皮、葶苈之类，所当慎用。如咳不甚剧者，即以桔梗、前胡、蝉衣、牛蒡辈轻宣可矣。尝见程师治一湿温已数候，而处方不顾其咳，瘄随咳透，咳随瘄减。盖气分之伏邪，得咳而有透发之机，而肺经之邪，亦以瘄而有解泄之路，病机如此，莫轻视之。

19. 战汗之机理与预后

《伤寒论》"太阳病未解，脉阴阳俱停，必先振栗，汗出而解"一条，即战汗也。战汗者乃邪在气分，多见于大便畅行、上下无阻，又必正邪相当之际，盖必具此三条件，始能战也。若邪胜于正则正气无能抗衡而战；正盛邪衰，则无烦于作战；若正气已衰则邪势猖獗，方当乘虚而为乱，无所不为，更无作战

何时希医著三种校评

之可能；若邪入血分，则所陷已深，亦必无战汗之事。事之难于凑合如此，故非每病必见，亦非人力所可强求也。既是正邪相当，无异背城而借一[8]，故可一战得汗而邪退，亦可一战得汗而阳亡，诚为转戾之关头矣。病已经旬，而忽然战栗，忽然大汗，又忽然肢冷疲极而如脱象，病家能无惊慌乎？首在医者临事有预见，嘱咐在前，又喻之以应有之警惕，使病家有所知而无恐，以免扰其战后疲乏之精神，而待其气阳之来复；若其脉微不复，冷汗不止，肢逆不回，斯为危征，当及时予以急救。如是，或得一战而胜，身凉脉静，汗止正复，乃为吉象也。

20. 温病肝风内动证治

无论温病、湿温，其传变之末步，必以足厥阴肝为极地。其症先手指蠕动，循衣摸床，渐以手足抽搐，四肢瘈疭。石决、牡蛎、珠母、地龙干、龙齿等潜镇之外，必佐以杭菊、钩藤、天麻等清泄之品，以内外分散其风。继而昏厥不醒，角弓反张，舌卷而囊缩，斯已至重之候，非羚羊、玳瑁不可。壮热昏蒙，湿胜者至宝丹，热胜者紫雪丹，表热未清者神犀丹等，芳香以开窍也。

其由于热盛生风，又当重用清热如石膏、犀角；若湿热化风者，当开湿热如泻心、温胆；燥屎化风，当通腑如大黄、元明粉；若其迁延时日，伤津劫液而动风者，则清热息风之外，尤须佐以生津育阴之品，以滋水涵木，如五汁饮、三甲复脉、定风珠之类。

21. 湿温后期口糜的辨治

湿温大势解后，每见舌上花白糜点，名曰口糜，乃后期常见之症。此胃气虚而胃阴伤残，致无降逆之权，秽浊之气，因得上布于舌也，昔人谓为胃败不治。以洋参、石斛为主，用古方人参黄连石莲法；更着重于芳香降浊，如佩兰、建兰叶、藿香、荷叶、荷梗之类；及炒香枇杷叶、炒香荷蒂，以升清降浊；陈仓米、炒粳米、长须谷芽，以生胃气。

22. 治口糜用花露

治口糜，或有用木香、砂仁、蔻仁、陈皮之类，气未尝不芳香，然而浊且味厚矣。当取轻香味清之品，以花露为最佳，盖为蒸气之所滴也，如香稻叶露之和胃醒胃，枇杷叶露之清降秽浊，蔷薇花露之清胃退热，入夏则白荷花露、鲜藿香露、青蒿露、鲜佩兰露、鲜荷叶露，为尤得清香之妙，解渴以润吻，亦药物之上品也。

23. 栀子豉合白虎汤治温热重证案

往见吾师诊一温热重证，身热无汗，大烦渴，引饮无度，面红，胸痞闷，投栀子豉合白虎，一剂而愈。盖证拟白虎，则胸闷无汗；证拟栀子豉，又不当烦渴面红。两方合投，自如桴应，法固常法，而辨之不易，记此以备一格。

24. 苍术白虎汤治湿温案

尝治一湿温证，见形寒发热，胸闷泛恶，始投桑菊、栀子豉、泻心等，身热减恶止，而胸闷不除，乃用三仁、四苓、枳桔苓等开上、宣中、导下法，而烦渴胸闷仍甚，饮入时欲吐出，肢体特为疲重，转侧为难。因病势减退顺利，病者极信任，其业庖厨，常以深宵购菜，冒晓冲寒，寒冷入骨自解，余谓是当骨节酸疼，不当疲重也。偶思经文"身重不能自转侧"，不当属之太阴耶? 脾主肌肉，湿重则身重而不疼，又加胸闷，饮入欲吐，伏湿之象甚著，故苔白腻；其烦渴而舌边红者，阳明有伏热也，热则引饮，饮而为湿所阻，故入而复吐也。遂以苍术白虎汤投之，一剂而身重减，烦渴止。此可证前说湿重者宜兼燥太阴，热重者宜兼清阳明，证治相符，故其效捷。

● 【校注】

[1] 饫闻（yù wén）：犹饱闻。指所闻已多。

[2] 黑膏：出《肘后备急方》卷二方。由生地黄、豆豉、猪脂、雄黄、麝香等药组成。治温毒发斑，热入营血。

[3] 心及脾胃、肝胆：原为"心、脾胃与肝胆"。因与上句所说不对应，故改之。

[4] 足：疑作"手"是。

[5] 证定：当为"推断"。即推测预后。

[6] 厥：乃。

[7] 洎（jì）：到，及。

[8] 背城而借一：背靠城墙，依仗最后一战来决定存亡。

以伤寒六经辨证而统温病卫气营血与三焦辨证，如温热、湿温分经论治，病理固然，论治有验，寒温统一，于此有征，诚卓见高识。程门雪对于温病的传变、诊察、常见证候的治则治法、方药选用等均有独到认识与治疗经验，如提出除了逆传心包之证外，犹有逆传于肾者，邪舍既深，内又极虚，需以扶阴之品缓图。温病重视舌诊，尤着眼在舌苔之黄白、厚薄，而以验湿热之轻重，以及湿热之合化与否；辨痦与疹，以知病在气分抑或血分，且痦见则痞满可开，疹显则昏蒙可醒。温病治病之始，祛新邪为主。温热与湿温是温病主要证候，治疗同中有异，温热之治，重在清热，湿温之治，重在化湿，然透邪则一，总冀其自始至终，时时汗出津津，乃见其表气通疏，伏气层层外透，方无内陷之虞。其中尤对于湿温的治疗颇有心得，如辛开上焦、苦泄宣中、淡渗导下三法为要，药味配合，又须相互顾盼，而不偏倚，若桔梗、枳壳、赤苓为组合等；又有辛开苦泄法，以治湿热合化，并佐以淡渗，使湿热得有出路等。无论温热、湿温，其传变之末步，必以足厥阴肝为极地，阴虚风动者，治以潜镇清泄，昏蒙湿胜者至宝丹，热胜者紫雪丹，以祛邪开窍。热病后期，口糜之治在于复其胃气与降其浊气，复胃宜甘寒甘淡，降浊宜轻香。轻香味清之法最要紧处在于不伤胃、不碍胃，花露之品犹能开胃醒胃，然药性偏凉，用量不宜过大。凡此种种，何时希录之述之，今读之学之颇有启迪。

第七、疸病篇

一、序论

《金匮要略·黄疸病脉证并治》仲景原方仅七首，《伤寒论》中有三方，《千金方》有三十四首，如麻黄醇酒汤、茵陈汤（茵陈、栀子、大黄、黄芩、黄连、人参、甘草）、三黄散、矾石滑石散、龙胆苦参丸等，皆为后世遵用之名方。《太平圣惠方》出方一百二十首，可谓多矣，而有三十六黄之证，名目怪异，读之发笑，然《济生方》《圣济总录》等书亦引述之，如鬼黄、人黄、走马黄、鸦黄、奸黄、脊禁黄、忧黄、花黄等等，从何得见，经验何来，莫可究诘，付之不论可也。《济生》仅有葛根汤治酒疸一方，颇为可取。我辈学习古人，总以临床能见者为准的（常见病、多发病），不尚空论，不务怪异，研情入理者斯为可贵耳。

治肝炎，从常见者而言，则以仲景方为主，各家方辅之。如茵陈五苓散、栀子柏皮汤二方，乃黄疸主方也，兼寒湿，用茵陈理中汤、茵陈术附汤；兼表实，用小柴胡汤、麻黄醇酒汤；兼表虚，用桂枝加黄芪汤、芪芍桂酒汤；兼里实，用大黄硝石汤；兼瘀，用麻黄连翘赤小豆汤（以上治诸黄）。茵陈蒿汤、保和丸、龙胆苦参丸、矾石平胃散、猪肚丸（黄连、知母、瓜蒌、神曲、麦芽、粟米）（以上治谷疸）。栀子大黄汤、栀子豉汤、枳实栀子豉汤、千金葛根汤（上方加葛根、甘草）、大黄黄连泻心汤加犀角（以上治酒疸）。千金瓜蒂汤（有赤小豆、秫米）（治伤食或湿郁急黄）。矾石消石散、猪膏发煎（以上治女劳疸），等等，皆是也。

二、肝炎中期治法三十二则

目前治疸，都分三期：急性发作为早期，慢性迁延为中期，肝硬变腹水为晚期。今试就肝炎中期证治与方药，分为三十二法，录之以备省览焉。

1. 疏肝

肝者体阴（肝血、肝阴）而用阳（肝阳、肝风、肝气、肝火），性喜条达舒畅，而恶拂逆郁结。治肝之病，必须照顾此特点，斯为顺肝之性。肝炎胁肋胀满之症状可持续甚久，当从书所谓气不通则胀着想，用"肝欲散，急食辛以散之"之法，以疏肝经之气，则柴胡应为主药。柴胡一药，具有升提、和解、横散、疏泄、解郁之功，复有拨火、耗气、动血、伤阴诸弊，于肝炎症用之，则升阳拨火、耗血伤阴、伤脾耗气诸弊，均宜慎虑。最喜醋炒，或合芍药以同用，乃得三利，曰：酸先入肝之引经；酸以制辛之监制；与夫酸以补肝之柔肝也。他如郁金、香附、苏梗、青皮、橘叶、路路通、枳壳、绿萼梅、八月札、娑罗子等，皆为疏理肝气之要药也。其兼寒者加吴萸；兼热者加丹皮、山栀；兼痰者加半夏、茯苓，即古方越鞠丸法，但越鞠丸原方、加减法均偏香燥，此则较和平也。

2. 通络

肝区疼痛之机理，由于肝体肿大，肝组织增生，致神经牵掣而作痛，与夫书所谓"血不通则痛""初痛在经，久痛入络"之理，契若符节。故祛瘀活血，以通肝络，应为肝炎主要治法之一。药如新绛（或绛通草）、旋覆梗、当归须、路路通、桃仁、红花、平地木、茜草、苏木、丹参、赤芍、茺蔚子、泽兰等。

3. 止痛

白芍、延胡、金铃子、降香、片姜黄等，止痛均较有效。乳香、没药、五灵脂尤有生肌之能，意其或有助于肝组织之修复、再生。

4. 生新

祛瘀即所以生新，瘀血不去，则新血不生，肝脏有炎，则使肝经血流阻滞而不畅。舌诊最能辨之：舌两旁见橘黄色，其边弦有红蕾及网状红筋，舌下有青紫乃至黑色筋脉暴出（微循环障碍，小静脉曲张），或瘀点历历（郁血点）。

脉象则是弦涩而不滑利，皆要诊也。故理气通络、清热解毒、祛瘀止痛诸法，乃发作期之要治。而生新乃能使肝细胞活跃，促肝组织新生，故生新者治本之法。如白芍、地黄、首乌、芝麻、柏子仁、桂圆等是也。然求祛瘀生新二法之兼长者，当为当归、茺蔚子、鸡血藤、丹参等。

5. 凝血

在长期使用祛瘀活血，通络理气（气行则血行）之后，合以肝病本身之发展过程，必有血小板下降，凝血功能不足之现象。或者亦缘肝旺克脾，脾功能亢进，而失其统血之权也。于是旱莲草、阿胶之养血止血（并生地），茜草、三七、蒲黄炭、血余炭之祛瘀止血，茅根、丹皮炭、赤芍炭之凉血止血，贯众炭、藕节炭之解毒止血，均可应时配合。在慢性迁延时期，则用健脾以统血（见后）。

6. 去脂

此法未见于记载，然古方矾红丸、《准绳》阿魏丸之消肉积，殆有此意。当病者在摄取高蛋白、高糖类营养后，大都多逸少劳，所储热能未被充分利用，因而剩余则转化为脂肪。脂肪在体内之蓄积，对胆囊、胰腺之工作，必增负担，临床所见脂肪肝较多者，殆与此有关。除鼓励病人劳逸结合外，去脂一法，实有参用之必要。药如焦楂、麦芽、槟榔，能兼和脾胃，草决明之兼明目，泽泻之兼利湿热（并茯苓），玉竹、首乌、桑寄生之兼补肝等，皆是也。

7. 清肝

肝经有热，轻则清之，如茵陈、苦参、竹叶、连翘、知母、丹皮、山栀、黄芩、夏枯草、金钱草等。

8. 泻肝

热重者泻之，如龙胆草、芦荟、大黄、黄连等。

9. 解毒

肝脏解毒之功能，因炎症而削弱，是当以解毒药辅助之。在舌诊见有紫黑筋纹时，尤非同进解毒不可。如生甘草、绿豆衣（据报道：生绿豆用开水泡饮，其清凉解毒之功，比煮熟时为胜）、葛根、升麻、大青叶、板蓝根、连翘、银花、黄连、龙胆草、贯众等。本草学中解毒一类，有极丰美之财富，余尝冥力搜索，未测其涯，而今老矣，此中天地宽广，非一人之力所能博采，愿世之有心人集思广益，为中医药学放一异彩也。说见《解毒编序例》。

10. 泻子

如肝火旺实，用清肝、泻肝而不解者，心经有火也。实则泻其子，轻以导赤散，重则凉膈散（方中大黄、芒硝泻火，黄芩、连翘、竹叶、山栀清心）、三黄泻心汤等。又木通、辰滑石、竹叶心、连翘心、莲子心、生甘草、知母等，都为清心之妙品。

11. 去湿

苍术（或用茅术，则香燥之性较减）、川朴（以上燥湿）；半夏、陈皮、蔻仁（以上化湿）；茯苓、苡仁、滑石、通草（以上利湿）等。

12. 和胃

《内经》云："食气入胃，散精于肝，淫气于脉。"可证纳食与肝相关之要。故当和胃以裕其饮食，如木香、砂仁、陈皮、炒谷芽、炒麦芽、藿香、佩兰（《内经》曰："肥者令人内热，甘者令人中满，治之以兰，除陈气也。"兰香叶即佩兰，乃治口甜口臭之要药）、青蒿、荷叶等。

13. 通腑

攻积如大黄、芒硝、枳实、瓜蒌皮。润肠如瓜蒌仁、麻仁、当归。消导如厚朴、山楂、六曲、鸡内金、莱菔子等。

14. 利尿

《金匮》云："诸病黄家，但利其小便。"黄从小便去也，方以茵陈五苓散为主。《金匮》黄疸篇方治凡二十三条，而症状中言小便必难、小便不通、小便不利而赤者六处，又以"小便自利"作女劳疸、虚黄与胃寒之鉴别诊断者三处。若"诸病黄家，但利其小便"一语，直是医门之法律，可以知仲景之重视矣。而茵陈一药，利胆退黄、清热化湿而利小便，要当列为首选，又宜重量使用之。考《金匮》茵陈蒿汤之配合，茵陈三倍于大黄，为六两，汉两当今之三钱，为一两八钱。又茵陈五苓散之配合，茵陈倍于五苓，为二两半，亦今七钱五分也。云"服后当小便利"，又云"尿如皂角汁状，色正赤，一宿腹减，黄从小便去也"。一篇之中，三五致意，又经验确知其能退黄，措词如此肯定，岂不可信服耶？

15. 退黄

以药之色黄者退黄疸，恐亦本草之性，如茵陈、黄柏、大黄、黄连、黄芩、栀子等是。

16. 解郁

肝病人长期休养，每致情绪不快，多郁少欢，木失条达之性，烦躁易怒，而胸胁刺痛，药如郁金、合欢、夜合花、绿萼梅、代代花等。柴胡与白芍、贝母与瓜蒌同用，乃解郁之古法，前者舒郁气，后者清郁痰。而一味山栀（古方名越桃散），一味黄连（名抑青丸），尤具除烦解郁之功。

17. 明目

肝病者每苦两目痠疲，或痒或胀，或干涩不润，或两目多眵，此肝开窍于目，肝病而不营于目也。治之除清肝、养肝外，宜以木贼草通肝气，而引经入窍者为主药，并以菊花、蒺藜、石决明、石斛、密蒙花、青葙子、谷精珠、草决明之类相佐，而黄连又为清肝明目之至品。

18. 振疲

"肝者罢[1]极之本，其荣在筋"，肝病则筋失养而懈怠无力，好睡懒动，且夜眠魂梦不安。又肝旺则侮于脾，脾受侮则无以营其肌肉，而身重疲乏也。先治其肝，肝热既平，次投以四物、归脾之类，但能受纳，则血荣于筋，气充于分肉，而颓堕自振矣。尤以参、芪最能苏困乏。

19. 化肝

郁怒伤肝，火郁已发者，不宜再用疏散，只宜软化之法。症见胁痛胀满，烦热动血，可用青皮、陈皮、丹皮、山栀、芍药、贝母、泽泻，方名化肝煎，张景岳法也。夹痰者合雪羹（海蜇、荸荠）、蒌贝养营汤（归、芍、花粉、知母、苏子、橘红）；见红则合黛蛤散；瘀未尽而胁间刺痛者，加旋覆、新绛、郁金。

20. 泄肝

木旺则侮土，乃肝病必然之传乘也。犯于胃则上脘胀痛，呕吐酸苦，用二陈合左金、白蔻、瓦楞、娑罗子、姜汁炒山栀之类。若犯于脾则脘腹胀满，纳迟运呆，可用白芍、白术、香附、金铃、青皮、陈皮、木香、茴香之类。如中气虚馁不胜乘侮者，则须补土以御之，见后。

21. 柔肝

用理气之药，以舒肝消胀，总不离乎辛温香燥之品，"虽能取快于一时，终必贻患于将来"（清·马元仪语）。其患则伤阴动血，耗津劫液是也。马氏之意，谓可暂用而不可常用，适可而止，及早护阴。然而医者用理气则效见速，病者得香燥则痞胀舒，虽饮鸩而止渴，常习之而不知悟也。久之而肝阴耗竭，疏之不复见效，或投香燥而胀痛更甚，则肝体以燥而失柔，肝用有余而过刚，不窨为恶性循环矣。此时非柔肝之法不可。柔也者，补肝阴之浅一步，滋养肝液，使肝体濡润，则刚亢之用可平。故肝病在炎症渐消、湿热渐化时，应即逐步参用柔肝之品，如沙苑、料豆、女贞、柏子仁、元参、牡蛎、旱莲、麻仁等。

22. 敛肝

柔肝之后，如胀痛仍存者，则加敛肝，《内经》所谓"肝喜酸"，全元起所谓"以酸补之也"。如白芍、木瓜、枣仁、乌梅、五味子（有报道：用食醋疗法治急肝，每日二十毫升，分二次服。又五味子研粉，蜜丸，每日二钱，分两次服，治急慢肝，均有较好效果）。

23. 滋水清肝

肾为肝母，柔肝之不效，则进而补肾。亦分轻重二法：先用高鼓峰滋水清肝饮，以地黄、归、芍、茯苓、山药以滋水，丹、泽、柴、栀以清肝也。

24. 滋水涵肝

肝肾阴亏而无热者，则滋肾之阴，以涵肝体。如六味丸、大补阴丸、三甲复脉汤、定风珠之类。而以介类如龟板、鳖甲、牡蛎、阿胶、淡菜等咸寒之属，为最合水木同滋之用，是滋水清肝之重一步也。

25. 养肝

是为柔肝之进一步，养肝血也，使内以润其体，外以濡其筋，上以荣其窍。如归、芍、地、杞、天麻、川芎、首乌、三角胡麻、玉竹、川断、牛膝、沙苑、菟丝、黄肉之辈是。

26. 清金制木

肝旺不已，上炎犯肺，肺素有热，肺阴本亏，则肺肝之火合邪，金失清肃之权，木更无所制约，故横逆而莫当也。治宜养肺阴，清肺热，使治节之令行，木有所制，此《难经》"金平木"之法也。如天冬、麦冬、沙参、石斛等滋肺也；桑皮、苏子、杏仁、象贝、枇杷叶等清肺肃肺也；桑叶、菊花、钩藤等清肝也。

27. 肝肺心肾同治

魏玉璜一贯煎，治肝肾阴虚，肝气冲逆，胁肋攻痛，胸腹膜胀，脉细弱或细弦。肺阴不足，心火上炎，舌无津液，嗌喉干燥者，其法以杞子、归身、地黄滋肝肾，沙参、麦冬生肺津，使金能生水，水能涵木，水能济火，则金水相平，君相火熄，以治其本。加川楝以疏肝气，川连[2]以清心肝之火，则治标以为佐。楝、连俱苦，无辛燥之弊，不致耗气伤津。方仅七味，选药甚精，取治肝虚夹实（慢性肝炎当认为虚中夹实），及金水二经之虚者，滋金水而木火俱平，诚得一以贯之之妙（黄连苦从燥化，然润药足以制之）。

自柔肝至此，皆为肝阴虚之治，当以舌红、边、尖、中、后有刺，或剥，或光；脉细，或弦，或数之轻、重，以为之进退云。

28. 清心肝

患肝病者眠不安稳，《内经》所谓"肝者魂之居也，其病发惊骇"。原因甚多，解毒问题应居其一，肝内炎症之存在，削弱肝脏解毒之功能，此种未经较好解毒之血液，循行于全身、脑血管、心血管及一切高级神经，必受其影响。心主血而藏神，肝藏血而主魂，心肝热毒不清，导致神魂不宁，眠睡其能安乎？安眠治法约有十余，今择其有关肝病者言之曰：清心肝热毒之品，如黄连、黄芩、知母、山栀、丹皮、木通、连翘心、竹叶心、莲子心、灯心草、犀角（或用水牛角）、牛黄清心丸（成药）等。

29. 镇心肝

"重可去怯"乃北齐徐之才《十剂》中之一法，针对怔忡、悸惕、噩梦不安、精神恍惚等症状而施之，药如珍珠母、紫贝齿、石决、牡蛎、磁石、代赭、龙骨、龙齿、紫石英、金箔、青铅等。而朱砂因其含有汞之成分，不适于

　　　　　　　　　　　　　　　　　　何时希医著三种校评

肝，以免中毒。在肝病之镇定剂中，以介类、石类较好，而介类咸寒潜降，兼可滋阴柔肝者为上。而金属如金、银箔、黑铅、铁落等，在其化学成分未全了解以前，暂可不用。介石诸药，已取用裕如，不忧支绌也。

复方镇心肝之剂，古有甲乙归藏汤[3]，以珍珠母、龙齿镇摄；当归、芍药养血而柔肝；柏子仁、地黄滋养心肾；柴胡、丹皮活血舒肝；夜合花、夜交藤解郁安神；沉香、薄荷降浊升清。全方十二味，重镇与轻灵，柔养与舒散，兼收并用，设想周密，颇有奇效。

30. 安心神

茯神（古无茯神，后世以茯苓贯木者名之，亦有以此贯木单名茯神木，故古方安神，茯苓与茯神常通用）、远志、枣仁三药，常合参用于养心补气血剂中。如济生归脾汤（薛己增）、远志饮子、酸枣仁丸、益荣汤、局方镇心丹、百一神效丸、钱氏养心汤等，宋人方书以下，张景岳、王肯堂、吴又可，暨叶天士、薛一瓢诸家，无不以此三药配合，为安神之用者，我所记存已有二十余方，其令人信用如此。

夫肝之与心，既有木生火之相生，又有火生风之同气关系；更进一层理解，则为君相二火之同炎。故肝病而失眠，为生理病理之必然。又水与火为交济之脏，水亏则无以制火；水与木为相生之脏，水亏则无以涵木。故肾脏一水之亏，可致心肝君相二火之旺，二火既旺，神魂何安？是以肝病失眠，首当治肝，如解毒清心肝是也。其次心肝同治，如镇心肝是也。而安神则为之使。更进则当求之于肾，天一之水能充，则肝得涵而心得济，神魂自宁，心君泰然，此治本之法也。其余有关安神之和胃、舒郁、滋心液、养心血、补心气、壮心阳、化痰、泻南补北等法，见于另篇，可勿赘。

31. 健脾

经曰："肝苦急（胁胀或痛），急食甘以缓之。"又曰："损其肝者缓其中。"又曰："见肝之病，则知肝当传之于脾，故先实其脾气，无令得受肝之邪，故曰治未病焉。"白术健脾之于肝病，实当视为极关重要之法。有湿热时，则与黄柏、知母合，而为三妙丸[4]；与茵陈、茯苓、泽泻等合，而为茵陈五苓散。开胃健运则为六君，合养血安神则为归脾。合益气升提则为补中益气汤，以治腹胀气坠。合干姜则为理中汤，以治腹满便溏。合温阳化湿，则为茵陈术附汤，以治阴黄。如脾胃虚而又阴伤者，则与山药、莲子、扁豆、芡实、山楂、神曲、苡仁、黄连等，为资生丸，或参苓白术散。总之，健脾一法，可贯串于肝病诸期中，无或轻舍。盖以"食气入胃，散精于肝"，久病淹缠，得谷者昌，脾胃充健，化生精微，乃有利于肝脏之恢复。更重要者，脾健可以御肝之邪，防止木旺克土，此《金匮》所谓"治未病焉"。当其脾亢进、脾肿大，以至纳呆便溏、腹满有水之时，舍健脾扶脾、温脾化水外，实已无从[5]措手。

32. 温补肝肾

在益气血、补肝脾效果不显，应进一步鼓舞肾气以激活气血，近日时有报道，用此法以代替化学激素，疗效甚好者。肾阳之于脾，肾阴之于肝，亲如母子，既有温煦，又有涵育，实肝病治法中不可或缺者也。药如熟地、萸肉、龟板、天冬、黄精、苁蓉、巴戟、仙灵脾、锁阳、五味子、补骨脂、菟丝、枸杞、杜仲、韭菜子，以至仙茅、天雄等。又如肝病慢性期，每有宗筋痿弛，阳事不振之症，盖肝肾罢极之甚也，亦必须治肾为主，如八味丸、地黄饮子、五子衍宗丸、二仙汤之属，和调阴阳，以维平衡，比之化学药品，副作用较少，或能振颓而扶危也。

余患肝疾历十又余年，既愈复作，作而复愈，其复作之由，总缘体力或思虑过疲所致。上述三十二法，既体验于亲身，又经验于病人，此中甘苦，略有所知。愧笔墨荒疏，殊未达夫详赡，聊存梗概，尚不致烦琐耳。至于肝硬变、腹水等晚期治疗，则海上专门名家有春华、哲仙二兄在，珠玉当前，我应敛手，毋庸布鼓于雷门也。

● 【校注】

[1] 罢（pí）：同"疲"。

[2] 川连：即黄连。一贯煎中本无黄连，故言加入。

[3] 甲乙归藏汤：出自清·费伯雄《医醇賸义》卷一。

[4] 三妙丸：《医学正传》三妙丸由苍术、黄柏、牛膝组成。

[5] 无从：原作"从何"，据文义改。

● 【评析】

肝炎可分三期：急性发作为早期，慢性迁延为中期，肝硬变腹水为晚期。本节就肝炎中期症治与方药，分为32法以做介绍，亦是何时希之临证经验，不独肝炎用之，其他肝病亦可辨证择用。肝体阴而用阳，性喜条达舒畅，故治肝病，以疏肝柔肝为要，其他如祛瘀生新、去脂解毒、清肝明目等亦为当今临床常用。此外，尚有据五脏相关理论而取法治疗者，如泻子清肝、滋水涵木、清金制木、补土御木等。还有多脏同治者，如养心肝，或清心肝以治不寐；温肾补肝脾以振颓扶危；对于肝肺心肾同治的一贯煎，何时希更是情有独钟，认为是治肝虚夹实的妙方。并主张健脾一法，可贯串于肝病诸期中，无或轻舍，因脾胃充健，化生精微，才有利于肝脏之恢复。

由上可知，中医治法看似简单，实有轻重层次之变化，不独反映在药量上，亦反映在药物进退上。前辈中医不独熟稔中医理法方药，亦对西医学之病理、药理学研究广为涉猎，对于中医病机认识、药物选用多有助益，正是我辈学习榜样及用力处。

书毕有感

祖国医学历千古而不灭，必有其不灭之精粹，然不能便谓万全而无缺也，经典理论亦非金科玉律，游夏不能卖一扇者。从事中医者，万勿夜郎自大，以陷于骄满之中，必当埋首穷经，探其阃[1]奥，先掌握其知识，能自知其所长，亦自知其短。又当知长中岂无尺寸之不足，而短者又岂不可以弥补，是在虚心放眼，取长补短，挹彼以注此，斟今而酌古，斯不致于故步自封，党同伐异。而后岐黄学术，可历久而常青。余年虽衰，而志尚锐，犹当勉力补读，以求新知，未敢以自放也。

时希年方七十记之

● 【校注】

[1] 阃（kǔn）：门槛，门限。

跋一首

投老^[1]人皆乐园林，老何底事^[2]尚逐逐^[3]。

晨昏裘葛^[4]迭复处，笔札忽忽若不足。

欠伸推枕早寻思，一节一章筹之熟。

投箸握管腰频伸，才易数笺黄粱^[5]促。

卷书欲从宰我^[6]游，文思阻我华胥国^[7]。

积字成句句成章，阳乌^[8]已转东墙速。

陋巷不回长者车^[9]，叩门求药时剥啄^[10]。

邮简^[11]频频问病来，京皖闽浙并滇蜀。

有客问我劳如何，救死扶伤志所笃。

医余移疾^[12]近廿年，春风寿自得长沐。

壮怀何虑鬓毛斑，师授家传吾当续。

会须振策^[13]驾长风，千里老骥毋蹢躅^[14]。

甲子华朝^[15]后一日雪斋在东兰

【校注】

[1] 投老：临老，垂老。

[2] 底事：何事。

[3] 逐逐：奔忙貌，勿忙貌。

[4] 裘葛：裘，冬衣；葛，夏衣。裘葛泛指四时衣服，借指寒暑时序变迁。

[5] 黄粱：同"黄粱梦"。

[6] 宰我：即"宰予"，孔子弟子。

[7] 华胥国：又称华胥古国，是上古时期中华大地上一位杰出的母系氏族的女首领华胥氏所创立的国度。此处代指女科著作。

[8] 阳乌：神话传说中在太阳里的三足乌。

［9］长者车：典故名，典出《史记》。汉丞相陈平小时家境贫寒，以破席为门，却有很多长者乘车去拜访他。后遂用"长者车、长者辙"等指前来寻访或相送的长者车马，咏贫寒而有才者。

［10］剥啄：亦作"剥琢"，象声词。敲门或下棋声。

［11］邮简：即"信简"。

［12］移疾：又称"移病"。旧时官员上书称病。多为居官者求退的婉词。

［13］振策：扬鞭走马。

［14］踟躅（jú zhú）：徘徊不前。

［15］华朝：华通"花"。华朝即花朝节，时在农历二月十二。

引见书目

《十药神书》（元·葛可久）

《二难图》（宋·丁德用）

《士材三书》（明·李中梓）

《千金要方》（唐·孙思邈）

《千金翼方》（唐·孙思邈）

《大明本草》（宋·日华子）

《中国医籍考》（丹波元胤）

《全国中医图书联合目录》（中医研究院等）

《中医图书目录》（上海中医学院）

《历代无名医家验案》（何时希）

《丹溪心法》（元·朱震亨）

《内经知要》（明·李念莪）

《内经类证》（秦伯未等）

《外台秘要》（唐·王焘）

《太平圣惠方》（宋·王怀隐等）

《圣济总录》（宋·赵佶）

《本草纲目》（明·李时珍）

《本草会编》（明·汪机）

《汉书·艺文志》（后汉·班固）

《伤寒论》（汉·张机）

《名医别录》（梁·陶弘景）

《妇人良方》（宋·陈自明）

《齐东野语》（宋·周密）

《百一选方》（宋·王璆）

《西溪书屋夜话录》（清·王泰林）

《医经溯洄集》（元·王履）

《何嗣宗医案》（清·何炫）

《宋史·艺文志》（元·脱脱）

《局方发挥》（元·朱震亨）

《灵枢经》[黄帝（传）]

《肘后备急方》（晋·葛洪）

《宜亭医案》（明·缪遵义）

《图书集成医部全录》（清·陈梦雷等）

《图经本草》（宋·苏颂）

《河间六书》（金·刘完素）

《治法心要》（金·张子和）

《经史证类本草》（宋·唐慎微）

《金匮要略》（汉·张机）

《金匮要略今释》（陆渊雷）

《诊家枢要》（元·滑寿）

《证治准绳》（明·王肯堂）

《南阳活人书》（宋·朱肱）

《柳州医话》（清·魏之琇）

《济生方》（宋·严用和）

《珍珠囊》（金·张元素）

《脉经》（晋·王叔和）

《脉诀》（汉·华佗）

《脉诀》（晋·皇甫谧）

《脉诀汇辨》（明·李延昰）

《临证指南医案》（清·叶桂）

《类经》（明·张介宾）

《疫疹一得》（清·余霖）

《逐月养胎方》（北齐·徐之才）

《食医心鉴》（唐·昝殷）

《格致余论》（元·朱震亨）

《神农本草经》［神农（传）］

《难经集注》（吴·吕广等）

《虚劳心传》（清·何炫）

《诸病源候论》（隋·巢元方）

《铜人腧穴针灸图经》（宋·王惟一）

《黄帝素问》［黄帝（传）］

《黄帝杂饮食忌》［黄帝（传）］

《景岳全书》（明·张介宾）

《温病条辨》（清·吴鞠通）

《温热经纬》（清·王孟英）

《隋书·经籍志》（唐·魏征）

《韩氏医通》（明·韩懋）

《解散说》（晋·皇甫谧）

《褚氏遗书》（南齐·褚澄）

《察病指南》（宋·施桂堂）

《濒湖脉学》（明·李时珍）

《潜斋医书》（清·王孟英）

📖 参考文献

［1］何时希.何氏八百年医学.上海：学林出版社，1987

［2］黄帝内经素问.北京：人民卫生出版社，1978

［3］灵枢经.北京：人民卫生出版社，1979

［4］南京中医学院.难经校释.北京：人民卫生出版社，1979

［5］刘渡舟.伤寒论校注.北京：人民卫生出版社，1991

［6］李克光.金匮要略讲义.上海：上海科学技术出版社，1985

［7］李经纬，余瀛鳌，蔡景峰，等.中医大辞典.北京：人民卫生出版社，2009

［8］辞海编辑委员会.辞海.上海：上海辞书出版社，1983

［9］何时希.医效选录.上海：上海科学技术出版社，1994

［10］何时希.读金匮札记.上海：学林出版社，1988

［11］何时希.雪斋读医小记.上海：学林出版社，1985

［12］宋·太平惠民和剂局方.刘景源，整理.北京：人民卫生出版社，2013

［13］西晋·王叔和.脉经.北京：科学技术文献出版社，1996

［14］清·尤怡.金匮要略心典.山西：山西科学技术出版社，2008

何时希医著三种校评

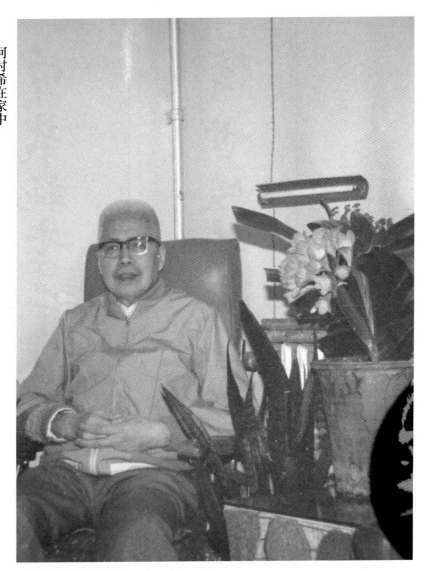

何时希在家中

摄于 1988 年 5 月。

曾栽桃李千餘樹

傳世岐黃八百年

时希撰书

歲在甲子
齡正七袠

何时希书联

何时希（1915—1997），名维杰。此联书于1984年。

654

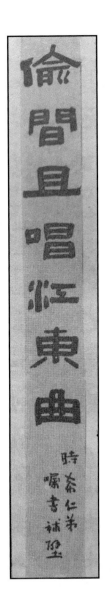

程门雪赠联

程门雪（1902 — 1972），名振辉，以字行。知名中医学术思想家、中医临床家、中医教育家。是上海中医学院（今上海中医药大学）首任院长。何时希乃其高足。

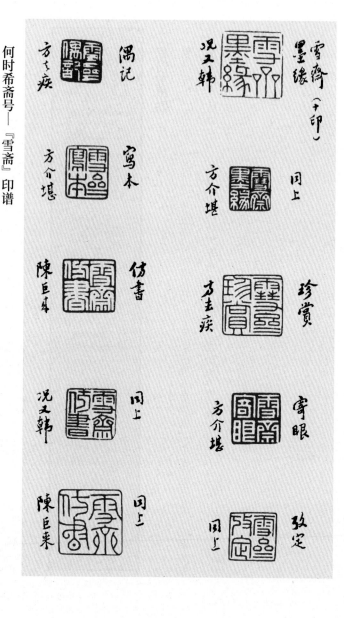

何时希斋号——『雪斋』印谱

著名篆刻家方介堪（1901—1987）、陈巨来（1904—1984）、方去疾（1922—2001）等作。

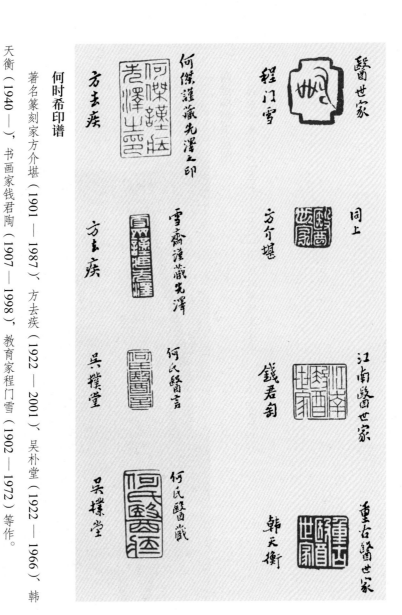

何时希印谱

著名篆刻家方介堪（1901—1987）、方去疾（1922—2001）、吴朴堂（1922—1966）、韩天衡（1940—），书画家钱君匋（1907—1998）、教育家程门雪（1902—1972）等作。

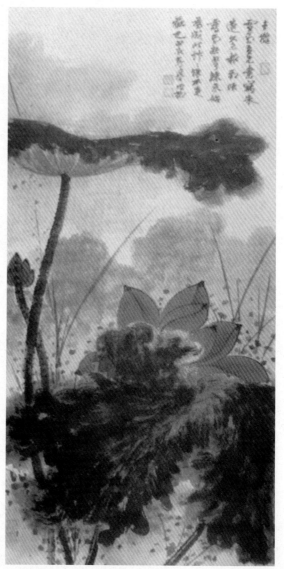

谢稚柳画朱莲图

书画家谢稚柳（1910—1997）为何时希作朱莲图。画于 1964 年。

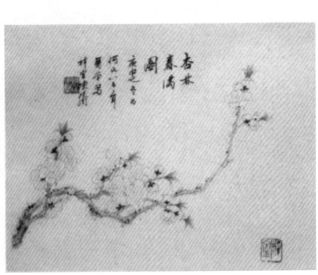

陈从周画菊井遗芬图

陈从周画杏春满图

陈从周（1918—2000），原名郁文，别号梓室。著名古建筑园林艺术家，擅长文、史、绘画。为何时希作菊井遗芬图，画于1981年；杏林春满图，画于1980年。

江寒汀画著手成春图

画家江寒汀（1903—1963）为何时希作着（著）手成春图，画于1948年。

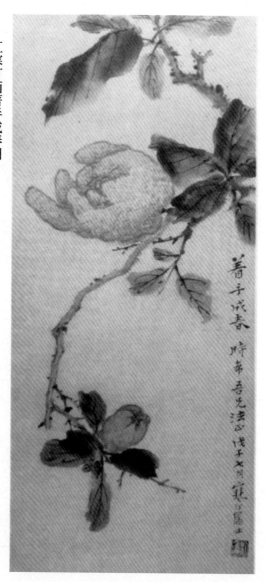

姜妙香画牡丹图

姜妙香（1890—1972），著名京剧演员，擅绘画。为何时希作牡丹图，画于 1947 年。

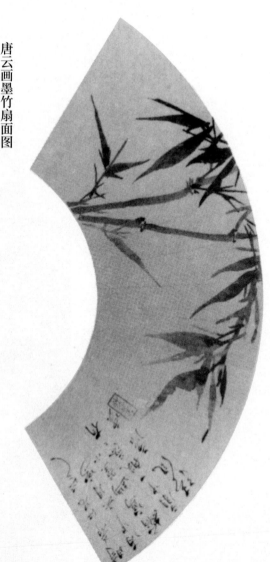

唐云画墨竹扇面图

画家唐云（1910—1993）为何时希作墨竹扇面图，画于1956年。